校企合作医药卫生类专业精品教材

护理学基础

主审　周彩峰
主编　张淑爱　李倩倩

教·学
资　源

江苏大学出版社
JIANGSU UNIVERSITY PRESS

镇　江

内 容 提 要

全书共包括十六个项目，分别为医院与医院环境，医院感染的预防与控制，入院与出院的护理，舒适与安全的护理，休息与活动的护理，清洁的护理，饮食的护理，排泄的护理，生命体征的评估与护理，药物疗法与过敏试验，静脉输液与输血，冷、热疗法，标本采集，病情观察和危重患者的抢救与护理，临终关怀，医疗与护理文件的书写和管理。本书编写既注重内容的科学性、系统性和完整性，也注重体现实用性与适用性，以期帮助学生快速理解和掌握所学知识，同时培养学生的逻辑思维能力和综合分析能力。

本书内容系统，重点突出，深浅适度，实用性强，形式新颖，适合作为高等卫生职业教育护理学、助产学专业的教学用书。

图书在版编目（CIP）数据

护理学基础 / 张淑爱，李倩倩主编. -- 镇江 ：江苏大学出版社，2023.12（2025.2 重印）

ISBN 978-7-5684-1909-3

Ⅰ．①护… Ⅱ．①张… ②李… Ⅲ．①护理学－教材 Ⅳ．①R47

中国版本图书馆 CIP 数据核字(2022)第 242341 号

护理学基础

Hulixue Jichu

主　编 / 张淑爱　李倩倩
责任编辑 / 李经晶
出版发行 / 江苏大学出版社
地　　址 / 江苏省镇江市京口区学府路 301 号（邮编：212013）
电　　话 / 0511-84446464（传真）
网　　址 / http://press.ujs.edu.cn
排　　版 / 三河市祥达印刷包装有限公司
印　　刷 / 三河市祥达印刷包装有限公司
开　　本 / 787 mm×1 092 mm　1/16
印　　张 / 27.5
字　　数 / 635 千字
版　　次 / 2023 年 12 月第 1 版
印　　次 / 2025 年 2 月第 2 次印刷
书　　号 / ISBN 978-7-5684-1909-3
定　　价 / 69.80 元

如有印装质量问题请与本社营销部联系（电话：0511-84440882）

本书编委会

主　审：周彩峰

主　编：张淑爱　李倩倩

副主编：张继娜　吕海琴　孙盼娜

　　　　刘艳慧　张明杨

参　编：樊洁琼　邹莹丽　徐　洋

　　　　王　恒　宁莉敏　辛　娟

　　　　黄　梦　刘梦杰　任阿慧

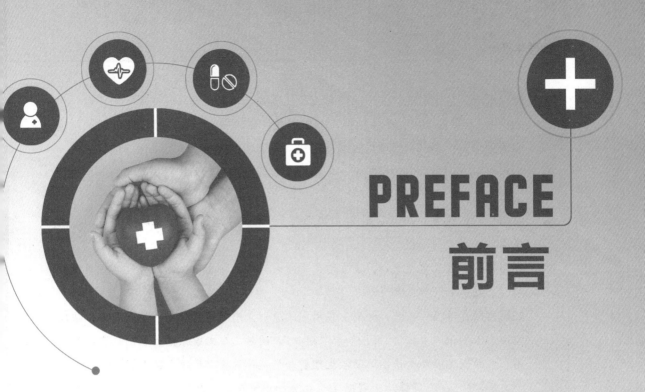

PREFACE
前言

　　随着社会经济的发展、医学科学技术的不断进步，人民群众对健康的要求越来越高，临床护理实践也发生了巨大的变化。许多护理的新知识、新技术和新方法相继面世，护理专业新的行业标准和教学标准也随之出台。为了促进我国护理教育的改革与发展，编写人员编写了这本纸媒与富媒体互补的《护理学基础》。

　　"护理学基础"是护理专业课程体系中重要的专业核心课程。本书的编写紧紧围绕高等职业教育护理专业的培养目标，努力体现护理专业特色，以立德树人为根本，以护理的基本理论和基本技能为基础，以职业岗位需求为导向，以岗位胜任力为本位，重视培养学生的职业情感、创新能力、信息获取能力及终身学习能力，以满足岗位需要、教学需要和社会需要。

　　具体来说，本书具有以下几个方面的特色：

　　▣　**立德树人，引航铸魂**：党的二十大报告指出："育人的根本在于立德。"本书突出课程育人，在学习目标、学习内容中都融入了素质教育元素，以春风化雨的方式，将价值塑造、知识传授和能力培养融为一体，以期做到"以文化人、以德育人"，从而实现"德技并修、知行合一"的育人目标。项目首页设置素质目标，旨在培养学生敬佑生命、救死扶伤、甘于奉献、大爱无疆的崇高职业精神；正文中穿插"护理前沿""护理之美""医护史话"等模块，旨在引导学生成为守初心、铸信念、强人文、有大爱的人民健康守护者。

　　▣　**专业引领，校企联动**：本书的编写团队由高等卫生职业学院护理专业教学经验丰富的骨干教师和医院临床一线的护理骨干组成。编写人员在编写时充分考虑教学大纲要求与护理岗位需求，重在提升教材的职业属性，强调内容的实用性和针对性，以护士必须具备的知识储备为导向，将理论知识与临床实践紧密结合，注重培养学生观察、分析、解决问题的能力，以为其今后的临床护理工作打下坚实的基础。

全新理念，全新形式：为适应教育改革的需要，本书在编写时注重突出"以学生为中心"，重视学生的主体地位，突出"教、学、做"一体，并以此创新教学内容表现形式。本书采用项目式编写形式，每个项目按照"学习目标→项目导入→知识讲解→项目学习效果测试→项目综合实践→项目学习成果评价"的形式进行组织。

学习目标：设置"知识目标""技能目标""素质目标"，使学生能够有目的、有层次地学习专业知识。

项目导入：设置典型案例，激发学生的学习兴趣，引发学生的思考，体现情境教学、问题引领的职业教育理念。

知识讲解：遵循"必需、够用、实用"的原则，内容简明扼要，重点突出，帮助学生消除知识"负担"，牢记知识"核心"。同时，在文中穿插大量图、表，利用图、表的直观性和概括性协助学生理解和记忆；设置"护理小贴士""护理智库""集思广'议'"等模块，帮助学生拓展知识宽度，提升学生的课堂参与度和活跃度，提高学生的高阶能力。

项目学习效果测试：设置单项选择题和案例分析题，检测学生对知识的掌握和运用情况，帮助学生查漏补缺。同时，在测试题目的选择上，力求贴近护士执业资格考试的要求。

项目综合实践：对理论性较强的项目，通过设置问卷调查与现场访谈、设计护理计划书、撰写心得体会与调查报告、制作科普视频、制作 PPT 等活动，考查学生对相关知识的掌握程度；对实践性较强的项目，通过设置情景模拟演练、宣教护理知识等活动，让学生在实践中锻炼相关技能。

项目学习成果评价：从知识、技能和素质三方面评价学生的项目学习水平，帮助学生更好地认识自己、完善自己。

立体教学，平台支撑：本书配有丰富的数字资源。读者可以借助手机或其他移动设备扫描文中的二维码，获取各项目的微课视频；也可以登录文旌综合教育平台"文旌课堂"查看和下载本书的配套资源，如优质课件、课后习题答案等。

此外，本书还提供在线题库，教师只需要通过微信或"文旌课堂"App 扫描扉页二维码，即可迅速选题、一键发布、智能批改，并查看作业分析报告，提高教学效率，提升教学体验；学生可在线完成作业，巩固所学知识，提高学习效率。

本书由周彩峰担任主审，张淑爱、李倩倩担任主编，张继娜、吕海琴、孙盼娜、刘艳慧、张明杨担任副主编，樊洁琼、邹莹丽、徐洋、王恒、宁莉敏、辛娟、黄梦、刘梦杰、任阿慧参与编写。全体编写人员认真负责、科学严谨，在继承和创新的基础上，参考和采纳国内众多文献的相关观点，确保教材的编写质量。尽管编写人员在编写过程中精诚合作、尽心

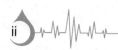

竭力，但因水平有限，书中难免有不妥之处，恳请各位读者给予批评指正，以便编写人员进一步修改、完善。此外，在本书编写过程中，编写人员参考了许多文献资料，在此，向这些文献资料的作者致以最诚挚的谢意！

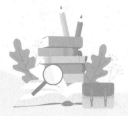

🔍 ｜ **本书配套资源下载网址和联系方式**

🌐 网址：https://www.wenjingketang.com
📞 电话：400-117-9835
✉ 邮箱：book@wenjingketang.com

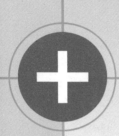

CONTENTS

目录

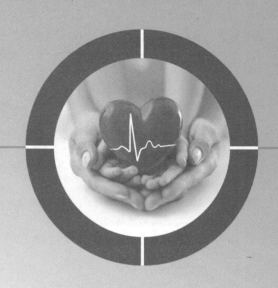

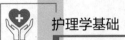

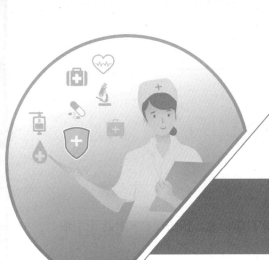

项目一

医院与医院环境

项目导入

患者，男，40岁。有消化性溃疡病史10年，近几天上腹部疼痛反复发作，较以往严重，今日在消化内科门诊挂号就医。在候诊过程中，该患者突然呕血，血量约800 mL，患者情绪非常紧张。

请思考：

针对该患者的突发情况，门诊护士应该如何处理？

一、医院的任务

医院的任务是以医疗工作为中心，同时做好教学、科学研究、预防保健和社区卫生服务工作。

二、医院的类型

根据不同的分类方法，可将医院划分为不同的类型，如表 1-1 所示。

表 1-1　医院的分类

分类方法	医院类型
按收治范围	综合医院、专科医院、康复医院、职业病医院、中医院
按特定对象	军队医院、企业医院、医学院校附属医院
按经济类型	公立医院、民营医院、合资医院

护理前沿

《全国护理事业发展规划（2021—2025 年）》政策解读

为适应人民群众日益增长的健康需求和经济社会发展对护理事业发展的新要求，中华人民共和国国家卫生健康委员会（以下简称"国家卫健委"）制定了《全国护理事业发展规划（2021—2025 年）》（以下简称《规划》）。

《规划》明确指出，要完善护理服务体系，具体内容包括：

（1）优化护理资源布局。切实发挥大型医院优质护理资源的引领带动作用，依托当地综合实力强、护理学科水平高的三级医院，通过组建城市医联体、县域医共体、专科联盟等形式，健全完善不同医疗机构之间定位明确、分工协作的护理服务体系。不同医疗机构结合功能定位按需分类提供专业、规范的护理服务。三级医院主要提供疑难、急危重症患者护理，加强护理学科建设和人才培养；二级医院主要提供常见病、多发病护理；护理院、护理中心、康复医疗中心、安宁疗护中心、基层医疗机构等一级医院主要提供老年护理、康复护理、长期照护、安宁疗护等服务。

（2）增加护理服务供给。推动医疗资源丰富地区盘活资源，将部分一级、二级医院转型为护理院、护理中心等。支持和引导社会力量举办规模化、连锁化的护理院（站）、护理中心、安宁疗护中心等，进一步激发市场活力。增加基层医疗机构提供护理、安宁疗护等服务的床位数量，鼓励有条件的医疗机构结合实际开展家庭病床、居家护理服务，有效扩大老年护理、康复护理、居家护理等服务供给。

（资料来源：http://www.gov.cn/zhengce/zhengceku/2022-05/09/content_5689354.htm，有改动）

三、医院的组织机构

医院的组织机构（以三级综合医院为例）大致如图 1-1 所示。

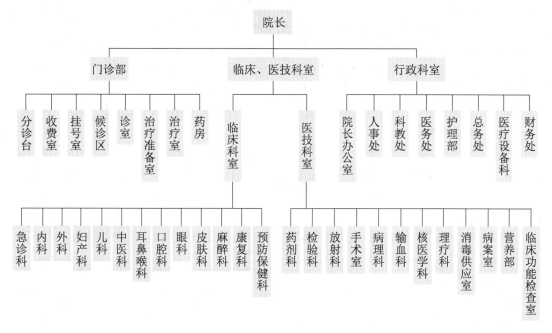

图 1-1 医院组织机构图

四、医院的医疗部门

（一）门诊部

1．门诊部的设置和布局

门诊部是医院面向社会的窗口，是医疗工作的第一线，也是医院直接为公众提供诊断、治疗和预防保健服务的场所。门诊部的工作质量会直接影响公众对医院的认知和评价。

门诊部具有患者数量多、人群流动性大、诊疗环节复杂、诊疗时间短、医生轮换频繁等特点。医院应创造良好的门诊环境，做到整洁、美观和安静；应以方便患者为目的，合理设置和布局各部门，并设置醒目的部门标志和路标，方便患者就医。

门诊部设有分诊台、挂号室、收费室、候诊区、诊室、治疗准备室、治疗室、药房等。诊室内配备办公桌、座椅、诊查床、隔离帘、阅片灯、手卫生设施；治疗室内配备操作台、治疗床、物品柜、治疗车、锐器盒、医疗废物桶、非医疗废物桶、手卫生设施等。

2．门诊部的护理工作

（1）预检分诊

预检分诊工作由专业知识扎实、经验丰富的护士担任。门诊护士应主动、热情地接待患者，简明扼要地询问病史，观察病情，做出初步判断后，给予患者合理的分诊指导，并指导患者挂号。

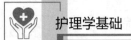

（2）组织候诊与就诊

就诊患者挂号后，依次到相应的候诊室就诊。为保证患者候诊、就诊顺利，门诊护士应做好以下工作：① 在开诊前准备好诊疗所需的各种物品，并保证其处于良好的备用状态；② 维持良好的候诊和就诊环境；③ 分别整理初诊和复诊的病历，收集整理各种检查和化验报告；④ 根据病情测量患者的体温、脉搏、呼吸、血压等，并记录在门诊病历上；⑤ 按照挂号的先后顺序安排患者就诊，对于病情较重或年老体弱的患者，可适当调整就诊顺序，让其提前就医；⑥ 必要时帮助医生进行诊断和检查工作；⑦ 需要时，指导患者正确留取各类标本，耐心解答患者及其家属提出的相关疑问；⑧ 观察候诊者的病情。若遇到有高热、剧痛、出血、休克、呼吸困难等表现的患者，应立即安排其提前就诊或送急诊室处理。

（3）健康教育

门诊护士应利用候诊时间对患者进行健康教育，如开展有关卫生科普、预防、保健等内容的宣教工作，可采用口头宣传、图片展示、播放录像、宣传板报展示或分发相关手册等方式。

（4）检查治疗

门诊护士应根据医嘱执行各项检查和治疗，如引导患者做检查、注射、换药、导尿等，应严格执行操作规程，确保检查、治疗安全和有效。

（5）消毒隔离

门诊人群流动量大，易发生交叉感染，因此门诊护士要认真做好消毒隔离工作。对患有传染病或疑似患有传染病的患者，应及时安排其到隔离门诊就诊，并做好疫情报告。

集思广"议"

一中年男患者因右下腹痛来院就诊。候诊过程中，该患者突然出现右下腹剧烈疼痛的症状，并伴有恶心、呕吐。

假如你是门诊护士，应该如何处理？

（二）急诊科

急诊科 24 小时开放，是抢救患者生命的第一线，专门收治急、危、重症患者。由于急诊工作具有患者发病急、病情重、病情变化快，突发事件多，不可预料性大等特点，因此要求急诊科的护士具备较高的职业素质、丰富的急救经验和娴熟的抢救技术。

1. 急诊科的设置和布局

急诊科一般设有预检分诊处、诊疗室、抢救室、监护室、观察室、清创室，还配有挂号室、收费室、药房、化验室、心电图室等，是一个相对独立的单位，可保证急救工作顺利实施。

急诊科应宽敞明亮、空气流通、安静整洁，设有专用通道、宽敞的出入口、醒目的标志和路标，备有急救车、平车、轮椅等运送工具。

2. 急诊科的护理工作

（1）预检分诊

患者被送到急诊科，应立即有专人迎接，然后通过简要评估确定患者应就诊的科室，

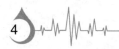

并护送患者到相应的诊疗室或抢救室。预诊护士要掌握急诊就诊标准，通过一问、二检查、三分诊、四登记的方法，迅速预检和分诊。若遇到危重症患者，则应立即通知医生和护士进行抢救；若遇到大量意外灾害患者，则应立即通知护士长和医院相关部门快速启动应急预案并配合救治伤员；若遇到有法律纠纷、刑事伤害、交通事故等事件的患者，则应迅速通知医院保卫部门和相关部门，并请家属或陪送者留下，以协助相关部门了解情况。

（2）抢救工作

抢救工作包括准备抢救物品和设备、配合抢救。

- 准备抢救物品和设备：一切抢救物品和设备要做到"五定"，即定品种数量、定点安置、定人保管、定期消毒灭菌和定期检查维修。护士须熟悉所有抢救物品和设备的性能与使用方法，保证所有抢救设备处于良好的备用状态，抢救物品完好率达到 100%。

- 配合抢救：在医生到达前，护士应根据患者的病情做出初步判断，并给予紧急处理，如止血、给氧、吸痰、建立静脉通道、进行心肺复苏等；在医生到达后，护士应立即汇报处理情况和效果，并积极配合医生进行抢救，包括正确执行医嘱、密切观察患者的病情变化；抢救过程中，及时、准确、完整、清晰地做好抢救记录，并注明时间，包括患者到达的时间、各类抢救人员到达的时间、各项抢救措施执行和结束的时间（如给药、吸氧、止血等的执行时间和停止时间）。

🖤 护理小贴士

（1）一般情况下，医生不得下达口头医嘱，但抢救急、危、重症患者时可下达口头医嘱，护士在执行口头医嘱时必须向医生复述一遍，双方确认无误后方可执行。抢救结束 6 h 内，护士须请医生据实补写口头医嘱。

（2）各种急救药品的空安瓿、空输液瓶（袋）、空输血袋等须经两人核对无误后方可丢弃，避免医疗差错的发生。

（3）病情观察与护理

急诊室设有一定数量的观察床，置于急诊观察室内，用于收治暂不能确诊或已明确诊断、病情危重但暂时住院困难的患者，或只需短期留观后即可返家的患者，留观时间一般为 3～7 d。护士应对留观患者进行登记，建立观察病历，认真填写各项观察记录，书写观察室病情报告。对于留观患者，护士要主动巡视，密切观察，及时执行医嘱，做好日常护理和出入室患者及其家属的管理工作。

（三）病区

病区是住院患者接受诊疗、护理和康复休养的场所，也是医务人员全面开展医疗、预防、教学和科研活动的重要基地。

1. 病区的设置和布局

病区一般设有病室、治疗室、换药室、抢救室、危重病室、医护办公室、值班室、护士站、盥洗室、浴室、配膳室、污物间、更衣室等，有条件的还应设有娱乐室、健身室、学习室等。

病区地面应防滑，走廊、浴室和厕所的墙壁上应安装扶手，一般一个病区设30～40张床为宜。病室应安静整洁，温湿度适宜，空气清新，光线充足，有条件的医院尽量配备独立卫生间、中心供氧装置和中心负压吸引装置、呼叫系统、电视、电话等。每间病室设2～4张床，病床之间的距离不小于1 m，并设置屏风或隔离帘，以保护患者隐私。也可根据需要设立单人病室。

2. 病区的护理工作

病区护理工作的核心是以患者为中心，运用护理程序对患者实施整体护理，满足其生理、心理和社会等方面的需要，以促进其身心早日康复。病区的护理工作主要包括以下内容：

（1）接到住院通知后，立即根据患者的病情做好接收新患者的准备工作，包括准备合适的床单元，建立住院病历，必要时准备抢救设备和物品等。

（2）运用护理程序准确评估患者的健康状况，正确进行护理诊断，及时制订和实施护理计划，适时评价护理效果，及时补充和修改护理计划。

（3）正确执行医嘱，协助医生完成各种诊疗技术操作和抢救工作。

（4）巡视病室，了解患者的病情变化和治疗效果。

（5）根据患者及其家属的需求，及时提供日常生活护理和有针对性的心理护理，满足患者各层次的需要。

（6）进行健康教育，指导患者学会自我防护，并自主进行功能锻炼等。

（7）按要求书写和保管各种护理文件，包括体温单、一般护理记录、重症护理记录、交接班报告等。

（8）做好患者入院、出院、转院和死亡的护理工作。

（9）做好病区的环境管理工作，规范做好病室消毒隔离工作，预防患者院内交叉感染，避免或消除各种不利于患者身心康复的危险环境因素。

（10）开展临床护理科学研究、临床护理教学、护理培训等，不断提高临床护理工作的质量和水平。

第二讲　医院环境

医院环境是影响住院患者身心感受和治疗效果的重要因素。为满足患者治疗、护理及休养的需要，促进患者早日康复，医院必须创设良好的医院环境，即医院的物理环境和社会环境在调节和控制下都达到安全、舒适的要求。

一、物理环境的调控

（一）空间

在条件许可的情况下，医院应尽可能满足患者的空间需要，以保证患者有适当的活动空间，同时方便治疗和护理操作的进行。一般情况下，患者床单元的设置不能过密，床间距不得小于1 m，床与床之间应有屏风或隔离帘遮挡。

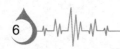

（二）温度

室内温度过高，会抑制患者的神经系统，干扰其消化和呼吸功能，不利于散发体热，从而影响患者恢复体力；室内温度过低，则会使患者畏缩不安、肌肉紧张、缺乏活动力，且易使患者受凉。一般普通病室的温度以 18～22 ℃为宜，新生儿室、老年病室以及在擦浴时室温以 22～24 ℃为宜。

病室内应配备温度计，以便护士随时评估和调节室温。为保持适宜的室温，护士应充分利用医院的设施条件，结合患者病情进行室温调节。例如，夏季可采用开窗通风、开电风扇或空调的方法降低室温，冬季可利用空调、暖气或其他取暖设备保持合适的室温。此外，护士应根据气温变化为患者适当增减衣服和盖被。

（三）湿度

病室湿度一般指相对湿度，即在一定的温度条件下，单位体积的空气中所含水蒸气的量与相同情况下饱和水蒸气的量的百分比。湿度会影响人体皮肤蒸发散热的程度，从而影响人的舒适感。适宜的病室湿度为 50%～60%。湿度过高，机体水分蒸发减少，易使患者感到潮湿憋闷，尿量增加，对患有心、肾疾病的患者尤为不利；湿度过低，机体水分蒸发增多，易导致咽痛、口渴等，对气管切开和呼吸道疾病的患者不利。

病室内应配备湿度计，以便护士随时评估和调节室内的湿度。当室内湿度过低时，可通过使用加湿器或向地面洒水等方式提高室内湿度；当室内湿度过高时，可通过开窗通风（室内湿度大于室外湿度时）或使用除湿器等除湿装置，来降低室内湿度。

（四）通风

良好的通风可保持病室内空气清新、温湿度适宜，从而提高患者的舒适感，还可降低室内空气中微生物的密度，从而减少呼吸道疾病的传播。通风不良时，室内空气污浊、氧气含量不足，可使患者出现烦躁、倦怠、头晕和食欲减退等症状，从而影响身体的康复。因此，病室内应每日定时通风换气或安装空气调节器，一般每次通风 30 min 左右即可达到置换室内空气的目的。

❤ **护理小贴士**

　　开窗通风时应注意遮挡患者，避免患者吹对流风。冬季通风时还应注意保暖，避免患者着凉。

（五）音响

音响即声音存在的情况，音响过大时可成为噪声。白天，病室内较理想的噪声强度应控制在 40 dB 以下，夜间应控制在 30 dB 以下。医院周围环境的噪声强度虽非护士所能控制，但护士应尽可能地为患者创造安静的环境。例如，在说话、行动和工作时尽可能做到"四轻"，即说话轻、走路轻、操作轻、关门轻。除此之外，护士还应向患者及其家属宣传保持病室安静的意义，以取得他们的理解和配合，共同创造一个安静的环境。

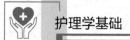

（六）光线

医院的采光有自然光源和人工光源两种。自然光源即阳光。适当的阳光照射可促进患者照射部位的血液循环，有利于改善皮肤和组织器官的营养状况，使其感觉舒适、愉快。此外，日光中的紫外线具有杀菌作用，并可促进人体内维生素 D 的合成。因此，病室应经常开窗，让阳光直接射入室内，或协助患者到室外接受阳光照射。

人工光源主要满足病室的夜间照明以及特殊检查和治疗护理的需要，例如，楼梯、药柜、抢救室、监护室等处的灯光要明亮。普通病室中除安装吊灯外还应配备床头灯、地灯等，这样既能保证患者自用和护士夜间巡视，又不影响患者的睡眠。

 护理小贴士

破伤风患者畏光，光线刺激可引起其全身肌肉强直性收缩，因此破伤风患者病室的光线宜暗。

（七）装饰

环境的适当装饰，可减轻患者的紧张、焦虑情绪，而病室是住院患者在医院停留时间最长的空间，因此可根据不同病室患者的特点对病室进行一定的装饰。例如，儿科病室采用卡通图案装饰墙面、被服等，可减轻儿童的恐惧感。此外，可在病室的走廊适当摆放花卉盆景，有条件的医院可在院内修建喷泉、花坛、草坪、亭台等。

集思广"议"

请以小组为单位，分析并讨论图 1-2 中医院病室环境的优缺点。

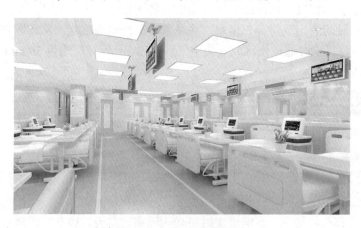

图 1-2　医院病室环境

二、社会环境的调控

医院是社会的一部分，其内部也存在一定的人际关系、规章制度等，患者若不能较好地适应，则会产生一些不良的心理反应。因此，护士应关心、尊重患者，与患者建立和谐

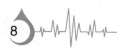

融洽的护患关系，帮助患者熟悉医院的规章制度，并建立良好的人际关系，使其尽快适应医院的社会环境。

（一）人际关系

1. 护患关系

护患关系是指护士与患者在交往过程中形成的人际关系。良好的护患关系不仅会为护士创造愉悦的工作氛围，还可以促进患者康复。为了建立良好的护患关系，护士在护理工作中应做好以下几个方面：

（1）语言：应热情、友善和诚恳，以消除患者的陌生感和孤独感。同时，应根据患者的年龄、个性和心理特征，调整说话的方式和语气，以充分发挥语言的积极作用。

（2）行为举止：着装得体，举止大方，护理操作稳、准、轻、快，以增加患者的信赖感。

（3）情绪：保持情绪稳定，及时转移和宣泄不良情绪，时刻以乐观、积极的情绪去感染患者。

（4）工作态度：工作认真负责、一丝不苟，并耐心、细致地回答患者提出的疑问，以使患者获得安全感。

2. 病友关系

在共同的住院生活中，病友们自然形成一个新的社会环境，表现为不同的病室群体气氛。护士是病室群体气氛的主要调节者，应协助病友进行良好的情感交流，主动介绍病友，鼓励病友间多接触和沟通；提倡同病室的病友之间相互帮助和照顾，引导病室群体气氛向积极向上的方向发展，从而调动患者的乐观情绪，使其更好地配合护理工作的开展。

3. 患者与其他人员的关系

患者与医生的关系是在医疗过程中产生的特定医患关系，是医疗人际关系中的重要关系。护士应当注意调节患者与医生之间的关系，使他们相互理解、相互配合，以促进患者康复。此外，护士还要关注患者与其家属之间的关系，加强与患者家属的沟通，引导家属帮助和支持患者，以增强患者战胜疾病、恢复健康的信心和勇气。

（二）规章制度

医院为保证医疗、护理工作的顺利开展，创造一个有利于患者休养的环境，会制定一些规章制度，如入院须知、探视制度、陪护制度等。为帮助患者及其家属熟悉医院规则，尽快适应医院环境，护士应主动、耐心地给予指导。

在要求患者遵守医院规则的同时，护士还要以患者为中心，多从患者的角度考虑问题，尽量满足患者的需求，让患者时刻感受到被尊重，此外，应让患者拥有一定的对其周围环境的自主权，并对其个人空间给予充分的尊重。只有充分理解和尊重患者，才能使其积极配合护理工作，自觉遵守和执行医院的各项规章制度。

项目学习效果测试

一、单项选择题

1. 门诊部预检分诊的内容不包括（　　）。
   A．询问病史　　　B．观察病情　　　C．初步判断　　　D．健康宣教
   E．分诊指导

2. 各种抢救物品和设备要做到"五定"，"五定"是指（　　）。
   A．定品种数量、定人使用、定点安置、定期消毒灭菌和定期检查维修
   B．定品种数量、定期使用、定点安置、定期消毒灭菌和定期检查维修
   C．定品种数量、定人保管、定点安置、定期消毒灭菌和定期检查维修
   D．定品种数量、定期更换、定点安置、定期消毒灭菌和定期检查维修
   E．定人保管、定数量、定品种、定点安置、定期消毒灭菌

3. 病区护士为住院患者安排病床时，要注意与同病室其他患者的病床保持（　　）。
   A．至少 0.5 m　　　B．至少 1 m　　　C．至少 1.5 m　　　D．至少 2 m
   E．至少 2.5 m

4. 新生儿病室最适宜的温度和湿度分别是（　　）。
   A．18～22 ℃，50%～60%　　　　　B．16～18 ℃，40%～50%
   C．18～20 ℃，40%～50%　　　　　D．22～24 ℃，50%～60%
   E．20～24 ℃，55%～65%

5. 白天，病室较理想的噪声强度应控制在（　　）。
   A．50 dB 以下　　　B．45 dB 以下　　　C．40 dB 以下　　　D．35 dB 以下
   E．30 dB 以下

6. 病室通风的目的不包括（　　）。
   A．保持室内空气新鲜　　　　　B．降低室内空气中的微生物密度
   C．调节室内温湿度　　　　　　D．减少热量散失
   E．增加患者舒适感

7. 下列不属于医院社会环境调控范畴的是（　　）。
   A．病室装饰　　　　　　　　　B．医患关系
   C．病友关系　　　　　　　　　D．患者与其家属的关系
   E．医院规则

二、案例分析题

患者，男，60 岁，因患胃溃疡需住院治疗。该患者之前从未住过院，因担心不适应医院环境，不熟悉医院规章制度而焦虑不安。

请分析：
作为该患者的责任护士，在接待该患者入院时你应做好哪些工作？

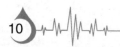

项目综合实践

　　医院环境如何，患者最有发言权。患者对医院环境的满意度是医院环境是否需要调控以及如何调控的依据。为提高当地医院的医疗服务质量，营造更好的就医环境，请以小组为单位，自选当地一家医院，通过发放调查问卷及现场访谈等方式获取相关信息，书写一份医院环境调查报告。具体要求如下：

　　（1）问卷题目需结合本项目所学知识设置。

　　（2）问卷调查和现场访谈采取匿名制，以保护患者隐私。

　　（3）调查和访谈时需态度温和，向被调查者解释说明调查的目的，以取得配合，并告知被调查者根据就诊感受如实作答，不要有任何顾虑。

　　（4）报告内容中要对医院环境进行评价，找出其中的薄弱环节，并提出改进意见。

 项目学习成果评价

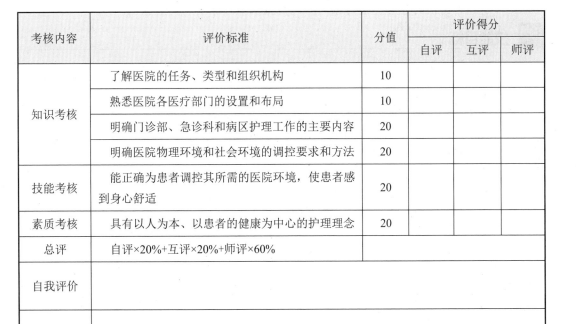

考核内容	评价标准	分值	评价得分		
			自评	互评	师评
知识考核	了解医院的任务、类型和组织机构	10			
	熟悉医院各医疗部门的设置和布局	10			
	明确门诊部、急诊科和病区护理工作的主要内容	20			
	明确医院物理环境和社会环境的调控要求和方法	20			
技能考核	能正确为患者调控其所需的医院环境，使患者感到身心舒适	20			
素质考核	具有以人为本、以患者的健康为中心的护理理念	20			
总评	自评×20%+互评×20%+师评×60%				
自我评价					
教师评价					

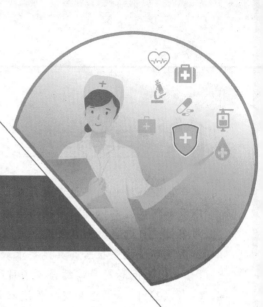

项目二

医院感染的预防与控制

知识目标

- 了解医院感染的概念和分类，熟悉医院感染形成的基本条件。
- 熟悉清洁、消毒、灭菌、无菌操作、隔离等的基本概念，隔离区域的划分，标准预防以及基于切断疾病传播途径的预防与隔离措施。
- 掌握常用的物理消毒灭菌方法和使用注意事项，常用的化学消毒灭菌方法、化学消毒灭菌剂的分类与使用原则，无菌技术操作原则和隔离原则。

技能目标

- 能正确实施常用的物理、化学消毒灭菌方法。
- 能规范、熟练地完成常用的无菌技术操作。
- 能规范、熟练地完成卫生洗手、卫生手消毒、戴口罩和穿、脱隔离衣。
- 能正确指导并保护易感人群免受感染，有效安抚隔离人员的情绪。

素质目标

- 具有无菌观念和自我保护意识。
- 热爱护理事业，严谨对待护理工作，具有高度的责任心，能为患者的生命安全保驾护航。

项目导入

某医院有多名剖宫产患者发生手术切口感染，病原菌为快速生长型分枝杆菌。调查发现，该医院在院内感染防控方面存在严重问题。例如：该院手术器械等清洗不彻底，存有血迹；手术用剪刀、换药用剪刀等用戊二醛浸泡，不能达到灭菌效果；对部分手术器械的灭菌效果，未实施有效检测；手术用的外科手消毒剂不达标；等等。

请思考：

该医院应从哪些方面控制院内感染较为合理？

 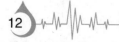

医院感染又称医院获得性感染，是指住院患者在医院内获得的感染，包括在住院期间发生的感染和在医院内获得而出院后发生的感染，但不包括入院前已开始或入院时已处于潜伏期的感染。此外，医院工作人员在医院内获得的感染也属于医院感染。可见，医院感染不仅严重影响患者的健康和安全，也对医务人员构成巨大的威胁。

世界卫生组织（WHO）提出，有效控制医院感染的关键措施为清洁、消毒、灭菌、无菌技术、隔离、合理使用抗生素、消毒与灭菌的效果监测。这些措施与护理工作密切相关，并贯穿于护理活动的全过程。因此，护士在医院感染的预防与控制中起着至关重要的作用。

一、医院感染的分类

医院感染按感染源可分为内源性感染和外源性感染两类。

（一）内源性感染

内源性感染又称自身感染，是指由患者自身存在的条件致病菌在患者抵抗力降低的情况下引起的感染。

（二）外源性感染

外源性感染又称交叉感染，是指由来自患者自身以外（如其他患者、患者陪伴人员、医务人员、医院环境等）的致病性病原体通过某种途径侵入患者机体引起的感染。

二、医院感染的形成

医院感染的形成必须具备三个基本条件，即感染源、传播途径和易感人群。当这三者同时存在并互相联系时，就构成了感染链，导致医院感染的发生。

（一）感染源

感染源是指病原体自然生存、繁殖并排出的宿主（人或动物）或场所，主要包括：① 已感染患者及病原携带者，这是医院中的主要感染源，其中病原携带者包括携带病原体的患者、医务人员、探视者、陪护者等；② 患者自身正常菌群、动物感染源（如鼠、蚊、蝇、蟑螂等）、医院环境等。

（二）传播途径

传播途径是指病原体从感染源传播到易感宿主的途径，主要包括以下几种。

1. 接触传播

接触传播是指病原体通过手或媒介物（如被污染的食物或水源、被污染的诊疗器械、携带病原微生物的昆虫等）的直接或间接接触导致的传播，是医院感染中重要而常见的传播方式之一。

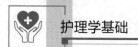

2. 空气传播

空气传播是指带有病原微生物的微粒子（≤5 μm），如飞沫、灰尘等，通过空气流动导致的疾病传播。例如，开放性肺结核患者排出的结核分枝杆菌，通过空气传播给易感人群。

3. 飞沫传播

飞沫传播是指带有病原微生物的飞沫核（>5 μm）在空气中短距离（1 m 内）移动到易感人群的口、鼻黏膜或眼结膜等导致的传播。例如，严重急性呼吸综合征（SARS）主要就是通过飞沫传播的。

（三）易感人群

易感人群是指对某种疾病或传染病缺乏免疫力的人群。医院感染常见的易感人群主要有婴幼儿、老年人、机体免疫功能受损者、营养不良者、长期使用抗生素者、接受免疫抑制疗法者、接受各种侵入性诊疗操作者等。

第二讲 清洁、消毒与灭菌

一、清洁、消毒与灭菌的概念

清洁是指去除物体表面有机物、无机物和可见污染物的全过程，其目的是去除和减少微生物的数量。常用的清洁方法有水洗、机械去污、去污剂去污、超声清洗等。清洁适用于医院地面、餐具、医疗设备及护理用品等物体表面的处理，也可用于一些物品消毒、灭菌前的处理。

消毒是指清除或杀灭传播媒介上的病原微生物，使其达到无害化处理的要求。只要是接触皮肤、黏膜的医疗器械、器具和物品，必须达到要求的消毒水平。

灭菌是指杀灭或清除医疗器械、器具和物品上一切微生物的处理。只要是进入人体组织、无菌器官的医疗器械、器具和物品必须达到要求的灭菌水平。

二、常用的物理消毒灭菌法

常用的消毒灭菌方法有两大类：物理消毒灭菌法和化学消毒灭菌法。物理消毒灭菌法是指利用物理因素（如热力、辐射、微波、过滤等）清除或杀灭病原微生物的消毒灭菌方法。

（一）热力消毒灭菌法

热力消毒灭菌法是指利用热力作用破坏微生物的蛋白质、核酸、细胞壁和细胞膜而导致其死亡的方法。常用的方法有干热法和湿热法。干热法由空气传导热力，导热较慢，该法主要包括燃烧灭菌法和干烤灭菌法；湿热法由空气、水和水蒸气传导热力，导热快，穿透力强，该法主要包括煮沸消毒灭菌法和压力蒸汽灭菌法。

1. 燃烧灭菌法

燃烧灭菌法是指将物品直接在火焰上燃烧以灭菌的方法，是一种简单、迅速、彻底的

 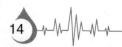

灭菌方法。该法主要包括焚烧法和烧灼法。

（1）焚烧法

焚烧法是指将污染物品直接置于焚烧炉内焚烧灭菌的方法，常用于无保留价值的污纸、某些特殊感染（如破伤风、气性坏疽、铜绿假单胞菌感染等）的敷料及病理标本的消毒灭菌处理。

（2）烧灼法

烧灼法是指直接用火焰灭菌的方法，常用于某些急用的金属器械和搪瓷类物品的消毒灭菌处理。例如，将金属器械放在火焰上烧灼 20 s；在搪瓷容器中倒入少量 95% 以上的乙醇，轻轻转动使乙醇分布均匀，然后点燃烧至自然熄灭。此外，烧灼法也常用于微生物实验室接种环的消毒灭菌。

 护理小贴士

应用燃烧灭菌法时应注意：

（1）锐利的刀剪及贵重器械禁用此法灭菌，以免使刀刃变钝或器械损坏。

（2）须远离氧气、乙醇、汽油等易燃、易爆物品。

（3）燃烧中途不可添加乙醇，也不可用嘴吹灭明火。

2．干烤灭菌法

干烤灭菌法一般在专业密闭的烤箱内进行，其热力传播和穿透主要依靠空气对流和介质传导，灭菌效果可靠。该法适用于耐热、不耐湿、蒸汽或气体不能穿透物品的灭菌，如玻璃、油脂、粉剂和金属等物品。灭菌所需的温度和时间应根据物品种类和烤箱的类型来确定，一般灭菌参数如下：160 ℃，2 h；或者 170 ℃，1 h；或者 180 ℃，30 min。

应用干烤灭菌法时应注意：① 干烤前，器械和玻璃器皿应洗净并干燥；② 物品包装不宜过大，放入的物品勿超过烤箱高度的 2/3，且物品之间应留有空隙，以利于热空气的对流；③ 灭菌时，物品不应与烤箱底部和四壁直接接触；④ 灭菌途中不宜打开烤箱或添加新的待消毒物品；⑤ 灭菌后应待温度降至 40 ℃ 以下再打开烤箱，以防玻璃器皿等物品炸裂；⑥ 本法不适用于纤维织物、塑料制品、橡胶制品等的灭菌。

3．煮沸消毒灭菌法

煮沸消毒灭菌法是应用最早的消毒灭菌方法之一，其操作简单，既经济又方便，是家庭和基层医疗机构常用的消毒方法。该法适用于耐湿、耐热物品的消毒，如金属、搪瓷、玻璃和橡胶类物品等的消毒。

（1）操作方法

① 将物品刷洗干净，全部浸没在水中，加热煮沸；② 水沸后开始计时，5～10 min 可杀灭细菌繁殖体，但对被细菌芽孢和真菌污染的物品，煮沸时间应延长到 15 min 至数小时，例如，破伤风杆菌芽孢需煮沸 60 min 方可被杀灭，而肉毒梭菌芽孢则需煮沸 3 h 才能被杀灭；③ 消毒金属物品时，在水中加入 1%～2% 碳酸氢钠，可将沸点提高到 105 ℃，既可增强杀菌作用，又能对金属起到去污防锈的作用；④ 煮沸后，用无菌钳取出物品，放入无菌容器保存。

（2）注意事项

① 物品应完全浸没在水中，充分打开器械的轴节或容器的盖，大小相同的容器不能重叠，空腔导管需先在腔内灌满水；② 物品不宜放置过多，放入的总物品不超过容器容量的 3/4，水面应至少高于物品最高处 3 cm；③ 玻璃类物品应用纱布包好，放入冷水或温水中，橡胶制品则应放入沸水中；④ 若在煮沸中途添加物品，则消毒时间应从再次水沸后重新计算；⑤ 由于水的沸点受气压影响，因此海拔高的地区需适当延长消毒时间，一般海拔每增高 300 m，消毒时间需延长 2 min。

4. 压力蒸汽灭菌法

压力蒸汽灭菌法是热力消毒灭菌法中效果最可靠、临床应用最广泛的一种方法。该法主要利用饱和蒸汽在一定压力下释放的潜热（100 ℃水蒸气内在的热能），杀灭包括芽孢在内的一切微生物。该法适用于各类器械、敷料、搪瓷类、橡胶、玻璃制品等耐高温、耐高压、耐湿的医疗器械和物品的灭菌，但不能用于凡士林等油脂类和粉剂的灭菌。

（1）压力蒸汽灭菌器的分类

根据排放冷空气的方式和程度不同，压力蒸汽灭菌器可分为下排气式压力蒸汽灭菌器和预真空式压力蒸汽灭菌器两大类：① 下排气式压力蒸汽灭菌器包括手提式和卧式两种；② 根据一次性或多次抽真空的不同，预真空式压力蒸汽灭菌器又分为预真空和脉动真空两种，后者因多次抽真空，空气排除更彻底，效果更可靠。

下排气式和预真空式压力蒸汽灭菌器的灭菌参数如表 2-1 所示。

表 2-1　压力蒸汽灭菌器的灭菌参数

设备类型	物品种类	灭菌设定温度/℃	最短灭菌时间/min	压力参考范围/kPa
下排气式	器械	121	20	102.8～122.9
	敷料		30	
预真空式	器械、敷料	132	4	184.4～210.7
		134	4	201.7～229.3

（2）注意事项

① 灭菌前将物品彻底清洗干净，并擦干或晾干。② 灭菌包裹不宜过大、过紧，下排气式压力蒸汽灭菌包的体积不宜超过 30 cm×30 cm×25 cm，装载量不得超过柜室容积的 80%；预真空式压力蒸汽灭菌包的体积不宜超过 30 cm×30 cm×50 cm，装载量不得超过柜室容积的 90%，但不得小于柜室容积的 10%（脉动真空式不得小于 5%）。③ 灭菌物品合理放置，物品分类包装，各包之间要留有空隙；布类物品放于金属、搪瓷类物品之上，以免蒸汽遇冷凝成水珠，使布包受潮；若盛装物品的容器有孔，则灭菌前应将容器孔打开，以利

于蒸汽进入，灭菌完毕时迅速将容器孔关闭。④ 随时观察灭菌器的压力和温度，严格遵守操作规程。⑤ 定期监测灭菌效果。

（3）监测灭菌效果的方法

① 物理监测法：每次灭菌应连续监测并记录灭菌时灭菌器的温度、压力和时间等灭菌参数，结果应符合灭菌的要求。② 化学监测法：进行包外、包内化学指示物（化学指示胶带或化学指示卡）监测，根据化学指示物颜色或形态等的变化，判定是否达到灭菌合格要求，如图 2-1 所示。使用时，将化学指示胶带粘贴在需要灭菌物品的包装外面，或者将化学指示卡置于待灭菌包裹的中心位置，按照灭菌器工作指数严格操作，灭菌后对比标准色，色块颜色达到黑色或灰黑色，即表示达到灭菌效果。③ 生物监测法：这是最可靠的监测法，即将耐热力较强的非致病性嗜热脂肪杆菌芽孢作为生物指示物，待灭菌周期结束后取出培养，若指示菌片上无细菌生长，则表示灭菌合格。生物监测应至少每周实施一次。

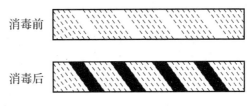

图 2-1 化学指示胶带

（二）紫外线消毒法

紫外线是一种低能量的电磁辐射波，消毒使用的 C 波紫外线波长为 250～270 nm，其中杀菌作用最强的波长为 253.7 nm。紫外线可以杀灭各种微生物，包括细菌繁殖体、分枝杆菌、病毒、真菌、部分芽孢等。紫外线消毒法适用于空气、物体表面和液体的消毒。临床上常用紫外线消毒灯和紫外线消毒器进行消毒。紫外线消毒器主要包括紫外线空气消毒器、紫外线物表消毒器、紫外线水消毒器等类型。

1. 使用方法

（1）对治疗室、换药室、注射室（门、急诊）等室内空气消毒时，首选紫外线空气消毒器。它不仅消毒效果可靠，而且可在室内有人时使用，一般开机消毒 30 min 即可达到消毒效果。在室内无人时，也可使用紫外线消毒灯直接照射，紫外线灯的数量应保证平均每立方米接收功率不少于 1.5 W，有效照射距离不超过 2 m，照射时间为 30～60 min。

（2）紫外线物表消毒器适用于医疗器械和用品、餐（饮）具以及其他物体表面的消毒。被消毒的器具或物品应保持清洁、不滴水。消毒时应将物品摊开或挂起，使其充分暴露，受到直接照射。

2. 注意事项

（1）保持紫外线灯表面清洁，一般每两周用无水乙醇棉球擦拭一次，除去灯管表面的灰尘、油污等。

（2）紫外线消毒空气的适宜温度为 20～40 ℃，相对湿度≤80%，若温度过低或相对湿度过高，则应适当延长照射时间。

（3）使用紫外线空气消毒器对室内空气消毒时，应关闭门窗，室内保持清洁、干燥，避免与室外空气流通。

（4）由于紫外线辐照能量低，穿透力弱，仅能杀灭被照射到的微生物，因此消毒时必须使消毒部位充分暴露于紫外线中。

（5）紫外线对人体不利，照射时人应尽量离开房间，必要时戴防护镜、穿防护衣，或用纱布遮盖眼睛、用被单遮盖暴露的肢体，避免直接照射人体的皮肤、黏膜和眼睛。

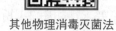

其他物理消毒灭菌法

（6）紫外线的消毒时间应从灯亮 5～7 min 后开始计时，关灯后需间隔 3～4 min 再开，照射完毕后应开窗通风。

（7）定期检测紫外线灯管的照射强度，照射强度不得低于 $70\,\mu\text{W/cm}^2$（功率≥30 W）。紫外线灯累计使用时间超过有效寿命时，应及时更换灯管。

三、常用的化学消毒灭菌法

化学消毒灭菌法是指使用化学药物抑制微生物生长、繁殖或杀灭微生物的消毒灭菌方法。凡不适用物理消毒灭菌法的物品，均可选用化学消毒灭菌法。

（一）使用原则

（1）合理使用，能不用则不用，即能采用物理消毒灭菌法的，尽量不采用化学消毒灭菌法。

（2）根据物品的性能和不同微生物的特性，选择合适的消毒灭菌剂。

（3）严格掌握消毒灭菌剂的有效浓度、消毒时间及使用方法，且应尽量现配现用。

（4）消毒液应定期更换，易挥发的应加盖保存，并定期检测，以确保有效浓度。

（5）待消毒的物品要洗净、擦干，去除油脂及血、脓等有机物。

（6）消毒液中不能放置纱布、棉花等物品，以免降低其消毒效力。

（7）消毒灭菌后的物品，在使用前必须用无菌生理盐水或蒸馏水冲洗干净，以免残留消毒剂刺激人体组织。

（8）熟悉常用消毒灭菌剂的毒副作用，做好个人防护。

（二）常用方法

1. 浸泡法

浸泡法是指将被消毒的物品洗净、擦干后浸没在标准浓度的消毒液中，使其在有效时间内达到消毒灭菌目的的方法。用此法时需打开物品的轴节或套盖，管腔内要灌满消毒液，物品应全部浸没在消毒液中，按规定的浓度和时间进行浸泡，并注意加盖以保持其密封性。该法常用于耐湿、不耐热物品和器械的消毒，如锐利器械、精密仪器、化学纤维制品等。

2. 擦拭法

擦拭法是指用规定浓度的化学消毒灭菌剂擦拭被污染物品的表面或皮肤、黏膜，使其在有效时间内达到消毒灭菌目的的方法。该法常用于墙壁、地面、桌椅和皮肤等的消毒。

3. 喷雾法

喷雾法是指用喷雾器将一定浓度的化学消毒灭菌剂均匀地喷洒于空间或物品表面，使其在有效时间内达到消毒灭菌目的的方法。该法常用于地面、墙壁、周围环境等的消毒。

4. 熏蒸法

熏蒸法是指在密闭空间内加热一定浓度的消毒灭菌剂或在消毒灭菌剂中加入氧化剂，使其产生气体，并在规定时间内对污染的物品或空间进行消毒灭菌的方法。该法常用于换药室、手术室、病室的空气消毒；在消毒间或密闭容器内，也可用于被污染物品的消毒灭菌。

（三）常用的化学消毒灭菌剂

常用的化学消毒灭菌剂如表 2-2 所示。

表 2-2 常用的化学消毒灭菌剂

名称	消毒剂种类	使用范围与使用方法	注意事项
戊二醛	灭菌剂	（1）用于不耐热诊疗器械、器具与物品的浸泡消毒与灭菌。 （2）浸泡法：常用为 2%溶液，消毒处理需 20~45 min，灭菌处理需 10 h	（1）室温下密闭、避光保存于干燥、通风、阴凉处。 （2）浸泡金属类物品时，应加入 0.5%亚硝酸钠防锈。 （3）内镜连续使用，需每人次间隔消毒 10 min，每天使用前后各消毒 30 min，消毒后用冷开水冲洗。 （4）碱性戊二醛稳定性差，应现配现用。 （5）使用过程中应定期测定浓度。 （6）对皮肤、黏膜、眼睛有刺激性，对人体有毒性，应在通风良好的环境中配制，并加强个人防护
过氧乙酸	灭菌剂	（1）用于耐腐蚀物品、环境及皮肤等的消毒与灭菌。 （2）浸泡法：对一般污染物品的消毒，用 0.05%溶液浸泡 5 min；对细菌芽孢污染物品的消毒，用 1%溶液浸泡 5 min。灭菌时，浸泡 30 min。 （3）擦拭法：适用于大件物品或其他不能用浸泡法消毒的物品。消毒所用药物浓度和作用时间参照浸泡法。 （4）喷洒法：对一般污染物品表面的消毒，用 0.2%~0.4%溶液喷洒，作用 30~60 min	（1）过氧乙酸不稳定，应贮存于通风阴凉处，用前应测定其有效含量，原液成分低于 12%时不应使用。 （2）现配现用，配制时忌与碱或有机物相混合。 （3）对金属有腐蚀性，对织物有漂白作用。 （4）高浓度溶液有刺激性及腐蚀性，配制时须戴口罩和橡胶手套

名称	消毒剂种类	使用范围与使用方法	注意事项
含氯消毒剂（常用的有液氯、漂白粉、漂白粉精、次氯酸钠、氯胺T、二氯异氰尿酸钠等）	高效消毒剂	（1）用于餐具、环境、水、疫源地等的消毒。 （2）浸泡法：对细菌繁殖体污染的物品的消毒，用含有效氯 500 mg/L 的消毒液浸泡 10 min 以上；对经血传播病原体、分枝杆菌和细菌芽孢污染物品的消毒，用含有效氯 2 000～5 000 mg/L 消毒液浸泡 30 min 以上。 （3）擦拭法：适用于大件物品或其他不能用浸泡法消毒的物品。消毒所用药物浓度和作用时间参照浸泡法。 （4）喷洒法：对一般污染的物品表面的消毒，用 1 000 mg/L 的消毒液均匀喷洒，作用 30 min 以上；对经血传播病原体、结核分枝杆菌等污染物品表面的消毒，用含有效氯 2 000 mg/L 的消毒液均匀喷洒，作用 60 min 以上。 （5）干粉消毒法：对排泄物的消毒，用含氯消毒剂干粉（含有效氯 10 000 mg/L）加入排泄物中，搅拌混匀后，作用 2～6 h；对医院污水的消毒，用干粉按有效氯 50 mg/L 用量加入污水中，并搅拌均匀，作用 2 h 后排放	（1）消毒剂应在密闭容器内保存，并置于阴凉、干燥、通风处，以减少有效氯的丧失。 （2）配制的溶液性质不稳定，应现配现用。 （3）有腐蚀和漂白作用，不宜用于金属制品、有色织物及油漆家具的消毒。 （4）及时更换消毒液
碘酊	中效消毒剂	（1）用于注射、手术部位的皮肤消毒。 （2）擦拭法：用 2%碘酊溶液涂擦后，待稍干，再用 70%～80%乙醇脱碘	（1）可挥发，密闭保存于阴凉、干燥、通风处。 （2）不能用于黏膜的消毒。 （3）对碘过敏者禁用
碘伏	中效消毒剂	（1）用于对皮肤和黏膜的消毒。 （2）浸泡法：对细菌繁殖体污染物品的消毒，用 0.05%有效碘溶液浸泡 30 min。 （3）擦拭法：对手术、注射部位的皮肤消毒，用 0.25%～0.5%有效碘溶液局部擦拭两遍，作用 2 min；对口腔黏膜创面的消毒，用 0.05%～0.1%有效碘溶液擦拭，作用 3～5 min。 （4）冲洗法：对阴道黏膜及伤口黏膜创面的消毒，用 0.025%有效碘溶液冲洗 3～5 min	（1）应于阴凉处避光、防潮、密封保存。 （2）碘伏对二价金属制品有腐蚀性，不应做相应金属制品的消毒。 （3）稀释后稳定性较差，宜现用现配。 （4）消毒皮肤后不用乙醇脱碘

续表

名称	消毒剂种类	使用范围与使用方法	注意事项
乙醇	中效消毒剂	（1）用于对皮肤、环境表面及医疗器械的消毒等。 （2）浸泡法：对细菌繁殖体污染医疗器械等物品的消毒，用75%乙醇溶液浸泡10 min以上。 （3）擦拭法：用75%乙醇棉球擦拭消毒皮肤或物品表面	（1）易挥发，需加盖保存，并定期检测，保持有效浓度≥70%；易燃，忌明火。 （2）有刺激性，不宜用于黏膜及创面消毒
苯扎溴铵（新洁尔灭）	低效消毒剂	（1）用于对皮肤、黏膜的消毒。 （2）擦拭法：0.05%～0.1%溶液用于皮肤消毒，作用3～5 min；0.05%溶液用于黏膜消毒，作用3～5 min；0.1%～0.2%溶液用于环境表面消毒，作用30 min	（1）对肥皂、碘、高锰酸钾等阴离子表面活性剂有拮抗作用，不宜合用。 （2）纱布、棉花有吸附作用，会降低药效，故溶液内不能投入纱布、棉花等物品。 （3）对铝制品有破坏作用，不可用铝制容器盛装
氯己定（洗必泰）	低效消毒剂	（1）用于对外科洗手、手术部位皮肤和黏膜的消毒。 （2）擦拭法：对手术、注射部位的皮肤消毒，用0.5%醋酸氯己定-乙醇溶液擦拭两遍，作用2 min。 （3）冲洗法：对阴道及伤口黏膜创面，用0.05%～0.1%醋酸氯己定水溶液冲洗	同苯扎溴铵的（1）～（2）

注：1．灭菌剂，能杀灭或清除医疗器械、器具等物品上的一切微生物。

2．高效消毒剂，能杀灭一切细菌繁殖体、分枝杆菌、病毒、真菌及其孢子，对细菌芽孢也有一定的杀灭作用。

3．中效消毒剂，能杀灭细菌繁殖体、分枝杆菌、真菌和病毒。

4．低效消毒剂，仅能杀灭一般细菌繁殖体和亲脂病毒。

 护理小贴士

微生物对消毒因子的敏感性由高到低为：亲脂病毒>细菌繁殖体>真菌>亲水病毒>分枝杆菌>细菌芽孢>朊病毒。

集思广"议"

碘伏和碘酊有什么区别？用碘酊消毒时为何要脱碘？

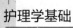

第三讲　无菌操作

一、基本概念

（1）无菌操作：又称无菌技术，指在执行医疗、护理操作过程中，防止一切微生物侵入人体，保持无菌物品和无菌区域不被污染的一系列预防措施。

（2）无菌区：指经灭菌处理且未被污染的区域。

（3）无菌物品：指灭菌后保持无菌状态的物品。

（4）非无菌区（物品）：指未经灭菌处理，或虽经灭菌处理但又被污染的区域（物品）。

二、无菌操作原则

（一）操作环境要求

操作环境清洁、宽敞、明亮；操作台面清洁、干燥、平坦，物品布局合理。无菌操作前 30 min 应停止清洁工作，减少走动，以避免尘埃飞扬。

（二）操作者着装要求

操作者应着装整洁，修剪指甲，洗手，戴口罩，必要时穿无菌衣、戴无菌手套等。

（三）无菌物品管理要求

（1）无菌物品必须与非无菌物品分开放置，并且有明显标志。

（2）无菌物品应存放于无菌包或无菌容器内，不可过久地暴露于空气中；无菌物品一经取出，即使未用，也不可再放回无菌包（容器）内。

（3）无菌包或无菌容器外须注明无菌物品的名称和灭菌日期，并按失效期先后顺序摆放。

（4）必须在有效期内使用，可疑污染、污染或过期应重新灭菌。如果符合存放环境要求，使用纺织品材料包装的无菌物品，有效期一般为 7～14 d，否则一般为 7 d。

（四）操作过程中的无菌要求

（1）所有无菌操作均应使用无菌用品，禁用未经灭菌或疑有污染的物品。

（2）取用无菌物品时，应使用无菌持物钳（镊）。

（3）无菌操作时，操作者的身体应与无菌区域保持一定的距离，手、前臂须保持在肩以下、腰部或治疗台面以上的视野范围内。

（4）未经消毒处理的用物、手、臂不可接触无菌物品，也不可跨越无菌区。

（5）一套无菌物品只供一位患者使用一次。

三、常用无菌操作

（一）无菌持物钳（镊）的使用

1. 无菌持物钳（镊）的类别

常用的无菌持物钳（镊）有三叉钳、卵圆钳和镊子三种，如图 2-2 所示。

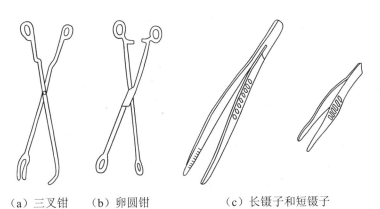

（a）三叉钳　　（b）卵圆钳　　（c）长镊子和短镊子

图 2-2　无菌持物钳（镊）的种类

2. 无菌持物钳（镊）的存放

无菌持物钳（镊）应存放在无菌有盖容器内，每一容器内只能放置一把无菌持物钳（镊），以免在取放时互相碰撞造成污染。无菌持物钳（镊）的存放有湿式保存法和干式保存法两种存放方法。

（1）湿式保存法

无菌持物钳（镊）浸泡在盛有消毒液的带盖无菌容器内，要求容器深度与钳（镊）的长度比例适合，浸入的消毒液面在持物钳轴节以上 2~3 cm 或镊子长度的 1/2，如图 2-3 所示。每周消毒 1~2 次，同时更换消毒液。

（2）干式保存法

将无菌持物钳（镊）置于带盖的无菌容器内，其无菌状态的保持与室内的空气情况、使用频率等有关，一般每 4 h 更换一次。目前临床主要使用此法。

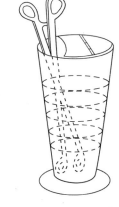

图 2-3　无菌持物钳的
湿式保存法

3. 无菌持物钳（镊）使用法

【操作目的】

取放和传递无菌物品，保持无菌物品的无菌状态。

【操作前准备】

（1）护士准备：着装整洁，修剪指甲，洗手，戴口罩。

（2）用物准备：根据夹取的物品种类选择合适的无菌持物钳（镊）和盛放无菌持物钳（镊）的容器。

【操作步骤】

无菌持物钳（镊）使用的操作步骤如表 2-3 所示。

表 2-3　无菌持物钳（镊）使用的操作步骤

操作步骤	注意事项
1. 检查 检查无菌持物钳（镊）及容器的名称、灭菌标识和灭菌日期	● 首次打开盛放无菌持物钳（镊）的容器时，需注明开启日期和时间，再次使用时应检查时间是否在有效期内
2. 开盖 将盛放无菌持物钳（镊）容器的盖打开	● 不可在盖闭合时从盖孔中取、放无菌持物钳（镊）
3. 取钳 手持无菌持物钳（镊）的上 1/3，闭合钳（镊）端，将其移至容器中央，垂直取出，如图 2-4 所示；取出后，关闭容器盖	● 取、放无菌持物钳（镊）时，不可触及容器口边缘及液面以上的容器内壁，以免造成污染
4. 使用 保持钳（镊）端始终向下，并在腰部以上视线范围内活动	● 不可将无菌持物钳（镊）倒转向上，以防消毒液倒流而污染钳（镊）端
5. 放钳 使用完毕后，闭合钳（镊）端，打开容器盖，快速将无菌持物钳（镊）垂直放回容器中，关闭容器盖	● 防止无菌持物钳（镊）在空气中暴露过久而污染。 ● 放回后，应松开无菌持物钳的轴节，以使轴节与消毒液充分接触

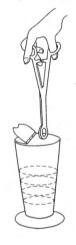

无菌持物钳使用法

图 2-4　取无菌持物钳的方法

【注意事项】

（1）严格遵循无菌操作原则。

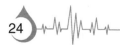

（2）无菌持物钳（镊）只能用于夹取无菌物品，不能触及非无菌物品。

（3）无菌持物钳（镊）不能夹取无菌油纱布，以防油粘于钳（镊）端而影响消毒效果；也不能用来换药或消毒皮肤，以防污染钳（镊）端。

（4）无菌持物钳（镊）一经污染或怀疑被污染，应重新灭菌。

（5）如到远处夹取无菌物品，应同时搬移无菌持物钳（镊）和盛放容器，以防无菌持物钳（镊）在空气中暴露过久而被污染。

（二）无菌容器的使用

经灭菌处理，用以盛放无菌物品的器具称为无菌容器。常用的无菌容器有无菌盒、无菌罐、无菌盘等。

【操作目的】

盛放无菌物品并保持其无菌状态。

【操作前准备】

（1）护士准备：着装整洁，修剪指甲，洗手，戴口罩。

（2）用物准备：无菌持物钳及其盛放容器、盛放无菌物品的无菌容器（无菌盒、无菌罐、无菌盘等）。

无菌容器使用法

（3）环境准备：清洁、宽敞、已定期消毒，物品布局合理。

【操作步骤】

无菌容器使用的操作步骤如表 2-4 所示。

表 2-4　无菌容器使用的操作步骤

操作步骤	注意事项
1. 检查 检查无菌容器的名称、灭菌标识和灭菌日期	
2. 开盖 打开容器盖，将盖的内面向上置于桌面等稳妥处（见图 2-5）或拿在手中	● 手不可触及盖的边缘和内面，以免污染盖内面
3. 取物 用无菌持物钳从无菌容器内夹取无菌物品	● 无菌持物钳和无菌物品均不可触及容器边缘
4. 关盖 取物完毕后，将容器盖翻转，使其内面向下，移至容器口上，小心盖严	● 避免容器内的无菌物品在空气中暴露过久
5. 手持容器 手持无菌容器（如治疗碗）时，应托住容器底部，如图 2-6 所示	● 手指不可触及容器的边缘和内面

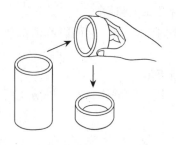

图 2-5　打开无菌容器盖

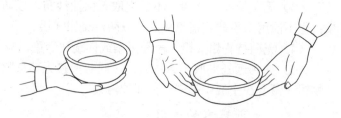

图 2-6　手持无菌容器

【注意事项】

（1）严格遵循无菌技术操作原则。

（2）无菌容器应定期消毒灭菌；一经打开，使用时间不得超过 24 h。

（3）从无菌容器内取出的物品，即使未用，也不可再放回无菌容器中。

（三）无菌包的使用

无菌包多由质厚、致密、未脱脂的纯棉布制成，目前临床上亦使用一次性无纺布作为无菌包布。

【操作目的】

（1）用无菌包包裹无菌物品，以保持物品的无菌状态。

（2）从无菌包内取出无菌物品，以供无菌操作使用。

无菌包使用法

【操作前准备】

（1）护士准备：着装整洁，修剪指甲，洗手，戴口罩。

（2）用物准备：无菌持物钳及其盛放容器、无菌包布、消毒物品（如治疗巾、敷料、治疗碗、器械等）、化学指示卡、化学指示胶带、标签贴、盛放无菌物品的容器、笔等。

（3）环境准备：清洁、宽敞、已定期消毒，物品布局合理。

【操作步骤】

无菌包使用的操作步骤如表 2-5 所示。

表 2-5　无菌包使用的操作步骤

操作步骤	注意事项
1. 包扎无菌包 （1）将待消毒物品和化学指示卡放于包布中央。 （2）先将近侧的包布一角向上折覆盖物品；然后向内折左右两角，并将左右两角的尖端再向外反折；最后将远侧的一角向下折包裹物品，用化学指示胶带粘贴封包，如图 2-7 所示。 （3）贴上标签，注明物品名称、灭菌日期，送灭菌处理	● 包内、包外均应有化学指示物监测灭菌效果

续表

操作步骤	注意事项
2. 打开无菌包 （1）检查：取出无菌包，检查无菌包的名称、灭菌日期、化学指示胶带的颜色、包布外观等。 （2）放置：将无菌包放在清洁、干燥、平坦处。 （3）打开包布：揭开化学指示胶带，用拇指和食指揭开上层包布，再揭开左右两角，最后揭开内角。如果是用双层包布包裹的无菌包，则需用无菌持物钳打开内层。 （4）取出物品：检视化学指示卡颜色，用无菌持物钳取出所需物品，放在准备好的无菌区内。如需将包内物品一次全部取出，则可一手托住无菌包，另一手逐层打开包布后抓住四角，然后稳妥地将包内物品投入无菌区域，如图 2-8 所示。 （5）回包：如果包内物品一次未用完，则应按无菌原则依原折痕包好，注明开包日期和时间并签名。	● 无菌包应符合灭菌要求且在有效期内，外观无破损、潮湿或霉变等。 ● 开包时，手不可触及包布内面，操作时不可跨越无菌区域。 ● 投放时，包布的无菌面朝向无菌区域。 ● 打开过的无菌包内的物品最多只能保存 24 h

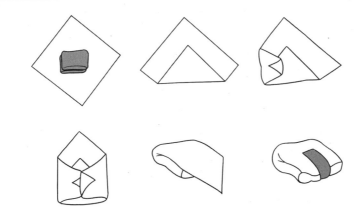

图 2-7　无菌包包扎法

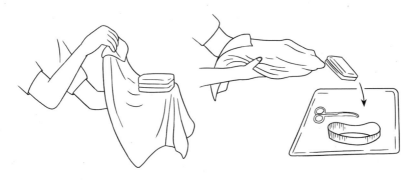

图 2-8　一次取完无菌包内物品

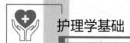

【注意事项】

（1）严格遵循无菌操作原则。

（2）包扎玻璃物品时，应先用棉垫将其包裹后再用包布包扎，以免其碰撞后损坏。

（3）无菌包的有效期为7～14 d，应定期消毒灭菌；如果无菌包内物品超过有效期、被污染，或包布受潮、破损，则需重新灭菌。

（四）无菌溶液的取用

【操作目的】

倒取无菌溶液供医疗或护理操作使用，保证无菌溶液在一定时间内处于无菌状态。

【操作前准备】

（1）护士准备：着装整洁，修剪指甲，洗手，戴口罩。

（2）用物准备：无菌溶液、无菌容器、启瓶器、弯盘、棉签、消毒液、笔等。

无菌溶液取用法

（3）环境准备：清洁、宽敞、已定期消毒，物品布局合理。

【操作步骤】

无菌溶液取用的操作步骤如表2-6所示。

表2-6　无菌溶液取用的操作步骤

操作步骤	注意事项
1. 清洁瓶身 取盛有无菌溶液的密封瓶，擦净瓶外灰尘	
2. 核对、检查 核对瓶签上的药名、剂量、浓度和有效期；检查瓶盖有无松动，瓶身、瓶底有无裂痕，溶液有无沉淀、浑浊、变色等	● 确定溶液正确、质量可靠
3. 消毒、开瓶 用启瓶器撬开瓶外盖，消毒瓶塞，待干后打开瓶塞	● 手不可触及瓶口和瓶塞内面，防止瓶塞被污染
4. 冲洗瓶口 手握密封瓶，倒出少量溶液于弯盘内，以冲洗瓶口，如图2-9（a）所示	● 瓶签面朝向掌心，以免沾湿瓶签
5. 倒出溶液 从已经冲洗的瓶口处倒出所需液量至无菌容器内，如图2-9（b）所示	● 倒溶液时，高度要适中，以免液体溅出或瓶口接触容器
6. 盖好瓶盖 倒液完毕后立即塞好瓶塞	● 必要时消毒瓶塞后再塞好
7. 记录 在瓶签上注明开瓶日期和时间	● 已开启的溶液瓶内的溶液，最多可保存24 h

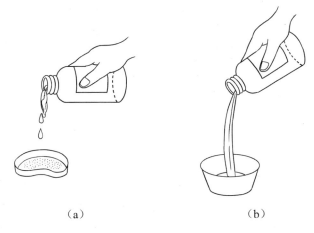

（a）　　　　　　　　　　　　（b）

图 2-9　无菌溶液取用法

【注意事项】

（1）严格遵循无菌操作原则。

（2）取用无菌溶液前要认真核对、检查，在确认溶液质量可靠后方可使用。

（3）不可将物品伸入无菌溶液瓶内蘸取溶液，也不可用纱布堵住瓶口倒溶液。

（4）已倒出的溶液不可再倒回瓶内，以免污染剩余溶液；剩余液体只可用于清洁操作。

（五）铺无菌盘

【操作目的】

在治疗盘内形成无菌区，以放置无菌物品。

【操作前准备】

（1）护士准备：着装整洁，修剪指甲，洗手，戴口罩。

（2）用物准备：无菌持物钳、无菌治疗巾、无菌包布、清洁干燥的治疗盘、记录纸、笔等。

铺无菌盘法

（3）环境准备：清洁、宽敞、已定期消毒，物品布局合理。

【操作步骤】

铺无菌盘的操作步骤如表 2-7 所示。

表 2-7　铺无菌盘的操作步骤

操作步骤	注意事项
1. 折叠治疗巾 ▲ 横折法：将治疗巾横折后再纵折，折成 4 折，然后重复一次，如图 2-10 所示。 ▲ 纵折法：将治疗巾纵折两次成 4 折，再横折两次，开口边向外，如图 2-11 所示	● 折叠后便于铺盘，且能够在展开治疗巾时保持治疗巾的无菌
2. 治疗巾灭菌 将治疗巾折叠好后置于无菌包布内，封包后灭菌备用	

续表

操作步骤	注意事项
3．取巾 （1）取无菌治疗巾包，检查包布有无潮湿或破损，化学指示胶带的颜色是否为标准色；核对其名称和灭菌日期。 （2）按要求打开无菌包，用无菌持物钳取一块治疗巾，放在干净的治疗盘内	
4．铺盘 ▲ 单层底铺盘法 （1）铺巾：双手捏住无菌巾一边外面的两角，轻轻抖开，双折平铺于治疗盘上，将上层向远端呈扇形折叠，开口边向外，如图 2-12 所示。 （2）盖巾：放入无菌物品，拉平扇形折叠层盖于物品上，上下边缘对齐，将开口处向上翻折两次，两侧边缘各向下翻折一次。 ▲ 双层底铺盘法 （1）铺巾：双手捏住无菌巾一边外面的两角，轻轻抖开，从远到近，三折成双层底，将上层向远端呈扇形折叠，开口边向外，如图 2-13 所示。 （2）盖巾：放入无菌物品，拉平扇形折叠层盖于物品上，上下边缘对齐	● 治疗巾内面构成无菌区，手不可触及。 ● 注意不要跨越无菌区。 ● 保持物品无菌
5．注明 注明无菌盘的名称、铺盘日期和时间，并签名	● 铺好的无菌盘 4 h 内有效

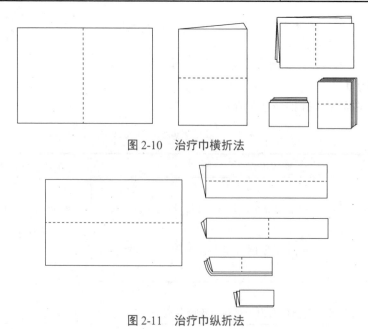

图 2-10　治疗巾横折法

图 2-11　治疗巾纵折法

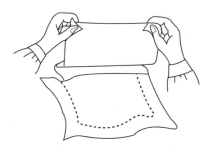

图 2-12　单层底铺盘法

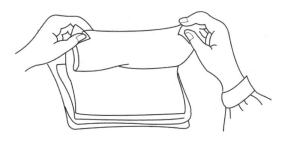

图 2-13　双层底铺盘法

【注意事项】

（1）严格遵循无菌操作原则。

（2）铺无菌盘的区域必须清洁干燥，避免无菌巾打湿或污染。

（3）铺好的无菌盘应尽早使用，有效期为 4 h。

（六）戴、脱无菌手套

在进行某些无菌操作或接触患者破损的皮肤、黏膜时，医务人员需戴上无菌手套，以保护患者和自身免受感染。无菌手套一般有两种类型：① 天然橡胶、乳胶手套；② 人工合成的非乳胶产品，如乙烯、聚乙烯手套等。

【操作目的】

预防病原微生物通过医务人员的手传播疾病和污染环境。

【操作前准备】

（1）护士准备：着装整洁，修剪指甲，洗手，戴口罩。

（2）用物准备：一次性无菌手套、医疗废物容器。

（3）环境准备：清洁、宽敞、已定期消毒，物品布局合理。

戴、脱无菌手套

【操作步骤】

戴、脱无菌手套的操作步骤如表 2-8 所示。

表 2-8　戴、脱无菌手套的操作步骤

操作步骤	注意事项
▲ 戴无菌手套	
1. 检查 检查无菌手套的号码、灭菌日期，检查外包装袋有无破损、潮湿等	● 选择与手大小适合的手套号码
2. 取戴手套 （1）去掉外包装袋，打开手套袋，右手掀开右手套袋外层，左手捏住右手套的翻折部分（手套内面）取出右手套，右手对准手套五指戴好，如图 2-14（a）所示。 （2）左手掀开左手套袋外层，将已戴手套的右手手指插入左手套的翻折内面（手套外面）取出左手套，左手对准手套五指戴好，如图 2-14（b）所示	● 戴手套时，防止手套外面（无菌面）触及任何非无菌物品。 ● 已戴手套的手不可触及未戴手套的手及另一手套的内面（非无菌面）

续表

操作步骤	注意事项
3. 调整手套 　调整手套与手指间的贴合度，将手套的翻边扣套在工作服衣袖外面，如图 2-14（c）～（d）所示	
▲ 脱手套	
1. 脱下手套 　（1）用戴手套的手捏住另一只手套污染面（外面）的边缘，将手套翻转脱下。 　（2）用戴手套的手握住脱下的手套，用脱下手套的手捏住另一只手套清洁面（内面）的边缘，将手套翻转脱下	● 勿使手套污染面（外面）接触到皮肤
2. 整理用物 　用手捏住手套的内面将其放入医疗废物容器内，按医疗废物处置；洗手	

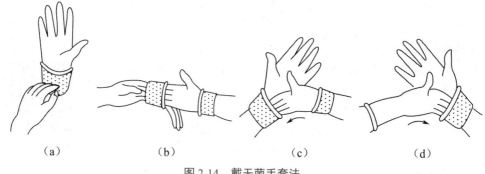

（a）　　　　　（b）　　　　　（c）　　　　　（d）

图 2-14　戴无菌手套法

【注意事项】

（1）严格遵循无菌操作原则。

（2）戴手套前注意修剪指甲，以防刺破手套。

（3）戴手套后，双手应保持在腰部以上或操作台面以上视野范围内。如果发现手套有破损或可疑污染，应立即更换。

（4）脱手套时，应将手套翻转脱下，不可强行拉扯。

第四讲　隔离技术

一、隔离的概念

　　隔离是采用科学方法和有效措施，把处于传染期的患者、可疑患者或病原体携带者与其他人群分开，防止病原体从患者及携带者传播给他人的措施。

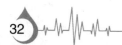

二、隔离区域的划分

（一）清洁区

清洁区是指传染病诊治病区中不易受到患者血液、体液和病原微生物等物质污染，以及传染病患者不应进入的区域，包括医务人员的更衣室、值班室、卫生间、浴室，以及配餐间、储物间等。

（二）潜在污染区

潜在污染区是指传染病诊治病区中位于清洁区与污染区之间，有可能被患者血液、体液和病原微生物等物质污染的区域，包括医务人员的办公室、治疗室、护士站、内走廊等。

（三）污染区

污染区是指传染病诊治病区中传染病患者和疑似传染病患者接受诊疗的区域，包括被其血液、体液、分泌物、排泄物污染物品暂存和处理的场所，如病室、处置室、污物间等。

（四）两通道

两通道是指传染病诊治病区中的医务人员通道和患者通道。医务人员的通道和出入口设在清洁区一端，患者的通道和出入口设在污染区一端。

（五）缓冲间

缓冲间是指传染病诊治病区中清洁区与潜在污染区之间、潜在污染区与污染区之间设立的两侧均有门的小室，为医务人员的准备间。

（六）负压病区（病室）

负压病区（病室）是指设有特殊通风装置，空气由清洁区向污染区流动，内部压力低于外部压力的病区（病室）。负压病区（病室）排出的空气须经处理，确保对环境无害后再排放。

 集思广"议"

请以小组为单位，结合所学知识，查阅相关资料，画一幅医院隔离区域的平面简图，并用不同的颜色标记不同的隔离区域。

三、隔离原则

（一）隔离标志明确，卫生设施齐全

（1）隔离室外应设立明确的隔离标志：空气传播隔离标志为黄色，飞沫传播隔离标志为粉色，接触传播隔离标志为蓝色。

（2）隔离病区设有工作人员与患者各自的进出门、梯道，通风系统区域化；入口处配置更衣、换鞋的过渡区，并配有必要的卫生、消毒设备等。

（3）隔离病室门外或患者床头安置不同颜色的提示卡（卡正面为预防隔离措施，反面为适用的疾病种类）以标识不同性质的隔离；门口放置用消毒液浸湿的脚垫，门外设立

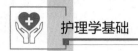

隔离衣悬挂架（柜或壁橱），备隔离衣、帽子、口罩、鞋套及手消毒用品等。

（二）严格执行服务流程，加强三区管理

明确服务流程，保证洁、污分开，防止因人员流程、物品流程交叉导致感染：

（1）患者及未经消毒处理的患者接触过的物品，不得进入清洁区。

（2）患者或穿隔离衣的工作人员通过走廊时，不得接触墙壁、家具等。

（3）各类检验标本应放在指定的存放盘和架上。

（4）污染区的物品未经消毒处理，不得带到他处。

（5）工作人员进入污染区时，应按规定戴帽子、口罩，穿隔离衣，必要时换隔离鞋；穿隔离衣前，必须将所需的物品备齐，各种护理操作应有计划并集中执行，以减少穿脱隔离衣的次数和洗刷手的频率；接触患者或污染物品后、离开隔离病区前，必须消毒双手，污染的手禁止接触非污染物品及自己的面部。

（6）严格执行探视制度，探陪人员进出隔离区域应根据隔离种类采取相应的隔离措施，接触患者或污染物品后均须消毒双手。

（三）隔离病室定期消毒，物品规范处置

（1）隔离病室内应每日进行一次空气消毒，可用紫外线照射消毒或消毒液喷洒消毒；病床、床头柜和床旁椅每天用消毒液擦拭。

（2）患者接触过的物品或落地的物品应视为污染物，经过消毒灭菌后方可给他人使用；患者的衣物、书籍、证件等需经熏蒸消毒后才能交予家属带回。

（3）患者的生活用品（如盆、痰杯、餐具、便器等）个人专用，每周消毒，衣服、床单、被套等消毒后清洗，床垫、被、褥等定期消毒，排泄物、分泌物、呕吐物须经消毒处理后方可排放。

（4）需送出病区处理的物品分类置于黄色污物袋内，袋外要有明显标记。

 护理小贴士

任何被污染的物品均应遵循先消毒、后清洁、再消毒的原则，以防病原体散播。

（四）加强隔离患者的心理护理

注意了解患者的心理状况，治疗护理过程中多关心患者，及时告知其治疗进展情况，并给予鼓励；对严禁探视的患者要及时传递其家属的信息，以减轻患者对疾病的恐惧和孤独、自卑的心理，增强其战胜疾病的信心，使其尽快康复。同时开展患者和探陪人员的隔离知识教育，使他们能主动协助、执行隔离管理。

（五）掌握解除隔离的标准，实施终末消毒处理

严格掌握解除隔离的标准，传染性分泌物3次培养结果均为阴性或已度过隔离期，医生开出医嘱后，方可解除隔离。

终末处理是指对出院、转科或死亡患者及其所住病室、所用物品和医疗器械等进行的消毒处理，包括患者的终末处理、病室和物品的终末处理。

（1）患者的终末处理：患者出院或转科前应沐浴、更衣，个人用物需消毒后才能带离隔离区；如患者死亡，尸体须用消毒液擦拭，并用浸湿消毒液的棉球填塞口、鼻、耳、肛门等腔道，最后用一次性尸单包裹，送指定的太平间。

（2）病室和物品的终末处理：关闭病室门窗，打开室内柜门、抽屉，摊开床上用品，进行熏蒸或紫外线照射消毒。消毒后开窗通风换气，用消毒液擦拭家具、地面，被服类消毒处理后再清洗。

四、隔离的措施

（一）标准预防

标准预防是基于患者的血液、体液、分泌物（不包括汗液）、排泄物、非完整皮肤和黏膜均可能含有感染因子的原则，针对医院所有患者和医务人员采取的一组预防感染的措施。标准预防强调双向防护，既要防止疾病从患者传至医务人员，又要防止疾病从医务人员传至患者，其主要措施包括以下几个方面。

1. 手卫生

手卫生是指护士在从事职业活动过程中洗手、卫生手消毒和外科手消毒的总称。

（1）下列情况应洗手：① 当手部有血液或其他体液等肉眼可见的污染时；② 可能接触对速干手消毒剂不敏感的病原微生物（如艰难梭菌、肠道病毒等）时。

（2）下列情况应洗手和/或进行卫生手消毒：① 接触患者前后；② 接触患者周围环境（包括接触患者周围的医疗相关器械、用具等物体表面）之后；③ 清洁、无菌操作之前；④ 暴露于患者体液风险（包括接触患者的黏膜、破损皮肤或伤口、血液、体液、分泌物、排泄物、伤口敷料等）之后；⑤ 脱手套后，脱隔离衣/防护服后。

（3）手部没有肉眼可见污染时，宜使用手消毒剂进行卫生手消毒。

（4）下列情况应先洗手，然后进行卫生手消毒：① 接触传染病患者的血液、体液和分泌物，以及被传染性病原微生物污染的物品后；② 直接为传染病患者进行护理或处理传染病患者的污物之后。

2. 戴手套

（1）有可能接触患者的血液、体液、分泌物、排泄物、呕吐物，或污染物品时，应戴清洁手套。

（2）进行手术等无菌操作，接触患者黏膜或破损皮肤时，应戴无菌手套。

（3）诊疗、护理不同的患者，或接触同一患者身体的清洁部位、污染部位时，应更换手套。操作完成后脱去手套，并按规定程序与方法洗手，必要时进行手消毒。

3. 使用防护用具

（1）一般诊疗活动时，可戴纱布口罩或外科口罩；手术室工作、护理免疫功能低下的患者、进行体腔穿刺等操作时，应戴外科口罩；接触经空气传播或近距离接触经飞沫传播的呼吸道传染病患者时，应戴医用防护口罩。

（2）下列情况应使用护目镜或防护面罩：在进行诊疗、护理操作中，有可能发生患者血液、体液、分泌物等喷溅到面部时；近距离接触经飞沫传播的传染病患者时。

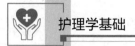

4．穿隔离衣/防护服

护士应根据护理工作的需要，确定是否穿隔离衣/防护服。

（1）下列情况应穿隔离衣：接触经接触传播的感染性疾病患者时；对患者实行保护性隔离时，如护理大面积烧伤、骨髓移植等患者时；可能会受到患者的血液、体液、分泌物、排泄物喷溅时。

（2）下列情况应穿防护服：接触甲类（鼠疫和霍乱）或按甲类传染病管理的传染病患者时；接触经空气传播或飞沫传播的传染病患者，可能受到患者血液、体液、分泌物、排泄物喷溅时。

5．安全注射

（1）使用后的针头不应回套针帽，确需回套应单手操作或使用器械辅助。

（2）废弃的锐器物应直接放入耐刺、防渗漏的专用锐器盒中。

（3）重复使用的锐器，应放在防刺的容器内密闭运输和处理。

6．保护环境

污染的物品或医疗仪器设备应正确处理，物体表面、衣物、环境应按规定进行消毒。

（二）基于切断疾病传播途径的预防

1．接触传播的隔离与预防

对确诊或怀疑患有经接触传播疾病的患者，如肠道感染、皮肤感染、多重耐药菌感染的患者等，以及存在分泌物、伤口引流、压力性损伤、大小便失禁、安置引流管及有皮疹的患者，在标准预防的基础上，还应采取以下隔离与预防措施。

（1）患者的隔离

① 限制患者的活动范围，应根据所患感染性疾病类型，确定单人单室隔离或同病种感染者同室隔离（床间距不小于 1.1 m）；② 减少不必要的转运，若需转运，应采取有效措施，减少对其他患者、医务人员和环境表面的污染。

（2）医务人员的防护

① 进入隔离室前必须戴好口罩、帽子，从事可能污染工作服的操作时，应穿隔离衣；离开病室前，脱下隔离衣，按要求悬挂，每天更换清洗与消毒，或使用一次性隔离衣，用后按医疗废物管理要求进行处置；接触甲类传染病应按要求穿脱防护服，离开病室前，脱去防护服，防护服按医疗废物管理要求进行处置。② 接触患者的血液、体液、分泌物、排泄物等物质时，应戴手套；接触污染物品、离开隔离室前应摘除手套，洗手或手消毒，手上有伤口时应戴双层手套。

2．空气传播的隔离与预防

对确诊或怀疑患有经空气传播疾病的患者，如肺结核、水痘患者等，在标准预防的基础上，还应采取以下隔离与预防措施。

（1）患者的隔离

① 安置单间病室，无条件时相同病原体感染患者可同居一室（床间距不小于 1.2 m），关闭通向走廊的门窗，尽量使隔离病室远离其他病室或使用负压病室；无条件收治时尽快转送至有条件收治的医疗机构。② 患者病情允许时，应戴外科口罩。③ 患者口鼻分泌物须经严格消毒后再倾倒，患者的专用痰杯要定期消毒，被患者污染的敷料应装袋标记后焚

烧或做消毒—清洁—消毒处理。④ 对环境进行严格的空气消毒。

（2）医务人员的防护

① 严格按照区域流程，在不同的区域穿戴不同的防护用品，离开时按要求摘脱，并正确处理使用后的物品。② 进入确诊或可疑传染病患者的房间时，应戴帽子和医用防护口罩；进行可能产生喷溅的诊疗操作时，应戴护目镜或防护面罩，穿防护服；接触患者及其血液、体液、分泌物、排泄物等物质时，应戴手套。

3．飞沫传播的隔离与预防

对确诊或怀疑患有经飞沫传播疾病的患者，如流行性感冒、SARS、百日咳患者等，在标准预防的基础上，还应采取以下隔离与预防措施。

（1）患者的隔离

①～③ 同空气传播患者隔离措施的①～③；④ 加强通风或进行空气消毒；⑤ 患者之间或患者与探视者之间相隔 1 m 以上，探视者应戴外科口罩。

（2）医务人员的防护

① 严格按照区域流程，在不同的区域穿戴不同的防护用品，离开时按要求摘脱，并正确处理使用后物品。② 与患者近距离（1 m 以内）接触时，应戴帽子和医用防护口罩；进行可能产生喷溅的诊疗操作时，应戴护目镜或防护面罩，穿防护服；接触患者及其血液、体液、分泌物、排泄物等物质时，应戴手套。

4．其他传播途径的隔离与预防

对经生物媒介传播的疾病，如鼠、蚤引起的鼠疫等，应根据疾病的特性，采取相应的隔离与防护措施。

（三）基于保护易感人群的隔离

以保护易感人群作为制定措施的主要依据而采取的隔离称为保护性隔离，又称反向隔离，适用于抵抗力低下或极易感染的患者，如严重烧伤、早产、白血病、脏器移植及免疫缺陷患者等。对于他们，在标准预防的基础上，还应采取以下隔离与预防措施：

（1）患者应住单间病室隔离，室外悬挂明显的隔离标志。病室内空气应保持正压通风，定时换气，地面、家具等均应严格消毒。

（2）凡进入病室的人员应穿戴灭菌后的隔离衣、帽子、口罩、手套及拖鞋；未经消毒处理的物品不可带入隔离区域；接触患者前后均应洗手。

（3）有呼吸道疾病者或咽部带菌者，包括工作人员，均应避免接触患者。

医护史话

漫话古代疫病

古人为了控制疾病传播，阻断疾病传染途径，会对具有传染性质的患者实行隔离措施。秦汉时期，已经有了对感染疫病的患者初步检查再隔离的制度。湖北省云梦县出土的秦简《封诊式》详细记载了一个病例，某里的里典甲向上级报告，怀疑本里人丙患有传染性疾病"疠"。于是官府开始调查，不仅询问丙本人，还派医者对丙进一步检验，最后确诊丙患有"疠"后将丙送到"疠迁所"隔离医治。该病例的记载说明，秦朝的管理制度中对某种传染病的管理已经形成包括报告、鉴定、诊断、隔离、治疗在内的一套完整流程。汉朝还出现了集中收治患者的"隔离点"。据《汉书》记载："元始二年，旱蝗，民疾疫者，舍空邸第，为置医药。"可见汉朝官府会专门腾出空房子来安置病患，起到隔离的作用。之后，各代多有隔离以治疫病者的记载。

（资料来源：甄雪燕. 漫话古代疫病"隔离"[J]. 中国卫生人才，2020，264（04）：72-73，有改动）

五、隔离技术基本操作方法

隔离技术是指为了达到隔离预防目的而采取的一系列操作和措施。医务人员应正确采用隔离防护技术，包括手的清洁和消毒，合理使用帽子、口罩、隔离衣等隔离防护用品。

（一）手的清洁和消毒

1. 清洁洗手法

【操作目的】

（1）清除手上的污垢和大部分暂居菌。

（2）避免污染无菌物品和清洁物品。

（3）切断通过手传播的感染途径。

（4）保护患者和护士。

【操作前准备】

（1）护士准备：着装整洁，剪短指甲。

（2）用物准备：流动水洗手池设备（水龙头最好是感应式或非手触式开关）、清洁剂（肥皂或含杀菌成分的洗手液）、消毒剂（75%乙醇、含氯消毒剂等）、纸巾或毛巾或干手器，必要时备护手液。

清洁洗手法

（3）环境准备：清洁、宽敞。

【操作步骤】

清洁洗手的操作步骤如表2-9所示。

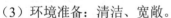

表2-9　清洁洗手的操作步骤

操作步骤	注意事项
1. 淋湿双手 在流动水下，使双手充分淋湿	● 水流不可过大，以防溅湿工作服
2. 接取清洁剂 关上水龙头，取适量洗手液（或肥皂）于掌心，均匀涂抹至整个手掌、手背、手指和指缝	● 盛放洗手液的容器宜为一次性使用，重复使用的洗手液容器应定期清洁与消毒

续表

操作步骤	注意事项
3. 揉搓双手 　按"六步洗手法"认真揉搓双手： 　（1）掌心相对，手指并拢，相互揉搓，如图 2-15（a）所示。 　（2）手心对手背，沿指缝相互揉搓，双手交换进行，如图 2-15（b）所示。 　（3）掌心相对，双手交叉沿指缝相互揉搓，如图 2-15（c）所示。 　（4）弯曲手指使指关节在另一手掌心旋转揉搓，双手交换进行，如图 2-15（d）所示。 　（5）一手握住另一手大拇指旋转揉搓，双手交换进行，如图 2-15（e）所示。 　（6）将五个手指尖并拢放在另一手掌心旋转揉搓，双手交换进行，如图 2-15（f）所示	● 全过程至少 15 s。 ● 注意指背、指尖、指缝、拇指、指关节等处的清洗。 ● 有的医院也使用"七步洗手法"，即在"六步洗手法"的基础上增加手腕部的清洁，要求一手握住另一手手腕回旋式揉搓手腕部及腕上 10 cm，双手交换进行 七步洗手法
4. 冲洗双手 　打开水龙头，在流动水下彻底冲净双手	● 冲洗双手时注意指尖向下，避免水溅到身上或地上
5. 擦干双手 　关闭水龙头，用纸巾或毛巾擦干双手，或在干手器下烘干双手；必要时取适量护手液护肤	● 毛巾应保持清洁干燥，每日消毒

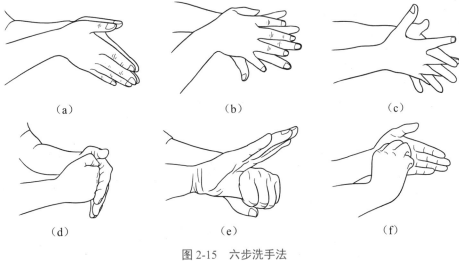

（a）　　　　　　　　　（b）　　　　　　　　　（c）

（d）　　　　　　　　　（e）　　　　　　　　　（f）

图 2-15　六步洗手法

【注意事项】

（1）操作程序正确，手的各个部位均应洗到、冲净。

（2）洗手时身体应与洗手池保持一定的距离，以免工作服沾湿或污染水池边缘。

（3）戴手套不能代替手卫生，摘手套后应进行手卫生。

　2．卫生手消毒法

【操作目的】

（1）清除致病性微生物，预防感染与交叉感染。

（2）避免污染无菌物品和清洁物品。

【操作前准备】

（1）护士准备：着装整洁，剪短指甲。

（2）用物准备：流动水洗手池设备、清洁剂（肥皂或含杀菌成分的洗手液）、消毒剂、纸巾或毛巾或干手器。

（3）环境准备：清洁、宽敞，物品放置合理、取用方便。

【操作步骤】

卫生手消毒的操作步骤如表 2-10 所示。

表 2-10　卫生手消毒的操作步骤

操作步骤	注意事项
1．涂消毒剂 （1）洗手：按洗手步骤洗手并保持手干燥。 （2）涂抹：取适量的手消毒剂于掌心，均匀涂抹于双手	● 注意指尖、拇指和指缝的涂抹
2．揉搓待干 按"六步洗手法"的步骤揉搓双手，直至手部干燥	● 自然干燥

【注意事项】

（1）消毒前先洗手并保持手干燥。

（2）消毒时，手的各个部位均应消毒到位。

（3）按操作规程进行消毒，消毒过程中不可污染洗手液或消毒液等，不可溅湿工作服。

（4）卫生手消毒时，首选速干手消毒剂，过敏人群可选用其他手消毒剂；对某些对乙醇不敏感的肠道病毒等，应选择其他有效的手消毒剂。

（5）经常进行消毒后卫生学监测，并要求达标。

　3．外科手消毒法

【操作目的】

（1）清除指甲、手部、前臂的污物和暂居菌，最大限度地减少常居菌。

（2）抑制微生物快速生长。

【操作前准备】

（1）护士准备：着装整洁，剪短指甲，卷袖至肩部。

（2）用物准备：流动水洗手池设备、含杀菌成分的洗手液、手消毒剂、纸巾或毛巾或干手器。

（3）环境准备：清洁、宽敞，物品放置合理、取用方便。

【操作步骤】

外科手消毒的操作步骤如表 2-11 所示。

表 2-11 外科手消毒的操作步骤

操作步骤	注意事项
▲ 外科冲洗手消毒法	
1. 洗手 （1）打开水龙头，湿润双手、前臂和上臂下 1/3。 （2）取适量的洗手液，均匀涂抹于双手、前臂和上臂下 1/3，按"六步洗手法"认真揉搓双手，通过环形运动环绕前臂至上臂下 1/3，确保洗手液完全覆盖皮肤区域。 （3）流动水冲洗双手、前臂和上臂下 1/3。 （4）使用纸巾（或毛巾或干手器）擦干双手、前臂和上臂下 1/3	● 保持双手位于胸前并高于肘部，使水由手部流向肘部
2. 涂消毒剂 取适量的手消毒剂，均匀涂抹至双手的每个部位、前臂和上臂下 1/3，并认真揉搓 3～5 min	● 手消毒剂的取液量、揉搓时间及使用方法遵循产品的使用说明
3. 冲净 在流动水下从指尖向手肘单一方向地冲净双手、前臂和上臂下 1/3	
4. 擦干 （1）抓取无菌小毛巾中心部位，先擦干双手，然后将小毛巾对折成三角形，底边置于腕部，直角向指端。 （2）另一手拉住两底角，边转动边顺势向上移动至上臂下 1/3；翻转擦手巾，用小毛巾的另一面以相同的方法擦干另一手臂。 （3）操作完毕，将小毛巾弃于指定容器内	● 擦干手臂时，应一直顺势向上而不得回擦
▲ 外科免洗手消毒法	
1. 洗手	
2. 涂消毒剂 （1）取适量的手消毒剂放置在左手掌心。 （2）将右手手指尖浸泡在手消毒剂中（≥5 s）。 （3）将手消毒剂涂抹在右手、前臂直至上臂下 1/3，持续揉搓 10～15 s，直至消毒剂干燥，并确保手消毒剂完全覆盖皮肤区域。 （4）取适量的手消毒剂放置在右手掌心。 （5）在左手重复步骤（2）（3）。 （6）再次取适量的手消毒剂，按照"六步洗手法"中的前五步方法揉搓双手至手腕，直至手部干燥	

【注意事项】

（1）洗手与消毒时，也可借用海绵、洗手刷等揉搓或清洁用品，用后应放到指定的容器中；此类用品应一人一用一消毒或者一次性使用。

（2）术后摘除手套后，应及时用洗手液清洁双手。

（二）帽子和口罩的使用

1. 帽子和口罩的种类

（1）帽子分为一次性帽子和布制帽子。

（2）口罩可分为三类：① 纱布口罩，可保护呼吸道免受有害粉尘、气溶胶、微生物及灰尘的伤害，适用于一般诊疗活动；② 外科口罩，能阻止血液、体液和飞溅物传播，除适用于一般诊疗活动外，也适用于进行手术、体腔穿刺等有创操作时或护理免疫功能低下的患者时；③ 医用防护口罩，适用于接触经空气传播或近距离（<1 m）接触经飞沫传播的呼吸道传染病患者时。

2. 帽子和口罩使用法

【操作目的】

（1）戴帽子可防止护士的头屑飘落，或头发被污染。

（2）戴口罩可保护患者和护士，防止感染和交叉感染，也可防止飞沫污染无菌物品、伤口或清洁物品。

【操作前准备】

（1）评估：患者的病情和目前采取的隔离种类。

（2）护士准备：衣帽整洁，修剪指甲，洗手并擦干。

（3）用物准备：根据需要准备合适的帽子和口罩，以及医疗垃圾袋。

（4）环境准备：整洁、宽敞。

【操作步骤】

帽子和口罩使用的操作步骤如表 2-12 所示。

表 2-12　帽子、口罩使用的操作步骤

操作步骤	注意事项
1. 戴帽子 戴帽子时应将头发全部遮住，前帽沿齐眉，后帽沿齐枕，两侧帽沿在耳上	● 帽子应大小合适，能遮住全部头发
2. 戴口罩 ▲ 外科口罩 （1）将口罩遮住鼻、口和下巴，下方系带系于颈后，上方系带系于枕上。 （2）将双手指尖放在鼻夹上，从中间位置开始，用手指向内按压，并逐步向两侧移动，根据鼻梁的形状塑造鼻夹。 （3）调节系带的松紧度，确保口罩与面部贴合。	● 口罩应完全罩住口鼻。 ● 不应用一只手的两个手指按压鼻夹

续表

操作步骤	注意事项
▲ 医用防护口罩 （1）一只手托住口罩，使有鼻夹的一面背向外；将口罩罩住鼻、口和下巴，鼻夹部位向上紧贴面部。 （2）另一只手将下方系带拉过头顶至颈后双耳下，再将上方系带拉至枕上。 （3）将双手指尖放在鼻夹上，从中间位置开始，用手指向内按压鼻夹，并分别向两侧移动和按压，根据鼻梁的形状塑造鼻夹。 （4）用双手完全盖住口罩，快速呼气，检查密合性。若鼻夹附近有漏气，应调整鼻夹；若四周有漏气，则应调整系带到不漏气为止	
3．摘口罩 （1）洗手，先解开下面的系带，再解开上面的系带。 （2）用手指捏住系带将口罩取下，放入医疗垃圾袋内	● 不可将口罩挂在胸前。 ● 取下时不可接触口罩外面（污染面）
4．摘帽子 洗手，取下帽子	

【注意事项】

（1）进入污染区和洁净环境前，进行无菌操作时，均应戴帽子。一次性帽子应一次性使用；布制帽子应保持清洁，每次或每天更换，用后应清洗、消毒。

（2）外科口罩和医用防护口罩应一次性使用；佩戴医用防护口罩进入工作区域前，应进行密合性检查；应始终保持口罩的清洁、干燥，不可用污染的手触摸口罩，口罩潮湿后应及时更换。

（3）帽子和口罩在被患者的血液、体液污染后应及时更换。

（4）离开污染区前，应将使用后的一次性口罩和一次性帽子放入医疗垃圾袋内，以便集中处理。

（三）穿、脱隔离衣

【操作目的】

保护患者和护士，避免其受病原体侵袭；防止病原体传播，避免交叉感染。

穿、脱隔离衣

【操作前准备】

（1）评估：患者病情、目前采取的隔离种类、穿隔离衣的环境。

（2）护士准备：穿好工作服，卷袖过肘，洗手，戴帽子和口罩。

（3）用物准备：隔离衣（大小合适，无破损）、挂衣架、消毒手设备、洗手池、污物袋等。

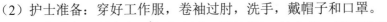

（4）环境准备：清洁、宽敞。

【操作步骤】

（1）穿隔离衣的操作步骤如表 2-13 所示。

表 2-13　穿隔离衣的操作步骤

操作步骤	注意事项
1. 取隔离衣 　手持衣领取下隔离衣，将隔离衣的清洁面朝向自己，污染面向外，如图 2-16（a）所示；将衣领两端向外折齐，露出肩袖内口，如图 2-16（b）所示	● 隔离衣的衣领和内面为清洁面
2. 穿衣袖 　右手持衣领，左手伸入一侧袖内，举起手臂抖动衣袖，右手协助将衣领向上拉，露出左手，如图 2-16（c）所示；同法穿好另一袖，如图 2-16（d）所示	● 衣袖勿触及面部
3. 系衣领 　两手由衣领中央顺着边缘向后，将领带（或领扣）系（或扣）好，如图 2-16（e）所示	● 系衣领时，污染的袖口不可触及衣领、面部和帽子
4. 系袖口 　扣好袖扣或系上袖带，需要时可用橡皮圈束紧袖口，如图 2-16（f）所示	● 此时手已被污染
5. 系腰带 　解开腰带活结，将隔离衣一边（约在腰下 5 cm 处）逐渐向前拉，见到衣边时捏住其边缘，同法捏住另一侧边缘，如图 2-16（g）～（h）所示；双手在背后将两侧边缘对齐，然后向一侧折叠，一手按住折叠处，另一手将腰带拉至背后，压住折叠处，如图 2-16（i）～（j）所示；将两侧腰带在背后交叉，再绕到前面打一活结，如图 2-16（k）所示	● 后侧边缘须对齐，折叠处不能松散；手不可触及隔离衣的内面

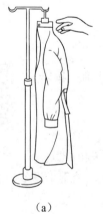
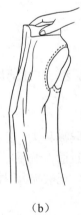
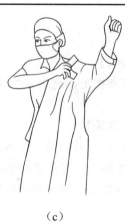

　　（a）　　　　　　　　（b）　　　　　　　　（c）

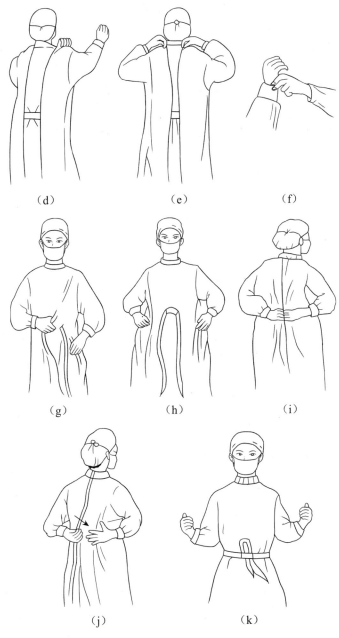

图 2-16　穿隔离衣法

（2）脱隔离衣的操作步骤如表 2-14 所示。

表 2-14　脱隔离衣的操作步骤

操作步骤	注意事项
1. 解腰带 解开腰带，在前面打一活结，如图 2-17（a）所示	

续表

操作步骤	注意事项
2. 解袖口 解开袖扣或袖带，将衣袖向上拉，在肘部将部分衣袖塞入工作衣袖内，露出双手，如图 2-17（b）所示	● 不可将衣袖外面（污染面）塞入袖内
3. 消毒双手，擦干	● 消毒手时不能沾湿隔离衣
4. 解开领带（或领扣）	
5. 脱衣袖 一手伸入对侧袖口内，拉下衣袖过手（遮盖手），如图 2-17（c）所示；再用衣袖遮盖的手握住另一衣袖的外面，将衣袖拉下，如图 2-17（d）所示；双手轮换拉下袖子，逐渐从袖管中退出，脱下隔离衣	● 清洁的手不可接触隔离衣外面
6. 挂衣钩 双手持领，将隔离衣两边对齐，挂在衣钩上，如图 2-17（e）所示；不再穿的隔离衣，将清洁面向外，衣领及衣边卷至中央，卷好投入医疗垃圾袋中	● 隔离衣如果挂在潜在污染区，则清洁面向外；如果挂在污染区，则清洁面向内

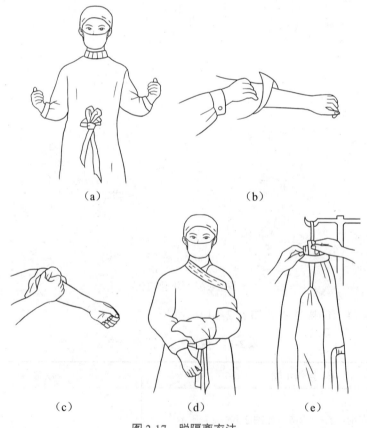

（a）　　　　　　　　　　（b）

（c）　　　　　（d）　　　　　（e）

图 2-17　脱隔离衣法

【注意事项】

（1）穿隔离衣前应计划好工作内容，准备好操作时需要的物品。

（2）隔离衣的长短要合适，须全部遮盖内面工作服；若有破损，则不可使用。

（3）穿、脱隔离衣的过程中，要避免污染面部、衣领和清洁面。

（4）穿好隔离衣后，双臂应保持在腰部以上、视野范围内；不得进入清洁区，避免接触清洁物品。

（5）消毒手时，隔离衣不得污染洗手设备，也不可触及其他物品。

（6）隔离衣应每日更换。若被打湿或污染，则应立即更换。

（四）避污纸的使用

避污纸是备用的清洁纸片，常用绳串起来挂在门口墙上供工作人员使用。进行简单隔离操作时，使用避污纸垫着拿取物品，可保持双手或物品不被污染，以减少消毒手的次数。取避污纸时，应从上面抓取，不可掀页撕取和接触下面的纸片，如图 2-18 所示。避污纸用后应丢进污物桶内，集中焚烧处理。

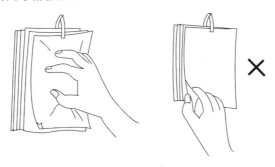

图 2-18　取避污纸的方法

项目学习效果测试

一、单项选择题

1. 下列不属于医院感染的是（　　）。

　　A．住院患者导尿后发生尿路感染

　　B．新生儿脐带发炎

　　C．新生儿经胎盘获得的感染

　　D．护理 SARS 患者时护士获得的感染

　　E．患者住院后第 10 天出现上呼吸道感染

2. 煮沸消毒时水中加碳酸氢钠的目的不包括（　　）。

　　A．提高沸点　　　　　　　　　　B．清洁去污

　　C．增强杀菌作用　　　　　　　　D．防锈

　　E．使消毒物品不变形

3. 物理消毒灭菌的方法中，最可靠的是（　　　）。
　　A. 高压蒸汽灭菌法　　　　　　　B. 煮沸法
　　C. 日光暴晒法　　　　　　　　　D. 烤箱烘烤法
　　E. 紫外线灯消毒法

4. 杀灭肉毒芽孢需要的煮沸时间至少为（　　　）。
　　A. 4 h　　　　　B. 3 h　　　　　C. 5 h　　　　　D. 1 h
　　E. 2 h

5. 病理标本处理适宜的方法是（　　　）。
　　A. 干烤法　　　　　　　　　　　B. 燃烧法
　　C. 日光暴晒法　　　　　　　　　D. 臭氧消毒法
　　E. 微波消毒灭菌法

6. 下列关于煮沸消毒法的叙述，不正确的是（　　　）。
　　A. 煮沸消毒前先将物品清洗干净
　　B. 物品不宜放置过多，保证各部位接触水
　　C. 从物品放入水中开始计消毒时间
　　D. 海拔高的地区应延长消毒时间
　　E. 将碳酸氢钠加入水中，可增强杀菌效果，去污防锈

7. 干燥保存的无菌持物钳的有效期一般是（　　　）。
　　A. 4 h　　　　　B. 24 h　　　　C. 3 d　　　　　D. 5 d
　　E. 7 d

8. 打开无菌包时，下列操作不正确的是（　　　）。
　　A. 查看灭菌日期
　　B. 无菌包应放在清洁、干燥处
　　C. 手不可触及包布的内面
　　D. 用清洁的手取出所需物品
　　E. 包内所剩物品应在有效期内使用

9. 无菌包被无菌生理盐水浸湿后，应立即（　　　）。
　　A. 晒干后使用　　　　　　　　　B. 速将包内物品用完
　　C. 烘干后再用　　　　　　　　　D. 重新灭菌
　　E. 不必处理

10. 带教老师在指导护生取用无菌溶液时，先倒出少量溶液的目的是（　　　）。
　　A. 冲洗瓶口，避免污染　　　　　B. 查看溶液的颜色
　　C. 冲洗无菌容器　　　　　　　　D. 查看瓶口有无裂缝
　　E. 确认溶液质量

11. 无菌溶液打开未用完，消毒瓶口盖好盖子后，其保存有效期是（　　　）。
　　A. 4 h　　　　　B. 24 h　　　　C. 3 d　　　　　D. 7 d
　　E. 20 d

12. 无菌盘在未污染的情况下，有效期是（　　　）。

  A. 1 h   B. 4 h   C. 8 h   D. 12 h

  E. 24 h

13. 下列属于潜在污染区的是（　　　）。

  A. 医生值班室   B. 病室

  C. 护士更衣室   D. 配餐间

  E. 医生办公室

14. 传染病区护士脱下隔离衣后，正确的处置措施是（　　　）。

  A. 挂在治疗室，污染面向外

  B. 挂在值班室，污染面向外

  C. 挂在内走廊，污染面向外

  D. 挂在内走廊，清洁面朝外

  E. 挂在病室，清洁面向外

二、案例分析题

  患者，男，35岁。近2周来自觉乏力、食欲缺乏，间断咳白色黏痰，伴有午后低热、夜间盗汗。门诊初步诊断为肺结核收住入院。查体：面色苍白，呼吸急促，肺部可闻及细湿啰音。胸部X线检查示"两侧肺野密布粟粒状阴影，急性粟粒性肺结核？"

  请分析：

  （1）应对该患者采取哪些隔离措施？

  （2）护士帮助患者输液后，应如何进行手卫生消毒？

项目综合实践

背景

  王某，男，30岁，因发热、右上腹痛、巩膜黄染、食欲减退伴恶心、呕吐2天来医院就诊，初步诊断为病毒性肝炎，收入传染病区。

任务

  请以上述背景为场景，4人一组，3人分饰王某、护士甲和护士乙，一人负责为护士甲和护士乙打分评价，进行护理模拟演练。具体演练内容包括：

  （1）进入隔离区前采取的预防措施，如手的清洁和消毒，穿隔离衣。

  （2）进入隔离区后为王某进行清洁护理（整理床单元）时采取的防护措施。

  （3）对王某使用的体温计、听诊器、血压计、餐具、剩余食物、书籍及衣物的处理情况。

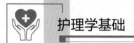 项目学习成果评价

考核内容	评价标准	分值	评价得分		
			自评	互评	师评
知识考核	熟悉医院感染形成的基本条件	5			
	明确常用的物理消毒灭菌方法和使用注意事项	10			
	明确常用的化学消毒灭菌方法、化学消毒灭菌剂的分类与使用原则	10			
	熟悉清洁、消毒、灭菌、无菌操作、隔离等的基本概念	5			
	明确无菌操作原则和隔离原则	10			
	熟悉隔离区域的划分、标准预防，以及基于切断疾病传播途径的预防与隔离措施	15			
技能考核	能规范实施常用的物理、化学消毒灭菌方法，并能准确判断压力蒸汽灭菌法灭菌物品的灭菌效果	15			
	能规范、熟练地完成常用的无菌操作，具有无菌观念	15			
	能规范、熟练地完成卫生洗手、卫生手消毒、戴口罩和穿、脱隔离衣	10			
素质考核	在护理操作过程中，能够严格要求自己，不断提高操作水平，精益求精	5			
总评	自评×20%+互评×20%+师评×60%				
自我评价					
教师评价					

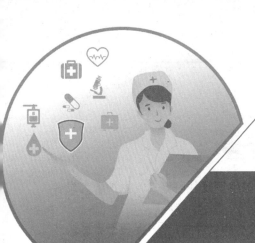

项目三

入院与出院的护理

知识目标

- 了解入院程序和出院的方式。
- 熟悉患者入院护理和出院护理的目标、病室床单元的构成。
- 掌握患者入病区后和出院过程中护理工作的主要内容、分级护理的适用对象和护理内容、各种铺床法的目的和注意事项、轮椅运送和平车运送的注意事项。

技能目标

- 能正确协助患者办理入院和出院，并做好相应的护理工作。
- 能根据患者的具体情况，判断其适用的护理级别并实施相应的护理。
- 能正确运用铺床法为新患者、暂时离床的患者、麻醉术后的患者准备床单元。
- 能正确采用平车和轮椅护送患者。

素质目标

- 具有强烈的职业认同感、高尚的职业道德和慎独严谨的品行。
- 具有高度的爱心、责任心与同情心，重视对患者的人性化关怀。

项目导入

护生小李在外科实习，在其带教老师的指导下接待了一位因患急性阑尾炎而急需入院手术的患者。

请思考：

（1）该患者的入院程序有哪些？

（2）该患者入院时，护生小李应给予患者哪些护理？

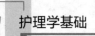

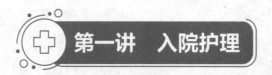

第一讲　入院护理

患者经门诊或急诊医生诊察后确定需要住院，并且医生签发住院证后，由护士为患者提供的一系列护理工作，称为入院护理。

入院护理的目标包括：① 使患者及其家属感到被关心和受尊重；② 促使患者尽快熟悉医院的环境，消除紧张、焦虑等不良情绪，适应患者角色；③ 满足患者的合理要求，以调动患者配合治疗、护理的积极性；④ 做好健康教育工作，满足患者及其家属对疾病知识的需求。

一、入院程序

入院程序是指患者根据门诊或急诊医生签发的住院证，自办理入院手续至进入病区的过程。

（一）办理入院手续

患者或家属持住院证到住院处办理相应的入院手续，如缴纳住院保证金、填写入院登记表等。急需手术的患者，可先进行手术，后办理入院手续。

（二）通知病区

住院处为患者办理入院手续后，立即电话通知相关病区的护士，护士根据患者病情需要做好接纳新患者的准备。若该病区无空余床位，对于一般患者，应协助其办理待床手续；对于急诊患者，则应设法与病区的主管医师联系，调整床位以安排入院。

（三）实施卫生处置

根据患者的病情及自理能力，对患者进行卫生处置，如理发、沐浴、更衣等。对于急、危、重症患者，可酌情暂免卫生处置。对于传染病患者或疑似传染病患者，应送隔离室进行卫生处置。

♥ 护理小贴士

患者换下的衣物和暂不需要的物品可交其家属带回或按相关手续暂存于住院处。传染病患者的衣物应消毒后再带回或存放。

（四）护送患者入病区

护士应根据患者的病情需要，选用步行、搀扶、轮椅推送、平车或担架运送等方式护送患者进入病区。在护送患者途中，应置患者于适宜体位，注意患者的保暖和安全，如果有治疗，应保证治疗的连续性。护送患者入病室后，住院处护士应与病区值班护士交代有关问题，如患者病情、已经采取或需继续的治疗及护理措施、个人卫生情况及物品交接等。

二、患者入病区后的护理工作

（一）一般患者入病区后的初步护理

1. 准备床单元

病区护士接到住院处通知后，根据患者的病情需要安排床位，将备用床改为暂空床，根据情况在床上加铺橡胶单和中单（详见"三、病室床单元的准备"）。同时备好患者所需物品。

2. 迎接患者

患者进入病区后，护士应以热情的态度、亲切的语言迎接患者，将其引领至指定的床位，向患者及其家属做自我介绍，说明自己将为患者提供的服务内容及工作职责，并向患者介绍同室病友，以增强患者的安全感和对护士的信任感。

3. 执行入院护理常规

（1）介绍病区：包括病区环境、规章制度、床单元及相关设备的使用方法、主管的医务人员等情况。

（2）测量体征：为患者测量体温、脉搏、呼吸和血压，为能站立的患者测体重，必要时测身高。

（3）填写文件：填写体温单、医嘱记录单的眉栏项目及页码，在当日体温单40～42 ℃之间的相应时间栏内纵向填写患者的入院时间或转入时间，并记录上述测量的数据。

（4）佩戴腕带：协助患者佩戴腕带标识。

（5）填写信息卡：填写诊断卡、床头（尾）卡，并将其分别插入患者一览表及床头（尾）夹内。

（6）通知医生：请主管医生诊察患者，必要时协助医生为患者检查。

（7）安排膳食：根据医嘱，通知营养室准备膳食。

（8）执行医嘱：执行入院医嘱和各项治疗、护理措施。

（9）护理评估：及时对患者的健康状况进行入院评估，了解其基本情况、健康问题和身心需要，拟订初步护理计划。

（二）急危重症患者入病区后的初步护理

病区护士接到住院处通知后，应根据患者情况立即做好以下工作。

1. 准备床单元

尽量安排靠近护理站的床单元，根据患者的病情需要将备用床改为暂空床或麻醉床。

2. 通知医生，备好急救用物

通知有关医生，同时做好抢救准备，备好吸氧装置、吸引器、输液用品、急救车及急救药物等。

3. 交接患者

与护送人员交接患者病情、当前治疗及护理措施等情况。

护理小贴士

对于不能正确叙述病情和需求的患者（如语言障碍、听力障碍患者等）、意识不清的患者或婴幼儿，需暂留护送人员或患者家属，以便询问患者病史。

4. 配合抢救

患者进入病室后，护士应严密观察其生命体征及病情变化，并积极配合医生进行抢救，做好急危重症患者的护理记录。

（三）分级护理

分级护理是指根据患者病情的轻、重、缓、急和患者自理能力的不同，给予患者不同级别的护理。分级护理的实施有利于临床护理工作的开展及护理质量的提高。

护理级别可分为 4 级，即特级护理、一级护理、二级护理和三级护理，各级护理的适用对象及相应的护理内容如表 3-1 所示。患者入院后，由医生根据病情决定护理等级，下达医嘱，并分别在住院患者一览表和患者床头（尾）卡上设不同标记，提示护士根据医嘱和标记具体落实，护士长进行督促检查。特级护理和一级护理采用红色标志，二级护理采用黄色标志，三级护理采用绿色标志。

表 3-1 分级护理

护理级别	适用对象	护理内容
特级护理	（1）病情危重，病情随时可能发生变化需要进行抢救的患者。 （2）重症监护患者。 （3）各种复杂或者大手术后的患者。 （4）严重创伤或大面积烧伤的患者。 （5）使用呼吸机辅助呼吸，并需要严密监护生命体征的患者。 （6）实施连续性肾脏替代治疗（CRRT），并需要严密监护生命体征的患者。 （7）其他有生命危险，需要严密监护生命体征的患者	（1）24 h 专人守护，严密观察患者的病情变化，监测生命体征。 （2）根据医嘱正确实施治疗、给药措施。 （3）根据医嘱准确测量和记录出入量。 （4）根据患者病情，正确实施基础护理和专科护理，如口腔护理、压力性损伤护理、气道护理及管路护理等；同时采取一定的安全措施，如使用约束带、床挡等。 （5）保持患者的舒适和功能体位。 （6）实施床旁交接班
一级护理	（1）病情趋向稳定的重症患者。 （2）手术后或治疗期间需严格卧床休息的患者。 （3）生活完全不能自理且病情不稳定的患者。 （4）生活部分自理，病情随时可能发生变化的患者	（1）每小时巡视一次患者，观察患者的病情变化。 （2）根据患者病情测量生命体征。 （3）根据医嘱正确实施治疗、给药措施。 （4）根据患者病情，正确实施基础护理和专科护理，如口腔护理、压力性损伤护理、气道护理及管路护理等，同时采取一定的安全措施。 （5）提供护理相关的健康指导

续表

护理级别	适用对象	护理内容
二级护理	（1）病情稳定，仍需卧床的患者。 （2）生活部分自理的患者	（1）每 2 h 巡视一次患者，观察患者的病情变化。 （2）根据患者病情测量生命体征。 （3）根据医嘱正确实施治疗、给药措施。 （4）根据患者病情，正确实施基础护理措施和安全措施。 （5）提供护理相关的健康指导
三级护理	（1）生活完全自理且病情稳定的患者。 （2）生活完全自理且处于康复期的患者	（1）每 3 h 巡视一次患者，观察患者的病情变化。 （2）根据患者病情测量生命体征。 （3）根据医嘱正确实施治疗、给药措施。 （4）提供护理相关的健康指导

 集思广"议"

下列患者分别属于哪一护理级别：

（1）患者甲，男，52 岁，因Ⅲ度烧伤入院。

（2）患者乙，女，45 岁，胃大部切除术后第 2 天。

（3）患者丙，男，60 岁，因慢性支气管炎入院。

（4）患者丁，女，65 岁，因高血压入院，经治疗后已恢复正常。

三、病室床单元的准备

（一）床单元的构成

床单元是医院为住院患者所提供的用以检查、诊疗、护理、休息、睡眠、饮食的基本家具、设施和设备的总称。每个床单元都有固定的设施，包括病床、全套卧具、床头柜、床旁椅、呼叫装置、负压吸引装置、供氧装置等，如图 3-1 所示，其配置应以患者安全、舒适和有利于治疗、护理、康复为基础。

1．病床

病床是患者睡眠和休息的用具，是病室中的主要设备。病床的设置要符合实用、耐用、舒适和安全的原则。病床一般为床头和床尾可抬高的手摇式床，以方便患者更换不同的卧位；两侧有床挡，以防患者跌落；床脚下有脚轮，便于移动。有条件的医院也可选用电动控制的多功能床，其控制按钮设在患者可触及范围内，便于患者随时自主调节。

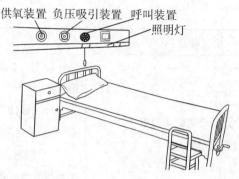

图 3-1 患者床单元

2．卧具

卧具包括床垫、床褥、大单、橡胶单和中单、被套、棉胎或毛毯、枕套、枕芯。

3．其他设施

（1）床头柜：一般放置在患者床头一侧，供患者放置日常生活用品或护士放置护理用品等。

（2）床旁椅：每个床单元至少配有一把床旁椅，供患者、探视者或医务人员使用。

（3）移动桌（过床桌）：是可移动的专用床上桌，不用时移走或收放于床尾处，供患者在床上进食、写字、阅读或从事其他活动。

（二）铺床法

病床的铺法要求实用、舒适、平整、紧扎和安全。常用的铺床法有铺备用床（见图 3-2）法、铺暂空床（见图 3-3）法和铺麻醉床（见图 3-4）法。

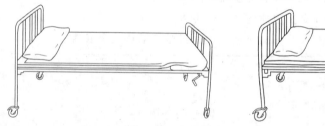

图 3-2 备用床　　　　　　　　　　图 3-3 暂空床

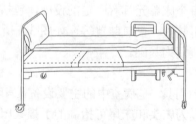

图 3-4 麻醉床

1．铺备用床法

【操作目的】

（1）保持病室整洁。

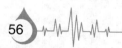

（2）准备接收新患者。

【操作前准备】

（1）护士准备：着装整洁，洗手，戴口罩。

（2）用物准备（以被套式为例）：床、床垫、床褥、棉胎、被套、大单、枕芯、枕套、治疗车。

（3）环境准备：病室内无患者进餐或治疗，环境整洁，通风良好。

铺备用床法

【操作步骤】

铺备用床的操作步骤如表 3-2 所示。

表 3-2　铺备用床的操作步骤

操作步骤	注意事项
1. 推用物至患者床旁 （1）按取用顺序（自下而上放置枕芯、枕套、棉胎、被套、大单、床褥）将用物放于治疗车上，推至患者床旁。 （2）有脚轮的床，应先固定脚轮闸，必要时调整床至合适高度	
2. 移开床头柜、床旁椅 移开床头柜，距床约 20 cm；移床旁椅至床尾正中，距床尾约 15 cm	
3. 放置用物 将用物放置于床尾椅上	
4. 翻转床垫 根据需要翻转床垫，将床垫与床头对齐	● 避免床垫局部长期受压而发生凹陷
5. 铺床褥 将床褥铺在床垫上，先展开头端再展开尾端	● 床褥中线与床中线对齐
6. 铺大单 （1）取折叠好的大单放于床褥上，将大单的纵、横中线分别对齐床面的纵、横中线，然后向床头、床尾依次展开。 （2）铺近侧床头：一手将床垫托起，另一手伸过床头中线，将大单包好床垫头部，塞于床垫下，如图 3-5（a）所示。 （3）包近侧床头角：在距床头约 30 cm 处，向上提起大单边缘，使其与床沿垂直，呈一等腰三角形（以床沿为界，三角形分为上、下两部分），如图 3-5（b）所示。先将三角形上半部分平铺于床上，下半部分平整地塞于床垫下，再将上半三角翻下塞于床垫下，如图 3-5（c）～（g）所示。 （4）同法铺近侧床尾大单。 （5）双手将中部下垂的大单拉紧，平整塞入床垫下。 （6）转至床对侧，以同法铺对侧大单	● 铺大单的顺序：先床头，后床尾；先近侧，后对侧。 ● 保证床角美观、整齐，不易松散。 ● 保证大单平整，无褶皱，美观

续表

操作步骤	注意事项
7．套被套（"S式"） （1）取折叠好的被套放于床头，散边朝向床头，上缘与床头平齐，侧边与床中线对齐，展开平铺于床上。 （2）将被套开口端的上层打开至 1/3 处，如图 3-6（a）所示；将折好的"S"形棉胎置于被套开口处，底边与被套开口边缘平齐，如图 3-6（b）所示；将棉胎上缘中部拉至被套封口端，先对侧后近侧展开棉胎，对好两上角，如图 3-6（c）所示；将棉胎平铺于被套内，使棉胎两侧与被套侧缘平齐；至床尾拉平盖被，系好盖被尾端开口处的系带	● 棉胎上缘要充实被套两角。 ● 避免棉胎下滑出被套
8．折叠被筒 将盖被左右侧边缘向内折叠与床沿平齐，铺成被筒；再将盖被尾端向内折叠，与床尾平齐	● 保证床面平整、美观
9．套枕放平 （1）将枕套套于枕芯外，保证四角充实。 （2）整理枕头，平放于床头，枕套开口端背门	
10．柜、椅归位 将床头柜、床旁椅移回原处	
11．整理用物 推车离开病室；整理用物，洗手，取下口罩	

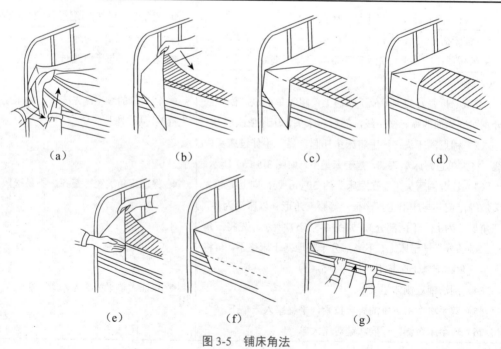

（a）　　　　　　（b）　　　　　　（c）　　　　　　（d）

（e）　　　　　　（f）　　　　　　（g）

图 3-5　铺床角法

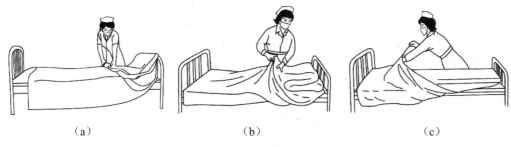

（a）　　　　　　　　　（b）　　　　　　　　　（c）

图 3-6　"S"式套被套法

【注意事项】

（1）病室内有患者进餐或有患者接受治疗时，应暂停铺床。

（2）用物准备要齐全，并按使用顺序放置。

（3）操作时，动作要轻稳，避免尘埃飞扬。

（4）操作时应注意运用节力原则：① 对能升降的床，应将床升至方便铺床的高度，避免腰部过度弯曲或伸展；② 身体尽量靠近床边，上身保持直立，两腿间距与肩同宽，两膝稍弯曲，两脚根据活动情况前后或左右分开，以扩大支撑面，降低重心，增加身体的稳定性；③ 减少不必要的走动，避免无效动作的出现。

2．铺暂空床法

【操作目的】

（1）保持病室整洁。

（2）供新入院患者或暂时离床患者使用。

【操作前准备】

（1）评估：新入院患者的病情和诊断、是否有伤口或引流管等，患者的病情是否允许其暂时离床活动或外出检查。

铺暂空床法

（2）护士准备：着装整洁，洗手，戴口罩。

（3）用物准备：必要时备橡胶单和中单（或一次性中单）。

（4）环境准备：同备用床。

【操作步骤】

铺暂空床的操作步骤如表 3-3 所示。

表 3-3　铺暂空床的操作步骤

操作步骤	注意事项
1．核对、解释 推用物至患者床旁，核对患者的床号、姓名和腕带信息，向患者及其家属解释铺暂空床的目的和方法	
2．移开床头柜、床旁椅 移开床头柜，距床约 20 cm；移床旁椅至床尾正中，距床尾约 15 cm	● 有脚轮的床，应先固定脚轮闸，必要时调整床至适合高度

续表

操作步骤	注意事项
3. 放置用物 置用物于床尾椅上，将枕头放于方便处	
4. 折叠盖被 将盖被上端向内折 1/4，然后三折（似折扇）于床尾，使之与床尾平齐	
5. 铺橡胶单及中单 将橡胶单置于床上，使其纵中线与床面的纵中线对齐，上缘距离床头 45～50 cm，逐层打开；同法打开中单，将橡胶单和中单边缘下垂部分一并平塞入床垫下；转至对侧，将两单边缘下垂部分拉紧铺好	● 根据病情需要选用，以防止床褥被大小便或分泌物污染；中单应完全遮盖住橡胶单，避免橡胶单外露接触患者皮肤
6. 放回枕头 将枕头平放回床头，枕套开口端背门	
7. 柜、椅归位 将床头柜、床旁椅移回原处	
8. 整理用物 推车离开病室；整理用物，洗手，取下口罩	

【注意事项】

（1）准备的用物应符合患者的病情需要。

（2）除保证床单元整洁、美观外，还要保证便于患者上下床。

3. 铺麻醉床法

【操作目的】

（1）便于接收和护理麻醉手术后的患者。

（2）避免床上用物被污染，保持床铺干燥、清洁。

（3）使患者安全、舒适，预防并发症。

铺麻醉床法

【操作前准备】

（1）评估：① 患者的诊断、病情、手术和麻醉方式，术后需要的抢救或治疗物品等；② 床单元的呼叫系统、供氧设施、负压吸引管道是否完好通畅。

（2）护士准备：着装整洁，洗手，戴口罩。

（3）用物准备：

 床上用物：同备用床（被套式），另加橡胶单和中单（或一次性中单）各 2 条。

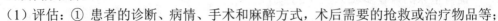 麻醉护理盘内备：无菌巾内放置开口器、压舌板、舌钳、气管插管、牙垫、治疗碗、镊子、吸氧导管、吸痰管、棉签和纱布数块，无菌巾外放置血压计、听诊器、手电筒、治疗巾、弯盘、胶布、别针、棉签、护理记录单和笔等。

其他：需要时备胃肠减压器等，天气冷时备毛毯、热水袋（加布套）等。

（4）环境准备：同备用床。

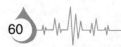

【操作步骤】

铺麻醉床的操作步骤如表 3-4 所示。

表 3-4　铺麻醉床的操作步骤

操作步骤	注意事项
步骤 1～6 基本同铺备用床法，主要区别有以下两点： （1）用物放置顺序：枕芯、枕套、棉胎、被套、中单、橡胶单、大单、床褥。 （2）只进行到铺好近侧大单。	
7．铺橡胶单和中单 （1）按铺暂空床法，铺好床中部的橡胶单和中单。 （2）根据患者的病情和手术情况，可将另一橡胶单和中单铺在床头或床尾：铺在床头时，上端齐床头，下端压在中部的橡胶单和中单上；铺在床尾时，下端齐床尾，上端压在中部橡胶单和中单上。 （3）转至对侧，依次铺好大单、橡胶单和中单	● 对颈胸部手术患者，应将橡胶单和中单铺在床头；对下肢手术患者，应将橡胶单和中单铺在床尾；对非全麻手术患者和腹部手术患者，只需在床中部铺橡胶单和中单
8．铺盖被 （1）同铺备用床法套好被套。 （2）将盖被上端与床头平齐，两侧内折与床沿平齐，尾端向内折叠与床尾平齐。 （3）将盖被三折叠于一侧床边，开口朝向门	
9．套枕套 （1）同铺备用床法套好枕套。 （2）将枕头横立于床头，枕套开口端背门	
10．移回柜、椅 移回床头柜，将床旁椅放在接收患者的对侧床尾	
11．放麻醉盘 将麻醉护理盘放置于床头柜上，其他物品按需放置	
12．整理用物 推车离开病室；整理用物，洗手，取下口罩	

【注意事项】

（1）应准备清洁大单、被套等铺麻醉床，以保证术后患者舒适，并避免感染的发生。

（2）麻醉护理盘应根据评估患者的结果，按需准备。

（3）橡胶单和中单要结合患者手术的部位、方式等放置，以保证患者的舒适度。

 集思广"议"

　　请比较以上铺床法，说出其异同点。

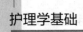

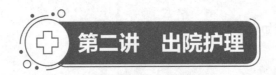 第二讲　出院护理

　　出院护理是协助患者离开医院而进行的一系列护理工作。出院护理的目标包括：① 对患者进行出院指导，协助其尽快适应原工作和生活，嘱其按时接受治疗或定期复诊；② 指导患者办理出院手续；③ 清洁、消毒、整理床单元，准备迎接新患者。

一、出院的方式

（一）医生同意出院

　　医生同意出院是指患者经过治疗和护理已痊愈或好转，医生认为患者可回家休养或继续门诊治疗。这种方式一般由医生通知患者，或由患者自己提出但经过医生同意，医生开出"出院"医嘱。

（二）自动出院

　　自动出院是指患者仍需住院治疗，但因经济、家庭、个人等方面的因素，患者或其家属向医生提出出院要求。在这种情况下，须由患者或其家属填写"自动出院"字据，再由医生开出"自动出院"医嘱。

（三）转院

　　转院是指根据患者的病情，需将其转往其他医院继续诊治，由医生告知患者及其家属，并开出"出院"医嘱。

（四）死亡

　　死亡是指患者由于病情过重，经治疗、抢救无效而死亡，由医生开出"死亡"医嘱。

二、出院的护理工作

（一）出院前的护理工作

1. 通知患者及其家属

　　医生根据患者康复情况同意患者出院并定好出院日期后，开出"出院"医嘱，护士根据"出院"医嘱将出院日期提前通知患者及其家属，协助其做好出院准备。

2. 进行健康教育

　　分析患者出院后的生理、心理、社会需要，根据病情对患者进行相关的健康教育。告知患者出院后在休息、饮食、用药、功能锻炼及定期复查等方面的注意事项，必要时可为患者及其家属提供疾病相关资料，便于患者及其家属掌握有关的护理知识、护理技能和护理要点。

3. 征求意见

　　征求患者及其家属对医院医疗护理工作的意见和建议，以不断提高医疗护理工作的质量。

（二）出院时的护理工作

1．处理有关文件

（1）在体温单和医嘱记录单的相应栏目中记录出院日期和时间。

（2）条件允许时，测量患者体重并记录于体温单有关栏目内。

（3）整理病历，与出院证一起送至出院处结算。

2．结算住院费用

通知患者或其家属到住院处办理出院手续，结算患者住院期间的药物、检查、治疗、护理等费用。

3．准备出院用物

（1）患者出院后如果需继续服药治疗，护士可凭医嘱处方到药房领取药物，交患者或其家属带回，并给予用药指导。

（2）归还患者寄存的物品，协助患者及其家属整理好个人用物。

护理小贴士

注意收回患者在住院期间所借的物品，并消毒处理。

4．护送患者出院

患者办完手续离院时，护士可根据病情需要用轮椅、平车或步行等方式将患者送至病区外或医院门口。

5．停止医嘱

（1）注销该患者所有治疗、护理执行单（如服药单、治疗单、注射单等）。

（2）撤去诊断卡和床头（尾）卡。

（3）填写出院患者登记本。

（三）出院后的护理工作

1．整理床单元

（1）撤去病床上的污被服，放入污衣袋，送被服间进行消毒、清洗。

（2）床垫、床褥、棉胎、枕芯等用紫外线照射或臭氧机消毒，或在日光下暴晒 6 h 消毒。

（3）用消毒剂擦拭床头柜和床旁椅。

（4）铺好备用床，准备迎接新患者。

（5）非一次性面盆、痰杯、便器等用消毒液浸泡消毒。

2．清理、消毒病室

（1）打开病室门窗通风，进行空气消毒。

（2）传染性疾病床单元及病室要严格按传染病终末消毒法处理。

护理小贴士

患者离开病室出院后方可整理床单元，避免给患者造成心理上的不适。

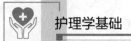

第三讲 运送患者

对于行动不便或不能行走的患者，在入院、出院、接受检查或治疗、室外活动时，均需护士酌情选用不同的工具进行运送，如轮椅、平车或担架等。在运送过程中，护士应将人体力学原理正确应用于操作中，减轻双方疲劳，提高工作效率，保证患者舒适与安全。

一、轮椅运送

【操作目的】

（1）护送不能行走但能坐起的患者入院、出院、检查、治疗或室外活动。

（2）帮助患者下床活动，促进其血液循环及体力恢复。

【操作前准备】

（1）评估：患者的体重、意识状态、病情、躯体活动能力、心理状态与理解合作程度，以及轮椅各部件的性能是否良好。

（2）护士准备：着装整洁，修剪指甲，洗手。

（3）用物准备：轮椅（各部件性能良好），也可根据患者的病情及季节酌情准备软枕、毛毯、别针等。

（4）环境准备：空间充足，地面防滑、平坦、无障碍物。

【操作步骤】

轮椅运送的操作步骤如表 3-5 所示。

表 3-5 轮椅运送的操作步骤

操作步骤	注意事项
▲ 协助患者上轮椅	
1. 推轮椅至患者床旁	
2. 核对 核对患者的姓名、床号和腕带信息，向患者或其家属解释轮椅运送的目的、方法、注意事项及配合要点	
3. 放置轮椅 （1）将椅面朝向床头，椅背与床尾平齐，或轮椅与床沿成45°角。 （2）固定车闸，收起脚踏板。 （3）天气寒冷时应在轮椅上铺毛毯，毛毯上端高过患者颈部 15 cm 左右	

操作步骤	注意事项
4. 协助患者坐轮椅 （1）撤掉盖被，扶患者坐起，协助其穿衣、穿鞋。 （2）将患者双手分别置于自己的左右肩上，双臂伸入患者肩下，协助其慢慢下床，与患者一起转向轮椅，使患者缓慢坐入轮椅，如图 3-7 所示。 （3）翻下脚踏板，协助患者将脚置于脚踏板上，两手臂放于扶手上。 （4）将毛毯上端边缘向外翻折 10 cm 左右，围在患者颈部并用别针固定；用毛毯两侧围裹患者双臂并用别针在其腕部固定，注意露出双手；再用毛毯余下部分围裹患者的上身、下肢和双足	● 对于身体虚弱的患者，应双手环抱其腰部协助其下床；嘱患者尽量向后坐，勿向前倾
5. 整理病床 整理床单元，铺暂空床	
6. 护送患者 确定患者无不适后，松开车闸，推送患者至目的地	● 运送前，嘱患者勿自行下车；运送过程中，随时观察患者的病情变化
▲ 协助患者下轮椅	
1. 固定轮椅 （1）推轮椅至病床床尾，使患者面向床头，将轮椅椅背与床尾平齐，或轮椅与床沿成 45°角。 （2）固定车闸，收起脚踏板	
2. 协助患者回病床 （1）解除患者身上固定的别针和毛毯。 （2）与患者面对面站立，将患者双手放于自己肩上，双手置于患者腰部；协助患者站起并慢慢坐回床沿，帮助患者脱去鞋和外衣	
3. 安置患者 协助患者取舒适卧位，盖好盖被	● 询问患者有无其他需要
4. 整理、归位 （1）整理床单元。 （2）确定患者无不适且无其他需要后，推轮椅回原处放置，必要时做记录	

【注意事项】

（1）根据室外温度适当为患者增加衣服、盖被（或毛毯），以免患者着凉。

（2）对于身体不能保持平衡的患者，应帮助其系安全带。

（3）运送速度要缓慢、平稳。下坡时应减速，并嘱咐患者抓紧扶手，身体尽量往后

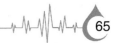

靠，勿向前倾或自行下车；过门槛时，应翘起前轮，避免过大震动，以保证患者的安全。

（4）患者上、下轮椅前，必须固定好车闸。

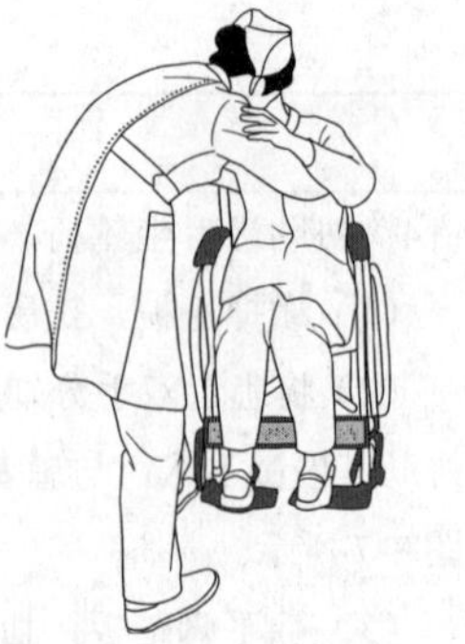

二、平车运送

【操作目的】

运送不能起床的患者入院、检查、治疗、手术等。

【操作前准备】

（1）评估：患者的体重、意识状态、病情、躯体活动能力、心理状态与理解合作程度，以及平车的性能是否良好。

图 3-7　协助患者坐轮椅

（2）护士准备：着装整洁，修剪指甲，洗手，戴口罩。

（3）用物准备：平车（各部件性能良好，车上置大单、橡胶单、垫子和枕头），毛毯或盖被、帆布中单或布中单。

（4）环境准备：环境宽敞，便于操作。

【操作步骤】

平车运送的操作步骤如表 3-6 所示。

表 3-6　平车运送的操作步骤

操作步骤	注意事项
1. 推平车至患者处	
2. 核对、解释 核对患者的床号、姓名和腕带信息，向患者或其家属解释平车运送的目的、方法、注意事项及配合要点	
3. 安置导管 妥善安置患者身上的各个导管及输液装置	● 避免导管脱落、受压或液体逆流
4. 搬运患者 ▲ 挪动法（适用于病情许可、能适当配合的患者） （1）移开床头柜、床旁椅，松开盖被。 （2）将平车推至与床平行（大轮靠床头，小轮靠床尾），紧靠床边，调整平车或病床使它们的高度一致，并将平车车闸制动。 （3）用身体抵住平车，协助患者依次将其上半身、臀部、下肢向平车挪动，如图 3-8 所示。 （4）协助患者躺好，盖好毛毯或盖被。 ▲ 单人搬运法（适用于上肢活动自如、体重较轻的患者） （1）移开床头柜、床旁椅，松开盖被。 （2）将平车推至床旁，使平车大轮端靠近床尾，平车与床尾成钝角，然后将车闸制动。	● 患者头部卧于平车大轮端，可减轻因颠簸引起的不适。 ● 协助患者离开平车回床时，应先协助其挪动下肢，再挪动臀部和上半身。

 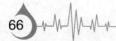

操作步骤	注意事项
（3）两脚一前一后站在钝角内的床边，稍屈膝；一手自患者近侧腋下伸至对侧肩部外侧，另一手伸至患者大腿下；嘱患者双臂交叉依附于自己颈后；抱起患者，移步转向平车，将患者轻轻放在平车中央，如图 3-9 所示。 （4）协助患者躺好，盖好毛毯或盖被。 ▲　两人搬运法（适用于体重较重、不能活动的患者） 步骤（1）和步骤（2）同单人搬运法。 （3）护士甲、乙两人站在病床同侧，将患者双手交叉置于其胸腹前，移患者至床边。 （4）护士甲一手伸至患者的头颈部和肩部，另一手伸至患者的腰部；护士乙一手伸至患者的臀部，另一手伸至患者的腘窝处。两人同时抬起，使患者的身体向护士侧倾斜，两人移步转身至平车前，将患者轻轻放于平车中央，如图 3-10 所示。 （5）协助患者躺好，盖好毛毯或盖被。 ▲　三人搬运法（适用于体重超重、不能活动的患者） 步骤（1）和步骤（2）同单人搬运法。 （3）护士甲、乙、丙三人站在病床同侧，将患者双手交叉置于其胸腹前，移患者至床边。 （4）护士甲双手托住患者的头颈部和背部，护士乙双手托住患者的腰部和臀部，护士丙双手托住患者的腘窝和小腿处，三人同时抬起患者，使患者身体向护士侧倾斜，三人稳步转身向平车移动，将患者放于平车中央，如图 3-11 所示。 （5）协助患者躺好，盖好毛毯或盖被。 ▲　四人搬运法（适用于颈椎、腰椎骨折和病情危重的患者） （1）移开床头柜、床旁椅，松开盖被。 （2）在患者的腰部和臀部下方铺帆布中单或布中单，将患者的双手交叉置于其胸腹前。 （3）将平车推至与床平行（大轮靠床头，小轮靠床尾），紧靠床边，调整平车或病床使它们的高度一致，并将平车车闸制动。 （4）护士甲站在床头，托住患者的头部和颈肩部；护士乙站在床尾，托住患者的双腿；护士丙、丁分别站在病床两侧，抓紧帆布中单或布中单的四角。由一人喊口令，四人合力同时用力抬起，将患者轻轻移放于平车中央，如图 3-12 所示。 （5）协助患者躺好，盖好毛毯或盖被	● 三人动作应协调一致，平稳移动，以减少意外伤害。 ● 帆布中单或布中单要能承受患者的体重。 ● 搬运护士的动作必须协调一致

续表

操作步骤	注意事项
5．整理病床 整理床单元，铺暂空床	
6．运送患者 松开平车制动车闸，平稳地护送患者到指定地点	
7．准确记录 洗手，取下口罩，记录	● 记录执行时间和患者的反应

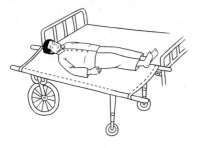

图 3-8　挪动法

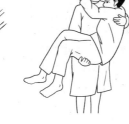

图 3-9　单人搬运法

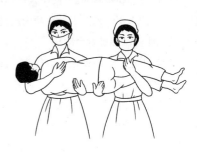

图 3-10　两人搬运法

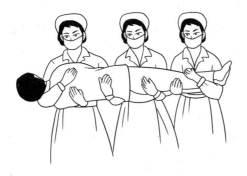

图 3-11　三人搬运法

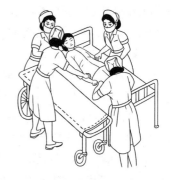

图 3-12　四人搬运法

【注意事项】

（1）注意患者的安全和舒适度：搬运时，动作应轻稳且协调一致；推平车时，车速应适宜；上、下坡时，患者头部应位于高处一端，以免引起患者不适；进、出门时，避免碰撞房门，以确保患者的安全。

（2）推平车时，推行护士应站于患者头侧，以便观察患者的病情变化。

（3）有输液管和引流管时，须保持通畅。

（4）对有颅脑损伤、颌面部外伤及昏迷的患者，应将其头偏向一侧；搬运颈椎损伤的患者时，应保持其头部呈中立位。

 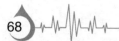 集思广"议"

　　在轮椅运送和平车运送操作中，如何才能做到既省力又确保患者的安全和舒适？

项目学习效果测试

一、单项选择题

1. 住院处为患者办理入院手续的主要依据是（　　）。
   A．门诊病历　　　　　　　　　　B．转院证明
   C．单位介绍信　　　　　　　　　D．公费医疗单
   E．住院证

2. 为了保持病室整洁，准备接收患者，应准备（　　）。
   A．暂空床　　　　　　　　　　　B．备用床
   C．麻醉床　　　　　　　　　　　D．普通床
   E．气垫床

3. 铺暂空床的目的是（　　）。
   A．使患者安全、舒适
   B．便于患者的治疗和护理
   C．预防并发症
   D．保持病室整洁，供新入院患者使用
   E．保护床上用物不被污染

4. 需要准备麻醉床的患者是（　　）。
   A．外科准备新入院的患者　　　　B．行胆囊造影的患者
   C．腰椎穿刺术后的患者　　　　　D．肠梗阻待手术的患者
   E．胃镜检查后的患者

5. 患者，男，25岁，患肺炎入院治疗。患者进入病区后，护士的初步护理工作不包括（　　）。
   A．迎接患者　　　　　　　　　　B．通知病区医生
   C．测量生命体征　　　　　　　　D．准备急救物品
   E．建立患者住院病历

6. 患者，男，40岁，建筑工人，不慎自脚手架摔下，造成严重颅脑损伤，需随时观察、抢救，应给予其的护理等级是（　　）。
   A．特级护理　　　　　　　　　　B．一级护理
   C．三级护理　　　　　　　　　　D．二级护理
   E．个案护理

7. 患者，女，60岁。因肺心病发生呼吸衰竭急诊入院，急诊室已给予输液、吸氧，现准备用平车将其送入病室，护送途中护士应注意（　　）。
   A．暂停输液，继续吸氧　　　　　B．暂停吸氧，继续输液
   C．暂停输液、吸氧　　　　　　　D．继续输液、吸氧，避免中断
   E．快速补液，高流量吸氧

8. 患者，女，68 岁。因脑血管意外入院治疗，需用平车送至 CT 室，采用两人搬运法搬运患者时，应注意使平车头端与床尾呈（　　　）。

    A．直角   B．锐角

    C．平行   D．对接

    E．钝角

9. 患者，男，65 岁。脑血管意外后恢复期，右侧肢体活动障碍，体重 79 kg，现需做 CT 检查。护士采用平车运送患者，宜选用的方法是（　　　）。

    A．挪动法   B．一人搬运法

    C．两人搬运法   D．三人搬运法

    E．四人搬运法

二、案例分析题

患者，女，60 岁，体重 68 kg，因腹痛入院就诊。经医生检查，初步诊断为急性阑尾炎，需住院治疗。住院后第 2 天，患者行全麻下腹腔镜阑尾切除手术，术后返回病室，检查导尿管、腹腔引流管引流通畅。

请分析：

（1）住院处的护士应如何运送患者进入病区？

（2）如果你是患者的责任护士，患者入病区后，你需要为患者做哪些护理工作？

（3）手术当天，患者床单元应怎样准备？

（4）患者从手术室回病室后，应采用哪种搬运法将其搬运至床上？

（5）患者康复出院时，需要为患者做哪些护理工作？

 项目综合实践

背景

胡某，女，37 岁，因上消化道出血急诊入院。患者消瘦、面色苍白、烦躁不安、四肢厥冷，血压 70/48 mmHg，脉搏 110 次/min。

任务

以 4 人为一组，分饰患者、患者家属、急诊科护士和病区护士，结合本项目所学知识，对上述场景进行适当拓展，完成对患者的入院护理和身体康复后的出院护理模拟演练。

项目学习成果评价

考核内容	评价标准	分值	评价得分		
			自评	互评	师评
知识考核	熟悉患者入院护理和出院护理的目标	5			
	了解入院程序和出院的方式	5			
	明确患者入病区后和出院过程中护理工作的主要内容	10			
	明确分级护理的适用对象和护理内容	10			
	熟悉病室床单元的设施、设备，明确各种铺床法的目的和注意事项	10			
	明确轮椅运送和平车运送的注意事项	10			
技能考核	能正确协助患者办理入院和出院，并做好相应的护理工作	10			
	能根据患者的具体情况，判断其适用的护理级别并实施相应的护理	10			
	能正确运用铺床法为新患者、暂时离床的患者、麻醉术后的患者准备床单元	10			
	能正确采用平车和轮椅护送患者，确保患者舒适和安全	10			
素质考核	热爱护理工作，吃苦耐劳，甘于奉献	5			
	具备"以患者为中心"的服务理念，做到急患者所急，想患者所想，办患者所需	5			
总评	自评×20%+互评×20%+师评×60%				
自我评价					
教师评价					

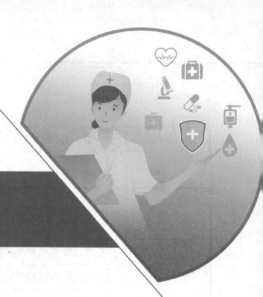

项目四

舒适与安全的护理

知识目标

- 了解舒适与不舒适的概念。
- 熟悉患者不舒适的原因和舒适护理的原则、舒适卧位的基本要求、疼痛的常见原因和影响因素、影响患者安全的因素、活动辅助器的适用范围。
- 掌握各种卧位的适用范围，常见的患者安全意外及其防护措施，各种保护具的适用范围。

技能目标

- 能根据患者病情和治疗需要，正确为患者安置或变换卧位。
- 能准确地观察和评估患者疼痛的程度，并提供恰当的护理措施。
- 能根据患者的情况，为患者使用适当的保护具。

素质目标

- 具有责任之心和体察之心，能够务实护理、暖心服务。
- 关注患者安全，紧密编织医院安全网，提升患者安全感，保障患者健康权益。

项目导入

患者张某，男，70 岁，经医生诊断为肝癌晚期。该患者有心绞痛病史，近日由于上呼吸道感染而合并左心衰，现呼吸困难、焦虑不安，时常诉疼痛难忍。

请思考：

（1）影响该患者不舒适的原因有哪些？应采取哪些措施来减轻该患者的不适？

（2）该患者适合取何种卧位？

（3）如何评估该患者的疼痛程度？

（4）该患者有哪些安全隐患？应采取哪些安全护理措施？

舒适与安全是人类的基本需要。当个体生病时，受到病理、心理、外界环境等多方面因素的影响，只依靠自身调节难以满足舒适和安全的需要。因此，在护理患者时，护士应密切观察、认真分析影响患者不舒适的各种因素，有针对性地协助患者处于舒适的卧位，减轻患者的疼痛，加强患者的安全感，以促进患者身心早日康复。

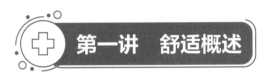

第一讲　舒适概述

一、舒适与不舒适的概念

（一）舒适

舒适是指个体在身心轻松自在、安宁的状态下，所具有的满意、身心健康、无焦虑、无疼痛的一种自我感觉。因文化背景和生活经历存在差异，个体对舒适的理解和体验往往是不同的。

（二）不舒适

不舒适是指个体身心不健全或有缺陷，导致生理及心理需求不能得到满足，或周围环境有不良刺激，使身心负荷过重的一种自我感觉。不舒适通常表现为紧张、精神不振、烦躁不安、消极失望、失眠、疼痛、乏力等，难以坚持日常生活和工作。

舒适与不舒适之间没有明确的分界线，个体每时每刻都处在舒适与不舒适之间的某一点上，且呈动态变化。当个体的生理、心理需求得不到满足时，舒适程度便会逐渐下降并被不舒适所取代。在护理工作中，护士应认真倾听患者及其家属的诉说，仔细观察患者，以及时采取有效的护理措施消除导致患者不舒适的因素，促进患者舒适。

二、不舒适的原因

（一）身体因素

（1）疾病影响：疾病所致的疼痛、恶心、呕吐、头晕、腹泻、发热等，均会造成机体不适。

（2）个人卫生不良：对于自理能力较弱的患者，如长期卧床、身体虚弱者等，若不能得到良好的护理，则易出现口臭、汗臭、皮肤脏污、瘙痒等不适。

（3）姿势或体位不当：关节过度屈曲或伸展、肌肉过度紧张或牵拉、身体某部位长期受压以及疾病所致的强迫体位等，会导致局部肌肉和关节疲劳、麻木、疼痛，从而引发患者不适。

（4）活动受限：患者在使用约束带、石膏、绷带、夹板固定肢体时，因活动受限会出现不适感。

（二）心理-社会因素

（1）焦虑与恐惧：担心疾病带来的危害，过分担忧疾病对家庭、经济和工作造成的影响，不能忍受治疗过程中的痛苦，对疾病和死亡充满恐惧等，均会给患者带来心理压力，进而导致其出现紧张、烦躁等心理不适的表现。

（2）生活习惯改变：患者入院后，因起居、饮食等生活习惯发生改变，可能会一时无法适应住院生活，从而导致心理不适。

（3）不受关心与尊重：医务人员或家属对患者的疏忽，可能会使患者心情不愉快。此外，护士在执行某些护理操作时缺少遮挡，导致患者身体暴露过多，可能会使患者感觉不被尊重，从而造成其自尊心受损。

（4）缺乏支持系统：住院后与家人隔离或被亲朋好友忽视、缺乏经济支持等，均会给患者带来一定的心理压力。

（三）环境因素

（1）不适宜的物理环境：病室温湿度不适宜，空气不新鲜、有异味，噪声过大，被褥不整洁，床垫软硬不当等，都会使患者感到不适。

（2）不适宜的社会环境：新入院患者对病室环境、病友及医务人员感到陌生，导致其缺乏安全感，进而会产生紧张和焦虑的情绪。

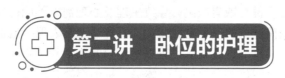

第二讲　卧位的护理

卧位是指患者休息、治疗和检查时所采取的卧床姿势。正确的卧位对增进患者舒适感、有效治疗疾病、减轻症状、预防并发症、便于进行各项检查等，均具有积极的作用。因此，护士在临床护理工作中应熟悉各种卧位的基本要求，协助或指导患者采取正确、舒适、安全的卧位。

一、概述

（一）舒适卧位的基本要求

舒适卧位是指患者在卧床时，身体各部位均处于合适的位置，感到轻松自在。护士应根据患者的病情需要，协助或指导患者采取正确而舒适的卧位。

（1）卧床姿势：尽量符合人体力学的要求，使体重平均分布于身体的各个部位，关节维持在功能位置，体内脏器在体腔内拥有最大的空间。

（2）体位变换：至少每 2 h 变换一次体位。

（3）身体活动：患者身体各部位每天均应活动，改变卧位时应做关节活动范围练习。有禁忌证的患者除外，如关节扭伤者等。

（4）受压部位：加强受压部位的皮肤护理，预防压力性损伤的发生。

（5）保护隐私：在护理操作中，根据需要适当地遮盖患者身体，注意保护患者隐私，促进患者身心舒适。

（二）卧位的分类

根据卧位的自主性，可将卧位分为主动卧位、被动卧位和被迫卧位 3 种。

1．主动卧位

患者身体活动自如，并能根据自己的意愿和习惯随意采取和改变的卧位，称为主动卧位。常见于轻症、术前及恢复期患者。

2．被动卧位

患者自身无力变换卧位而采取的他人安置的卧位，称为被动卧位。常见于昏迷、瘫痪、极度衰弱的患者。

3．被迫卧位

患者意识清晰，也有变换卧位的能力，但由于疾病的影响或治疗的需要而被迫采取的卧位，称为被迫卧位。例如，哮喘急性发作患者因呼吸极度困难而被迫采取端坐位。

二、常用的卧位

（一）仰卧位

仰卧位又称平卧位，基本姿势为患者仰卧，头下放一枕，两臂放于身体两侧，两腿自然放平。根据病情或检查、治疗的需要，仰卧位又可调整为以下卧位。

1．去枕仰卧位

（1）适用范围：① 昏迷或全身麻醉未清醒的患者，防止其呕吐物误入气管而引起窒息或吸入性肺炎等并发症；② 行椎管内麻醉或脊髓腔穿刺后的患者，预防由颅内压降低引起的头痛。

（2）操作方法：患者去枕仰卧，头偏向一侧，两臂放于身体两侧，两腿自然放平，将枕头横立于床头，如图 4-1 所示。

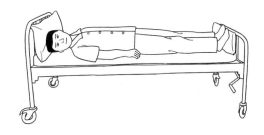

图 4-1　去枕仰卧位

集思广"议"

所有麻醉术后患者都需要采用去枕仰卧位吗？

2．中凹卧位（休克卧位）

（1）适用范围：适用于休克患者。抬高头胸部可使膈肌下降，胸腔扩大，有利于保持气道通畅，改善通气功能，从而改善缺氧症状；抬高下肢有利于静脉血回流，增加心输出量，从而使休克症状得到缓解。

（2）操作方法：抬高患者头胸部10°～20°，抬高下肢约30°，如图4-2所示。

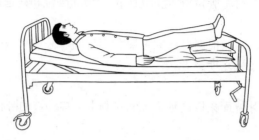

图4-2　中凹卧位（休克卧位）

3．屈膝仰卧位

（1）适用范围：适用于胸腹部检查，实施导尿术及会阴冲洗等的患者。

（2）操作方法：患者自然仰卧，头下垫一枕头，两臂放于身体两侧，双腿屈曲，并稍向外分开，使腹肌放松，如图4-3所示。检查或操作时注意保暖及保护患者隐私。

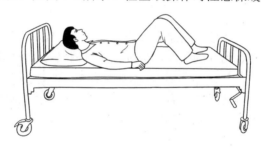

图4-3　屈膝仰卧位

（二）侧卧位

（1）适用范围：①配合做胃镜检查、灌肠、肛门检查、臀部肌内注射等的患者；②侧卧位与仰卧位交替，便于护理患者局部受压部位，预防压力性损伤；③单侧肺部病变者，可视病情采取患侧卧位或健侧卧位。

（2）操作方法：患者侧卧，臀部稍往后移，两臂屈肘，一手放于胸前，一手放于枕旁，下腿稍伸直，上腿弯曲。对于无力支持体位的患者，可在两膝之间、后背、胸腹前各放置一软枕，以增加稳定性，促进患者的舒适和安全，如图4-4所示。

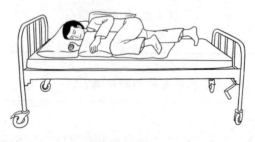

图4-4　侧卧位

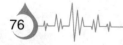

护理小贴士

臀部肌内注射时，患者应下腿弯曲、上腿伸直，以使被注射部位肌肉放松。

（三）斜坡卧位

（1）适用范围：① 某些面部及颈部手术后患者；② 胸腔疾病、胸部创伤或心肺疾病患者；③ 腹腔、盆腔手术后或有炎症的患者；④ 疾病恢复期体质虚弱的患者。

（2）操作方法：患者仰卧于床上，先摇起床头支架使上半身抬高，与床成30°～50°，再摇起膝下支架，以防患者下滑，如图4-5所示。必要时，床尾可置一软枕，垫于患者足底。放平时，先将膝下支架摇平，再将床头支架摇平。

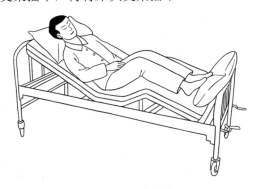

图 4-5　斜坡卧位

（四）端坐位

（1）适用范围：左心衰竭、心包积液、支气管哮喘发作的患者等。患者由于极度呼吸困难而被迫端坐。

（2）操作方法：扶患者坐起，身体稍向前倾，床上放一过床小桌，桌上放一软枕，让患者伏桌休息；将床头摇起或床头支架抬高70°～80°，并在患者背后放一软枕，使其能向后倚靠；将膝下支架摇起15°～20°，如图4-6所示。必要时加床挡，以保证患者安全。

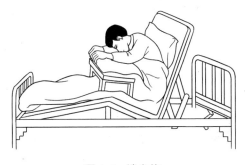

图 4-6　端坐位

（五）俯卧位

（1）适用范围：① 腰、背部检查或配合胰、胆管造影检查时；② 脊椎手术后或腰、背、臀部有伤口，不能仰卧或侧卧的患者；③ 胃肠胀气导致腹痛者。

（2）操作方法：患者俯卧，头偏向一侧，两臂屈肘放于头部两侧，两腿伸直，胸下、髋部及踝部各放一软枕，如图4-7所示。

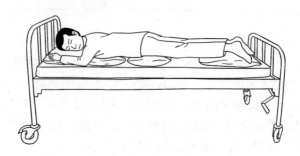

图 4-7　俯卧位

（六）头低足高位

（1）适用范围：① 肺部分泌物引流时，使痰液易于排出；② 十二指肠引流术，有利于胆汁引流；③ 妊娠时胎膜早破，防止脐带脱垂；④ 跟骨或胫骨结节骨折行牵引时，将人体重力作为反牵引力，防止下滑。

（2）操作方法：患者仰卧，将一软枕横立于床头，以防碰伤头部；床尾用支托物垫高 15～30 cm（或根据病情需要而定），如图4-8所示。该卧位易使患者感到不适，使用时间不宜过长，且颅内高压者禁用。如果为电动床，则可直接调节整个床面的倾斜度。

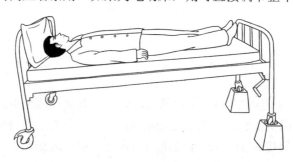

图 4-8　头低足高位

（七）头高足低位

（1）适用范围：① 颈椎骨折患者进行颅骨牵引时，用作反牵引力；② 降低颅内压，预防脑水肿；③ 开颅手术后的患者。

（2）操作方法：患者仰卧，床头用支托物垫高 15～30 cm（或根据病情需要而定），床尾横立一软垫，减少足部不适，如图4-9所示。如果为电动床，则可直接调节整个床面的倾斜度。

（八）膝胸卧位

（1）适用范围：① 配合肛门、直肠、乙状结肠镜检查及治疗；② 矫正胎位不正或子宫后倾。

（2）操作方法：患者跪卧，两小腿平放于床上，稍分开，大腿与床面垂直；胸贴床面，腹部悬空，臀部抬起，头转向一侧；两臂屈肘，放于头的两侧，如图 4-10 所示。

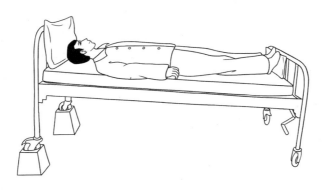

图 4-9　头高足低位

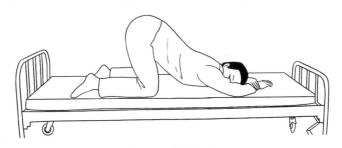

图 4-10　膝胸卧位

（九）截石位

（1）适用范围：会阴、肛门部位的检查、治疗或手术，如膀胱镜检查、妇产科检查、阴道灌洗或产妇分娩等。

（2）操作方法：患者仰卧于检查床上，两腿分开，放于支腿架上（支腿架上可放软垫），臀部齐床边，两手放在胸前或身体两侧。采取此卧位时注意为患者遮挡和保暖，如图 4-11 所示。

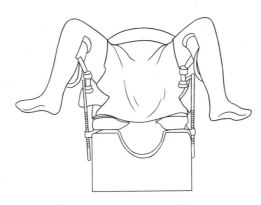

图 4-11　截石位

护理智库

胃及十二指肠溃疡患者的正确卧位

胃及十二指肠溃疡患者多忽略睡觉时的正确体位。事实上，大多数胃及十二指肠溃疡患者，由于其幽门的"开关"功能不同程度的失控，因此当患者采取左侧卧位或仰卧位时，消化液会从十二指肠反流入胃，刺激溃疡面而使患者疼痛加剧。若患者长期坚持睡觉时取右侧卧位或半卧位，由于重力的作用，消化液反流的可能性会大大减少，因此有利于溃疡面的愈合。

三、更换卧位

长期卧床的患者，若不经常变换卧位，则呼吸道分泌物不易排出，易造成坠积性肺炎；局部组织持续受压，易造成血液循环障碍，并产生压力性损伤。此外，患者还易出现精神萎靡、食欲不振、消化不良、便秘、肌肉萎缩、关节僵硬、下肢静脉血栓等并发症。因此，护士应定时协助患者变换卧位，鼓励和帮助患者进行肢体功能锻炼，防止各种并发症的发生。

（一）协助患者翻身侧卧

【操作目的】

（1）协助患者变换卧位，使患者舒适。

（2）满足治疗与护理的需要，如背部皮肤护理。

（3）便于更换床单或整理床单元等。

（4）预防压力性损伤、坠积性肺炎等并发症。

协助患者翻身侧卧

【操作前准备】

（1）评估：患者的年龄、体重、病情、治疗情况、心理状态及合作程度。

（2）护士准备：着装整洁，修剪指甲，洗手。

（3）用物准备：必要时准备大单、床褥、软枕及皮肤护理用具。

（4）环境准备：移开障碍物，保证环境宽敞。

【操作步骤】

协助患者翻身侧卧的操作步骤如表 4-1 所示。

表 4-1　协助患者翻身侧卧的操作步骤

操作步骤	注意事项
1. 核对、解释 核对患者的床号、姓名和腕带信息，向患者及其家属解释翻身侧卧的目的、方法、注意事项及配合要点	
2. 安置导管 固定床脚轮，将各种导管及输液装置等安置妥当，必要时将盖被折叠至床尾或一侧	● 防止患者翻身时牵拉导管致导管脱落或扭曲受压

续表

操作步骤	注意事项
3. 安置患者 协助患者仰卧，双手放于腹部，双腿屈曲	
4. 翻身 ▲ 一人协助（适用于体重较轻的患者） （1）先将枕头移向靠近自己的一侧；再将患者的肩部、腰部和臀部移向自己，如图 4-12（a）所示；最后将患者的双下肢移近，协助患者屈膝，如图 4-12（b）所示。 （2）一手托住患者的肩部，另一手托住患者的膝部，轻轻地将患者转向对侧，使其背对自己，如图 4-12（c）所示。 ▲ 两人协助（适用于体重较重或病情较重的患者） （1）两名护士站在床的同侧，先将枕头移向近侧，然后一人托住患者的颈肩部和腰部，另一人托住患者的臀部和腘窝处，两人同时抬起患者移向近侧，如图 4-13 所示。 （2）两名护士分别扶托患者的肩部、腰部、臀部和膝部，轻轻地将患者转向对侧	● 使患者尽量靠近自己，以缩短重力臂，达到节力的目的；不可推、拖、拉、拽，以免损伤患者皮肤。 ● 患者的头部应给予支持。 ● 两名护士的动作应协调一致
5. 放置软枕 按侧卧位要求，在患者的背部、胸前及两膝间垫上软枕	
6. 安置、检查 （1）安置患者的肢体，保持各关节处于功能位置，必要时加用床挡。 （2）检查各导管是否通畅	
7. 洗手、记录 洗手，记录翻身时间、皮肤状况等，做好交接班	

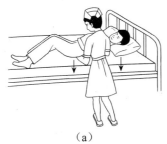

（a）

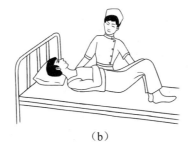

（b）

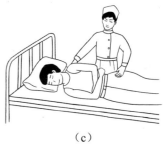

（c）

图 4-12　一人协助患者翻身侧卧法

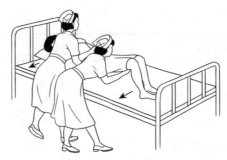

图 4-13　两人协助患者翻身侧卧法

【注意事项】

（1）操作时应注意运用人体力学原理。

（2）协助患者更换卧位时，应将患者身体稍抬起，再行翻身。

（3）根据患者的病情及皮肤受压情况，确定翻身间隔时间，同时做好交接班记录。

（4）协助有特殊情况的患者更换卧位时，应给予以下特殊处理：① 对于手术后的患者，翻身前先检查敷料是否干燥、有无脱落。若敷料已浸湿或脱落，则应先予以更换并固定妥当，再行翻身，并注意翻身后伤口不可受压；② 对于有颈椎和颅骨牵引的患者，翻身时不可放松牵引，需有一人托扶患者头部，使其头、颈、躯干保持在一条轴线上，翻身后注意牵引方向、位置及牵引力是否正确；③ 对于颅脑手术后的患者，应协助其取健侧卧位或仰卧位，翻身时注意不可剧烈翻转其头部，以免引起脑疝，导致患者猝死；④ 对于有石膏固定或伤口较大的患者，翻身后应将患处放于适当位置，防止受压。

（二）协助患者移向床头

【操作目的】

将滑向床尾而不能自己移动的患者移向床头，使其恢复正常而舒适的卧位。

【操作前准备】

（1）评估：患者的年龄、体重、病情、治疗情况、心理状态及合作程度。

（2）护士准备：着装整洁，修剪指甲，洗手。

（3）用物准备：必要时准备靠背架、软枕等。

（4）环境准备：移开障碍物，保证环境宽敞。

协助患者移向床头

【操作步骤】

协助患者移向床头的操作步骤如表 4-2 所示。

表 4-2　协助患者移向床头的操作步骤

操作步骤	注意事项
1. 核对、解释 　核对患者的床号、姓名和腕带信息，向患者及其家属解释协助患者移向床头的目的、方法、注意事项及配合要点	

操作步骤	注意事项
2．安置导管 （1）固定床脚轮，视患者的病情，尽量放平床头支架，将枕头横立于床头。 （2）将各种导管及输液装置安置妥当，必要时将盖被折叠至床尾或一侧	● 防止移动患者时牵拉导管致导管脱落或扭曲受压
3．移动患者 ▲ 一人协助（适用于体重较轻、可部分自理的患者） （1）协助患者仰卧屈膝，嘱患者双手握住床头栏杆，也可让患者将双手搭在护士肩部或抓住床沿。 （2）方法1：护士一手托住患者的肩背部，另一手托住患者的臀部助力，同时让患者两臂用力，双脚蹬床面，顺势托住患者向床头移动，如图4-14所示。 方法2：让患者两臂用力，双脚蹬床面；护士一手稳住患者双脚，另一手在臀部提供助力，使其移向床头。 ▲ 两人协助（适用于体重较重或病情较重的患者） （1）协助患者仰卧屈膝。 （2）两名护士分别站在病床的两侧，双手分别交叉托住患者的颈肩部和臀部；或站于同侧，一人托住患者的颈肩部和腰部，另一人托住患者的臀部和腘窝处。两人同时抬起患者移向床头	● 不可推、拖、拉、拽，以免损伤患者的皮肤。 ● 对于患者的头部应给予支持。 ● 两名护士的动作应协调一致
4．整理 放回枕头，视患者的病情需要摇起床头或支起靠背架；整理床单元	

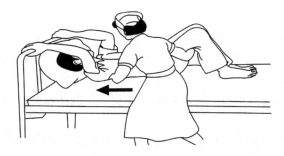

图 4-14　一人协助患者移向床头法

【注意事项】

（1）协助患者移向床头时，注意保护患者头部，防止其头部碰撞床头栏杆而受伤。

（2）两人协助患者移向床头时，动作要协调，用力要平稳。

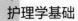 第三讲　疼痛的护理

疼痛是临床上的常见症状之一，也是不舒适中最常见、最严重的表现形式。疼痛的发生，提示着个体的健康受到威胁，且与疾病的发生、发展和转归有着密切的联系，是临床上诊断疾病、鉴别疾病的重要指征之一，也是评价治疗与护理效果的重要标准。通过学习疼痛的相关知识，护士能更好地为疼痛患者提供有效的护理措施，减轻患者疼痛，促进患者的舒适。

一、概述

疼痛是肉体或精神的一种不良或不自在状态，伴有一系列的生理及心理变化。

（一）疼痛的原因

（1）物理损伤：碰撞、刀切割、针刺、肌肉受压或受牵拉等，均可使局部组织受损，刺激神经末梢而引起疼痛。大部分物理损伤引起的缺血、淤血、缺氧等，可使组织释放致痛物质而使疼痛加剧、疼痛时间延长。

（2）化学刺激：强酸、强碱等化学物质不仅可直接刺激神经末梢引起疼痛，还可使受损组织释放致痛物质，再次作用于痛觉感受器而加剧疼痛。

（3）温度刺激：过高或过低的温度作用于体表，均会引起组织损伤，而受伤的组织可释放组胺等化学物质，刺激神经末梢导致疼痛。

（4）病理改变：疾病造成体内某些管腔堵塞使组织缺血、缺氧，空腔脏器过度扩张，平滑肌痉挛或过度收缩，局部组织炎性浸润等，均可引起疼痛。

（5）心理因素：紧张、低落、愤怒、悲痛、恐惧等不良心理状态会引起局部血管收缩或扩张，因而导致疼痛。此外，疲劳、睡眠不足、用脑过度等，也或导致功能性头痛。

（二）疼痛的影响因素

1. 患者因素

（1）年龄：个体对疼痛的敏感程度因年龄不同而不同。婴幼儿对疼痛的敏感程度低于成人，随着年龄的增长，对疼痛的敏感性也随之增加。

（2）社会文化背景：个体的文化背景和其所处的社会环境，会影响个体对疼痛的认知评价，进而影响其对疼痛的反应。不同的人生观、价值观也会影响个体对疼痛的反应和表达方式。

（3）个人经历：个体以往的疼痛经验、对疼痛的态度以及对疼痛原因的理解等，会影响其对疼痛的反应。

（4）个体差异：对疼痛的耐受程度和表达方式常因个体的性格和所处环境的不同而有所差异。例如，自控力及自尊心较强的人常能忍受疼痛，而善于表达情感的人主诉疼痛的情况较多；患者独处时常能忍受疼痛，而周围有较多人陪伴，特别是有护士陪伴时，对

疼痛的耐受性会明显下降。

（5）注意力：个体对疼痛的注意程度会对疼痛感觉造成影响，当注意力高度集中于其他事物时，痛觉可以减轻甚至消失。因此，听音乐、看电视、愉快交谈等，均可分散患者对疼痛的注意力，从而减轻其疼痛。

（6）情绪：情绪会影响患者对疼痛的反应。愉快、满足、自信等积极的情绪，可减轻疼痛的感觉；焦虑、恐惧、沮丧等消极的情绪，则会使疼痛加剧，而疼痛又会增加焦虑情绪，形成不良循环。

（7）疲乏：当患者疲乏时，对疼痛的耐受性会降低，疼痛感会加剧，尤其是长期慢性疾病的患者尤为明显。当得到充足的睡眠和休息时，疼痛感会减轻。

（8）社会支持系统：在患者经历疼痛时，如果有家属或朋友的支持、帮助和陪伴，则可减少其孤独感和恐惧感，从而减轻疼痛。

2．治疗与护理因素

（1）许多治疗和护理操作都有可能引起或加剧患者的疼痛感，如注射、输液、穿刺等。护士在执行可能引起疼痛的操作时，可通过动作轻柔、语言安慰、分散注意力等方式来避免或减轻患者的疼痛感。

（2）护士掌握的有关疼痛的理论知识和实践经验，会影响其对疼痛的正确判断与处理。

（3）护士评估疼痛的方式不正确，仅依据患者的主诉判断其是否存在疼痛，会使部分患者得不到及时处置。

（4）护士缺少必要的药理知识，过分担心药物的不良反应或成瘾性，会使患者得不到必要的镇痛处理。

二、疼痛的评估

（一）评估内容

除患者的一般情况外，护士应重点评估以下几个方面：

（1）疼痛发生的部位、时间、性质、程度以及伴随症状等。

（2）患者自身控制疼痛的方式及对疼痛的耐受性。

（3）疼痛发生时患者的表达方式。

（4）引起或加重疼痛的各种因素，以及已采取的减轻疼痛的各种方法。

（二）评估方法

1．询问病史

护士应主动关心患者，取得患者的信任，了解患者以往的疼痛经验、以往的疼痛规律以及止痛剂的使用情况。

 护理小贴士

护士切忌根据自身对疼痛的理解和体验来主观判断患者的疼痛程度。

2．观察与临床检查

（1）注意观察患者疼痛时的生理反应，如痛苦面容、出汗、瞳孔扩大、呼吸改变等。

（2）注意观察患者的身体活动，以判断其疼痛的情况，如有无静止不动、无目的乱动、规律性动作、防卫性或保护性动作等。

（3）注意观察患者声音的变化，如音调的高低、发声的快慢、声音的持续时间等。

（4）临床检查主要包括确定患者疼痛的部位，判断局部肌肉的紧张度，测量呼吸、脉搏、血压有无改变等。

3．使用评分（定）法

护士可根据患者的病情、年龄和认知水平选择相应的评分（定）法，评估患者的疼痛程度。

（1）数字评分法

具体方法如下：把一条线段平均分成 10 段，用 1～10 分次序评估疼痛的程度。0 分表示没有疼痛，10 分表示极度疼痛，中间各分数表示疼痛的不同程度，如图 4-15 所示。请患者选择 0～10 分中一个能表示自己疼痛感受的分数来表示疼痛的程度。该评分法适用于疼痛治疗前后的效果测定对比。

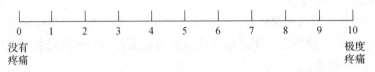

图 4-15　数字评分法

（2）文字描述评定法

具体方法如下：把一条线段平均分成 5 段，每个分割点上均有相应的描述疼痛程度的文字。首端表示没有疼痛，末端表示无法忍受的疼痛，中间依次为轻度疼痛、中度疼痛、重度疼痛和非常严重的疼痛，如图 4-16 所示。请患者按照自身疼痛的程度选择合适的文字描述。

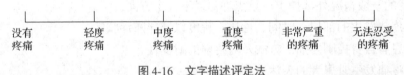

图 4-16　文字描述评定法

（3）视觉模拟评定法

具体方法如下：一条线段，不做任何划分，仅在线段的两端分别注明"无痛"和"剧痛"，如图 4-17 所示。请患者根据自己实际的疼痛感觉在线段上标记疼痛的程度。该评定法灵活方便、易于掌握，患者有很大的选择自由性，适用于任何年龄的疼痛患者，且没有特定的文化背景或性别要求。对于急性疼痛的患者、儿童、老年人及表达能力丧失者尤为适用。该评定法也有利于护士较为准确地掌握患者疼痛的程度，以及评估疼痛治疗的效果。

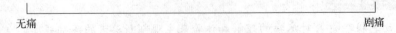

图 4-17　视觉模拟评定法

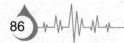

（4）面部表情疼痛评定法

具体方法如下：用从微笑（代表不痛）至哭泣（代表极度疼痛）的 6 种面部表情来表达疼痛程度，如图 4-18 所示。请患者指出能反映自己疼痛感受的那张面部表情图。该评定法适用于任何年龄的患者，没有特定的文化背景及性别要求，适用于各种急慢性疼痛的患者，特别是老人、小儿以及表达能力丧失者。

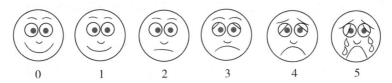

0　　　　1　　　　2　　　　3　　　　4　　　　5

图 4-18　面部表情疼痛评定法

三、疼痛的护理措施

（一）寻找原因，对症处理

护士首先应找到引起患者疼痛的原因，然后设法减少或消除引起疼痛的因素。例如，对于外伤所致疼痛的患者，应酌情给予止血、包扎、固定、处理伤口等措施；对于胸腹部手术后因呼吸或咳嗽引起伤口疼痛的患者，应在术前进行健康教育，术后指导其深呼吸和有效咳嗽，并协助按压伤口等来缓解患者疼痛。

（二）合理给予止痛措施

1. 药物止痛

药物治疗是治疗疼痛最基本、最常用的方法，护士应掌握相关的药理知识，根据患者的身体状况和相关的治疗情况，正确使用镇痛药物，并注意观察、记录患者使用镇痛药物后的效果及不良反应。对于患者出现的不良反应，要积极采取措施，以免患者因不适而拒绝用药。对于慢性疼痛患者，应掌握疼痛发作的规律，最好在疼痛发作前给药，这比疼痛发作后给药用量少且效果好。同时，护士还应将护理活动安排在药物起效的时间段内，使患者容易接受。此外，当患者的疼痛缓解或停止时应立即停药，以防药物不良反应、耐药性及成瘾性的产生。

> ♥ **护理小贴士**
>
> 在患者疼痛原因未明确诊断前，不能随意使用任何镇痛药物，以免掩盖真实的症状，延误疾病的治疗。

（1）三阶梯镇痛疗法

对于癌性疼痛的药物治疗，目前临床上普遍采用 WHO 所推荐的三阶梯镇痛疗法。其目的是根据疼痛程度合理应用不同级别的镇痛药物，以缓解疼痛和减少药物副作用。具体内容如下：① 第一阶梯，主要适用于轻度疼痛的患者。选用非阿片类药物、解热镇痛药物和抗炎类药物，如阿司匹林、布洛芬、对乙酰氨基酚等。② 第二阶梯，主要适用于中度疼痛的患者。选用弱阿片类镇痛药物，如氨酚待因、可待因、曲马多等。③ 第三阶梯，

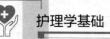

主要适用于重度和剧烈癌痛的患者。选用强阿片类药物，如吗啡、哌替啶、美沙酮等。

（2）患者自控镇痛法

患者自控镇痛法是指患者疼痛时，根据疼痛情况按压由计算机控制的镇痛泵的启动键，自行给予由医生预先设定剂量的止痛药物的方法。该方法可满足不同患者、不同时刻、不同疼痛强度下的不同镇痛需求，并可使药物在体内持续保持最小镇痛药物浓度。同时，运用该方法不仅能减少医务人员的操作，还能减轻患者的痛苦和心理负担。

2. 物理止痛

物理止痛可以应用冷、热疗法，如冰袋冷疗、冷湿敷或热湿敷、温水浴、热水袋热疗等（详见项目十二）。此外，理疗、按摩及推拿也是临床上常用的物理止痛方法。

3. 针灸止痛

根据疼痛的部位，可针刺或灸法于不同的穴位，使人体经脉疏通、气血调和，从而达到止痛的目的。针灸止痛疗效显著，尤其对于神经系统引起的疼痛，如神经性头痛、坐骨神经痛等，都能获得理想的止痛效果。

4. 经皮神经电刺激疗法

经皮神经电刺激疗法是指一种经皮肤将特定的低频脉冲电流输入人体，利用其所产生的无损伤性镇痛作用缓解患者疼痛的电刺激疗法。该方法主要用于治疗各种头痛、颈椎病、肩周炎、腰腿痛、神经痛等病症。

（三）恰当运用心理护理

1. 减轻心理压力

护士应同情、安慰和鼓励患者，与患者建立相互信赖的友好关系，使患者能够积极表达自己的疼痛感受。此外，护士应肯定患者对适应疼痛所做的努力，尊重患者对疼痛的行为反应，并帮助患者及其家属接受这种行为反应。

2. 分散注意力

（1）参加活动：组织患者参加其感兴趣的活动，如唱歌、下棋、看电视、愉快的交谈等，能有效地转移其对疼痛的注意力。对患儿来说，听故事、玩玩具、玩游戏等都能有效地转移他们的注意力。

（2）音乐疗法：运用音乐分散患者对疼痛的注意力是有效的方法之一，注意应根据患者的不同个性和喜好，选择不同类型的音乐。

3. 松弛疗法

（1）深呼吸：指导患者进行有节律的深呼吸，用鼻深吸气，然后慢慢从口中呼气，反复进行。

（2）引导想象：通过引导患者对某特定事物的想象，逐渐降低患者对疼痛的意识。例如，护士可引导患者集中注意力想象自己置身于一个绿草茵茵、鸟鸣花香、溪水潺潺的意境中。

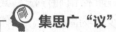集思广"议"

在学习和生活中，你是否运用过松弛疗法？谈一谈你的经历，并推荐你认为最有效的松弛疗法。

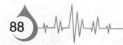

（四）促进患者舒适

促进患者舒适可有效减轻患者的疼痛。例如，护士应鼓励患者诉说自我感受，并协助患者保持最佳舒适状态；确保患者所需物品都能够伸手可及；为患者提供舒适、整洁的病室环境；在进行各项护理活动前，给予清楚、准确的解释，并将护理活动安排在镇痛药物显效时限内；等等。

（五）做好健康教育

护士应根据患者的情况宣讲相应的健康教育内容，一般包括疼痛的机制与原因、如何面对疼痛、减轻或解除疼痛的自理技巧等。

 集思广"议"

　　某患者因左髋关节发育不良收入院，入院后行左髋关节置换术，手术顺利。术后8 h，该患者主诉左下肢麻木、疼痛，屈髋屈膝位好转，护士测量了该患者髌骨上15 cm、髌骨下10 cm的大腿、小腿周径并记录，与术前相比无明显变化，汇报值班医生，予杜冷丁75 mg镇痛治疗，症状有所好转。1 h后，该患者自觉左下肢麻木、疼痛呈进行性加重，活动后加重。护士未将该患者的这一情况及时汇报医生。

　　次日晨，主任查房，发现该患者左下肢皮肤苍白，感觉减退，疼痛剧烈，不能主动活动，左足背动脉未触及，大腿、小腿周径无明显变化。经检查，诊断为左下肢急性动脉栓塞，急行左下肢动脉DSA（数字减影血管造影）下取栓溶栓术，术后恢复良好。

　　请以小组为单位，谈一谈阅读以上护理案例后的感想。

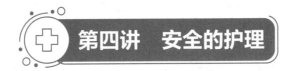

第四讲　安全的护理

一、影响患者安全的因素

（一）医院管理因素

（1）医院管理制度是影响护理安全水平的重要因素。例如，医药卫生产品管理不严格（如药物质量差、失效、变质等），消毒隔离制度不严格，危险品（如氧气筒、静脉输液器材等）管理不当等，都会成为不安全因素。

（2）医院的基础设施、物品配置、设备性能等，均是影响患者安全的重要因素。例如，地面过滑会导致患者跌伤，床旁无护栏易造成患者坠床，电源失灵会对微量泵输液的患者造成不良后果，等等。

（3）对护士的业务培训和职业道德教育等，也会对患者安全产生一定的影响。

（4）护士的数量、配置以及工作强度等，均会影响患者安全。

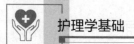
（二）护士因素

护士职业素养的高低对患者安全护理的质量起着决定性作用。若护士的职业素养偏低或不符合护理职业的要求，则容易出现某些行为差错或过失，如违反技术操作常规、发生错误不报告、不采取或不及时采取补救措施等，从而对患者的身心造成伤害。

（三）患者因素

患者的疾病严重程度、心理状态等也是影响安全的主要因素。例如，患者因一时无法接受自己患病，可能会做出一些伤害自己的行为。

（四）社会和文化因素

公众的健康意识、公众对医疗服务的预期、医疗经济负担、卫生资源的可及性、医患关系、护患关系等社会和文化因素，也会对患者安全产生一定的影响。

护理前沿

《中国医院协会患者安全十大目标》（2022 版）发布

2022 年，中国医院协会发布了《中国医院协会患者安全十大目标》（2022 版），内容如下：

（1）正确识别患者身份。

（2）确保用药与用血安全。

（3）强化围手术期安全管理。

（4）预防和减少医院相关性感染。

（5）加强有效沟通。

（6）防范与减少意外伤害。

（7）提升导管安全。

（8）加强医务人员职业安全与健康管理。

（9）加强孕产妇及新生儿安全。

（10）加强医学装备及医院信息安全管理。

中国医院协会编制《中国医院协会患者安全十大目标》（2022 版）是在历年患者安全目标的基础上，结合当前我国医院质量与安全管理工作实际，以"预防为主、系统优化、持续改进"为核心，遵循"实用性、可行性、可操作性、可测量性、可实现性、国际可比性"的基本原则编制而成的，为促进我国医院质量与安全管理水平的提高发挥了重要作用。

（资料来源：https://www.cha.org.cn/site/content/
9ce6b2a87e2c8420be36705365d2d9b7.html，有改动）

二、常见的患者安全意外及其防护

（一）物理性损伤

1. 机械性损伤

跌倒和坠床是医院内常见的机械性损伤，其防护措施包括以下内容：

（1）入院时向患者介绍病区环境及相关设施的正确使用方法，引导患者熟悉病室环境。

（2）保持病室、走廊、卫生间有充足的光线，保持地面平整、干净、不潮湿，清除有潜在危险的障碍物，在危险环境设置警示标志和安全扶手等。

（3）对病床、轮椅、平车等做好固定，确保其安全停放。必要时使用床栏；对于躁动者，可按需使用保护具。

（4）将呼叫器、患者必需物品放置在方便患者取用处。

（5）加强对年老体弱、视力和听力异常、定向障碍、意识障碍、意识丧失、躁动等患者的巡视和观察，必要时留家属陪护，加强对重点患者的交接班。

2. 温度性损伤

医院内常见的温度性损伤包括由热水袋、热水瓶等所致的烫伤，由冰袋、冰枕等所致的冻伤，由烤灯、电刀等所致的灼伤，以及由氧气等易燃易爆物品所致的烧伤等。针对温度性损伤，应采取的防护措施包括以下内容：

（1）严格执行冷、热疗法的操作规程，注意倾听患者的主诉和观察患者的局部皮肤。

（2）加强医院内各种电气设备的检查和维修。

（3）严格监管易燃易爆物品的使用，制定防火措施。

3. 压力性损伤

因长期受压所致的压力性损伤是医院常见的安全意外，其防护措施详见项目六第三讲。

4. 放射性损伤

医院内常见的放射性损伤包括由放射性诊断或治疗引起的放射性皮炎、皮肤溃疡等。针对放射性损伤，应采取的防护措施包括以下内容：

（1）正确掌握放射性治疗的剂量和时间。

（2）放射性照射时保证照射区域标记准确，并尽量减少暴露不必要的部位。

（3）损伤的皮肤必须保持清洁干燥且无破损，避免摩擦、抓挠、暴晒、肥皂擦洗等。

（二）化学性损伤

化学性损伤是指由药物使用剂量过大、次数过多及错用药物等药物使用不当引起的损伤。对化学性损伤应采取的防护措施：护士必须熟悉各种药理知识，并严格执行给药原则。

（三）生物性损伤

生物性损伤是指微生物和昆虫（如蚊、蝇、虱、蚤、蟑螂等）对机体造成的伤害。针对生物性损伤，应采取的防护措施：护士须严格遵循无菌操作原则，严格遵守消毒隔离制度；医院内保持环境卫生，采取有效的防虫、杀虫措施，并加强防范。

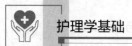

（四）心理性损伤

患者对疾病的认识和态度、与周围人群的情感交流，医务人员对患者的行为和态度等，均可影响患者的心理，甚至导致心理性损伤。针对心理性损伤，应采取的防护措施包括以下内容：

（1）护士应关心患者，加强与患者的沟通和交流，与患者建立良好的人际关系，增进患者的信任，同时帮助患者与他人建立和睦的人际关系。

（2）护士应注重自身的言谈举止，避免传递不良信息。

（3）护士应对患者加强疾病相关知识的健康教育，同时引导患者以积极乐观的态度对待疾病。

三、保护具的运用

保护具是指用来限制患者身体全部或某部位的活动，或者保护患者的受压部位，以达到维护患者安全与治疗效果的各种器具。

（一）适用范围

（1）儿科患者：儿童因认知及自我保护能力尚未发育完善，尤其是 6 岁以下的儿童，易发生坠床、撞伤等意外或不配合治疗等行为。

（2）跌倒或坠床高危患者：如麻醉后未清醒、意识不清、躁动不安、失明或视力障碍、年老体弱者等。

（3）精神疾患患者：如躁狂症患者、有自我伤害倾向的患者等。

（4）其他患者：如长期卧床、极度消瘦、虚弱及其他易发生压力性损伤的患者。

> **护理小贴士**
>
> 使用保护具时应遵循以下原则：
>
> （1）为患者应用保护具前，应向患者及其家属说明使用保护具的原因、目的和方法，在取得患者和（或）家属的同意后方可使用。
>
> （2）保护性约束器具只可短期使用，且使用时必须保持患者的肢体关节处于功能位，保证患者的舒适和安全。
>
> （3）应预防被约束部位发生血液循环障碍或皮肤受损。例如，在身体受压部位放置软衬垫，定时观察受约束肢体的末梢循环情况，定时放松约束带，等等。
>
> （4）确定患者可随时与医务人员联系，如将呼叫器放在患者易取处，或由专门人员陪护，以保障患者安全。
>
> （5）要记录使用保护具的原因、目的、起止时间，每次观察的结果，护理措施等。

（二）常用的保护具及其使用方法

1. 床挡

床挡主要用于预防患者坠床。医院常用的床挡根据不同设计可分为多种样式，如多功

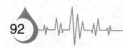

能床挡（见图 4-19）和半自动床挡（见图 4-20）。此外，儿科病床配有高位床挡，以符合患儿的安全需要。

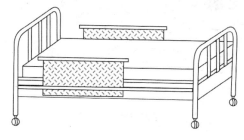

图 4-19　多功能床挡

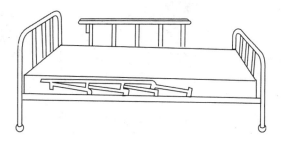

图 4-20　半自动床挡

（1）多功能床挡：使用时插入两侧床沿，不用时插于床尾。必要时可将床挡取下垫于患者背部，在进行胸外心脏按压时使用。

（2）半自动床挡：平时折叠于两侧床沿，可按需升降。

2．约束带

约束带常用于保护躁动的患者，限制其失控的身体或肢体活动。临床常用的约束带有以下几种。

（1）宽绷带

宽绷带常用于固定手腕或踝部。使用时，先用棉垫包裹手腕或踝部；然后把宽绷带打成双套结（见图 4-21），将其套在棉垫外稍拉紧，使之不易脱出，松紧度以不影响肢体血液循环为宜，如图 4-22 所示；最后将绷带固定于床沿上。

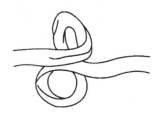

图 4-21　打双套结

图 4-22　拉紧双套结

（2）肩部约束带

肩部约束带（见图 4-23）可用于固定肩部，限制患者坐起。使用时，先将患者两侧肩部套进袖筒，腋窝衬棉垫；然后将两袖筒上的细带在胸前打结固定，将下面两条较宽的长带系于床头横栏上，如图 4-24 所示。

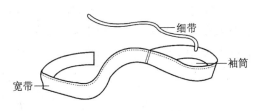

图 4-23　肩部约束带

肩部约束带还可以斜折成长条的大单代替。使用时，先将枕头横立在床头，将折好的大单条横放在患者的肩背部下方；然后将大单条的两端由腋下经肩前绕至肩后，从横在肩下的大单上方穿出；最后将大单条的两端反折向上系于床头横栏上，如图 4-25 所示。

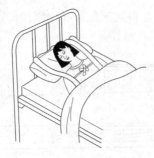
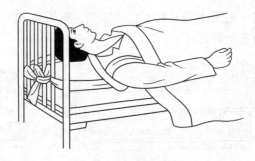

图 4-24　肩部约束带固定法　　　　图 4-25　肩部大单固定法

（3）膝部约束带

膝部约束带（见图 4-26）常用于固定膝部，限制患者下肢活动。使用时，先在两膝和腘窝处衬棉垫；然后将约束带横放于两膝上，用宽带下的双头带各固定一侧膝关节；最后将宽带系于床沿，如图 4-27 所示。

膝部约束带也可用斜折成长条的大单代替。使用时，先将折好的大单条横放在两膝下，将大单条的两端分别向内侧压盖在膝上；然后向下穿过膝下的大单条，并拉向外侧，使之压住膝部；最后固定大单条于床沿两侧，如图 4-28 所示。

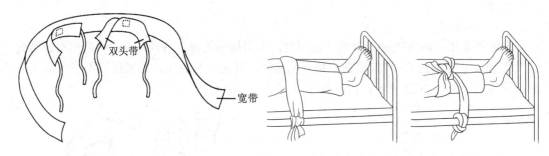

图 4-26　膝部约束带　　图 4-27　膝部约束带固定法　图 4-28　膝部大单固定法

（4）尼龙搭扣约束带

尼龙搭扣约束带（见图 4-29）用于手腕、上臂、膝部和踝部的固定。使用时，先在被约束部位衬棉垫；然后将约束带置于关节处，对合尼龙搭扣，松紧度调整适宜后将带子系于床沿。

3. 支被架

支被架主要用于肢体瘫痪或昏迷的患者，防止盖被压迫肢体而造成不舒适或足下垂、足尖压力性损伤等，也可用于烧伤患者进行暴露疗法治疗时的保暖。使用时，将支被架罩于防止受压的部位，然后将盖被盖于支被架上，如图 4-30 所示。

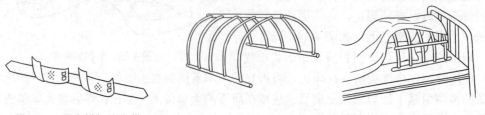

图 4-29　尼龙搭扣约束带　　　　图 4-30　支被架

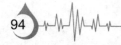

四、活动辅助器的运用

活动辅助器是帮助患者保持身体平衡、提供身体支撑的器材，主要包括拐杖、手杖和助行器。活动辅助器主要用于保障身体障碍或因疾病、高龄而行动不便者活动时的安全。

（一）拐杖

拐杖（见图 4-31）是人们最常用的活动辅助器，适用于任何原因导致的步行不稳，且手杖无法提供足够稳定功能的患者。拐杖的长度须适当，可采用使用者身高减去 41 cm 的方法确定拐杖的长度。

（二）手杖

手杖（见图 4-32）是一种单点支撑的活动辅助器，适用于下肢功能轻度障碍者、步行不稳者、轻度偏瘫者和老年人。选择长度合适的手杖，对保持正确的站立和行走姿势、合理运用手杖的支撑力是非常重要的。确定手杖长度的方法如下：取立正姿势，测量手腕部横纹到地面的距离，或尺骨茎突到地面的距离。

（三）助行器

助行器（见图 4-33）是一种四边形或三边形（前面和左右两侧）的金属框架，有些还带脚轮。助行器的重量较轻，可将患者保护其中，支撑患者体重，便于患者站立或行走，适用于行走不便，或疼痛、肌肉无力，或行走时不能维持身体平衡，并且使用拐杖或手杖不便的患者，还可帮助患者恢复正常行走步态。若患者患肢无法负重，则可以选择没有脚轮的助行器；若患肢能部分负重，则可以选择有脚轮的助行器。

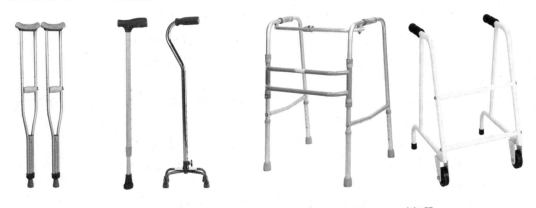

图 4-31　拐杖　　　　图 4-32　手杖　　　　　　　图 4-33　助行器

♥ 护理小贴士

（1）护士要帮助患者选择适合自身的活动辅助器。不适合的活动辅助器可使患者腋下受压，从而造成神经损伤、腋下和手掌挫伤甚至跌倒，还会引起背部肌肉劳损和酸痛。

（2）使用活动辅助器时，患者的鞋要合脚、防滑，衣服要宽松、合身。

项目学习效果测试

一、单项选择题

1. 下列患者不适于取端坐位的是（　　　）。
    A. 心力衰竭患者　　　　　　　　　B. 心包积液患者
    C. 休克患者　　　　　　　　　　　D. 支气管哮喘患者
    E. 急性肺水肿患者

2. 胎膜早破的孕妇宜取（　　　）。
    A. 头低足高位　　　　　　　　　　B. 去枕平卧位
    C. 头高足低位　　　　　　　　　　D. 屈膝仰卧位
    E. 中凹卧位

3. 颅内压增高的患者宜取的卧位是（　　　）。
    A. 仰卧位　　　　　　　　　　　　B. 端坐位
    C. 头高足低位　　　　　　　　　　D. 半坐卧位
    E. 头低足高位

4. 下列属于 WHO 所推荐的三阶梯镇痛疗法中第二阶梯镇痛药的是（　　　）。
    A. 阿司匹林　　　　B. 吗啡　　　　C. 布洛芬　　　　　D. 美沙酮
    E. 可待因

5. 对于使用约束带的患者，最应该重点观察的是（　　　）。
    A. 体位是否舒适　　　　　　　　　B. 约束带是否松开
    C. 局部皮肤颜色及温度　　　　　　D. 意识是否清楚
    E. 衬垫是否垫好

6. 患者，男，46 岁，胃癌末期癌痛，给予镇痛治疗。若要对该患者疼痛治疗前后的效果进行测定对比，最适宜的评分（定）法是（　　　）。
    A. 文字描述评定法　　　　　　　　B. 视觉模拟评定法
    C. 数字评分法　　　　　　　　　　D. 面部表情疼痛评定法
    E. 以上均可

7. 患者，女，50 岁，诊断为肩周炎。该患者适用的镇痛方法是（　　　）。
    A. 针灸　　　　　　　　　　　　　B. 湿热敷
    C. 自控镇痛泵　　　　　　　　　　D. 口服布洛芬
    E. 经皮神经电刺激疗法

8. 患者，女，48 岁，子宫全切术后第 2 天，主诉腹部疼痛。下列针对该患者采取的护理措施，错误的是（　　　）。
    A. 指导患者进行有节律的深呼吸
    B. 为减轻疼痛，尽量不咳嗽

C. 白天疼痛时可为患者播放旋律优美的音乐

D. 影响睡眠时可给予非阿片类镇痛药

E. 若患者病情稳定，则可让其取斜坡卧位

9. 患者，男，36 岁，躯干烧伤。对该患者进行暴露疗法时，宜选用的保护具是（　　）。

A. 床挡　　　　　　　　　　　　　B. 宽绷带

C. 支被架　　　　　　　　　　　　D. 肩部约束带

E. 膝部约束带

二、案例分析题

1. 患者，男，40 岁，因支气管哮喘急性发作，呼吸极度困难不能平卧而焦虑不安。

请分析：

（1）应帮助该患者取何种卧位？

（2）说明采用上述卧位的原因及操作方法。

2. 患者，男，65 岁，诊断为肺癌晚期。入院后，该患者主诉胸痛难以忍受，常沉默寡言，眉头紧锁，咳嗽频繁并有气喘，难以交流。

请分析：

（1）应选用哪种评分（定）法评估该患者的疼痛程度？

（2）如何对该患者进行心理护理？

3. 患者，男，60 岁，因脑梗死入院治疗。该患者意识清楚，反应迟钝，右侧偏瘫，生活不能自理。

请分析：

（1）该患者可能存在哪些安全问题？

（2）针对以上安全问题，应如何进行防护？

项目综合实践

背景

世界患者安全日是由 WHO 确定的一个全球公共卫生日，于 2019 年 5 月由第七十二届世界卫生大会设立。大会核准在每年的 9 月 17 日纪念这一活动日。世界患者安全日的总体目标是提高全球对患者安全的认识，增加公众对医疗安全的参与程度，促进全球行动，提高患者安全并减少患者伤害。

任务

请以"用心服务，规范护理，守护患者安全"为主题，结合本项目所学知识，写一份演讲稿，并在班内组织演讲比赛。

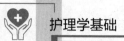

 项目学习成果评价

考核内容	评价标准	分值	评价得分		
			自评	互评	师评
知识考核	熟悉患者不舒适的原因、舒适护理的原则，以及舒适卧位的基本要求	10			
	明确各种卧位的适用范围	10			
	熟悉疼痛的常见原因和影响因素	5			
	熟悉影响患者安全的因素	5			
	明确常见的患者安全意外及其防护措施	10			
	明确保护具的适用范围	10			
	熟悉活动辅助器的适用范围	5			
技能考核	能根据患者病情和治疗需要，正确为患者安置或变换卧位	15			
	能准确地观察和评估患者疼痛的程度，并提供恰当的护理措施	10			
	能根据患者的具体情况，正确为患者使用适当的保护具	10			
素质考核	能够设身处地地为患者着想，用心护理，用心服务	5			
	具有"满足患者个性化、差异化需求"的理念，注重有"温度"的护理服务	5			
总评	自评×20%+互评×20%+师评×60%				
自我评价					
教师评价					

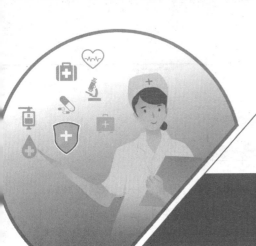

项目五

休息与活动的护理

知识目标

⇟ 了解休息的意义。

⇟ 熟悉影响休息的因素和促进休息的护理措施，睡眠时相的构成及各时相的主要特点，睡眠周期的形成，影响睡眠的因素，常见睡眠失调的临床表现，促进睡眠的护理措施，活动受限的原因，活动受限对机体的影响，以及患者睡眠和活动的评估内容。

技能目标

⇟ 能规范、熟练地实施关节活动范围练习。

⇟ 能准确地观察和评估患者睡眠和活动的情况，并提供恰当的护理措施。

素质目标

⇟ 具有爱心、耐心、同理心和责任心，努力做一名专心的倾听者、敏锐的观察者、优秀的交谈者和高效的行动者。

项目导入

患者张某，男，70 岁，因脑梗死发作住院治疗已经一周，偏瘫、失语症状已经得到改善，下肢无力，肢体可移动位置和抬起，关节活动范围缩小。患者主诉入睡困难，睡眠质量差。护士经询问后得知，患者认为早晨护理操作较早，且开门声较大；日间同病室的病友访客较多，影响其午间休息。同时，患者因担心病情，精神较紧张，并且担心治疗费用会加重家庭经济负担，心中焦虑不安。

请思考：

（1）影响该患者睡眠的因素有哪些？护士应采取哪些措施来改善该患者的睡眠质量？

（2）该患者目前的活动能力如何？护士应该采取哪些护理措施提高该患者的活动能力？

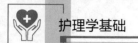

第一讲　休息的护理

休息是指在一定时间内相对地减少活动，使人从生理和心理上得到放松，消除或减轻疲劳，从而恢复精力的过程。它代表了一种精神放松、没有紧张和焦虑情绪，且身心平静的松弛状态。

一、休息的意义

（1）对于健康个体来说，充足的休息是维持机体身心健康的必要条件。一个人的精力是有限的，当个体感觉疲倦时必须及时休息，使身体各部分放松，缓解精神紧张和压力，恢复体力和精力，维持机体生理调节的规律性，以保持健康状态。

（2）对于患者来说，充足的休息是促进疾病康复的重要措施。休息不仅可以减少机体能量的消耗，提高治疗效果，缩短病程，还可以促进蛋白质的合成，以及组织和器官功能的恢复。

二、影响休息的因素

（一）生理方面

身体舒适是保证有效休息的前提条件。身体舒适包括各组织和器官功能良好，皮肤完整、无破损，关节活动正常，身体各部位清洁、无异味、无疼痛、无感觉异常，卧位舒适等。任何一方面出现异常或不适，都会直接影响休息的质量。

（二）心理方面

心理放松是休息的重要保证。个体患病住院时，通常会出现紧张、焦虑、烦躁不安、抑郁、沮丧、依赖等情绪变化和精神压力，这些都会影响休息的质量。

（三）环境方面

温馨的医院物理环境是保障患者良好休息不可缺少的条件。医院物理环境中的空间、温湿度、光线、色彩、空气、声音等，对患者的休息均有不同程度的影响。医院在设计病区时应全面考虑这些因素，积极为患者创造一个安静、整洁、温馨、舒适的环境。

（四）睡眠方面

充足的睡眠是休息的基本条件。睡眠数量的不足或质量的下降，会影响患者的休息质量。每个个体都有自己的最低限度睡眠时数，只有达到一定的睡眠时数，才能得到充分的休息，否则会出现精神紧张、烦躁不安、易怒、全身疲乏等表现。

三、促进休息的护理措施

（一）增进患者的生理舒适

护士应及时发现影响患者舒适的生理因素，如疼痛、咳嗽、恶心、呕吐、口渴、饥饿、姿势与体位不适、个人卫生不良等，并采取一定的措施将患者身体上的不舒适降至最低程度。例如，解除或控制患者的疼痛，帮助患者调整姿势和体位，等等。

（二）保持患者的心理舒适

心情愉快、精神放松是保证休息质量的关键。患者患病后难免会产生紧张、焦虑、恐惧、愤怒等反应，护士应真诚地关心、理解、同情、支持和帮助每一位患者，尊重、保护患者的权益，积极调动患者的家庭和社会支持系统，协助患者减少心理忧虑，从而最大限度地降低患者心理上的不适，保证患者在生理和心理上同时获得真正的休息。

（三）提供温馨的休息环境

医院应保持医疗环境的安全、安静、整洁和舒适，为患者提供舒适的病床、合理的空间、适宜的光线和温湿度、清新的空气及必要的遮挡。医务人员需做到走路轻、说话轻、关门轻、操作轻。

（四）保证患者充足的睡眠

护士要全面评估影响患者睡眠的因素及患者个人的睡眠习惯，综合制订和实施促进患者睡眠的措施，保证患者睡眠的时间和质量，以使患者获得有效的休息。

四、睡眠

（一）概述

睡眠是一种自然的反复出现的生理状态，是指每日一定时间内各种有意识的主动行为消失，对外界环境刺激反应减弱的状态。睡眠是休息的一种重要形式，其不仅可以消除疲劳，恢复体力，还可以保护脑力，促进人体生长发育，同时对促进患者的身体康复有重要作用。

1. 睡眠时相

睡眠时相是指根据睡眠期间监测到的脑电图、肌电图、心电图、眼电图及血压和呼吸等变化所确定的睡眠生理时相。睡眠时相可分为以下两大时相：非快速眼动睡眠（NREM）和快速眼动睡眠（REM）。非快速眼动睡眠又称慢波睡眠或正相睡眠，此时相又可分为四期；快速眼动睡眠又称快波睡眠或异相睡眠。整夜睡眠中，二者周期性交替出现，决定睡眠质量的是 NREM 第四期和 REM。睡眠各时相的特点如表 5-1 所示。

表 5-1　睡眠各时相的特点

睡眠分期		可唤醒度	生理变化
NREM	第一期	很容易被唤醒	生命体征与新陈代谢逐渐减慢，全身肌肉开始松弛
	第二期	容易被唤醒	呼吸、心跳变慢，体温下降，肌肉进一步放松
	第三期	需要有巨大的声响才能被唤醒	呼吸均匀，心跳缓慢，体温、血压下降，肌肉十分松弛
	第四期	极难被唤醒	肌肉完全松弛，脉搏、体温继续下降，呼吸缓慢均匀，生长激素分泌增多
REM		很难被唤醒	各种感觉进一步减退；骨骼肌反射和肌肉紧张度进一步减弱，几乎完全松弛；可有间断阵发性表现，如血压升高、心率加快、呼吸加快且不规则等；生长激素分泌减少

2．睡眠周期

成人在进入睡眠状态前通常有一个入睡阶段，一般持续 10～30 min，此时人会感到越来越困。入睡困难者，此阶段可能需要 1 h 以上。一旦入睡，便进入睡眠周期。

每个睡眠周期由不同的睡眠时相组成，并按一定的顺序重复出现，即从 NREM 第一期开始，经过第二期、第三期、第四期后，再返回 NREM 的第三期、第二期，再进入 REM，当 REM 完成后，再回到 NREM 的第二期，如此周而复始，如图 5-1 所示。在正常状况下，睡眠周期是慢波睡眠与快波睡眠不断重复的形态，每一个睡眠周期都含有 60～120 min 不等的有顺序的睡眠时相，平均 90 min。在成人每次 6～8 h 的睡眠中，平均包含 4～6 个睡眠周期。

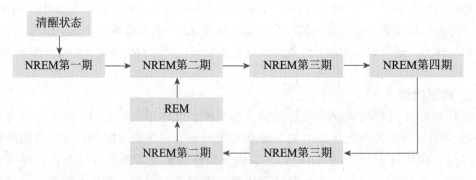

图 5-1　睡眠周期

在每个睡眠周期中，各睡眠时相所占比例会随着睡眠的进行而有所改变。刚入睡时，NREM 第三期和第四期占睡眠周期的绝大部分；随着睡眠的进行，NREM 第三、四期缩短，而 REM 延长。在最后一个睡眠周期中，REM 可达 60 min。

在睡眠周期的任一时相唤醒个体，该睡眠周期即被打断，即使立即入睡也不可能回到原有的睡眠周期，而是从睡眠最初状态重新开始。因此，若患者在夜间的睡眠经常被打断，则患者就无法获得足够的深度睡眠和快波睡眠，其睡眠质量就会下降，同时患者正常的睡眠形态也会受到干扰。因此，为了帮助患者获得最佳的睡眠，护士应在了解睡眠的规律和特点的基础上，全面评估患者睡眠的需要以及影响睡眠的因素，从而保证患者睡眠的质量和连续性。

（二）影响睡眠的因素

1.生理因素

（1）年龄：随着年龄的增长，个体总的睡眠时间会逐渐减少。

（2）内分泌：内分泌的变化会影响睡眠。例如，女性在月经期和妊娠早期有嗜睡的现象；绝经期女性容易出现睡眠紊乱；甲状腺分泌不足，可使患者感到疲乏与嗜睡。

（3）生物节律失调：若人的睡眠不能与昼夜节律协同一致，如频繁长时间夜间工作、有航空时差等，则会造成生物节律失调，使睡眠受到影响。

（4）疲劳：适度的疲劳有助于睡眠，但过度疲劳则会导致无法入睡。

（5）饮食：过饱、空腹均会使人不易入睡，此外，睡前吃过于油腻或辛辣的食物、喝含咖啡因的饮料（如浓茶、咖啡等）也会影响睡眠。

（6）疾病：疾病引起的疼痛、躯体不适或情绪问题会影响睡眠状况。

（7）生活方式及就寝习惯：生活不规律，或长期处于紧张忙碌的工作状态而缺乏适当的休息和运动，都会影响睡眠的质量。此外，睡眠前的习惯，如适当运动、洗热水澡、听音乐、阅读书籍等，均有助于睡眠。

2.心理因素

任何强烈的情绪变化及不良的心理反应，如紧张、焦虑、愤怒、恐惧、悲伤等，都会影响正常睡眠。

3.环境因素

环境中的温湿度、光线、噪声、空气质量等，以及床的大小、软硬度、稳定性等均会直接影响个体的睡眠质量。对于住院患者而言，陌生、复杂、特殊的医院环境是影响其睡眠的重要因素之一。

4.药物因素

某些神经系统药物、抗组胺药、镇痛药、镇静药等也会对睡眠产生影响。需要注意的是，安眠药能加速睡眠，但长期不适当使用会使患者产生药物依赖或出现戒断反应，使原有睡眠障碍更加严重。

（三）常见的睡眠失调

睡眠失调是指若不治疗则可导致夜间睡眠受到干扰，并造成失眠、睡眠中或夜间被唤醒后行为或感觉异常，以及白天过度睡眠的状况。常见的睡眠失调有以下几种。

1.失眠

失眠通常是指尽管有充足的睡眠条件，个体仍持续出现睡眠启动困难、睡眠维持困难、睡眠质量下降，并伴有日间功能障碍的表现。导致失眠的因素复杂多样，包括生理、心理、

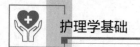

环境、食物、药物、认知和行为改变等，也常继发于其他疾病。

2．发作性睡病

发作性睡病是指日间出现的不能克制的短暂睡眠发作，表现为突然和不可抗拒的发作性睡眠。其四联征有睡眠发作、猝倒症、睡瘫症和睡眠幻觉。猝倒发作时患者意识清醒，躯干及肢体肌张力突然低下而猝倒，可导致严重的跌伤，常由情绪急剧变化（如过度兴奋或悲伤）引起。约有20%的发作性睡病患者会出现生动的、充满色彩的幻觉和幻听。

3．睡眠过度

睡眠过度是指睡眠时间过长，可持续几小时或几天，觉醒困难。睡眠过度可发生于脑外伤、脑炎、脑瘤、脑血管疾病等脑部疾病，也可发生于糖尿病、镇静药过量，还可发生于严重的焦虑、忧郁等心理疾病。

4．睡眠性呼吸暂停

睡眠性呼吸暂停是一种睡眠期间发生的自我限制、10 s以上没有呼吸的睡眠失调。临床表现为时醒时睡，并伴有动脉血氧饱和度降低、低氧血症、高血压及肺动脉高压。

睡眠性呼吸暂停可分为中枢性睡眠呼吸暂停、阻塞性睡眠呼吸暂停和混合性睡眠呼吸暂停。中枢性睡眠呼吸暂停由中枢神经系统功能紊乱造成；阻塞性睡眠呼吸暂停常由鼻中隔异常、鼻息肉或扁桃体肥大诱发，常出现在严重、频繁和用力地打鼾或喘息之后；混合性睡眠呼吸暂停包含了前两者所具有的特征。

5．睡行症

睡行症又称梦游症，发作时难以唤醒，表现为夜间入睡后突然起床走动，或做些简单动作，次日清醒后不能回忆。睡行症主要见于儿童，以男性多见，随年龄增长症状逐渐消失。

（四）患者睡眠的评估

对于每位患者，护士应了解其睡眠的基本资料，并对其睡眠状况加以评估，以及时发现患者存在的睡眠问题并确定其严重程度。这些资料包括：每天就寝的时间；就寝前有无特殊习惯，是否使用安眠药；入睡的时间，每晚睡眠时长，夜间醒来的时间、次数和原因，睡眠中有无打鼾、呼吸暂停等异常情况；清晨醒来的时间，晨起后体力和精力的恢复情况；一天中的小睡时间、次数等。

（五）促进睡眠的护理措施

1．满足患者身体舒适的需要

在舒适和放松的前提下，人体才能保持正常的睡眠，因此，护士应积极采取措施满足患者身体舒适的需要，例如，保持床铺清洁、干燥，为患者提供个人清洁卫生护理，协助患者选择合适的卧位等。对于一些遭受病痛折磨的患者，可采取按摩、热敷、支撑性包扎或变换体位等护理措施，帮助其入睡。

2．创造良好的睡眠环境

物理环境是影响患者睡眠的重要因素，医院应尽可能根据患者的习惯，为之创造一个安静、清洁、通风、光线幽暗、没有噪声、温湿度适宜的睡眠环境，以提高患者的睡眠质量。护士应有计划地合理安排护理工作，将常规护理尽量放在白天，夜间巡视病室或执行护理措施时，要做到"四轻"，即说话轻、走路轻、操作轻、关门轻，尽量减少对患者睡眠的干扰。

3．减轻患者的心理压力

焦虑、恐惧、忧愁等情绪会影响睡眠。护士要善于观察，及时发现患者的心理变化，通过有效沟通，正确引导，帮助患者消除不良的情绪状态，恢复平稳心态，坚定对疾病治疗的信心，从而提高睡眠和休息质量。

4．合理使用药物

镇静催眠类药物可以用来改善睡眠，但不应作为首选方法。在使用药物的过程中，护士应帮助患者了解相关药物的正确用法和可能的副作用，并避免长时间连续用药，以防患者产生药物依赖性和耐药性。

目前，镇静催眠类药物首选苯二氮䓬类，包括地西泮（安定）、氯氮䓬（利眠宁）、硝西泮（硝基安定）、艾司唑仑（舒乐安定）等。此类药物具有镇静催眠、抗焦虑等作用，药物毒性小，相对比较安全，但大剂量长期使用或滥用该类药物可产生耐药性和依赖性，一旦减量或停用该类药物可发生反弹性失眠以及烦躁不安、震颤、出汗等戒断症状，因此不宜长期服用。

5．睡眠失调的特殊护理

（1）对于失眠患者，可提供诱导睡眠的措施，如睡前喝少量牛奶、进行放松和深呼吸练习、背部按摩、自我催眠等，必要时遵医嘱给予镇静催眠类药物。

（2）对于发作性睡病患者，遵医嘱给予药物治疗并指导其注意发作前兆，做好自我防护，避免意外的发生。

（3）对于睡眠过度患者，除药物治疗外，还要加强病情观察，做好患者的心理护理，指导其控制饮食、减轻体重，并增加有趣和有益的活动，限制其睡眠时间。

（4）对于睡眠性呼吸暂停患者，应指导患者采取侧卧位，避免压迫气道，保证气道通畅，并在夜间加强巡视，随时消除呼吸道梗阻。

（5）对于睡行症患者，要注意防护，将病室中的危险物品移开，必要时关窗、锁门。

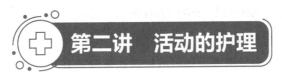

第二讲　活动的护理

活动是人的基本需要之一，人通过活动满足各层次的需要，从而维持个体的身心健康。对于患者而言，适当的活动可提高心肺功能，增强骨骼和肌肉功能，促进排泄，缓解心理压力，维持心理健康。因此，护士应从满足患者疾病康复和身心发展需要的角度出发，协助患者选择并进行适当的活动。

一、活动受限的原因

（一）生理因素

1．疼痛

许多疾病带来的疼痛会限制患者的活动，常见于术后患者因伤口疼痛而不愿活动，类风湿关节炎患者为避免关节活动时疼痛而减少活动。

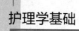

2. 损伤

肌肉、骨骼、关节的器质性损伤，如扭伤、挫伤、骨折等，往往导致身体活动能力的下降。

3. 神经功能障碍

重症肌无力患者，以及脑卒中和脊髓损伤患者，常由于运动神经无法支配相应肌肉而出现身体活动受限。

4. 残障

肢体的先天畸形、失明等，均可限制身体活动。

5. 营养状态改变

疾病造成的机体严重营养不良使身体活动所需的能量不足，导致疲乏、虚弱无力等，从而使活动受限。此外，过度肥胖的患者也可能会出现身体活动受限。

6. 医护措施的实施

为治疗某些疾病而采取的医护措施有时也会限制患者的活动。例如，对使用石膏绷带固定和牵引的骨科患者，需要限制其活动范围，甚至是制动；为防止躁动患者发生坠床等意外，需要采取必要的约束措施；等等。

（二）心理因素

当个体所承受的压力超过其适应范围时，会发生情绪制动，直到经过一段时间后才能恢复正常的生活与活动。例如，遭受丧子之痛的母亲，因悲痛至极而无法活动；一些心理极度忧郁或某些精神病患者，在思维异常的同时也会伴有活动能力的下降。

二、活动受限对机体的影响

（一）对皮肤的影响

活动受限对皮肤最主要的影响是发生压力性损伤，参见项目六第三讲的内容。

（二）对骨骼肌肉系统的影响

对某些患者来说，由于治疗需要而适当减轻活动强度是有利于身体康复的。但人体若长期处于活动受限的状态，会导致骨骼、肌肉和关节功能的改变，出现肌肉萎缩，骨质疏松，关节僵硬、挛缩或变形等，严重时会导致运动系统功能丧失。

（三）对心血管系统的影响

活动受限对心血管系统的影响主要包括体位性低血压和深静脉血栓形成。

1. 体位性低血压

体位性低血压是指患者从平卧位突然转变为坐位或直立位时，或长时间站立时发生的血压异常下降的现象。体位性低血压可引起脑供血不足症状，如头晕、乏力、视物模糊、面色苍白等。

2. 深静脉血栓形成

深静脉血栓形成是指血液在深静脉腔内不正常凝结，阻塞管腔，导致静脉血液回流障碍，并伴有继发性血管腔内血栓形成的疾病。深静脉血栓形成好发于下肢，多发生于各种手术后、慢性病长期卧床以及由多种原因造成肢体活动受限的人群。血栓形成可引起肢体疼痛、肢端冰冷苍白，皮肤溃疡、水肿，严重时可造成坏疽。深静脉血栓一旦脱落进入血液循环，可造成心血管、脑血管及肺血管的栓塞，后果严重。

（四）对呼吸系统的影响

活动受限对呼吸系统的影响主要包括呼吸道分泌物蓄积、缺氧及二氧化碳潴留等。

1．呼吸道分泌物蓄积

长期卧床患者大多处于衰竭状态，无力咳嗽，不能将痰液及时咳出，导致呼吸道分泌物大量蓄积，并因重力作用流向肺底，如果不及时处理，会造成肺部感染，导致坠积性肺炎。

2．缺氧和二氧化碳潴留

患者呼吸运动功能下降，肺底部长期处于充血、淤血状态，胸部扩张受限，造成肺部有效通气不足，影响氧气和二氧化碳的正常交换，再加上心血管功能的变化，机体可出现缺氧和二氧化碳潴留。

（五）对消化系统的影响

由于活动量减少和疾病消耗，患者常出现食欲下降、厌食，甚至严重的营养不良。此外，活动受限还会导致胃肠道的蠕动减弱，加之患者摄入的水分和纤维素减少，患者常出现便秘，严重时出现粪便嵌塞，使排便更加困难。

（六）对泌尿系统的影响

1．排尿困难和尿潴留

正常情况下，当人体处于站姿或坐姿时，会使会阴部肌肉放松，同时肌肉下压刺激排尿。平躺时，上述情况改变，易出现排尿困难。排尿困难若长期存在，则易膀胱膨胀造成逼尿肌过度伸展，机体对膀胱胀满的感觉性变差，逐渐形成尿潴留。

2．泌尿道结石

由于机体活动量减少，尿液中的钙、磷浓度增加，又因尿液呈碱性，故会形成钙盐和磷酸盐结晶，进而可形成泌尿道结石。

3．泌尿系统感染

由于尿液潴留，排尿对泌尿道的冲洗作用减少，利于细菌繁殖。致病菌可由尿道口进入，上行到膀胱、输尿管和肾，造成泌尿系统感染。

（七）对心理和社交方面的影响

长期卧床往往会给患者带来一些心理和社交方面的问题。有些患者常出现焦虑、恐惧、愤怒、挫折感、无助感等消极情绪；还有一些患者会变得胆怯、畏缩，或出现定向力障碍，不能辨别时间和地点。另外，由于活动受限，患者的社会交往机会减少，造成患者角色改变和自我认同障碍。

三、患者活动的评估

指导患者进行适当的活动，对促进疾病康复、减少长期卧床出现的并发症是具有重要意义的。在指导活动前，护士应采用适当的方法对患者的活动进行正确的评估，并根据患者的实际情况制订相应的活动计划。

评估活动的方法包括问诊、体格检查和辅助检查，即通过询问患者日常活动能力、活动耐力情况、影响活动的主要因素、活动受限的主要影响，检查患者的肌力、机体活动功能、心肺功能，辅以实验室检查结果，综合判断患者的活动需要和活动能力。具体来说，患者活动评估的内容有以下几个方面。

（一）患者的一般资料

了解患者的年龄、性别、文化程度、职业等信息，可帮助护士为患者选择合适的活动方式。其中，年龄决定患者对活动的需要及耐受程度，性别影响患者的运动方式和运动强度，文化程度和职业则影响患者对活动的态度和兴趣。

（二）心肺功能的状态

活动会增加机体对氧气的需要量，使机体出现代偿性心率及呼吸加快、血压升高，从而给呼吸系统和循环系统带来压力和负担。当患者有呼吸系统或循环系统疾病时，不恰当的活动会加重其原有疾病，甚至会导致心搏骤停。因此，护士在活动前应评估患者的血压、心率、呼吸等指标，根据患者的心肺功能状态来确定其活动负荷量的安全范围，并根据患者的反应及时调整活动量。

（三）骨骼肌肉的状态

机体要进行活动，需要具有健康的骨骼组织和良好的肌力（骨骼肌收缩产生的最大力量）。肌力的评估可以通过机体收缩特定肌肉群的能力来判断。判断肌力时常采用六级记录法，如下所示：

（1）0级：完全瘫痪、肌力完全丧失。

（2）1级：肌肉轻微收缩，但无肢体运动，不能产生动作。

（3）2级：肢体可水平移动，但不能抬起。

（4）3级：肢体能抬离床面，但不能对抗阻力。

（5）4级：能做对抗阻力的运动，但肌力减弱。

（6）5级：肌力正常。

（四）关节的功能状况

通过患者自己移动关节的主动运动和护士协助患者移动关节的被动运动，观察关节的活动范围有无受限，关节有无肿胀、僵硬、变形，活动时关节有无声响、疼痛等。

（五）患者的活动能力

通过观察患者的日常活动情况来判断其活动能力。例如，行走、穿衣、梳头、洗漱、如厕等活动是否需要器械或他人协助等。一般机体的活动能力可分为以下5级：

（1）0级：完全能独立，可自由活动。

（2）1级：需要使用辅助器械，如助行器、轮椅、拐杖等。

（3）2级：需要他人的帮助、监护和教育。

（4）3级：既需要有人帮助，也需要使用辅助器械。

（5）4级：完全不能独立，不能参加活动。

（六）目前的患病情况

疾病的性质和严重程度决定机体活动受限的程度。例如，昏迷患者活动完全受限，截瘫和骨折患者活动受限较多，而患有慢性病或处在疾病恢复期的患者活动基本不受限。另外，在评估患者疾病的同时，还要考虑到疾病治疗对活动的特殊要求，例如，心肌梗死患者需要绝对卧床休息。

（七）心理-社会状况

患者的心理状况以及其家属的态度和行为，都会影响其活动的完成。例如，患者心情愉悦时，对各种活动积极、有热情，对疾病的治疗充满信心，能很好地完成各种活动。

 集思广"议"

　　患者王某，女，55岁，胃大部切除术后第3天。医生建议她下床活动，但患者因身体虚弱、惧怕切口疼痛而不愿意接受医生的建议。
　　如果你是责任护士，你将如何帮助该患者接受医生的建议？

四、促进活动的护理措施

（一）选择合适的卧位

患者卧床时，身体应舒适、稳定，尽可能放松，减少肌肉和关节紧张。对于长期卧床的患者，若病情允许，则应指导、协助患者及时变换体位，并给予背部按摩，以促进局部血液循环，同时指导患者进行腰背肌力量的锻炼，以保持脊柱的正常生理功能和活动范围，防止关节畸形和功能丧失。

（二）关节活动范围练习

1. 概念

关节活动范围（ROM）又称关节活动度，是指关节运动时所通过的运动弧，常以度数表示。

关节活动范围练习（ROM 练习）是指根据每一特定关节可活动的范围，通过应用主动或被动的练习方法，维持关节正常的活动度，恢复和改善关节功能的锻炼方法。对于肢体活动能力丧失的患者，应尽早进行 ROM 练习。但若患者存在以下状况，则禁止或慎重进行练习，以防损伤加剧：

（1）急性关节炎、骨折、肌腱断裂、关节脱臼者，禁止练习。

（2）心血管疾病患者应慎重进行练习，防止发生意外。

（3）中枢神经系统受损引起肌肉痉挛者，应在理疗师的指导下练习。

2. 分类

（1）主动性 ROM 练习：指个体独立完成的关节全范围运动。患者消耗自己的能量来移动身体各部分，既可维持关节功能，又可维持肌肉力量。

（2）被动性 ROM 练习：指个体需依靠医务人员完成的关节全范围运动。医务人员可在为患者进行清洁护理、翻身和更换卧位时同步完成练习，这样既省时，又可观察患者的病情变化。

3．方法

本部分主要介绍被动性 ROM 练习的操作方法。

【操作目的】

（1）维持关节活动度。

（2）预防关节僵硬、粘连和挛缩。

（3）促进血液循环。

（4）修复关节功能。

（5）维持肌张力。

关节活动范围练习

【操作前的准备】

（1）评估：全面评估患者情况，包括患者的病情、体力、关节活动能力、心理状态及合作程度。

（2）护士准备：衣帽整洁，修剪指甲，洗手。

【操作步骤】

被动性 ROM 练习的操作步骤如表 5-2 所示。

表 5-2　被动性 ROM 练习的操作步骤

操作步骤	注意事项
1．核对、解释 核对患者的姓名、床号和腕带信息，向患者及其家属解释关节活动范围练习的目的、过程及配合方法	
2．操作准备 （1）帮助患者换上宽松衣服。 （2）调节床至合适高度，移开床旁椅，将盖被折向床尾	
3．安置体位 患者取舒适、放松的体位，肢体充分放松，面向操作者	● 使患者尽量靠近操作者
4．活动关节 （1）比较患者两侧关节的活动。 （2）依次对患者颈、肩、肘、腕、指、髋、膝、踝及趾关节做外展、内收、伸展、屈曲、内旋、外旋、伸展过度等 ROM 练习（具体释义见表 5-3）。 （3）每个关节缓慢、有规律地做 5～10 个完全的 ROM 练习	● 操作时以手做成杯状或支架状来支撑患者关节远端的肢体，如图 5-2 所示。 ● 当患者出现疼痛、疲劳、痉挛或抵抗反应时，应停止操作
5．整理记录 （1）测量患者的生命体征，协助患者取舒适卧位。 （2）洗手，记录	● 评估患者情况，避免发生意外。 ● 记录练习的项目、次数、时间和关节活动度的变化

表 5-3　各关节活动形式的注释

动作	定义	动作	定义
外展	远离身体中心	内旋	转向中心
内收	移向身体中心	外旋	自中心向外旋
伸展	关节伸直或头向后弯	伸展过度	超过一般的范围
屈曲	关节弯曲或头向前弯		

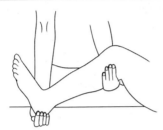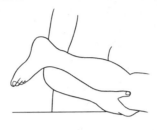

图 5-2　以手做成杯状或支架状来支撑腿部

（三）行走练习

患病或受伤后，人体活动耐力下降，需要进行行走练习，但走路时往往需要他人的协助。护士应根据患者的年龄、健康状况、活动障碍的时间、活动耐受量、协调性等，确定其需要帮助的类型。例如，可以为患者准备无障碍环境（如保持地面清洁、干燥、平整，设立休息地点等），也可以为患者走路提供身体支持，或指导其正确使用辅助器械。

（四）协助患者进行室外活动

协助患者进行室外活动有助于开阔患者的心胸，改善患者的情绪。在天气良好的情况下，护士应协助活动不便的患者使用拐杖、轮椅等进行适当的室外活动。室外活动时，护士应注意为患者适当添加衣物，避免其受凉导致病情变化；同时应控制活动时间，避免患者过于劳累。

项目学习效果测试

一、单项选择题

1．大量分泌生长激素，促进体力恢复，发生在睡眠的（　　）。
　　A．NREM 第一期　　　　　　　B．NREM 第二期
　　C．NREM 第三期　　　　　　　D．NREM 第四期
　　E．REM

2．下列关于睡眠时相的描述，正确的是（　　）。
　　A．慢波睡眠又称异相睡眠
　　B．成人入睡后，首先进入快波睡眠

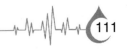

C．两种睡眠时相均可直接转为觉醒状态

D．在觉醒状态下可以进入快波睡眠

E．越接近睡眠的后期，慢波睡眠的持续时间越长

3．下列关于影响睡眠的因素的描述，正确的是（　　　）。

    A．过度疲劳有助于睡眠

    B．睡眠时间与年龄成正比

    C．短期使用安眠药可产生戒断反应

    D．补充激素不能改善绝经期妇女的睡眠质量

    E．环境的改变会使入睡时间延长

4．下列关于睡行症的描述，正确的是（　　　）。

    A．主要见于成人　　　　　　　　　B．发作时难以唤醒

    C．醒后对所发生的活动可回忆　　　D．女患者较为多见

    E．随着年龄增长，症状逐渐增强

5．下列关于睡眠周期的描述，错误的是（　　　）。

    A．每一个睡眠周期平均 90 min

    B．成人平均每晚出现 4～6 个睡眠周期

    C．越接近睡眠后期，REM 睡眠持续时间越长

    D．睡眠周期在白天小睡时也会出现

    E．当睡眠者被唤醒后，如果继续睡眠，那么他将回到被唤醒的那个睡眠时相

6．患者行走时需使用拐杖，其活动能力属于（　　　）。

    A．0 级　　　　　　B．1 级　　　　　　C．2 级　　　　　　D．3 级

    E．4 级

7．活动受限对机体的影响不包括（　　　）。

    A．腹泻　　　　　　　　　　　　　B．骨质疏松

    C．坠积性肺炎　　　　　　　　　　D．排尿困难

    E．体位性低血压

8．为患者执行关节活动范围练习时，下列操作错误的是（　　　）。

    A．密切观察患者

    B．比较两侧关节活动的情况

    C．托住做运动的肢体

    D．用力做每个关节的全范围运动

    E．每个关节可做 5～10 次完整的 ROM 练习

9．患者，男，60 岁，入院后诊断为胃癌。患者主诉入睡前会服用安眠药助眠，现住院后晚上无法入睡。护士为该患者实施睡眠指导时，不恰当的是（　　　）。

    A．指导患者日间进行适当活动

    B．指导患者实施放松训练

    C．建议患者睡前喝杯温牛奶

    D．鼓励患者晚上尽量固定就寝时间

    E．建议患者白天延长午睡时间以补偿晚间睡眠不足

二、案例分析题

李某，女，47岁，3天前丧偶。患者主诉近来总是感觉疲乏、四肢无力、入睡困难，并且出现头晕目眩、心悸气短、健忘等症状。

请分析：

（1）该患者目前存在的主要问题是什么？试分析出现该问题的可能原因。

（2）针对该患者的问题，护士可以采取哪些护理措施？

 # 项目综合实践

背景

赵某，男，70岁，有高血压病史20年，因脑出血入院治疗。患者右侧肢体偏瘫，肌肉无收缩力量，饮食起居均需要他人照顾。患者入院2天后主诉睡眠不佳，尤其是夜间睡眠时间严重不足，每天睡眠时间为3～4h，且入睡困难、多梦易醒。

任务

请运用所学知识，评估患者的睡眠情况和活动能力，并为其设计一份详细的护理计划（包括活动计划）书。

 # 项目学习成果评价

考核内容	评价标准	分值	评价得分		
			自评	互评	师评
知识考核	熟悉影响休息的因素和促进休息的护理措施	10			
	熟悉睡眠时相的构成及各时相的主要特点，以及睡眠周期的形成	10			
	熟悉影响睡眠的因素，常见睡眠失调的临床表现，以及促进睡眠的护理措施	10			
	熟悉活动受限的原因，以及活动受限对机体的影响	10			
	熟悉患者睡眠和活动的评估内容	10			

护理学基础

考核内容	评价标准	分值	评价得分		
			自评	互评	师评
技能考核	能规范、熟练地实施关节活动范围练习，做到动作轻柔、患者舒适	20			
	能准确地观察和评估患者睡眠和活动的情况，并提供恰当的护理措施	20			
素质考核	具备认真负责、严谨求实的专业思想，具有关心、爱护和尊重患者的护理观念	10			
总评	自评×20%+互评×20%+师评×60%				
自我评价					
教师评价					

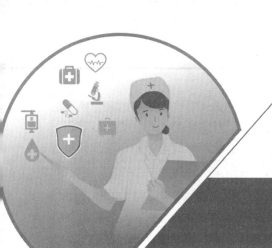

项目六
清洁的护理

知识目标

- 熟悉压力性损伤的高危人群。
- 掌握口腔护理、头发护理、皮肤一般护理和会阴部护理的评估要点、目的和注意事项，压力性损伤的发生原因、临床分期、评估要点，以及预防和护理方法，晨、晚间护理的目的、时间和内容。

技能目标

- 能正确为患者进行特殊口腔护理、床上梳发和洗发、床上擦浴、背部按摩、会阴部护理等操作。
- 能准确识别患者的压力性损伤分期，并提供适当的护理方法。
- 能适时完成晨、晚间护理，以及卧有患者床的整理和床单更换。

素质目标

- 在护理过程中注意保护患者隐私，尊重、关心、爱护患者，与患者建立良好的护患关系。

项目导入

　　患者，女，70岁，因上呼吸道感染入院。入院当日，责任护士对患者进行入院评估时发现，患者头发和皮肤有异味且污垢较多，双手指甲较长，甲床下有污垢，与之交谈时发现她有明显口臭。目前患者病情尚稳定，意识清楚，但体质较弱，护士决定为患者进行全身床上清洁护理。

请思考：

（1）该患者在身体清洁方面存在哪些护理问题？

（2）如何为该患者进行床上口腔、头发和皮肤护理？

（3）为该患者进行口腔、头发和皮肤护理之前应评估哪些相关的内容？

清洁卫生是人类的基本需求之一，可满足和维持个人的舒适。当人患病时，受疾病的影响，自我照护能力下降，往往无法满足自身清洁的需要，对清洁的需求会更加明显，若需求无法得到满足，将会对生理和心理产生一定的影响。因此，为使患者在住院期间身心均处于最佳状态，护士应做好患者的清洁卫生工作。

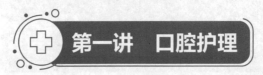

口腔护理是指护士根据患者的病情及其口腔卫生情况，指导或协助患者进行的口腔清洁。口腔的温度、湿度及所含的食物残渣都是微生物生长繁殖的适宜条件，因此人的口腔中存在大量微生物。此外，口腔与外界相通，也便于病原微生物进入。

在健康状态下，机体抵抗力较强，且唾液中的溶菌酶具有杀菌作用，同时漱口、刷牙、饮水、进食等活动也可有效地减少和清除部分致病菌，因此，一般不会出现口腔健康问题。但当人体患病时，机体的抵抗力下降，唾液分泌减少，上述活动减少，为口腔内的细菌繁殖创造了条件，易导致口腔炎症、口腔溃疡等疾病的发生，同时还可引起口臭。这既会影响人的食欲和消化功能，也会影响人与人之间的交往。由此可见，及时有效的口腔护理对保持患者的身心健康十分重要。

一、口腔护理的评估

（一）口腔状况的评估

护士一手拿压舌板，一手持手电筒，置光源于适当位置，请患者将头稍微向后仰并张嘴，检查上腭部情况；嘱患者舌尖向上抵住上颚，以便检查口腔底部的情况。检查时，护士应注意以下内容：

（1）评估口唇的色泽和湿润度，有无裂纹、出血及疱疹等。

（2）评估口腔黏膜的颜色及完整性，有无溃疡、疱疹等；有无不正常的渗出液，如血液、脓液等。

（3）评估牙齿的数量是否齐全，有无龋齿、牙结石和牙垢，有无义齿，义齿佩戴是否合适，等等。

（4）评估牙龈的颜色，有无出血、溃疡、萎缩、肿胀等。

（5）评估舌的颜色和湿润度，有无溃疡、出血等；舌苔的颜色，苔质是否厚腻；等等。

（6）评估腭部、腭垂、扁桃体的颜色，有无肿胀及不正常的分泌物等。

（7）评估口腔有无异常气味，如氨臭味、烂苹果味等。

（二）全身状况与自理能力的评估

（1）评估患者的自主活动能力和口腔清洁自理能力。对能自理的患者，鼓励其进行自我照顾；对不能自理者，护士应协助其完成清洁。

（2）评估患者的心理状态和合作程度。

（三）健康教育需要的评估

（1）评估患者对保持口腔卫生重要性的认识程度，对口腔卫生与口腔疾病、全身性疾病相关知识的了解程度。

（2）评估患者对口腔清洁方法的掌握程度，以及对口腔卫生保健知识的了解程度。

 集思广"议"

为提高全球对口腔疾病预防和控制的认识，世界牙科联盟将每年 3 月 20 日设立为"世界口腔健康日"。2023 年世界口腔健康日的主题是"为健康口腔而自豪"。

请以小组为单位，讨论"健康口腔"的标准。

二、口腔护理的方法

（一）一般口腔护理

一般口腔护理适用于能自己完成口腔清洁的患者，护理重点为口腔清洁指导。

1. 指导患者养成良好的口腔卫生习惯

嘱患者养成每天晨起、晚上临睡前刷牙及餐后漱口的习惯；向患者介绍口腔保健相关知识，如睡前不进食对牙齿有刺激或腐蚀作用的食物，减少食用蔗糖或糖类较高的食物；嘱患者当口腔干燥时，应多饮水；等等。

2. 指导患者正确刷牙

刷牙一般在晨起或晚上临睡前进行，正确的刷牙方法是上下颤动刷牙法，具体方法如下：

（1）将牙刷毛面轻轻放于牙齿及牙龈沟上，使刷毛与牙齿成 45°夹角；快速环形来回刷动，每次只刷 2～3 颗牙齿，刷完一个部位再刷相邻部位，如图 6-1（a）～（b）所示。

（2）刷前排牙齿内面时，可用牙刷毛面的顶端以环形方式刷洗，如图 6-1（c）所示。

（3）刷牙齿的咬合面时，刷毛与牙齿平行来回刷洗，如图 6-1（d）所示。

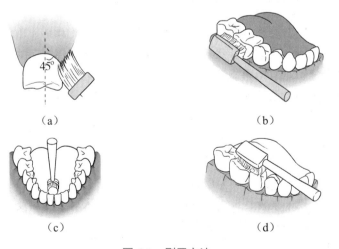

（a）　　　　　　　　　　　　（b）

（c）　　　　　　　　　　　　（d）

图 6-1　刷牙方法

（4）刷完牙齿后，再轻刷舌面，以减少微生物的数量并清除食物残屑。

此外，还有一种简便的刷牙方法——上下竖刷法，即将牙刷毛面顺牙缝纵向刷洗。

> **护理小贴士**
>
> 牙刷应尽量选用刷头较小、刷毛软硬适中且表面平滑的牙刷，同时应每3个月更换一次。

3. 指导患者正确使用牙线

刷牙无法彻底清除牙齿间的食物残渣、牙结石和牙菌斑，应配合使用牙线，做好牙齿的彻底清洁。建议每日使用牙线剔牙两次，最好餐后立即进行。

牙线的使用方法：取牙线约40 cm，将牙线两端分别绕于双手中指，指间留14～17 cm牙线，两手拇指和食指配合控制牙线，如图6-2（a）所示；以拉锯式轻轻将牙线嵌入牙间隙；将牙线紧贴要清洁的牙齿，使其呈"C"形；前后、左右拉动牙线以清洁牙齿侧面，如图6-2（b）所示。

注意事项：① 确保每颗牙齿的两侧都能清洁到；② 每个牙缝至少清洁两次。

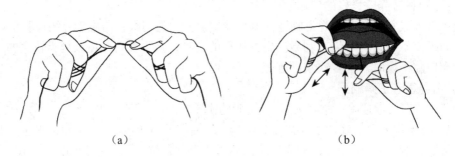

（a）　　　　　　　　　　　　　（b）

图6-2　使用牙线剔牙法

> **护理小贴士**
>
> 若患者佩戴义齿，应先取下义齿，观察义齿的内套有无结石、牙斑、食物残渣等，检查义齿表面有无破损、裂痕；然后按刷牙的方法用牙膏或义齿清洁剂刷洗义齿；最后用冷水冲洗干净，漱口后再戴上。
>
> 若暂时不戴义齿，应将义齿浸泡于冷水杯中并加盖，每日更换一次清水。
>
> 需要注意的是，不可将义齿泡在热水或乙醇等消毒溶液中，以免其变色、变形和老化。

（二）特殊口腔护理

特殊口腔护理适用于禁食、鼻饲、昏迷、危重、大手术后、高热及有口腔疾患等口腔自理能力存在缺陷的患者。

【操作目的】

（1）保持口腔清洁、湿润，使患者舒适，预防口腔感染等并发症。

特殊口腔护理

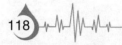

（2）去除口腔异味，防止口臭，增进食欲，保持口腔的正常功能。

（3）观察口腔黏膜和舌苔的变化，辨别特殊气味，以提供病情变化动态信息，帮助诊断和治疗。

【操作前准备】

（1）评估：患者的年龄、病情、意识、口腔卫生状况（如有无异常气味、溃疡、出血等）、心理状态及合作程度。

（2）护士准备：着装整齐，修剪指甲，洗手，戴口罩。

（3）用物准备：治疗盘，内置治疗碗（内盛漱口液浸湿的无菌棉球约 16 个、弯止血钳 1 把、镊子 1 把、压舌板 1 个）、小茶壶或杯子（内盛漱口液）、弯盘、吸水管、手电筒、棉签、治疗巾、橡胶单，必要时备开口器；治疗盘外备常用漱口液、口腔外用药（按需备，如液状石蜡、锡类散、冰硼散等）、手消毒剂。

口腔护理常用漱口液

（4）环境准备：整洁、安静、宽敞、明亮。

【操作步骤】

特殊口腔护理的操作步骤如表 6-1 所示。

表 6-1　特殊口腔护理的操作步骤

操作步骤	注意事项
1. 核对、解释 携用物至患者床旁，核对患者的姓名、床号和腕带信息，向患者及其家属解释口腔护理的目的、方法、注意事项及配合要点	
2. 安置体位 协助患者取侧卧位（或仰卧位头偏向护士一侧）	
3. 铺巾置盘 取治疗巾铺于患者颌下，置弯盘于患者口角旁，如图 6-3 所示	
4. 观察口腔 （1）用棉签蘸温水湿润患者口唇。 （2）嘱患者张口，用压舌板轻轻撑开颊部，打开手电筒观察口腔情况	● 对牙关紧闭者或昏迷患者，可用开口器打开。 ● 有活动义齿的，应取下
5. 协助漱口 协助患者用吸水管吸取温开水漱口	● 昏迷患者禁忌漱口，以防误吸

续表

操作步骤	注意事项
6. 擦洗口腔 （1）擦洗牙外侧面：嘱患者咬合上下齿，一手用压舌板轻轻撑开左侧颊部，另一手用弯止血钳夹持无菌棉球由内向外（由臼齿向门齿）纵向擦洗左侧牙齿的外面。同法擦右侧牙齿的外面。 （2）擦洗牙内侧面和咬合面：嘱患者张口，依次擦洗牙齿左上内侧面、左上咬合面、左下内侧面和左下咬合面，然后以弧形擦洗左侧颊部。同法擦右侧。 （3）擦洗硬腭部、舌面及舌下：由内向外横向擦洗硬腭部、舌面及舌下。 （4）擦洗口唇	● 棉球应包裹止血钳尖端。 ● 每擦洗一个部位，更换1个无菌棉球。 ● 勿过深，避免触及软腭、咽部引起恶心
7. 再次漱口 擦洗完毕，协助患者漱口，用治疗巾拭去口角处水渍	
8. 清点棉球 清点棉球数量，避免棉球残留于口腔	
9. 涂药 再次观察口腔状况，若口唇干裂则涂一层液状石蜡或润唇膏，若口腔黏膜有溃疡则涂药于溃疡处	
10. 整理、记录 （1）协助患者取舒适卧位，整理床单元。 （2）清理用物，洗手、记录	● 必要时协助患者佩戴义齿，做好义齿的清洁及相应的健康教育

【注意事项】

（1）动作应轻柔细致，避免损伤口腔黏膜及牙龈，尤其是对凝血功能较差的患者。

（2）对昏迷患者，严禁漱口及使用过湿的棉球，以免引起误吸；对牙关紧闭者，不可暴力助其开口，防止误伤牙齿，需用开口器时，应套橡皮套，从臼齿处放入。

（3）操作前后，清点棉球数目，操作时夹紧棉球，以防其遗留在患者口腔内。

（4）对传染病患者，应按隔离原则准备和处理用物、执行相关操作。

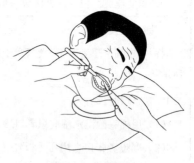

图 6-3　口腔护理

有效的头发护理可保持头皮清洁，防止细菌感染；还可促进毛囊的血液循环，促进头发的生长。因此，头发护理是患者清洁护理的重要内容之一。

一、头发护理的评估

（1）头发及周围皮肤的评估：评估患者的头发分布、长度、脆性与韧性、干湿度、清洁情况、光泽度、颜色等；周围皮肤是否油腻，有无瘙痒、破损、皮疹或病变等。

（2）患者自理能力的评估：评估患者洗发或梳发的需要和习惯，是否卧床，有无肌张力减弱或共济失调，有无关节活动受限，梳发或洗发时需要完全协助还是部分协助；评估患者的心理状态和合作程度。

（3）健康教育需要的评估：患者对头发清洁及相关知识的了解程度。

二、头发护理的方法

（一）床上梳发

【操作目的】

（1）按摩头皮，刺激局部的血液循环，促进头发的新陈代谢。

（2）除去污物和脱落头屑，使头发清洁、整齐，增加美感和舒适感，维护患者的自尊和自信。

【操作前准备】

（1）评估：同"头发护理的评估"。

（2）护士准备：着装整洁，修剪指甲，洗手，戴口罩。

（3）用物准备：治疗盘，内置治疗巾、梳子、纸袋（用于包脱落的头发）、30%乙醇，必要时准备发夹或橡皮圈，手消毒剂。

（4）环境准备：整洁、安静、宽敞、明亮。

【操作步骤】

床上梳发（以长发女患者为例）的操作步骤如表6-2所示。

表6-2 床上梳发的操作步骤

操作步骤	注意事项
1. 核对、解释 携用物至患者床旁，核对患者的姓名、床号和腕带信息，向患者及其家属解释床上梳发的目的、方法、注意事项及配合要点	

续表

操作步骤	注意事项
2．安置体位 　对可坐起的患者，协助患者坐起或半坐，铺治疗巾于患者肩上；对于卧床患者，铺治疗巾于枕头上，协助患者将头转向一侧	
3．梳理头发 　（1）将头发从中间分成两股分别梳理，左手握住一股头发，右手持梳，由发根缓慢梳向发梢。若遇长发或头发打结不易梳理，应沿发梢至发根方向梳理，可将头发置于手指上，并用30%乙醇湿润打结处，再慢慢梳理。 　（2）根据患者需要编辫或扎成束	● 避免过度牵拉，使患者感到疼痛。 ● 尊重患者梳发习惯；不可扎得过紧
4．整理、记录 　（1）将脱落头发装入纸袋，撤出治疗巾。 　（2）协助患者取舒适卧位，整理床单元，清理用物。 　（3）洗手、记录	● 记录执行时间及护理效果

【注意事项】

（1）尽量使用圆钝齿梳子，防止损伤头皮。如果发质较粗或烫成卷发，可选用齿间较宽的梳子。

（2）梳发过程中可同时按摩头皮，以促进头部血液循环。

护理智库

按摩头皮的方法

　按摩头皮是指用手指对头皮进行揉（摩）、搓（擦）、推（捏）、叩（打）等，使头皮肌肉放松，血液循环通畅。

　基本方法： 五指分开，手呈弓形，手掌离开头皮，指腹放于头皮上，稍用力向下按，并轻轻揉动，揉动数次后再换另一个部位。

　按摩顺序： 先从前额到头顶，再从颞部至枕部，反复揉搓至头皮发热。

（二）床上洗发

　洗发应以患者舒适、安全、不影响治疗为原则。护理工作中，应根据患者的病情、体力和年龄确定洗发方式和次数。对于行动不便者或长期卧床者，可采用床上洗发，一般每周洗发一次。

【操作目的】

（1）去除头皮屑及污物，减少感染机会，使患者感觉舒适。

（2）按摩头皮，刺激头部皮肤的血液循环，促进头发生长和代谢。

（3）增加与患者的交流，建立良好的护患关系。

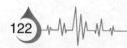

【操作前准备】

（1）评估：同"头发护理的评估"。

（2）护士准备：着装整洁，修剪指甲，洗手，戴口罩。

（3）用物准备：治疗盘，内置橡胶单（或一次性中单）、毛巾、浴巾、别针（或夹子）、棉球（以不吸水棉花为宜）、眼罩或纱布、弯盘、洗发液、纸袋、量杯、梳子（可由患者自备）、镜子；治疗盘外备马蹄形垫（或床上洗头盆、洗头车），水壶、热水桶（内盛40～45 ℃的水）、手消毒剂、污水桶等。另外，按需准备护肤霜（可由患者自备）、电吹风和屏风。

（4）环境准备：宽敞、明亮，调节室温至22～26 ℃，必要时关闭门窗。

【操作步骤】

床上洗发的操作步骤如表6-3所示。

表6-3 床上洗发的操作步骤

操作步骤	注意事项
1. 核对、解释 携用物至患者床旁，核对患者的姓名、床号和腕带信息，向患者及其家属解释床上洗发的目的、方法、注意事项及配合要点	
2. 安置用物 放平床头，移开床头柜、床旁椅，置用物于方便取用之处	● 必要时使用屏风或隔帘遮挡
3. 铺巾、松领 （1）移出枕头，将橡胶单（或一次性中单）和浴巾依次铺于枕头上。 （2）松开患者衣领并向内反折，将毛巾围于患者颈部，用别针固定	
4. 安置体位 协助患者取屈膝仰卧位，移枕于肩下，膝下垫膝枕	
5. 放洗头器 ▲ 马蹄形垫洗发法 将马蹄形垫放于患者头下，使患者后颈部枕于马蹄形垫的突起处（后颈部垫毛巾），头部在槽中，槽出口接污水桶或污水盆，如图6-4所示。 ▲ 床上洗头盆洗发法 将洗头盆置于床头，洗头盆开口下放一污水桶或污水盆；协助患者将头置于洗头盆内，如图6-5所示。 ▲ 洗头车洗发法 将洗头车置于床头侧边，协助患者斜角仰卧或侧卧，将接水盘置于患者头下，或使患者头部枕于洗头车的头托上，如图6-6所示	

续表

操作步骤	注意事项
6. 保护眼耳 用纱布或眼罩遮盖双眼，用棉球塞住双耳	
7. 洗净头发 （1）梳理头发；先将少许热水放于患者头部试温，询问患者感觉，确定水温适宜后，用水壶或喷头冲淋，充分湿润头发。 （2）倒适量洗发液于掌心，均匀涂抹于头发；由发际向脑后部方向揉搓，同时用手指指腹轻轻按摩头皮。 （3）冲洗头发，直到洗净为止	● 揉搓力度适当，避免用指甲抓挠，以免抓伤头皮
8. 擦干、梳发 （1）洗发毕，解下颈部毛巾，擦去头发上的水分，包住头发；一手托住患者头部，一手撤去马蹄形垫（洗头盆、洗头车）。 （2）取下眼罩或纱布，取出耳道内的棉球，擦干患者面部。 （3）将枕头、橡胶单和浴巾一起自肩下移至头部，协助患者仰卧，枕于枕上。 （4）解下包头的毛巾，用浴巾擦干或用电吹风吹干头发。 （5）梳理发型，撤去上述用物	● 及时擦干头发，避免患者着凉感冒。 ● 酌情使用护肤霜。 ● 若有发结，可用30%乙醇溶液辅助梳理
9. 整理、记录 （1）协助患者取舒适卧位，整理床单元。 （2）清理用物，洗手，记录	● 记录执行时间和护理效果

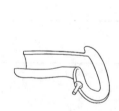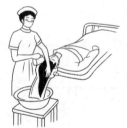

图 6-4　马蹄形垫洗发法

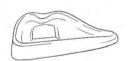

图 6-5　床上洗头盆洗发法

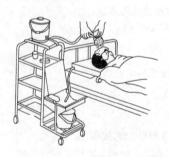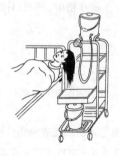

图 6-6　洗头车洗发法

【注意事项】

（1）保证室温和水温适宜，注意保暖。

（2）操作时要注意观察患者的病情变化，若患者面色、脉搏、呼吸等有异常，应立即停止洗头。

（3）为患者洗头时，身体应尽量靠近床边，保持良好的姿势，避免疲劳。

（4）病情危重和极度衰弱的患者不宜洗发。

（5）洗发时注意保持患者体位舒适，保护伤口及各种管路。

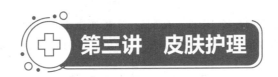

皮肤新陈代谢迅速，其代谢产物（如皮脂、汗液、表皮碎屑等）易与外界细菌和尘埃结合成污垢，黏附在皮肤表面，如不及时清除，可刺激皮肤，降低皮肤的抵抗力，破坏皮肤的屏障作用，造成各种感染的发生。因此，皮肤护理是清洁护理的一项重要内容，它不仅可保持皮肤清洁，为患者带来舒适感，还可预防皮肤感染和压力性损伤等并发症的发生。

一、皮肤护理的评估

（1）患者一般情况的评估：患者的年龄、病情、意识和自理能力（是否瘫痪或软弱无力、有无关节活动受限、需要部分协助还是完全协助），患者的清洁习惯及对清洁用品的喜好，患者对保持皮肤清洁相关知识的了解程度，患者的心理状态及合作程度；等等。

（2）患者皮肤的评估：皮肤的完整性、颜色、温度、湿润度、柔软度、弹性和清洁度；有无破损、皮疹、水疱、结节或感觉异常，以及病变的部位及分布；等等。

二、皮肤的一般护理

（一）淋浴或盆浴

淋浴或盆浴适用于病情较轻、有自理能力、全身情况良好的患者。在护理操作中，应根据患者的年龄、病情和个人需要合理选择沐浴方式，确定沐浴时间和次数，并根据患者的自理能力适当给予协助。

【操作目的】

（1）清洁皮肤，促进患者生理和心理上的舒适。

（2）促进皮肤的血液循环，增强其排泄功能，预防皮肤感染等并发症。

（3）观察患者全身皮肤有无异常，为临床诊治提供依据。

【操作前准备】

（1）评估：同"皮肤护理的评估"。

（2）护士准备：着装整洁，修剪指甲，洗手。

（3）用物准备：浴巾、浴皂或浴液、洗发液、毛巾（两条）、防滑拖鞋、清洁衣裤等。

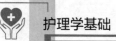

护理学基础

（4）环境准备：浴室清洁，呼叫装置功能完好，地面和浴盆内防滑，调节室温至 24 ℃左右。

【操作步骤】

淋浴和盆浴的操作步骤如表 6-4 所示。

表6-4　淋浴和盆浴的操作步骤

操作步骤	注意事项
1．核对、解释 携用物至患者床旁，核对患者的姓名、床号和腕带信息，向患者及其家属解释相关事项，如水温调节方法、呼叫装置的使用等	● 嘱患者进出浴室时扶住把手以防滑倒，不可用湿手接触电源开关
2．协助沐浴 （1）携带用物，送患者入浴室，并将用物放于易取处。 （2）调节水温维持在 40～45 ℃。 （3）若患者不能自行完成沐浴，护士应一起进入浴室，协助完成；若患者进行盆浴，需扶持其进出浴盆，防止滑倒	● 浴室不宜锁门，可将"正在使用"标牌挂于浴室门上，以便发生意外时护士能随时进入。 ● 注意患者入浴时间，时间过久应予以询问，防止发生晕厥、滑跌等意外
3．整理、记录 （1）根据情况协助患者擦干皮肤，穿好清洁衣裤。 （2）观察患者的一般情况，询问有无不适。 （3）协助患者回病室，取舒适卧位。 （4）整理沐浴用物，取下"正在使用"标牌。 （5）洗手，记录	● 记录执行时间和护理效果

【注意事项】

（1）进餐 1 h 后才能进行沐浴，以免影响消化。

（2）妊娠 7 个月以上的孕妇禁用盆浴；衰弱、创伤或患心脏病等需卧床休息的患者，均不宜盆浴或淋浴。

（3）传染病患者应根据病情和隔离原则进行沐浴。

（4）沐浴时，水温和室温不宜过高，时间不宜过长，以免患者体表毛细血管扩张而致脑缺血，发生晕厥等意外情况。

（5）若患者发生晕厥，应立即抬出，并配合医生处理。

（二）床上擦浴

床上擦浴适用于病情较重、不能自理或活动受限的患者，如使用石膏、牵引或身体过于虚弱等而无法自行沐浴的患者。

【操作目的】

同淋浴或盆浴。

【操作前准备】

（1）评估：同"皮肤护理的评估"。

（2）护士准备：着装整洁，修剪指甲，洗手，戴口罩。

（3）用物准备：浴巾（两条），毛巾（两条），清洁衣裤，浴毯，盆数个（分别洗脸和身体、洗脚、洗会阴用），热、冷水桶各一（热水水温为 50～52 ℃），污水桶，浴皂，护理篮（内盛 50%乙醇、弯盘、指甲剪、小剪刀、梳子、护肤用品等）和便器（按需备）。

（4）环境准备：安静、宽敞，调节室温至 24 ℃左右，关好门窗。

【操作步骤】

床上擦浴的操作步骤如表 6-5 所示。

表 6-5　床上擦浴的操作步骤

操作步骤	注意事项
1．核对、解释 （1）携用物至患者床旁，将用物放于易取、稳妥处。 （2）核对患者的姓名、床号和腕带信息，向患者及其家属解释床上擦浴的目的、方法、注意事项及配合要点，询问患者有无特殊用物需求	
2．浴前准备 （1）用屏风（或隔离帘）遮挡患者。 （2）调整病床的高度（病情允许的情况下放平床头及床尾支架），松开盖被，移至床尾；用浴毯遮盖患者。 （3）协助患者移向床沿。 （4）将盆放于床头柜上，倒入适量热水和冷水，调试水温	
3．擦洗面颈 （1）将一条浴巾铺于患者枕上，另一条浴巾盖于患者胸部。 （2）将一毛巾浸湿后拧干，包裹于右手上成手套状，如图 6-7 所示。 （3）左手扶托患者头顶部，右手用毛巾的不同部位由内眦至外眦轻轻擦拭患者的眼部。 （4）依次擦洗前额、颊部、鼻翼、耳后、下颌和颈部。 （5）用较干的毛巾依次再擦洗一遍	● 擦浴时避免弄湿床单。 ● 避免使用浴皂，以免引起眼部刺激症状；注意更换毛巾部位，避免交叉感染。 ● 可根据患者情况和习惯使用浴皂，注意擦净耳郭、耳后及皮肤褶皱处

续表

操作步骤	注意事项
4. 擦洗上肢 （1）为患者脱去上衣，盖好浴毯。 （2）移去近侧上肢浴毯，将浴巾铺在患者上肢下面；一手支托患者肘部及前臂，另一手由远心端向近心端擦洗上肢，直至腋下。擦洗方法：先用涂浴皂的湿毛巾擦洗，再用湿毛巾擦净皂液两遍，最后用浴巾边按摩边擦干。 （3）将浴巾对折放于患者床边，置盆于浴巾上；协助患者将手浸于盆中，洗净并擦干。 （4）以上操作完成后移至对侧，同法擦洗对侧上肢	● 先脱近侧，后脱远侧。如果患者有肢体外伤或活动障碍，应先脱健肢，后脱患肢。 ● 注意洗净腋窝等皮肤皱褶处。 ● 根据情况修剪指甲
5. 擦洗胸腹部 （1）倾倒污水，换净水，调试水温。 （2）将浴巾铺于患者胸腹部，将浴毯向下折叠至患者脐部；一手掀起浴巾，用另一包有毛巾的手擦洗患者胸部，擦洗方法同上肢。 （3）将浴毯向下折叠至会阴部。以同样的方法擦洗患者腹部	● 擦洗过程中应保持浴巾盖于患者胸腹部，以保护患者隐私并避免着凉。 ● 擦洗女患者乳房时应环形用力，并注意擦洗乳房下皮肤皱褶处。 ● 擦洗腹部时，以肚脐为中心，顺结肠走向进行
6. 擦洗背部 （1）协助患者取侧卧位，背向护士；将浴巾铺于患者身下，将浴毯盖于患者胸腹部和腿部。 （2）依次擦洗后颈部、背部和臀部。 （3）进行背部按摩（方法见本讲的"背部按摩"）	● 注意擦净臀部和肛门部位的皮肤褶皱
7. 平卧穿衣 （1）协助患者平卧，为患者换上清洁上衣。 （2）将浴毯撤至床中线处，盖于对侧腿上，确保遮盖会阴部	● 先穿对侧，后穿近侧；如果患者有肢体外伤或活动障碍，应先穿患侧，后穿健侧
8. 擦洗下肢 （1）换水并调好水温，协助患者脱下裤子，将浴巾半铺半盖于近侧腿部下面。 （2）依次擦洗踝部、膝关节、大腿，洗净后用浴巾擦干。 （3）同法擦洗另一侧	● 注意洗净腹股沟等皮肤褶皱处

续表

操作步骤	注意事项
9. 清洗会阴 （1）换水并调好水温，用浴毯盖好上身和下身，只暴露会阴部。 （2）协助患者清洗会阴部；不能自行清洗者，由护士完成	● 注意保护患者隐私
10. 协助穿裤 协助患者换上清洁的裤子	
11. 泡洗双足 （1）准备足盆，加入适量热水并调试水温。 （2）协助患者屈膝，将患者裤腿挽至合适位置；将浴巾（或橡胶单、一次性中单）垫于患者脚下，盆放于浴巾上。 （3）双手托起患者小腿部，将双脚轻轻放于盆中清洗。 （4）洗净后移去足盆，将两脚放于浴巾上擦干	● 确保足部接触盆底，以保持稳定；确保洗净趾间。 ● 酌情使用润肤剂；根据情况修剪趾甲
12. 整理、记录 （1）协助患者取舒适体位，整理床单元（按需更换床单）。 （2）整理用物，洗手，记录	● 记录执行时间及护理效果

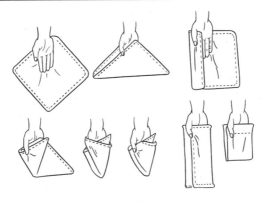

图 6-7　包小毛巾法

【注意事项】

（1）温水擦洗时易引起患者的排尿和排便反射，应按需要给予患者便器，床上使用便器的方法见本讲"床上使用便器法"。

（2）注意保暖，擦洗过程中随时为患者盖好浴毯，避免不必要的暴露，防止患者受凉。

（3）动作应轻柔、敏捷，注意擦洗干净皮肤皱褶处。

（4）注意观察患者病情变化及全身皮肤情况，若患者出现寒战、面色苍白等情况，应立即停止擦洗，并给予适当处理。

（5）擦浴过程中，注意保护伤口和引流管，避免伤口受压、引流管打折或扭曲。

（三）背部按摩

【操作目的】

（1）促进背部皮肤血液循环，增强皮肤的抵抗力，预防压力性损伤等并发症的发生。

（2）观察患者的一般情况，放松患者肌肉，促进其舒适感，满足其身心需要。

【操作前准备】

（1）评估：患者的年龄、病情、意识、自理能力、皮肤情况（如皮肤清洁度，骨突出部位有无受压、皮肤发红等异常情况）、心理状态及合作程度。

（2）护士准备：着装整洁，修剪指甲，洗手，戴口罩。

（3）用物准备：护理盘，内备按摩油（或按摩乳、按摩膏）、毛巾、浴巾、弯盘；盆（内盛 50~52 ℃的温水），屏风（按需备）。

（4）环境准备：安静、明亮，调节室温至 24 ℃左右，关好门窗。

【操作步骤】

背部按摩的操作步骤如表 6-6 所示。

表 6-6　背部按摩的操作步骤

操作步骤	注意事项
1. 核对、解释 携用物至患者床旁，核对患者的床号、姓名和腕带信息，向患者及其家属解释背部按摩的目的、方法、注意事项及配合要点	
2. 遮挡患者 拉上隔离帘或使用屏风遮挡患者	
3. 放置用物 将盛有温水的盆置于床头柜或床旁椅上	
4. 安置体位 （1）移去枕头，将其立于床头或床尾。 （2）解开患者衣扣，协助患者俯卧或侧卧，使其背部靠近护士。 （3）掀起患者上衣至肩部，脱裤至臀下，将浴巾一半铺于患者身下，一半盖于患者上半身，同时掀起盖被斜角搭于患者身上	
5. 清洁背部 将微湿小毛巾包裹于手上成手套状，依次擦洗患者的颈部、肩部、背部和臀部	

续表

操作步骤	注意事项
6. 按摩背部 （1）两手手掌蘸少许按摩油，从骶尾部开始，沿脊柱两侧向上按摩，至肩部时用力稍轻；然后以环形动作向下按摩至腰部和骶尾部，如图 6-8 所示。如此有节奏地按摩数次。 （2）用拇指指腹蘸少许按摩油，由骶尾部沿脊柱按摩至第 7 颈椎处。 （3）用手掌的大、小鱼际蘸少许按摩油，紧贴皮肤按摩其他受压处	● 按摩力量适中，应足以刺激肌肉组织。 ● 操作过程中注意观察患者的反应，若出现异常，应立即停止操作
7. 协助穿衣 （1）按摩完毕，用浴巾将背部过多的按摩油擦净。 （2）撤去浴巾，协助患者穿衣并取舒适卧位	
8. 整理、记录 （1）整理床单元及用物。 （2）洗手，记录	● 记录执行时间及护理效果

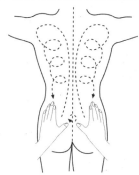

图 6-8　背部按摩手法

【注意事项】

（1）操作过程中要注意保护患者的隐私，不可过多暴露患者，可用屏风遮挡。

（2）不同部位采用不同的按摩手法，手法要正确，用力要均匀、适当，避免用力过大造成皮肤损伤。

（3）操作时留意观察病情变化及局部受压情况。

（四）床上使用便器法

【操作目的】

满足患者的排便需要。

【操作前准备】

（1）评估：患者的年龄、病情、意识、自理能力、心理状态、合作程度及对便器使用的了解程度。

（2）护士准备：着装整洁，修剪指甲，洗手，戴口罩。

（3）用物准备：橡胶单、中单（或尿垫）、便器、便器巾、卫生纸，必要时备软纸（或布垫）和屏风（按需备）。

【操作步骤】

床上使用便器的操作步骤如表 6-7 所示。

表 6-7　床上使用便器的操作步骤

操作步骤	注意事项
1. 核对、解释 携用物至患者床旁，核对患者的床号、姓名和腕带信息，向患者解释床上使用便器的目的、方法、注意事项及配合要点	● 便器应清洁、无破损，天冷时，可先用热水把便器温热
2. 遮挡 拉好隔离帘或放置屏风	
3. 垫单、脱衣 将橡胶单和中单（或尿垫）置于患者臀下；协助患者脱裤、屈膝	
4. 放置便器 对于能配合的患者，一手托起患者腰骶部，同时嘱其抬起臀部，另一手将便器置于其臀下。对于无法配合的患者，先帮助患者侧卧，放置便器后，一手扶住便器，另一手帮助患者恢复平卧位；或两人协力抬起患者臀部，放置便器	● 不可硬塞或硬拉便器，必要时可在便器边缘垫以软纸或布垫，以免损伤骶尾部皮肤。 ● 便器开口端朝向患者的足部
5. 检查 检查患者臀部与便器位置是否适当。如果患者不习惯以平卧姿势排便，在病情允许的情况下可适当抬高床头	● 使患者坐在便器中央
6. 等待 患者排便时，酌情守候床旁或暂离病室。若暂离病室，应在离开前将卫生纸和呼叫装置放在患者易取到的地方	
7. 取出便器 （1）排便完毕，盖上便器巾，必要时协助患者擦净肛门。 （2）对于能配合的患者，嘱患者双腿用力抬起臀部，护士一手抬高其腰骶部，另一手将便器取出；对于无法配合的患者，两人协力抬起患者臀部，取出便器	
8. 操作后处理 （1）协助患者穿裤、洗手。 （2）整理床单元，协助患者取舒适卧位。 （3）撤去屏风，开窗通风。 （4）处理和清洁便器，观察患者大、小便情况，以协助诊断和治疗。 （5）洗手，记录	● 记录执行时间和排泄情况

【注意事项】

（1）尊重并保护患者隐私。

（2）不可使用破损的便器，以防损伤患者皮肤。

三、会阴部护理

会阴部护理是指对会阴部及其周围皮肤进行的清洁和护理。会阴部生理结构特殊，且此处温暖、潮湿、空气流通不畅，利于微生物生长繁殖，是病原微生物侵入人体的主要部位。当人体患病时，机体抵抗力减弱，病原微生物更易由此侵入。尤其是长期卧床患者，会阴部皮肤还易受压，极易导致各种并发症的产生。因此，会阴部护理是一项十分必要的清洁护理操作。

会阴部护理可与常规的沐浴操作结合进行，有自理能力的患者可自行完成，护士只需对其进行指导。当患者丧失自理能力时，护士应为患者进行会阴部护理，若需对异性患者进行会阴部护理，可请一位护士在旁边陪同或指导患者家属进行操作。

（一）会阴部护理的评估

（1）患者一般情况的评估：年龄、病情、意识状态、自理能力（是否瘫痪或软弱无力，有无关节活动受限，需要完全协助还是部分协助）、心理状态及合作程度等。

（2）会阴部情况的评估：会阴部卫生情况（有无异味、瘙痒、分泌物过多等）、会阴部皮肤情况（有无破损、炎症、肿胀等），有无泌尿生殖系统或直肠手术，等等。

（3）排便、排尿情况的评估：尿液有无异味、浓稠、颜色改变，排尿时有无灼热感、疼痛感等不适感，有无大、小便失禁及留置导尿管，等等。

（4）患者健康教育需要的评估：患者对会阴部清洁相关知识的了解程度等。

（二）会阴部清洁

对于泌尿生殖系统感染，大、小便失禁，会阴部分泌物过多或尿液浓度过高导致皮肤刺激或破损，留置导尿管，产后及各种类型的会阴部手术后的患者，护士应对其进行会阴部的清洁护理。

【操作目的】

（1）保持会阴部清洁、舒适，预防和减少感染。

（2）为导尿术、留取中段尿标本和会阴部手术做准备。

（3）保持有伤口的会阴部清洁，促进伤口愈合。

【操作前的准备】

（1）评估：同"会阴部护理的评估"。

（2）护士准备：着装整洁，修剪指甲，洗手，戴口罩。

（3）用物准备：治疗盘，内备清洁剂或呋喃西林浸湿的棉球数个、止血钳（或大镊子）、小毛巾、治疗碗、弯盘、一次性手套、卫生纸，治疗盘外浴巾、橡胶单、中单、水壶（内盛 50～52 ℃的温水或专用会阴冲洗液）、盆、屏风、手消毒剂等，便器及便器巾、屏风（按需备）。

（4）环境准备：关好门窗，天冷时调节室温至 24 ℃左右。

【操作步骤】

会阴部清洁的操作步骤如表 6-8 所示。

表 6-8 会阴部清洁的操作步骤

操作步骤	注意事项
1. 核对、解释 　携用物至患者床旁，核对患者的床号、姓名和腕带信息，向患者及其家属解释会阴部清洁的目的、方法、注意事项及配合要点	
2. 遮挡 　拉好隔离帘或放置屏风	
3. 折叠盖被 　将盖被折于对侧	
4. 擦洗会阴 　▲ 女患者擦洗法 　（1）盆内放入温水，毛巾放入盆内，然后将盆放于床头柜上。 　（2）协助患者脱去对侧裤腿，盖在近侧腿部，并盖上浴巾；对侧腿用盖被遮盖。 　（3）协助患者取仰卧屈膝位，两腿略外展，露出外阴。 　（4）将橡胶单和中单垫于患者臀下，治疗碗置于患者外阴旁。 　（5）戴好一次性手套，右手持止血钳夹取清洁棉球由外向内、自上而下，依次用轻柔的手法擦拭阴阜、大阴唇；然后以左手分开大阴唇，同样顺序擦拭小阴唇、尿道口、阴道口和肛门口。 　若使用温水冲洗法，则置便器于患者臀下；一手持水壶，一手持夹有棉球的大镊子，按相同顺序边冲洗边擦洗会阴各部，如图 6-9 所示；冲洗完成后用毛巾擦干各部位，撤去便器。 　▲ 男患者擦洗法 　步骤（1）、步骤（2）和步骤（4）同女患者擦洗法。 　（3）协助患者取仰卧位，露出外阴。 　（5）戴好一次性手套，一手轻轻提起阴茎，一手取毛巾或棉球由尿道口向外环形擦洗阴茎头部，如图 6-10 所示。更换毛巾，反复擦洗，直至擦净阴茎头部。 　（6）沿阴茎体由上向下擦洗，应特别注意阴茎下面的皮肤。 　（7）小心托起阴囊，擦洗阴囊及阴囊下皮肤皱褶处。 　（8）协助患者取侧卧位，一手将臀部分开，一手用毛巾或棉球擦洗肛门	● 水温不可过高，以免烫伤会阴部。 ● 注意保暖，尽量减少不必要的暴露，保护患者隐私。 ● 夹取棉球时应夹棉球中心部位，使棉球裹住钳尖，避免擦拭时损伤组织。 ● 每擦洗一处，均需更换棉球；用过的棉球置于弯盘中。 ● 水温一般以 43 ℃为宜，也可根据患者需要做适当调整。 ● 如果用毛巾擦洗，每擦洗一处，均需变换毛巾的部位；如果用棉球擦洗，每擦洗一处，均需更换棉球。 ● 必要时，在擦洗肛门前可先用卫生纸擦净

续表

操作步骤	注意事项
5. 安置患者 （1）脱去一次性手套，将其弃于医用垃圾桶内。 （2）撤去中单、橡胶单和浴巾；协助患者穿好衣裤，取舒适卧位	
6. 整理、记录 （1）整理床单元，清理用物。 （2）洗手，记录	● 记录执行时间及护理效果

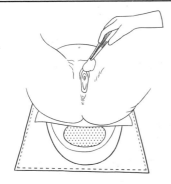

图 6-9　女患者会阴部清洁（会阴冲洗法）

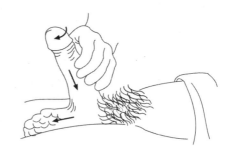

图 6-10　男患者会阴部清洁

护理小贴士

　　会阴部的各个孔道彼此很接近，容易发生交叉感染。尿道口是最清洁的部位，肛门是相对最不清洁的部位。因此，进行会阴部清洁时，应先清洁尿道口周围，最后擦洗肛门。

【注意事项】

（1）擦洗时动作轻稳，顺序正确，从污染最小部位清洁至污染最大部位，避免交叉感染。

（2）如果患者有会阴部或直肠手术，应使用无菌棉球轻轻擦净手术部位及会阴部周围皮肤；如果患者大、小便失禁，可在清洁完成后在肛门和会阴部涂一层凡士林或氧化锌软膏。

（3）对留置导尿者，需做好留置导尿管的清洁与护理：① 清洁尿道口和尿管周围，由尿道口向远端依次擦洗尿管的对侧、上方、近侧、下方；② 操作后注意观察导尿管是否通畅，避免脱落或打结。

（4）对处于月经期的女患者，宜采用会阴冲洗法。

（5）注意观察会阴部皮肤黏膜情况，对有伤口者，需注意观察伤口有无红肿，分泌物的性状、伤口愈合情况等。如果发现异常，及时向医生汇报，并配合处理。

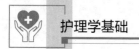

四、压力性损伤的预防与护理

压力性损伤，原称压疮或压力性溃疡，是指发生在皮肤和/或潜在皮下组织的局限性损伤。其通常发生在骨隆突处或医疗设备接触处，表现为局部组织受损但表皮完整或开放性溃疡，并可能伴有疼痛。

（一）压力性损伤的发生原因

1. 局部组织长期受压

压力因素是导致压力性损伤发生的最重要因素，通常有垂直压力、摩擦力和剪切力，如图 6-11 所示。

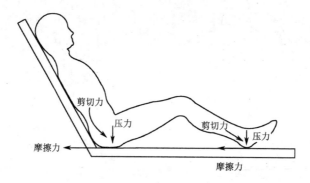

图 6-11　压力性损伤发生的力学因素

（1）垂直压力

局部组织遭受持续性垂直压力是压力性损伤发生的最主要原因。研究表明，如果外界施加局部的压力超过终末毛细血管压的两倍，且持续 1～2 h，即可阻断毛细血管对组织的灌流，引起组织缺氧；如果持续 2 h 以上，就可引起组织不可逆的损害，从而发生压力性损伤。例如，长期卧床或长期坐轮椅，夹板内衬垫放置不当，石膏内不平整或有渣屑等，均可导致局部组织长时间承受超过正常毛细血管压的压力，造成压力性损伤。

（2）摩擦力

摩擦力作用于皮肤，易损害皮肤的角质层。当患者卧床、变化体位或坐轮椅时，皮肤随时可受到床单或轮椅垫表面的逆行阻力摩擦，导致皮肤擦伤。若擦伤皮肤再受到汗液、尿液、粪便或渗出液的浸渍，则更容易发生压力性损伤。

（3）剪切力

剪切力是由两层组织相邻表面间的进行性相对移位所产生的一种力，由压力和摩擦力相加而成，与体位有密切关系。例如，患者平卧抬高床头时身体下滑，皮肤由于摩擦力的原因仍有停留在原位的趋势，这样皮肤与床铺之间的相对性移位就产生了剪切力。此时，组织中的血管被拉长、扭曲甚至断裂，形成血栓和真皮损害，进而发生深部组织坏死，引发压力性损伤。

2. 全身营养不良

长期营养不良会使皮下脂肪减少，肌肉萎缩。一旦受压，受压处因缺乏肌肉组织和脂肪组织的保护容易引起血液循环障碍，引发压力性损伤。

3．局部潮湿或排泄物刺激

若皮肤经常受到汗液、尿液及其他渗出液、引流液的刺激，则其抵抗力会下降，屏障作用会减弱，从而导致组织破溃，甚至引发继发感染。此外，皮肤潮湿会增加摩擦力，加重皮肤损伤。

4．年龄

老年人皮肤松弛、干燥、缺乏弹性，皮下脂肪萎缩、变薄，皮肤抵抗力下降，皮肤血流速度下降，且对外界环境反应迟钝，故更易出现压力性损伤。

5．温度

在持续压力引起组织缺氧的情况下，皮肤和软组织温度的升高会使机体新陈代谢率增高，引起组织细胞对氧的需求量增加，从而使组织缺氧更加严重。此外，温度升高可能会引起大量出汗而增加摩擦力。

6．机体活动和/或感觉障碍

自主活动能力减退或丧失，可使局部组织长期受压而发生压力性损伤；感觉受损时，对受压以及压迫引起的疼痛的感觉降低，从而不能躲避压迫，导致局部组织长时间受压后坏死。

（二）压力性损伤的分期/分类及临床表现

压力性损伤的发生为渐进性过程，根据其病理、生理变化及临床表现，可进行如表 6-9 所示的分期/分类。

表 6-9　压力性损伤的分期/分类及临床表现

分期/分类	临床表现
1 期压力性损伤	皮肤完整，局部出现压之不变白的红斑，或有皮肤感觉、温度或硬度的改变
2 期压力性损伤	表现为表浅、开放性、呈粉色或红色、湿润、有活力的伤口床，也可表现为完整或破损的浆液性水疱。但脂肪和深层组织未暴露，也无肉芽组织、腐肉和焦痂
3 期压力性损伤	全层皮肤缺损，溃疡处可见脂肪，常见肉芽组织和表皮组织（伤口卷边），可见腐肉和/或焦痂存在
4 期压力性损伤	全层皮肤和组织缺失，溃疡处可见或可直接触及筋膜、肌肉、肌腱、韧带、软骨或骨骼；可见腐肉和/或焦痂，常出现卷边、潜行（伤口边缘与伤口床之间的袋状空穴）和/或窦道（异常脓肿通道或脓肿腔导致的通道和盲端）
不可分期压力性损伤	全层皮肤和组织缺失，溃疡的创面床完全被坏死组织和/或焦痂覆盖，无法确定组织损伤的程度。彻底清除坏死组织或焦痂后，才能确定是 3 期或 4 期的压力性损伤
深部组织压力性损伤	皮肤完整或部分缺失，局部区域有持续指压不变白的深红色、栗色、紫色改变，或表皮分离后暴露暗色的伤口床或充血性水疱。疼痛和皮肤温度变化通常在皮肤颜色改变之前出现。该期伤口可能迅速发展并暴露组织损伤的实际程度，也可能溶解而不出现组织缺失

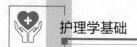

（三）压力性损伤的评估

1. 伤口评估

（1）整体评估：应评估患者的基础疾病、用药情况、营养状况、辅助检查、睡眠及心理状况。

（2）局部评估：依据压力性损伤的分期/分类标准进行分期/分类的评估。

（3）疼痛评估：通过语言沟通及对患者面色、体态、生命体征的观察评估患者的疼痛程度（详见项目四第三讲）。

2. 危险因素的评估

评估患者发生压力性损伤的危险性，主要考虑有无活动受限、意识状态改变或感觉障碍、营养不良、局部潮湿或受排泄物刺激、体温升高、应用矫形器械等。

为了科学地评估患者发生压力性损伤的危险性，护士可采用信效度较好的危险因素评估工具，常用的评估工具有 Braden 量表（见表 6-10）、Norton 量表（见表 6-11）等。

Braden 量表包括 6 个项目，总分值范围为 6～23 分。评分越低，提示发生压力性损伤的危险性越高。评分≤18 分，提示有发生压力性损伤的危险，建议采取预防措施。

表 6-10　Braden 量表

项目	分值			
	1	2	3	4
感觉 （对压力相关不适的感受能力）	完全受限	高度受限	轻度受限	未受损
潮湿 （皮肤暴露于潮湿环境的程度）	持续潮湿	经常潮湿	偶尔潮湿	罕见潮湿
活动力 （身体活动程度）	限制卧床	可以坐椅子	偶尔步行	经常步行
移动力 （改变和控制体位的能力）	完全受限	重度受限	轻度受限	不受限
营养 （日常食物摄取状态）	重度摄入不足	可能摄入不足	摄入充足	摄入极佳
摩擦力和剪切力	现存问题	潜在问题	无明显问题	—

Norton 量表主要为评估老年人压力性损伤的危险性的评估工具，共包括 5 个项目，总分值范围为 5～20 分。评分越低，提示发生压力性损伤的危险性越高。评分≤14 分，提示有发生压力性损伤的危险。

表 6-11　Norton 量表

项目	分值			
	4	3	2	1
身体状况	良好	一般	差	极差
精神状态	清醒	淡漠	模糊	昏迷
活动能力	可走动	需要帮助	依赖轮椅	卧床不起
灵活程度	行动自如	轻度受限	重度受限	完全受限
排泄失禁	无	偶然	经常	两便失禁

3. 高危人群的评估

易发生压力性损伤的高危人群包括：① 老年人；② 肥胖者（过重的机体使承重部位压力增加）；③ 身体衰弱、营养不良、贫血、糖尿病患者；④ 瘫痪患者；⑤ 水肿患者（水肿降低皮肤抵抗力，并增加承重部位压力）；⑥ 疼痛患者（为避免疼痛而处于强迫体位，机体活动减少）；⑦ 意识不清、昏迷和服用镇静剂的患者；⑧ 大、小便失禁的患者；⑨ 发热患者；⑩ 因医疗护理措施限制活动（如行石膏固定、手术、牵引的患者等）或使用和皮肤、黏膜紧密接触的医疗器械的患者。

4. 易患部位的评估

压力性损伤多发生于身体长期受压的部位，尤其是缺乏脂肪组织保护、无肌肉包裹或肌层较薄而又支撑重力的骨隆突处。由于卧位不同、受压点不同，压力性损伤的好发部位也不同，如图 6-12 所示。

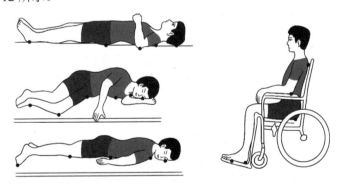

图 6-12　压力性损伤好发部位

（1）仰卧位：好发于枕骨粗隆部、肩胛部、肘部、脊椎体隆突处、骶尾部、足跟及足趾部。

（2）侧卧位：好发于耳郭、肩峰、肋部、髋部、膝关节的内外侧、足跟及内外踝处。

（3）俯卧位：好发于面颊部、耳郭、肩部、肋缘突出部、髂前上棘、膝部、足趾部，以及女性的乳房和男性的生殖器。

（4）坐位：好发于坐骨结节处。

此外，医疗器械与皮肤、黏膜紧密接触的相关部位也是压力性损伤的好发部位。

（四）压力性损伤的预防

绝大多数压力性损伤是可以预防的，精心、科学的护理可将压力性损伤的发生率降到最低。

1. 做好风险评估

全面的风险评估可及早发现和消除危险因素，是预防压力性损伤的关键环节。

2. 避免局部组织长期受压

（1）经常翻身

鼓励和协助患者经常翻身是最基本、最简单且能有效解除压力的方法。对于卧床患者，可视患者病情及局部受压情况而定，一般每 2 h 翻身一次；对于长期坐轮椅的患者，每 15 min 改变一下重心；患者侧卧时可采用 30°侧卧位，背后垫 R 形翻身垫（见图 6-13）或软枕，以分散压力；还可使用电动旋转床和翻转床协助患者变换卧位。为保证翻身的正确性和不间断，应建立床头翻身记录卡，以记录每次翻身的时间、卧位变化及皮肤情况。

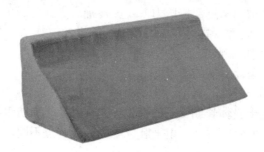

图 6-13　R 形翻身垫

（2）保护骨隆突处

协助患者变换卧位后，可用松软棉垫置于受压部位减压，或使用特殊的床或床垫（如气垫褥、水褥、羊皮褥等），使支撑体重的面积加大而减少骨隆突处所承受的压力，保护骨隆突处皮肤。对于有足跟压力性损伤风险的患者，可使用专门设计的足跟托起装置、枕头或泡沫垫抬高足跟，以减轻足跟部的压力。

（3）避免或减少摩擦力和剪切力

为避免摩擦力的形成，在协助患者翻身或搬运患者时，应将患者的身体抬离床面，避免拖、拉、推等动作；使用便器时，便器不应有损坏，且应协助患者抬高臀部，不可硬塞、硬拉。为避免或减少剪切力的产生，需让患者采取有效体位。

护理小贴士

对于长期卧床的患者，除非病情限制，床头抬高不应超过 30°；对半卧位患者，要注意防止其身体下滑。

（4）正确使用医疗用具

对使用石膏、绷带、夹板或牵引器等固定的患者，衬垫应平整、柔软、松紧适度、位置合适，尤其是骨隆突处的衬垫；同时应注意观察局部皮肤和肢端皮肤颜色的变化情况，认真听取患者的反馈，适当调节松紧。如果发现石膏、绷带等过紧或凹凸不平，应立即通知医生，及时予以调整。

3．避免局部不良刺激

（1）加强基础护理，根据需要用温水或中性溶液清洁患者皮肤。避免使用肥皂或含乙醇的清洁用品，以免引起皮肤干燥而刺激皮肤；擦洗动作应轻柔，不可用力过度；清洁皮肤后，可适当使用润肤品以保持皮肤湿润。

（2）对易出汗的部位（如腋窝、腘窝、腹股沟等），应及时擦干汗液；对大、小便失禁者，应及时擦洗皮肤，并根据患者的皮肤情况采取隔离防护措施，如局部使用皮肤保护剂、水胶体类敷料或伤口保护膜等。

新型压力性损伤
治疗敷料

（3）保持床单及被褥整洁、干燥、无碎屑，并定期更换。对排泄失禁者，应及时更换污湿的单被和衣物。

4．促进皮肤血液循环

（1）定期为患者进行温水擦浴，在清洁皮肤的同时刺激皮肤血液循环。

（2）患者变换体位后，对局部受压部位进行适当按摩，改善该部位的血液循环。

护理小贴士

不适当的按摩可能造成深部组织的损伤，因此，应避免对骨骼隆起处和已发红皮肤进行按摩，以防加重皮肤的损伤。

（3）在不影响疾病治疗的情况下，鼓励患者积极活动，参与自己力所能及的日常活动，促进肢体血液循环。

5．改善机体营养状况

对于易发生压力性损伤的患者，在病情允许的情况下，应给予其高能量、高蛋白、富含维生素和锌的饮食，以改善其营养状态，增强机体抵抗力和组织修复能力。对于不能正常进食的患者，应考虑胃肠外营养治疗。另外，对于水肿患者，应限制其对水和盐的摄入；对于脱水患者，应及时为其补充水和电解质。

6．实施健康教育

护士应帮助患者及其家属了解压力性损伤的基本知识，使其了解自身皮肤状态及压力性损伤的危害；指导患者及其家属掌握预防压力性损伤的知识和技能，并鼓励患者及其家属有效参与或独立采取预防压力性损伤的措施。

（五）压力性损伤的护理

1．1期压力性损伤的护理

此期的护理重点是去除危险因素，加强预防措施。

（1）增加翻身次数（至少每2 h翻身1次），并监测皮肤温度、湿度、颜色变化，避免发红区域持续受压。

（2）加强对大、小便失禁患者的管理，应避免摩擦、潮湿及排泄物对皮肤的刺激，

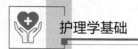

可选择护理垫、尿布等吸收皮肤表面的渗出物,保持皮肤清洁、干燥。

（3）保证足够的营养物质摄入量和摄水量。

（4）可用水胶体敷料或泡沫类敷料贴敷在皮肤发红区域或骨隆突处,以减少摩擦或减轻局部压力,促进受损处恢复。

护理小贴士

此时皮肤已经受损,故不可进行局部皮肤按摩,以防加重损害。

2.2期压力性损伤的护理

此期的护理重点是保护创面,避免感染。除继续加强上述措施避免压力性损伤继续发展外,还须保护已受损皮肤,促进创面愈合。

（1）处理出现的水疱:对于未破的小水疱,应减少摩擦,防止破裂,可贴薄型水胶体敷料,促使水疱自行吸收;对于较大的水疱,应局部消毒后,用无菌注射器从水疱底部抽出疱内液体,保留疱皮,用透明贴或溃疡贴等水胶体敷料外敷。

（2）处理伤口渗出液:对于渗出液较少的创面,应用生理盐水清洗创面及创周皮肤后,外敷水胶体敷料;对于渗出液较多的创面,可根据渗出液情况使用藻酸盐敷料。

3.3期和4期压力性损伤的护理

这两期的护理重点是解除压迫,控制感染,清除坏死组织,促进肉芽组织的生长。

（1）根据患者伤口坏死组织特点,选择合适的清创方法,少量多次清除坏死组织,直至干净。

（2）可根据伤口不同愈合时期的渗液特点、患者的需求和经济状况、材料的可及性,选择适当的局部敷料。

（3）若伤口伴有潜行和窦道,应根据潜行和窦道的深度及渗出情况选用合适的敷料进行填塞和引流,填充敷料宜接触到潜行或窦道的基底,避免填塞过紧。

（4）采取一定的措施消除或缓解患者的疼痛,如药物干预、轻柔换药、调整体位、优化环境、缓解焦虑紧张情绪、疼痛剧烈时暂停换药等。

（5）经保守治疗无效者,应报告医生。

4.不可分期压力性损伤的护理

此期伤口表面被坏死组织或焦痂所覆盖,需待清创彻底去除坏死组织,暴露伤口底部,明确压力性损伤的深度和分期后,再采取相应的护理措施。

护理小贴士

足跟部若有稳定的焦痂（干燥、黏附、完整,无红斑或波动感）,可作为自然屏障,不必去除。

5.深部组织压力性损伤的护理

此期病变发展快速,需密切观察伤口,并及时给予合适的护理,同时及时让患者及其家属了解病情及预后。因此期伤口通常很快恶化,因此禁止对此期伤口进行剧烈和快速的清创,早期可采用水胶体敷料,促使表皮软化。

 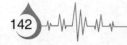

第四讲 晨、晚间护理

晨、晚间护理是护士根据患者病情需要为患者进行的生活护理。晨、晚间护理不仅可使患者感到舒适，还能加强与患者之间的交流，了解患者的情况，发现护理问题，以便及时给予其对症护理和心理护理，促进其身心舒适。

一、晨间护理

（一）晨间护理的目的

（1）使患者清洁、舒适，预防压力性损伤、肺炎等并发症的发生。

（2）保持病床和病室的整洁。

（3）观察和了解患者病情变化，为诊断治疗和调整护理计划提供依据。

（4）及时发现患者存在的护理问题，做好心理护理和卫生指导。

（二）晨间护理的时间与内容

1．时间

晨间护理一般于患者晨间醒来后、诊疗工作前完成。

2．内容

（1）问候患者并了解其睡眠情况。

（2）根据患者病情和自理能力，协助患者排便、刷牙（或特殊口腔护理）、洗脸、洗手、梳发、翻身；检查患者皮肤受压情况，用湿热毛巾擦洗其背部，并进行背部和受压部位的按摩，最后协助患者取舒适卧位。

（3）根据需要给予叩背、协助排痰护理，必要时给予吸痰，指导患者有效咳嗽。

（4）检查各种管道的引流、固定及治疗完成情况，维护管道安全和通畅。

（5）了解患者病情变化，给予必要的心理护理和健康教育。

（6）根据床单元清洁程度，按"卧有患者床整理法"（见本项目第五讲）整理床单元或更换大单、被套等。

（7）根据室温和外部气温适当开窗通风，保持病室内空气新鲜。

二、晚间护理

（一）晚间护理的目的

（1）保持病室安静、整洁，患者清洁、舒适，使患者易于入睡。

（2）观察患者的病情变化，以及时给予相关处理。

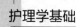

（二）晚间护理的时间与内容

1．时间

患者晚间入睡前。

2．内容

（1）根据患者病情和自理能力，协助患者梳发、刷牙（或特殊口腔护理）、洗脸、洗手、洗脚，用温水擦洗患者背部和臀部，为女患者行会阴冲洗。

（2）协助患者翻身，检查皮肤受压情况，并根据具体情况进行压力性损伤的护理。

（3）协助卧床患者排便。

（4）进行管道护理，检查导管有无打折、扭曲或受压，妥善固定并保持导管通畅。

（5）按"卧有患者床整理法"（见本项目第五讲）整理床单元，视情况更换衣服和床单、增减盖被等。

（6）酌情关闭门窗，调节灯光亮度及室温。

（7）加强夜间巡视，及时了解患者的情况。对于睡眠不佳的患者，应按失眠给予相应的护理，例如，协助患者选择合适的卧位，为患者按摩或热敷等，以帮助患者入睡；对于有病情变化的患者，应及时汇报医生，并协助处理。

 护理小贴士

夜间巡视时应做到"四轻"（即说话轻、走路轻、操作轻、关门轻）。

护理之美

用心护理，用爱服务

护士小温始终怀着一颗对护理工作无比热爱的心，真诚地对待每一天的工作。"护理服务无小事"是一直挂在她嘴边的一句话。

小温每天都以最体贴的护理和最饱满的热情投入工作。消化科老年患者比较多，患者的记忆力相对较差，小温总是不厌其烦地重复讲解、仔细叮嘱，直到患者和家属明白含义、记住注意事项。为了把护理工作做得更好，她每天都提前上班，还常常协助不能自理且没有家属照料的患者洗漱、梳头、进食、擦浴、更衣、翻身……

小温每天都以最美丽的微笑和最亲切的语言来面对患者。"大家早上好！""昨天晚上睡得好吗？""今天感觉好一些了吗？"她总是对患者关爱有加。一句句简简单单的问候，拉近了她与患者之间的距离；一句句真诚的话语，使患者体会到了护患之间的平等与和谐；一句句亲人般的问候，在护患之间架起了心灵的桥梁。

在迎来送往的患者中得到声声赞誉，小温在医院的优质护理服务中脱颖而出，为新来的同事们起到了模范表率作用。

（资料来源：http://economy.nmgnews.com.cn/system/2022/01/11/013251958.shtml，有改动）

第五讲　卧有患者床整理与更换床单法

卧有患者床整理与更换床单法主要适用于昏迷、瘫痪、高热、大手术后或年老体弱等病情较重、长期卧床、活动受限、生活不能自理的患者。

一、卧有患者床整理法

【操作目的】

（1）保持病床清洁、干燥、平整，使患者感觉舒适，病室整洁、美观。

（2）观察病情，预防压力性损伤等并发症的发生。

【操作前准备】

（1）护士准备：着装整洁，洗手，戴口罩。

（2）用物准备：床刷和床刷套（微湿）。

（3）环境准备：病室内无患者进餐或治疗，根据患者需要调节室温。

【操作步骤】

卧有患者床整理的操作步骤如表 6-12 所示。

表 6-12　卧有患者床整理的操作步骤

操作步骤	注意事项
1．核对、解释 携用物至患者床旁，核对患者的床号、姓名和腕带信息，向患者及其家属解释整理的目的、方法、注意事项及配合要点	
2．移开柜、椅，拉床挡 移开床头柜和床旁椅，拉起对侧床挡	● 视病情需要，放平床头和床尾支架
3．松被、翻身 松开床尾盖被，将枕头移向对侧，协助患者翻身侧卧，背向护士	● 根据患者情况，妥善安置各个导管及输液装置
4．松单、扫床 （1）松开近侧各层单。 （2）用床刷一面扫净中单、橡胶单后搭于患者身上，用另一面自床头向床尾扫净大单上的碎屑。 （3）依次将大单、橡胶单、中单逐层拉平、铺好，注意中线对齐。 （4）将枕头移向近侧，协助患者翻身侧卧于扫净一侧，拉起近侧床挡；转至对侧，以同样的方法逐层扫净各单，拉平，铺好	

续表

操作步骤	注意事项
5. 整理盖被 协助患者平卧，将棉胎与被套拉平，折成被筒，为患者盖好，被尾内折与床尾平齐	● 患者若能配合，可请其抓住被套两角，以方便操作
6. 整理枕头 取出枕头，轻轻拍松，然后放入患者头下，协助患者枕好，并取舒适卧位	● 根据病情需要支起床头和床尾支架
7. 整理、记录 （1）移回床头柜和床旁椅。 （2）整理用物，洗手，必要时做记录	● 结束后注意询问患者感受及有无其他需要

【注意事项】

（1）动作轻、稳，保证患者的安全和舒适，同时注意防止患者坠床或各种导管脱落。

（2）随时观察患者的病情变化，一旦出现异常，立即停止操作，及时处理。

（3）及时更换床单、被套，一般每周更换 1～2 次，如果被血液或体液污染，应立即更换。

（4）病床应采用湿式清扫法，床刷套使用结束后应消毒后备用。

二、卧有患者床更换床单法

（一）侧卧更换床单法

侧卧更换床单法适用于病情允许翻身的卧床患者。

【操作目的】

同卧有患者床整理法。

【操作前准备】

（1）护士准备：着装整洁，洗手，戴口罩。

（2）用物准备：护理车，清洁枕套、被套、大单、中单，污衣袋，床刷及床刷套（微湿），手消毒剂等，橡胶单和清洁衣裤（按需备）。

（3）环境准备：病室内无患者进餐或治疗，根据患者需要调节室温。

【操作步骤】

侧卧更换床单的操作步骤如表 6-13 所示。

表 6-13　侧卧更换床单的操作步骤

操作步骤	注意事项
1. 核对、解释 携用物至患者床旁，核对患者的床号、姓名和腕带信息，向患者及其家属解释更换床单的目的、方法、注意事项及配合要点	

续表

操作步骤	注意事项
2．放置用物 移开床头柜和床旁椅，将各清洁单按更换顺序放于床旁椅上，拉起对侧床挡	● 视病情需要，放平床头和床尾支架
3．松被、翻身 松开床尾盖被，将枕头移向对侧，协助患者翻身侧卧，背向护士	● 根据患者情况，妥善安置各个导管及输液装置
4．松单、扫床 （1）松开近侧各单，将中单向上卷塞入患者身下，用床刷（套两层床刷套）一面扫净橡胶单，搭于患者身上。 （2）将大单向上卷塞入患者身下，用床刷另一面扫净床褥。 （3）取下污床刷套，放于污衣袋内	● 清扫原则：从床头到床尾，从床中线到床沿；注意扫净枕下及患者身下的渣屑
5．铺近侧单 （1）将清洁大单的中线和床中线对齐，展开近侧半幅，将对侧半幅向内卷塞于患者身下；将近侧半幅按床头、床尾、中部的顺序先后展开，按铺床法拉紧铺好。 （2）放下橡胶单，铺上清洁中单，对齐中线，展开近侧半幅，对侧半幅向内卷塞至患者身下；将近侧下垂的橡胶单、中单一起拉紧塞于床垫下	● 将清洁大单由远侧向近侧卷至中线，再塞于患者身下
6．移枕、翻身 协助患者平卧，移枕头至近侧，协助患者侧卧于铺好的一侧，面向护士；拉起近侧床挡	● 注意观察和询问患者有无不适
7．铺对侧单 （1）转至对侧，放下对侧床挡，松开各单，将污中单由患者身下取出后放于床尾。 （2）用床刷一面扫净橡胶单后搭于患者身上。 （3）将污大单从床头卷至床尾（将污中单卷入其中），放于污衣袋内。 （4）用床刷另一面由床头至床尾扫净床褥，取下床刷套放于污衣袋内。 （5）从患者身下取出清洁大单的另外半幅，展开铺好；然后铺好橡胶单和清洁中单	● 始终保持污染面向内，不与清洁各单接触。 ● 污单不可随意放在地上

续表

操作步骤	注意事项
8. 更换被套 （1）放下床挡，移枕头至中间，协助患者平卧。 （2）松开被套尾端系带，将棉胎在污被套内竖叠三折，然后按"S"形折叠于尾端。 （3）将清洁被套正面向上铺于床上，被套尾端打开 1/3。 （4）取出棉胎套入清洁被套内，对好两上角，铺好棉胎并系带。 （5）撤出污被套，放于污衣袋内。 （6）将盖被两侧内折形成被筒，被尾内折与床尾平齐	● 取出的棉胎不能接触污被套的外面
9. 更换枕套 一手托起患者头颈部，另一手取出枕头，撤下污枕套，放于污物袋中；换上清洁枕套，将枕头整理松软后放于患者头下	
10. 安置患者 协助患者取舒适卧位	
11. 整理、记录 （1）移回床头柜和床旁椅。 （2）整理用物，洗手，必要时做记录	● 结束后注意询问患者感受及有无其他需要

【注意事项】

同卧有患者床整理法。

（二）仰卧更换床单法

仰卧更换床单法适用于病情不允许翻身侧卧的患者，需由两人协同操作。

【操作目的】

同卧有患者床整理法。

【操作前准备】

同侧卧更换床单法。

【操作步骤】

仰卧更换床单的操作步骤如表 6-14 所示。

表 6-14　仰卧更换床单的操作步骤

操作步骤	注意事项
步骤 1～2 基本同侧卧更换床单法	
3. 取枕、松单 两名护士，分别站在床的两侧。一人托起患者头颈部，一人迅速取出枕头放至床尾；两人同时松开床头大单和两侧各单	

续表

操作步骤	注意事项
4．卷单、铺单 （1）一人一手抬起患者的头颈部，另一手将污大单从床头开始向上翻卷至患者肩部；另一人将清洁大单横卷成筒式铺于床头，如图 6-14 所示；两人共同铺好床头大单。 （2）一人抬起患者的上半身；一人将污大单、中单和橡胶单一并从患者肩下卷至患者臀下，同时将清洁大单拉至臀部。 （3）一人抬起患者的臀部；一人迅速撤出各层污单（污大单和中单放在污衣袋内，橡胶单放在床尾椅背上），同时将清洁大单拉至床尾	● 可指导骨科患者利用牵引床上的拉手抬起身躯
5．铺好各单 （1）两人共同展平、铺好清洁大单。 （2）一人铺好一侧橡胶单和中单，余半幅塞于患者身下，抬起患者胸部；另一人迅速从患者身下拉出，展平铺好	
剩余步骤同侧卧更换床单法的步骤 8～11	

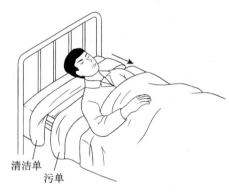

清洁单

污单

图 6-14 卧有患者床卷单法

【注意事项】

同卧有患者床整理法。

项目学习效果测试

一、单项选择题

1．口腔护理的目的不包括（ ）。

　　A．保持口腔清洁　　　　　　　B．清除牙垢

　　C．预防口腔感染　　　　　　　D．清除口腔内的一切细菌

　　E．观察口腔变化

2. 不需进行特殊口腔护理的患者是（　　　）。

    A. 昏迷患者　　　　B. 禁食患者　　　　C. 高热患者　　　　D. 鼻饲患者

    E. 下肢外伤患者

3. 为昏迷患者进行口腔护理时，不需要准备的用物是（　　　）。

    A. 棉球　　　　　　B. 弯盘　　　　　　C. 开口器　　　　　D. 吸水管

    E. 弯止血钳

4. 如果护士在口腔护理前观察患者的口腔时，发现其口腔黏膜有一溃烂处，那么应为其选用的漱口液是（　　　）。

    A. 生理盐水　　　　　　　　　　　B. 朵贝尔溶液

    C. 0.1%醋酸溶液　　　　　　　　　D. 3%过氧化氢溶液

    E. 温开水

5. 为卧床患者进行床上洗发时，水温应调节至（　　　）。

    A. 22～26 ℃　　　B. 28～32 ℃　　　C. 40～45 ℃　　　D. 50～60 ℃

    E. 60～70 ℃

6. 下列关于床上擦浴的叙述，不正确的是（　　　）。

    A. 擦上肢时，由远心端向近心端进行

    B. 擦洗眼部时，由外眦向内眦进行

    C. 为患者脱上衣时，先脱近侧后脱远侧

    D. 为外伤患者脱衣时，先脱健侧后脱患侧

    E. 患者出现寒战时，应立即停止擦洗

7. 压力性损伤发生的最主要原因是（　　　）。

    A. 局部组织长期受压　　　　　　　B. 局部皮肤潮湿或受排泄物刺激

    C. 体温升高　　　　　　　　　　　D. 急性应激因素

    E. 机体营养不良

8. 压力性损伤的好发部位不包括（　　　）。

    A. 仰卧位——骶尾部　　　　　　　B. 侧卧位——肩胛部

    C. 俯卧位——足趾部　　　　　　　D. 俯卧位——髂前上棘

    E. 坐位——坐骨结节

9. 下列不属于晨间护理内容的是（　　　）。

    A. 洗脸梳头　　　　　　　　　　　B. 协助患者进行口腔护理

    C. 协助患者排便　　　　　　　　　D. 发放口服药物

    E. 开展健康教育

10. 晚间护理的目的是（　　　）。

    A. 保持病室美观、整洁　　　　　　B. 提醒陪护人员离开病室

    C. 保持患者清洁和舒适　　　　　　D. 进行卫生宣教

    E. 做好术前准备

11. 侧卧更换床单扫床时，清扫原则是（　　　）。

    A. 从床头到床尾，从床中线到床沿　　B. 从床尾到床头，从床中线到床沿

C. 从床头到床尾，从床沿到床中线　　　D. 从床尾到床头，从床沿到床中线

E. 无特殊要求

12. 患者，女，20 岁，因肱骨干骨折入院。护士在为其梳理头发时，发现头发已纠结成团，可选择用于梳理的合适溶液是（　　　）。

A. 温开水　　　　B. 生理盐水　　　　C. 30%乙醇　　　　D. 75%乙醇

E. 油剂

13. 患者，女，56 岁，因股骨骨折卧床。护士在为其进行床上洗发过程中，患者突然出现心慌气短、面色苍白、出冷汗，护士应立即（　　　）。

A. 请患者深呼吸　　　　　　　　　　B. 鼓励患者再坚持片刻

C. 加快操作速度，尽快完成洗发　　　D. 停止洗发，让患者平卧

E. 边洗发边通知医生

14. 患者，男，70 岁，因髋骨骨折行骨牵引，已卧床 6 周。近日主诉臀部麻木且有触痛，检查发现局部皮肤有红肿。此皮肤改变为压力性损伤的（　　　）。

A. 1 期　　　　B. 2 期　　　　C. 3 期　　　　D. 4 期

E. 不可分期压力损伤

15. 一患者，臀部出现一表浅的 2 cm×2 cm 的创面，且有黄色渗出液。此皮肤改变为压力性损伤的（　　　）。

A. 1 期　　　　B. 2 期　　　　C. 3 期　　　　D. 4 期

E. 不可分期压力损伤

二、案例分析题

1. 患者，男，50 岁，昨日入院，生活能自理。今晨查房时，发现患者口腔有异味。且口唇干裂。

请分析：

（1）若要进一步掌握患者的口腔情况，还需要评估哪些内容？

（2）应如何指导该患者进行口腔护理？

2. 患者，男，65 岁，截瘫 3 个月。入院时发现其骶尾部皮肤呈紫红色，触之局部有硬结，并在表面有数个大小不等的水疱。

请分析：

（1）该患者骶尾部的压力性损伤处于哪一期？目前应如何进行护理？

（2）导致该患者发生此并发症的原因是什么？

（3）如何才能预防此并发症的发生？

📋 项目综合实践

背景

张某，男，75 岁，脑血栓致偏瘫。由于家庭贫困，儿子在外地打工，平时家里只有同样高龄的老太照顾他。张某入院时蓬头垢面，手脚指甲里都是泥垢，且口腔里有异味。

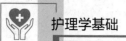护理学基础

任务

请以小组为单位，结合上述背景模拟演练，为该患者进行口腔、头发、皮肤护理等的清洁护理。要求态度认真、动作轻柔、方法正确、步骤有序。

项目学习成果评价

考核内容	评价标准	分值	评价得分		
			自评	互评	师评
知识考核	熟悉口腔护理、头发护理、皮肤一般护理和会阴部护理的评估要点、目的和注意事项	20			
	明确压力性损伤的发生原因、临床分期、评估要点及预防和护理方法，熟悉压力性损伤的高危人群	20			
	明确晨、晚间护理的目的、时间和内容	10			
技能考核	能够正确实施特殊口腔护理、床上洗发、床上擦浴、会阴部护理及卧有患者床的床单更换	20			
	能够准确识别压力性损伤的分期，并提供适当的护理方法	10			
素质考核	关爱患者，积极关注患者的清洁护理问题并采取有效措施，做到早预防、早发现、早干预，为患者创造一个舒适、健康的临床护理环境	20			
总评	自评×20%+互评×20%+师评×60%				
自我评价					
教师评价					

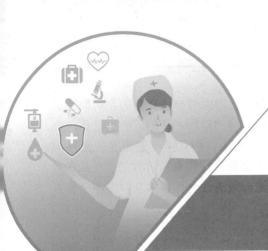

项目七

饮食的护理

知识目标

≡ 掌握医院饮食的类别，各类饮食的主要种类、适用范围、饮食标准及参考量，鼻饲法的适应证、禁忌证、操作步骤及注意事项。

技能目标

≡ 能根据患者的情况，合理选择饮食类型，并能做好相应的饮食指导。
≡ 能对患者的营养状况进行正确评估。
≡ 能正确实施胃插管术，规范进行经胃管注食。
≡ 能选用合理的方法为胃肠外营养患者和要素饮食患者提供营养。

素质目标

≡ 具有尊重、关心和爱护患者，一丝不苟为患者服务的精神。
≡ 具有"因人、因病、因时制宜"的科学饮食理念。

项目导入

2015 年，我国将每年 5 月的第 3 周设立为"全民营养周"。一个"全民营养周"，既反映了我国人民营养健康理念的进步，也体现了党和国家对人民健康的高度关注。如今，"全民营养周"的影响力也在医疗机构中日益壮大：倡导医务人员学习营养知识，改善患者膳食行为，注意患者的吃动平衡和合理预防疾病。

请思考：

在日常护理工作中，应如何评估患者的营养状况？如何指导患者合理饮食？

机体摄取食物，经过消化、吸收、代谢和排泄，利用食物中对身体有益的物质构建组织器官、调节各种生理功能，维持正常生长发育和防病保健的过程，称为营养。可见，合理的饮食调配不仅能让人体得到足够的营养以满足生理需求，而且能促进康复。此外，一些特殊的饮食还能协助临床诊断和治疗。因此，护士必须掌握饮食和营养的相关知识，全面而准确地了解患者的饮食与营养状况，制订并实施有效的饮食护理措施，以满足患者的饮食需求，促进其早日康复。

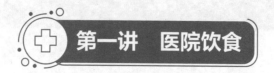

一、基本饮食

医院基本饮食包括普通饮食、软质饮食、半流质饮食和流质饮食 4 种，如表 7-1 所示。基本饮食是医院中一切饮食的基本形式，其他各种饮食均由此 4 种基本饮食演化而来。

表 7-1　基本饮食

种类	适用范围	饮食标准	参考量
普通饮食	消化功能正常、无饮食限制、体温正常、病情较轻或恢复期的患者	（1）与健康人饮食相似。 （2）营养均衡，美味可口，易消化，无刺激性。 （3）限制油炸、坚硬、产气的食物，以及强刺激性调味品	每日 3 餐；总能量为 9.20～10.88 MJ/d（2 200～2 600 kcal/d），蛋白质为 70～90 g/d
软质饮食	消化功能不良、咀嚼不便、低热、术后恢复期的患者，以及老年患者	（1）以易消化、易咀嚼（烂、软、碎）、无刺激性的食物为主，如软饭、面条，切碎煮熟烂的菜和肉，等等。 （2）限制煎炸、粗纤维多及有强烈刺激性的食物	每日 3～4 餐；总能量 9.20～10.04 MJ/d（2 200～2 400 kcal/d），蛋白质为 60～80 g/d
半流质饮食	口腔和胃肠道疾患、中等发热、体弱及术后患者	（1）食物呈半流质状，无刺激性，营养丰富，易咀嚼、吞咽和消化，纤维少，如馄饨、米粥、面条等。 （2）少食多餐，主食定量。 （3）腹泻、伤寒等胃肠功能紊乱者禁食含纤维素或易产气的食物，痢疾患者禁食牛奶、豆浆及过甜的食物	每日 5～6 餐；总能量为 7.53 MJ/d（1 800 kcal/d）左右，主食≤300 g/d，蛋白质为 50～70 g/d

种类	适用范围	饮食标准	参考量
流质饮食	口腔疾病、肠道术前准备、大手术后、急性消化道疾病、高热及病情危重或全身衰竭的患者	（1）食物呈液体状，易吞咽、易消化，无刺激性，如乳类、豆浆、米汤、菜汁、果汁等。 （2）此类饮食所含能量与营养素不足，故只能短期使用	每日 6～7 餐，每餐液体量为 200～250 mL；总能量为 3.35 MJ/d（800 kcal/d）左右，蛋白质为 40～50 g/d

注：1．以成人为例。

　　2．1 MJ = 239 kcal，1 kcal = 4.184 kJ。

二、治疗饮食

治疗饮食是指根据疾病治疗的需要，在基本饮食的基础上适当调整能量和各种营养素的摄入量，以达到治疗或辅助治疗的目的，促进患者康复的一类饮食。常见的治疗饮食如表 7-2 所示。

表 7-2　治疗饮食

种类	适用范围	饮食标准及参考量
高能量饮食	能量消耗较高的患者，如发热、甲状腺功能亢进、结核病、大面积烧伤、肝炎、体重不足的患者，以及产妇等	（1）在基本饮食的基础上加餐 2 次，可进食牛奶、豆浆、鸡蛋、蛋糕、巧克力等，此外，产妇每餐应有汤。 （2）总能量约为 12.55 MJ/d（3 000 kcal/d）
高蛋白饮食	长期消耗性疾病（如结核病）、恶性肿瘤、贫血、烧伤、低蛋白血症、肾病综合征、大手术前后患者，以及妊娠期和哺乳期妇女等	（1）在基本饮食基础上增加富含蛋白质的食物，尤其是优质蛋白，如肉类、蛋类、乳类、豆类等。 （2）蛋白质为 1.5～2.0 g/（kg·d），总量不超过 120 g/d；总能量为 10.46～12.55 MJ/d（2 500～3 000 kcal/d）
低蛋白饮食	限制蛋白质摄入者，如急性肾炎、尿毒症、肝昏迷等患者	（1）多补充蔬菜和含糖高的食物，以维持正常能量。 （2）蛋白质总量不超过 40 g/d，视病情可减至 20～30 g/d。 （3）肾功能不全者应多摄入优质动物性蛋白，禁用豆制品；肾功能严重衰竭者需摄入无蛋白饮食；肝性脑病患者应以植物性蛋白为主
低脂肪饮食	肝、胆、胰疾病，以及高脂血症、动脉硬化、冠心病、肥胖症、腹泻等患者	（1）清淡、少油，禁用肥肉、蛋黄、动物脑等。 （2）高脂血症和动脉硬化者不必限制植物油（椰子油除外），肝、胆、胰疾病患者应限制动物性脂肪的摄入。 （3）脂肪少于 50 g/d，肝、胆、胰疾病患者少于 40 g/d

续表

种类	适用范围	饮食标准及参考量
低胆固醇饮食	高胆固醇血症、高脂血症、动脉粥样硬化、高血压、冠心病等患者	（1）限制胆固醇含量高的食物，如动物内脏、鱼子、蛋黄、肥肉、动物油等。 （2）胆固醇少于 300 mg/d
低盐饮食	心脏病、肾病、肝硬化伴腹水、重度高血压但水肿较轻的患者	（1）禁食腌制食物，如咸菜、皮蛋、火腿、香肠、咸肉、虾米等。 （2）食盐的总量少于 2 g/d 或酱油少于 10 mL/d，但不包括食物内自然存在的氯化钠
无盐低钠饮食	适用范围同低盐饮食，但一般用于水肿较重的患者	（1）烹调时不放食盐。 （2）除无盐外，还需控制摄入食物中自然存在的含钠量，一般应少于 0.5 g/d。 （3）禁食腌制食物及钠含量高的食物和药物，如含碱食物（油条、面条、汽水等）和碳酸氢钠等药物
高膳食纤维饮食	便秘、肥胖症、高脂血症、糖尿病等患者	选择含膳食纤维多的食物，如韭菜、芹菜、卷心菜、粗粮、豆类等
少渣或无渣饮食	伤寒、痢疾、腹泻、肠炎、食管胃底静脉曲张及咽喉部或消化道手术的患者	禁用或限用含膳食纤维多的食物，不用强刺激性调味品及坚硬、带碎骨的食物

注：以成人为例。

 集思广"议"

请为患有下列疾病的患者确定正确的饮食种类和原则：
① 高热；② 便秘；③ 胆结石；④ 急性肾炎；⑤ 大面积烧伤；⑥ 肝硬化伴腹水。

三、试验饮食

试验饮食又称诊断饮食，是指在特定的时间内，通过饮食内容的调整，以协助疾病的诊断和提高实验室检查结果正确性的一种饮食。常见的试验饮食如表 7-3 所示。

表 7-3　试验饮食

种类	适用范围	饮食标准及参考量
粪便隐血试验饮食	用于粪便隐血试验的准备，以协助诊断有无消化道少量出血	试验期为 3 d。试验期间，主食不受限制，但禁止食用易造成隐血试验假阳性结果的食物，如畜肉类、禽类、含铁丰富的药物或食物、绿色蔬菜等，可进食牛奶、豆制品、土豆、白菜、米饭、面条、馒头等

续表

种类	适用范围	饮食标准及参考量
血肌酐试验饮食	用于协助检查、测定肾小球的过滤功能	（1）试验期为3 d。试验期间，禁食畜肉类、禽类、鱼类，禁饮茶和咖啡；限制蛋白质的摄入，蛋白质总摄入量<40 g/d；全日主食量在300 g以内。 （2）蔬菜、水果和植物油不受限，能量不足时可添加藕粉或含糖的点心等
尿浓缩功能试验饮食	用于做尿浓缩功能试验的患者	（1）试验期为1 d。试验期间，控制饮食中的水分，总量控制在500～600 mL。选择含水分少的食物，如米饭、馒头、面包、土豆、豆腐干等，烹调时尽量不加水或少加水。 （2）避免食用过甜、过咸或含水量高的食物，禁饮水。 （3）蛋白质供给量为1 g/（kg·d）
甲状腺 ^{131}I 试验饮食	如做甲状腺 ^{131}I 测定，用于协助诊断甲状腺功能	试验期为2 w。试验期间，禁用含碘食物，如海带、海蜇、紫菜、海参、海虾、海鱼、加碘食盐等

注：以成人为例。

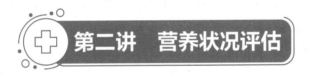

营养评估是健康评估的重要组成部分。通过对患者营养状况的评估，了解和掌握患者现存或潜在的营养问题，对于护士为患者选择恰当的饮食治疗与护理方案、改善患者的营养状况及促进患者的康复具有重要的指导意义。

一、影响因素的评估

（一）生理因素

1. 年龄

不同年龄的人对食物的需求量不同，对食物种类、质地等的需求也不同。例如，处于生长发育期的婴幼儿、青少年需要摄入足够的高蛋白、各种维生素和微量元素等；老年人新陈代谢减慢，每日所需的能量减少，但对钙的需求有所增加。另外，不同年龄的患者对食物质地的选择也有差异，例如，婴幼儿的咀嚼和消化功能尚不完善、老年人的咀嚼和消化功能减退，应给予软质、易消化的食物。

2. 身高和体重

一般情况下，体格健壮、高大的人对能量和营养素的需求量较大。

3. 活动量

日常活动量大的人所需要的能量和营养素一般高于活动量小的人。

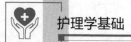

4. 特殊生理状况

例如，妊娠期和哺乳期妇女对营养素的需求量增加，并会有饮食习惯的改变。

（二）病理因素

1. 疾病

疾病会影响人的食欲、进食量，以及食物在体内的消化、吸收和代谢过程。例如，患有高代谢性疾病（如发热、甲状腺功能亢进等）和慢性消耗性疾病（如结核病等）时，机体所需的能量和营养素就会增加。

2. 药物

某些药物可促进或抑制食欲，从而影响食物的消化和吸收。例如，胰岛素、类固醇类等药物可促进食欲；非肠溶性红霉素、氯贝丁酯等药物可抑制食欲，并可影响消化和吸收功能。

3. 食物过敏

某些人会对特定的食物有过敏反应。例如，有人对牛奶、海产品等过敏，食用后会出现腹泻、哮喘、荨麻疹等，从而影响营养的摄入和吸收。

（三）心理因素

一般情况下，焦虑、忧郁、恐惧、悲哀等不良情绪会使人食欲降低，甚至厌食；而愉快、轻松的心理状态则会促进食欲。此外，食物的色、香、味及进食的环境等也会影响人的心理状态，进而影响食欲。

（四）社会因素

经济状况的好坏会直接影响个人对食物的购买或选择，从而影响个人的营养状况。经济状况良好，可满足机体对食物的需求，但也有可能导致营养过剩；经济状况较差，会影响摄入食物的质量，甚至有可能导致营养不良。此外，饮食习惯、营养知识、文化背景、地理位置、生活方式等的不同均会影响个人对食物的选择，从而影响营养的摄入和吸收。

集思广"议"

提起医院就餐环境，很多人都会有"选择少""难以下咽""环境压抑"的刻板印象。随着生活水平的逐步提高，人们对饮食质量的要求越来越高，餐饮服务也成为患者就医时综合考虑的内容之一。

你在医院餐厅就餐过吗？就餐感受如何？你认为医院餐厅环境和餐食还有哪些需要改进的地方？

二、饮食营养的评估

（一）饮食状况的评估

（1）用餐情况：评估患者用餐的时间、频次、方式、规律等。

（2）摄食种类及摄入量：评估患者摄入食物的种类、数量及相互比例是否适宜，是否易被人体消化吸收。

（3）食欲：评估患者的食欲有无改变，若有改变，注意分析原因。

（4）其他：评估患者是否服用药物和补品，并注意其种类、剂量和服用时间；有无食物过敏史；对食物有无特殊喜好；有无咀嚼不便、口腔疾患等可影响其饮食状况的因素。

（二）营养状态的评估

1．人体测量

人体测量的目的是通过个体的生长发育情况了解其营养状况。测量的项目包括身高、体重、头围、胸围、上臂围、小腿围及一些特定部位的皮褶厚度等，本部分内容主要介绍身高、体重和皮褶厚度。

（1）身高和体重：身高和体重是综合反映个体生长发育及营养状况的重要指标。通过测量身高，可推算出标准体重；通过测量体重，可推算出体重的增加/减少的百分比，进而衡量人体的营养状况。测量体重，应于清晨、空腹、排空大小便后，穿单衣裤立于体重秤中央进行测量。人的正常体重的范围是标准体重×（1±10%）。

我国常用的标准体重的计算公式为 Broca 公式的改良公式：

男性：标准体重（kg）=身高（cm）-105

女性：标准体重（kg）=身高（cm）-105-2.5

在此基础上，再通过以下公式来衡量人体的胖瘦程度：

$$体重增加的百分比 = \frac{实测体重-标准体重}{标准体重} \times 100\%$$

$$体重减少的百分比 = \frac{标准体重-实测体重}{标准体重} \times 100\%$$

判断标准：体重增加百分比在 10%～20% 的为超重，超过 20% 的为肥胖；体重减少百分比在 10%～20% 的为消瘦，低于 20% 的为明显消瘦。

（2）皮褶厚度：又称皮下脂肪厚度，可以反映身体的脂肪含量，对判断消瘦或肥胖有着重要意义。皮褶厚度常用皮褶计进行测量，成人最常用的测量部位为肱三头肌。一般测量 3 次取平均值，正常参考值为男性 12.5 mm，女性 16.5 mm。较正常值低 35%～40% 的为重度消耗，25%～34% 的为中度消耗，24% 以下的为轻度消耗。

2．体格检查

评估患者的面色、皮肤、毛发、指甲、骨骼和肌肉等情况，可初步判断患者的营养状况，如表 7-4 所示。

表 7-4　不同营养状况的临床征象

项目	营养良好	营养不良
外貌与精神	发育良好，精神状态佳	发育不良、消瘦，缺乏兴趣，易疲劳
皮肤	有光泽、平滑、弹性好	无光泽、干燥、弹性差、苍白色或有色素沉着
毛发	浓密、有光泽	缺乏自然光泽、干燥、稀疏

续表

项目	营养良好	营养不良
指甲	粉色、坚实	粗糙、无光泽、易断裂
口唇	柔润、无裂口	肿胀、口角有裂隙
肌肉和骨骼	肌肉结实，皮下脂肪丰满而富有弹性；骨骼无畸形	肌肉松弛无力、不发达；锁骨上窝和肋间隙凹陷，肩胛骨和骼骨嶙峋突出

3. 生化评估

生化测定结果是评价人体营养状况的较客观指标。使用生化检验方法（如血、尿、粪常规检验等），可测定人体内某些营养素或代谢产物的含量；也可通过营养素耐量试验或负荷试验直接推测营养素水平。

第三讲　一般饮食护理

一、病区饮食管理

患者入院后，由病区负责医生根据患者的病情开出饮食医嘱，确定患者所需的饮食种类。护士根据医嘱填写入院饮食通知单，送交营养室，并填写在病区的饮食单上，同时在患者的床尾或床头做好相应标记，作为分发饮食的依据。

因病情需要而更改饮食时，如半流质饮食改为软质饮食、手术前需要禁食、病愈出院需要停止饮食等，需由医生开出医嘱后，护士再按医嘱填写饮食更改通知单或饮食停止通知单，递交订餐人员或营养室，由其做出相应处理。

二、患者饮食护理

（一）患者进食前的护理

1. 做好患者的饮食教育

良好的饮食教育能使患者理解并愿意遵循饮食计划。护士应根据患者所需的饮食种类对患者进行解释和指导，说明所选饮食对治疗和诊断的意义，使患者明确可选用、不宜选用或禁用的食物，每天进餐的次数和时间等，以取得患者的合作。

2. 创设良好的用餐环境

用餐环境应以整洁、卫生、安静、空气清新、气氛轻松愉快为原则。具体要求如下：① 进食前暂停非紧急的治疗、检查及护理工作；② 饭前半小时整理床单元，帮助患者大小便并及时撤去便器，开窗通风，清除不良气味，避免不良视觉效果；③ 若室内有病危或呻吟的患者，可用隔离帘或屏风遮挡；④ 鼓励同病室患者一起用餐，如果条件允许，可鼓励患者在病区餐厅共同用餐，以增加轻松、愉快的气氛。

3．保证患者的舒适度

（1）协助患者洗手。

（2）协助患者采取舒适的姿势：① 如病情允许，可协助患者下床进食；② 对不便下床者，可安排坐位或半坐卧位，放置床上桌；③ 对卧床者，可安排侧卧位（给予适当支托）或仰卧位（头转向一侧）。

（3）尽量减少或消除不适因素：① 对疼痛患者，应于饭前 30 min 给予适当的镇痛措施；② 对高热患者，应适时降温；③ 对于包扎敷料包者，应适当调整包扎的松紧度，以增加舒适度；④ 对于因特定卧位而疲劳者，应帮其更换卧位或对相应部位予以按摩。

（4）必要时，在征得患者同意后，将治疗巾或餐巾围于患者胸前，以保持衣服和被单的清洁。

（5）对于焦虑、忧郁的患者，提前给予心理疏导，以免其食欲受到影响。

（二）患者进食时的护理

1．分发食物

核对患者的姓名、床号和饮食单，督促和协助配餐人员及时将饭菜准确无误地分发给每位患者。对禁食、延食或限量饮食者，应告知原因，以取得合作。

2．协助进餐

（1）对于能自行进食的患者，鼓励其自行进食，并将食物、餐具等放在患者易取处，必要时应给予相应的帮助。

（2）对于不能自行进食的患者，应予以喂食。喂食时应根据患者的进食习惯耐心喂食，并注意喂食的速度、每次喂食的量、食物的温度及进食顺序（饭和菜、固体和液体食物，应轮流喂食）。此外，应避免催促患者，以防发生呛咳或烫伤等意外。

> ♥ **护理小贴士**
>
> 护士应嘱患者，尤其是儿童和老年患者，进食时要细嚼慢咽，不可边进食边说话或走动，以免发生呛咳。

（3）对于双眼被遮盖或双目失明的患者，除遵守上述喂食要求外，应在喂食前告之所喂食物的类型和名称，以增加其进食的兴趣和食欲。若患者要求自己进食，可按时钟平面图放置食物，并告知方位和食物名称，以利于患者按顺序取用进食。例如，可在 6 点钟处放饭，12 点钟处放汤，3 点钟和 9 点钟处放菜，如图 7-1 所示。

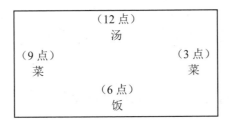

图 7-1 食物放置平面图

3．加强巡视

在患者进食期间，护士应加强病房巡视，观察患者进食情况，同时鼓励患者进食；检查治疗饮食、试验饮食的实施情况，并适时给予督促；对家属带来的食物，需进行检查，符合治疗护理原则的方可食用；随时征求患者对饮食制作的意见，并及时向营养室反映。此外，在巡视患者时，还应及时处理患者进食过程中出现的特殊问题：

（1）若患者在进食过程中出现恶心，应让患者暂时停止进食，并做深呼吸。

（2）若患者发生呕吐、溢食，应迅速将患者的头偏向一侧，防止呕吐物进入气道；及时清除呕吐物并更换被污染的被服等；协助患者漱口或给予口腔护理，以去除口腔异味；开窗通风，去除室内不良气味；让患者休息片刻后再询问患者是否愿意继续进食，对不愿意继续进食者，可帮助其保存好剩下的食物，待其愿意进食时再提供；注意观察呕吐物的性质、颜色、量和气味等，并做好记录。

（3）若患者发生呛咳，应帮助患者拍背；若食物误入气道，应立即采用海姆利希腹部冲击法，及时使异物排出，防止发生窒息。

护理智库

海姆利希腹部冲击法

海姆利希腹部冲击法是应用于气道异物梗阻患者（意识清楚）的一种急救方法。操作方法如下：

（1）让患者呈站立位（或坐位），护士站在患者身后，一足置于患者双足之间，双臂环抱患者腰部，让患者稍稍弯腰、头部前倾。

（2）护士一手握拳，以拇指侧顶住患者剑突与脐之间的腹部，另一手紧握该拳，快速向内、向上冲击腹部，反复冲击直到把异物排出，如图7-2所示。

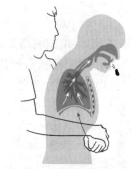

图7-2 海姆利希腹部冲击法

（三）患者进食后的护理

1．清洁整理

及时撤去餐具，清理食物残渣，整理床单元，督促和协助患者饭后洗手、漱口，或为患者做口腔护理，以保持患者餐后的清洁和舒适。

2．评价记录

餐后根据需要做好记录，如进食的种类、数量、患者进食过程中和进食后的反应等，以评价患者的进食是否满足营养需求。

3．按需交班

对于暂需禁食或延迟进食的患者，做好交接班。

第四讲　特殊饮食护理

对于病情危重、存在消化道功能障碍、不能经口或不愿正常进食的患者，为保证其营养素的摄取、消化和吸收，维持并改善其营养状态，促进其康复，临床上常根据患者的不同情况采取特殊的饮食护理。根据饮食的供给方式，可分为胃肠内营养（经胃肠道提供人体所需营养素的方法，包括口服营养和管饲营养）和胃肠外营养；根据其组成成分，可分为要素饮食、非要素饮食、组件饮食等。本讲主要介绍管饲营养、胃肠外营养和要素饮食。

一、管饲营养

管饲营养是指将导管（包括口胃管、鼻胃管、鼻肠管或造口导管）插入胃肠道，为患者提供流质食物、营养液、水分、药物等的方法。本部分主要以鼻饲法为例，介绍管饲营养的操作方法。

鼻饲法是指将导管经鼻腔插入胃肠道，从管内输注流质食物、水分和药物等，以维持患者营养和治疗需要的方法。

【操作目的】

满足下列不能经口进食的患者对营养和治疗的需求：

（1）不能由口进食者，如昏迷、口腔疾病、口腔手术后、不能张口（如破伤风患者等）、有吞咽和咀嚼功能障碍（如舌咽神经麻痹患者等）者等。

鼻饲插管法

（2）其他患者，如早产儿、病情危重者、精神异常拒绝进食者等。

♥ **护理小贴士**

> 需要注意的是，食管-胃底静脉曲张、食管癌、食管梗阻患者不可使用此法。

【操作前准备】

（1）评估：患者的年龄、病情、意识、鼻腔的通畅性、心理状态及合作程度。

（2）护士准备：着装整洁，洗手，戴口罩，并了解患者病情。

（3）用物准备：

插管用物：一次性使用胃管包（内有胃管、纱布、弯盘或置物盘、手套、镊子、灌注器或注射器、压舌板、石蜡油棉球、治疗巾）、鼻饲液、温开水、棉签、胶布、调解夹或止血钳、别针、听诊器、水温计、治疗巾、手电筒、餐巾纸、漱口或口腔护理用物。

拔管用物：棉签、纱布、治疗巾、餐巾纸、弯盘、漱口或口腔护理用物、无菌手套、75%乙醇溶液和松节油（按需备）。

（4）环境准备：安静、整洁、明亮、无异味。

【操作步骤】

鼻饲的操作步骤如表7-5所示。

表 7-5　鼻饲的操作步骤

操作步骤	注意事项
▲ 插管法	
1．核对、解释 　携用物至患者床旁，核对患者的床号、姓名和腕带信息，向患者及其家属解释鼻饲的目的、方法、注意事项及配合要点	
2．安置体位 　（1）根据病情，协助患者取半卧位或坐位；无法坐起者取右侧卧位；昏迷患者取去枕平卧位，头向后仰。 　（2）选择通畅一侧鼻腔，用蘸取生理盐水的棉签进行清洁	● 如果患者戴眼镜或义齿，应协助取下并妥善放置
3．准备胃管 　（1）备胶布 2～3 条。 　（2）将治疗巾围于患者颌下，弯盘置于患者口角旁，餐巾纸放在便于取用处；打开胃管包。 　（3）戴手套，取出胃管（或用镊子夹持），用注射器注入少量空气，检查其是否通畅。 　（4）测量胃管插入的长度，并做好标记。测量方法：测量自前额发际至剑突的距离或自鼻尖经耳垂至剑突的距离，或参照胃管上的刻度，保证胃管前端达到胃内，如图 7-3 所示。 　（5）用石蜡油棉球润滑胃管前端，用止血钳或调解夹夹闭胃管末端	● 一般成人插入长度为 45～55 cm；为防止反流、误吸，插管长度可在 55 cm 以上；若需注入刺激性药物，可再深插 10 cm。 ● 如果为末端带盖胃管，则关闭管盖
4．规范插管 　（1）左手持纱布托住胃管，右手持镊子夹住胃管前端，沿选定侧鼻孔先稍向上平行，再向后下缓缓插入。 　（2）对于清醒患者，插入胃管 10～15 cm（至咽喉部）时，嘱患者做吞咽动作，并顺势将胃管轻轻插入至预定长度，如遇阻力可将胃管抽回一小段，再小心插入；对于昏迷患者，待胃管插入约 15 cm 时，左手将患者的头托起，使其下颌靠近胸骨柄，右手缓缓插入胃管至预定长度，如图 7-4 所示	● 插管时镊子尖端勿碰及患者鼻黏膜，以免造成损伤。 ● 可让不能配合做吞咽动作的患者饮少量温开水，以利于胃管顺利进入食管
5．检查、固定 　（1）检查胃管是否在胃内：① 连接注射器于胃管末端，回抽时见有胃内容物；② 置听诊器于胃部，用注射器快速将 10 mL 空气向胃管内注入，能听到气过水声；③ 将胃管末端置于盛水的治疗碗中，无气泡逸出。 　（2）确认胃管在胃内后，用胶布将胃管固定在鼻翼及面颊部。 　（3）脱去手套	● 若有大量气泡逸出，表示误入气管

续表

操作步骤	注意事项
6．灌注食物 （1）若病情允许，应抬高患者床头 30°～40°，以防止反流或误吸。 （2）连接注射器于胃管末端，先回抽，见有胃内容物抽出，再注入少量温开水湿润管腔。 （3）遵医嘱缓慢灌注入鼻饲液或药液。 （4）鼻饲完毕后，再次注入少量温开水冲净胃管	● 每次鼻饲前都应确定胃管在胃内且通畅。 ● 灌入速度不可过快，每次鼻饲量不超过 200 mL，间隔时间>2 h
7．封管、固定 将胃管末端反折，用纱布包好，再用橡皮筋扎紧或夹子夹紧（或关闭胃管末端管盖），然后用别针固定于大单、枕旁或患者衣领处	
8．清洁、整理 （1）洗净鼻饲用的注射器，放于治疗盘内，用纱布盖好备用。 （2）协助患者清洁口腔、鼻腔；撤去用物，整理床单元，嘱患者维持原卧位 30 min	● 鼻饲结束后，避免搬动患者或进行可能引起误吸的操作
9．洗手、记录 洗手；记录插管时间、鼻饲液的种类及量、患者反应等	
▲ 拔管法（用于停止鼻饲或长期鼻饲需要更换胃管时）	
1．核对、解释 核对患者的床号、姓名和腕带信息，向患者及其家属解释拔管的原因、方法、注意事项及配合要点	● 一般应于末次灌入饮食后的晚间拔管，次日清晨再从另一侧鼻腔插管
2．取掉胶布 将弯盘置于患者颌下，夹紧胃管末端置于弯盘内，轻轻揭去固定的胶布	
3．实施拔管 戴手套，用纱布包裹近鼻孔处的胃管；嘱患者深呼吸，在患者呼气时拔管，边拔管边用纱布擦拭胃管；待胃管到达咽喉处时，快速拔出	
4．清洁、整理 （1）将胃管放入弯盘，移出患者视线。 （2）清洁患者口、鼻和面部，擦去胶布痕迹，协助患者漱口。 （3）脱手套，协助患者采取舒适卧位。 （4）整理床单元，清理用物	● 可用松节油擦去胶布痕迹，再用乙醇溶液将松节油擦去
5．洗手、记录 洗手，记录拔管时间和患者的反应	

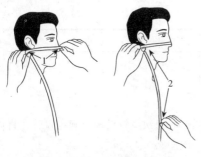

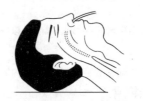

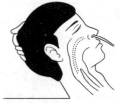

图 7-3　胃管长度测量示意图　　　　　　图 7-4　昏迷患者插胃管示意图

【注意事项】

（1）插管时动作应轻柔，避免损伤鼻腔及食管黏膜，尤其是通过食管的 3 个狭窄部位（食管入口处，距切牙约 15 cm；平气管分叉处，距切牙约 25 cm；穿过膈肌的食管裂孔处，距切牙约 40 cm）时。

（2）插管过程中，应注意观察患者的反应，并做出相应的处理：① 若患者出现恶心、呕吐反应，可暂停插管并嘱咐患者做深呼吸，待症状缓解后再插入；② 若患者出现呛咳、呼吸困难、脸色发绀等，表明胃管误入气管，应立即停止插入并撤出胃管，待患者休息片刻后重新插入；③ 若插管不畅，可用手电筒及压舌板检查患者的咽部，了解胃管是否盘在口咽部，或将胃管抽出少许，再小心插入。

（3）每次用注射器抽吸鼻饲液前后，应反折胃管末端，以防胃内容物反流或空气进入造成腹胀；注入过程中应随时询问患者感受，以调节注入速度；鼻饲液温度应保持在 38~40 ℃，避免过热或过冷致黏膜烫伤或引起胃部不适。

（4）长期鼻饲者应每日进行 2 次口腔护理，并定期更换胃管：普通胃管每周更换一次，硅胶胃管每月更换一次。

 护理小贴士

（1）新鲜果汁与奶液应分别注入，防止产生凝块。

（2）鼻饲药物应尽可能使用液体制剂，如为固体片剂，应研成粉末状，并在温水中充分地摇匀、溶解后注入胃管。需要注意的是，有些药物不能研碎，如缓释片、控释片、肠溶衣片、胶囊、胶丸等；管饲一种以上的药物时，应分开注入，两药之间至少用 5 mL 温开水冲洗鼻饲管。

二、胃肠外营养

胃肠外营养是指根据患者的需要，通过胃肠外途径（主要为静脉输入）供给患者所需的全部能量和营养素，以满足机体代谢需要的一种营养支持疗法。

（一）适应证与禁忌证

1. 适应证

（1）超高代谢患者，如大面积烧伤、严重创伤、严重感染患者等。

（2）不能或不宜通过消化道进食的患者，如肠梗阻、消化道瘘、重症急性胰腺炎患者等。

（3）消化道需要充分休息，或有消化和吸收障碍者，如消化道大出血、长期腹泻、溃疡性结肠炎患者等。

（4）既往存在营养不良者，如肝脏疾病、心力衰竭或肾功能不全等导致营养不良，又合并急性病变的患者。

（5）接受骨髓移植的患者和化疗或放疗期间的恶性肿瘤患者。

2．禁忌证

（1）患者有严重水电解质紊乱、酸碱失衡、凝血功能紊乱或休克时应暂缓使用，待内环境稳定后再考虑胃肠外营养。

（2）已进入临终期、不可逆性昏迷等患者不宜应用胃肠外营养。

（二）实施方式与原则

1．实施方式

（1）周围静脉输入：用于短期、部分营养支持或中心静脉置管有困难的患者，营养治疗时间一般为两周以内。

（2）中心静脉输入：用于需要长期、全量补充营养素的患者，营养治疗时间一般为两周以上。

2．实施原则

应根据患者的病情、年龄及耐受情况调节速度、浓度和输入量：

（1）开始时滴注速度宜慢，然后逐渐增加滴速。一般成人首日输入速度为 60 mL/h，次日为 80 mL/h，第三日为 100 mL/h。

（2）输入浓度应由低到高逐渐增加。

（3）输入量应由少到多逐渐增加。

此外，营养液应尽量现配现用。若需存储，应放置于 4 ℃以下冰箱内，且存放时间不得超过 24 h，超时则不宜使用。

（三）护理要点

（1）在配制营养液及穿刺置管时，须严格遵循无菌操作原则，所有用具均应灭菌后使用。

（2）营养大袋及滴注导管应每日更换一次。穿刺点的敷料应每日或隔日更换一次，更换时须严格无菌操作，注意保持穿刺点处干燥，并注意观察局部皮肤有无红肿。

（3）输液过程中加强巡视，注意导管是否通畅，避免液体中断或导管脱出，避免空气栓塞。

（4）停用时不可骤停，应提前 2～3 d 逐渐减量，以免发生低血糖反应。

（5）静脉营养导管严禁输入其他液体、药物及血液，也不可在此处采集血标本或监测中心静脉压。

（6）使用前及使用过程中要严密监测患者的血常规、电解质、血糖、氧分压、尿糖、血浆蛋白、酮体及尿生化等，同时每日记录出入液量，以根据患者体内代谢的动态变化及时调整营养液配方。

（7）密切观察患者的临床表现，注意有无脱水、水肿、发热、黄疸等情况的发生。

（四）常见并发症及其护理

1. 机械性并发症

中心静脉穿刺置管时，可因患者体位不当、穿刺方向不正确等引起气胸、血胸、血肿、皮下气肿，甚至神经损伤等并发症。此外，在输注过程中，若大量空气进入输注管道，可发生空气栓塞，甚至导致死亡。因此，护士应严格遵守操作规程，熟练掌握操作技术，插管时动作轻、准、稳，严密观察滴注过程，及时发现并处理异常情况。

2. 感染性并发症

导管性脓毒症是主要的感染性并发症，常由置管时无菌操作不严格、营养液污染、导管长期留置等引起。护士应严格无菌操作，注意观察穿刺部位及全身情况，当发现患者突发寒战、高热而又无明确诱因时，应立即更换输液器和营养液，并抽血做血培养，对输注的营养液进行细菌培养，以及时查明原因控制感染。

3. 代谢性并发症

长期应用完全胃肠外营养可导致一些与代谢有关的并发症，如糖代谢紊乱、肝功能损害、水和电解质失衡、微量元素缺乏等。因此，护士应严密监测出入液量和实验室检查结果，以及时发现机体代谢问题，对症处理。

三、要素饮食

要素饮食是由人工配制的、符合机体生理需要的各种营养素（如游离氨基酸、单糖、脂肪酸、维生素、无机盐、微量元素等）组成的水溶性营养合成剂。其主要特点是无须经过消化过程即可直接被肠道吸收和利用，营养成分明确，营养价值高，常用于临床营养治疗，提高危重患者的能量及氨基酸等营养素的摄入，改善患者营养状况，促进伤口愈合，以达到治疗及辅助治疗的目的。

（一）适应证与禁忌证

1. 适应证

（1）超高代谢患者，如严重烧伤、严重创伤、严重化脓性感染、多发性骨折患者等。

（2）手术前后需营养支持的患者。

（3）肿瘤或其他消耗性疾病引起慢性营养不良的患者。

（4）肠炎及其他腹泻患者、消化道瘘患者、慢性胰腺功能不全等消化和吸收功能不良的患者。

（5）其他，如脑外伤、免疫功能低下的患者等。

2. 禁忌证

（1）消化道出血患者和3个月内的婴儿应禁用。

（2）糖尿病、胰腺疾病、胃切除术后患者应慎用。

（二）实施方式与原则

1. 实施方式

要素饮食可通过口服、鼻饲、经胃或空肠造瘘处滴入等方式供给患者。

 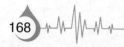

（1）口服

口服适用于病情较轻且能经口进食的患者。因要素饮食口感欠佳，一般患者难以接受口服，在应用时可酌情添加橘子汁、菜汤等以改善口感。口服剂量从 50 mL/次渐增至 100 mL/次，视病情 6～8 次/d。

（2）分次注入

将调配好的要素饮食或现成制品，用注射器经鼻胃管或造瘘管注入胃内，250～400 mL/次，4～6 次/d，适用于非危重、可经鼻胃管或造瘘管行胃内喂养者。此法操作方便、费用较低，但易引起恶心、呕吐、腹胀、腹泻等消化道症状。

（3）间歇滴注

将调配好的要素饮食放入输液吊瓶内，经输注管缓慢滴注，400～500 mL/次，4～6 次/d，每次输注时间为 30～60 min。此法反应小，多数患者可耐受。

（4）连续滴注

连续滴注使用的装置与间歇滴注相同，要求在 12～24 h 内持续滴注。浓度从 5%开始逐渐调到 25%，速度宜从 60～80 mL/h 开始，逐渐递增至 120 mL/h，最高 150 mL/h（建议使用肠内营养输注泵匀速控制滴速），同时保持温度在 41～42 ℃（可用增热器加热保温），此法适用于经空肠造瘘喂食的危重患者。

2．实施原则

（1）由医生、责任护士和营养师共同商议，根据患者的具体病情决定每一种要素饮食的具体营养成分、浓度、用量和滴注速度。一般原则是从低浓度、小剂量、低速度开始，逐步增加，待患者耐受后，再稳定配餐标准、用量和速度。

（2）配制要素饮食时，应严格遵循无菌操作原则，所有配制用具均需消毒灭菌后使用。

（3）要素饮食应尽量新鲜配制，配制好的饮食应存放于 4 ℃以下冰箱内，并于 24 h 内用完，以防放置时间过长而变质。

（4）要素饮食滴注前后，应用温开水或生理盐水冲净管腔，以防食物积滞在管腔中腐败变质。

（5）要素饮食的口服温度为 37 ℃左右，鼻饲、经造瘘口注入/滴注的温度为 41～42 ℃。

（三）护理要点

（1）滴注过程中应经常巡视患者，若患者出现恶心、呕吐、腹胀、腹泻等症状，应及时查明原因，并视情况调整浓度、温度或速度，反应严重者可暂停滴注。

（2）应用要素饮食期间，应定期检查患者血糖、尿糖、电解质、血尿素氮、肝功能、出凝血时间等，同时观察其尿量、大便次数及性状，及时做好患者营养状况的评估。

（3）对长期应用要素饮食者，应补充维生素和矿物质。

（4）对消化道瘘、短肠综合征患者，宜先采用几日全胃肠外营养，再过渡为要素饮食。

（5）计划停用要素饮食时，需要逐渐减量，以防骤停引起低血糖反应。

护理学基础

护理智库

短肠综合征

短肠综合征（SBS）是指因各种原因引起广泛小肠切除或旷置后，肠道有效吸收面积显著减少，残存的功能性肠管不能维持患者的营养或儿童生长需求，并出现以腹泻，酸碱、水或电解质紊乱，各种营养物质吸收及代谢障碍为主要症状的症候群。

项目学习效果测试

一、单项选择题

1. 下列属于医院基本饮食的是（　　）。
   A. 高能量饮食　　B. 糖尿病饮食　　C. 高蛋白饮食　　D. 流质饮食
   E. 低盐饮食

2. 下列关于食物摄取影响因素的描述，错误的是（　　）。
   A. 非肠溶性红霉素可促进食欲
   B. 愉快和轻松的心理状态会促进食欲
   C. 经济状况的好坏会影响个人的对食物的摄入
   D. 妊娠期妇女对营养素的需求量增加，并会有饮食习惯的改变
   E. 日常活动量大的人所需要的能量和营养素一般高于活动量小的人

3. 低盐饮食要求成人每日食盐量不超过（　　）。
   A. 5 g　　　　B. 4 g　　　　C. 3 g　　　　D. 2 g
   E. 0.5 g

4. 肝昏迷患者应给予（　　）。
   A. 低盐饮食　　B. 低蛋白饮食　　C. 高蛋白饮食　　D. 无盐低钠饮食
   E. 低脂肪饮食

5. 在粪便隐血试验饮食中，试验前3 d患者应禁食（　　）。
   A. 牛奶　　　　B. 菠菜　　　　C. 豆制品　　　　D. 西红柿
   E. 米饭

6. 下列关于一般饮食护理的描述，错误的是（　　）。
   A. 尊重患者的饮食习惯　　　　B. 提供良好的就餐环境
   C. 患者进食时避免催促患者　　D. 餐后协助患者进行口腔护理
   E. 解除疼痛，必要时餐前60 min给予镇痛药

7. 给患者插胃管时，胃管插入长度是（　　）。
   A. 从眉心至胸骨柄　　　　　　B. 从眉心至剑突
   C. 从前额发际至剑突　　　　　D. 从前额发际至胸骨柄
   E. 从鼻尖至剑突

170

8. 为患者插胃管过程中，如患者出现呛咳和呼吸困难，护士应（　　　）。

    A. 嘱患者深呼吸，缓慢插入　　　　　　B. 停止片刻，待患者恢复后继续插入

    C. 立即拔出胃管　　　　　　　　　　　　D. 停止插入，检查胃管是否误插入气管

    E. 让患者继续吞咽配合

9. 下列选项中，应使用胃肠外营养的疾病类型是（　　　）。

    A. 休克　　　　　　　　　　　　　　　　B. 短肠综合征

    C. 出凝血功能紊乱　　　　　　　　　　　D. 不可逆性昏迷

    E. 严重水电解质紊乱

10. 对使用要素饮食的患者，下列护理措施有误的是（　　　）。

    A. 必须新鲜配制

    B. 可口服或鼻饲

    C. 可从造瘘处滴入

    D. 灌注食物时，鼻饲液的温度应保持在 32～38 ℃

    E. 宜从小剂量、低浓度开始滴注

二、案例分析题

1. 患者，男，40 岁，因消瘦、烦躁 3 个月入院，入院诊断为甲状腺功能亢进。

请分析：

（1）患者入院后应给予哪种饮食？为什么？

（2）若患者需要进一步做 ^{131}I 试验，则患者在试验前应禁食哪些食物？

（3）若患者行甲状腺大部切除术治疗，麻醉清醒后患者应采用哪种饮食？这种饮食的标准和参考量是怎样的？

2. 患者，男，62 岁，因脑卒中昏迷入院。现需鼻饲喂食以维持其营养需求。

请分析：

（1）给该患者插胃管时，应注意什么？

（2）如何确定胃管已插入胃内？

 # 项目综合实践

背景

患者林某，男，55 岁，身高 175 cm，体重 65 kg，有高血压病史 10 年，因消化性溃疡入院。

情景一：护士甲对林某进行了营养状况评估，为其选择了适宜的饮食类型，并给予相应的饮食指导。

情景二：林某询问入院前大便呈黑色柏油样是否正常，医生建议其做粪便隐血试验。其在护士乙的饮食调整指导下完成了此试验。

情景三：林某正准备出院，却因突发脑出血昏迷而继续住院。昏迷第 3 天，医生决定

给予鼻饲以维持其营养需要。护士丙遵医嘱为其实施鼻饲管插管。

任务

请结合所学知识，以 3 人为一小组，分别扮演上述情景的护士甲、乙、丙，进行模拟演练。要求：护士甲和护士乙的护理措施可通过口述实施，护士丙在模拟人身上进行操作演练。

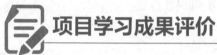 项目学习成果评价

考核内容	评价标准	分值	评价得分		
			自评	互评	师评
知识考核	明确医院饮食的类别，各类饮食的主要种类、适用范围、饮食标准及参考量	10			
	熟悉营养状况的评估要点	10			
	熟悉患者一般饮食的护理内容	10			
	明确鼻饲法的适应证、禁忌证、操作过程及注意事项	10			
	熟悉胃肠外营养和要素饮食的适应证、禁忌证、实施方式与原则，以及护理要点	10			
技能考核	能够根据患者的情况，合理选择饮食类型，并能做好相应的饮食指导	10			
	能够对患者的营养状况进行正确的评估	10			
	能正确实施胃插管术，规范进行经胃管注食	10			
	能够选用合理的方法为胃肠外营养患者和要素饮食患者提供营养，并做好相应的护理	10			
素质考核	关注患者的饮食健康，关心、关怀患者的营养状况，提升患者的健康水平，增强患者的幸福感	10			
总评	自评×20%+互评×20%+师评×60%				
自我评价					
教师评价					

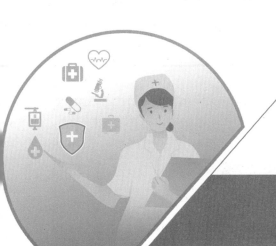

项目八

排泄的护理

知识目标

- 了解与排尿和排便有关的生理知识。
- 熟悉影响排尿和排便的因素。
- 掌握正常尿液和异常尿液、正常粪便和异常粪便的区别,常见的异常排泄的表现和护理措施。

技能目标

- 能正确进行排尿和排便活动的评估,并能对排尿和排便活动异常的患者进行有效护理。
- 能正确、熟练地实施导尿术、留置导尿术、灌肠术等排泄护理技术。

素质目标

- 能够将理论联系实际,具有自学、探究、举一反三、融会贯通的学习能力和实践能力。
- 尊重、关心和爱护患者,注重人文关怀。

项目导入

　　患者甲,女,30岁,剖宫产术后10 h未排尿,下腹部胀痛。体格检查:耻骨联合上膨隆,可触及一囊性包块,叩诊浊音,有压痛。

　　患者乙,男,56岁,一周未解大便,感觉腹部胀痛,食欲不佳。体格检查:触诊腹部较硬且紧张,可触及左下腹包块。

请思考:

　　(1)患者甲和乙分别存在什么护理问题?

　　(2)针对患者甲和乙的问题,护士应分别给予哪些护理措施?

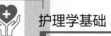

排泄是指将新陈代谢的废物排出体外的过程。人体排泄的途径有皮肤、呼吸道、泌尿道及消化道，其中泌尿道和消化道是主要的排泄途径，与之相关的重要活动就是排尿和排便。

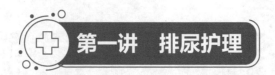
第一讲　排尿护理

一、与排尿有关的生理知识

排尿是指机体通过尿液将其代谢的终末产物、过剩盐类、有毒物质和药物排出体外，同时调节水、电解质及酸碱平衡，以维持人体内环境的相对稳定。泌尿系统由肾脏、输尿管、膀胱及尿道组成，其中，肾脏是产生尿液的器官，输尿管将尿液运送到膀胱储存，尿道是尿液排出体外的通道。

肾脏生成尿液是一个连续不断的过程，而膀胱排尿则是间歇进行的。只有当尿液在膀胱内的储存量达到一定量（成人400～500 mL）时，膀胱壁的牵张感受器才会受压力的刺激而兴奋，冲动沿盆神经传入脊髓的初级排尿反射中枢；同时也上传到脑干和大脑皮质的高级排尿反射中枢，产生尿意。如果条件允许，则排尿反射进行，尿液通过尿道排出体外；如果条件不允许，则排尿反射将受到抑制。

二、排尿活动的评估

（一）排尿影响因素的评估

1. 气候因素

天气炎热时，身体出汗量大，体内水分减少，引起抗利尿激素分泌增多，促进肾脏的重吸收，导致尿液浓缩和尿量减少；天气寒冷时，外周血管收缩，循环血量增加，体内水分相对增加，反射性地抑制抗利尿激素的分泌，从而使尿量增加。

2. 饮食因素

液体的摄入量直接影响尿量，液体摄入得多，尿量就会增多；液体的摄入种类也会影响排尿，例如，咖啡、茶、酒类等有利尿作用，可使尿量和排尿次数增多。某些食物的摄入也会影响排尿，例如，含水量多的水果、蔬菜等可增加液体摄入量，使尿量增多。此外，饮用含盐量较高的饮料或食用含盐量较高的食物，会造成水、钠潴留在体内，使尿量减少。

3. 疾病因素

（1）疾病本身：例如，神经系统的损伤和病变，可使排尿反射的神经传导和排尿的意识控制出现障碍，进而使机体出现尿失禁；肾脏病变可使尿液生成出现障碍，进而使机体出现少尿或无尿现象；泌尿系统的肿瘤、结石或狭窄也可导致排尿障碍，使机体出现尿潴留。

（2）治疗：例如，利尿剂可使尿量增多，镇静剂可影响神经传导而干扰排尿；外科手术可导致失血、失液，从而使尿量减少。

（3）检查：例如，某些诊断性检查要求患者禁食、禁水，可使体液减少而影响尿量；

有些检查（如膀胱镜检查）易造成尿道损伤、水肿与不适，导致排尿形态改变。

4．心理因素

心理因素对正常排尿的影响很大。例如，人在过度紧张、焦虑、恐惧时，会出现尿急、尿频，有时也可能会出现尿潴留；排尿受暗示的影响，任何听觉、视觉或其他身体感觉的刺激，均可引起排尿反射的增强或抑制，如人听见流水声就想排尿；等等。

5．个人习惯

个体在长期生活中会形成一定的排尿习惯，排尿姿势的改变、时间不够充裕、环境不适等都可能会影响排尿活动的完成。

6．社会文化因素

社会文化因素也是影响排尿的一个重要因素。例如，社会规范告诉人们排尿应该在隐蔽的场所进行，当个体处于缺乏隐蔽物的环境中时，就会产生许多压力，从而影响正常的排尿。

7．其他

婴儿因大脑发育不完善，排尿不受意识控制，2～3岁后才能自我控制排尿；老年人因膀胱肌张力减弱，易出现尿频；妊娠期妇女因子宫增大压迫膀胱，排尿次数增多。

（二）尿液状态的评估

1．量与次数

正常情况下，成人每天日间排尿3～5次，夜间0～1次，每次尿量200～400 mL，24 h的尿量为1 000～2 000 mL。当泌尿系统发生病变时，会引起排尿次数和尿量的异常增多或减少。

2．颜色

正常新鲜尿液呈淡黄色，但尿的颜色也可受某些食物和药物的影响，例如，进食大量胡萝卜或服用核黄素，会使尿的颜色呈深黄色。在病理情况下，尿的颜色一般有以下变化：

（1）血色：考虑为血尿，即尿液中含有一定量的红细胞。血尿颜色的深浅与尿液中红细胞量的多少有关，尿液中含红细胞较多时，尿液可呈洗肉水色。血尿常见于急性肾小球肾炎、输尿管结石、泌尿系统肿瘤、结核及感染患者等。

（2）红葡萄酒色或酱油色：考虑为血红蛋白尿，即尿液中含有血红蛋白。血红蛋白尿形成的原因是大量红细胞在血管内被破坏，血红蛋白经肾脏排出；常见于血型不合导致的溶血、恶性疟疾、阵发性睡眠性血红蛋白尿症患者等。

（3）深黄色或黄褐色：考虑为胆红素尿，即尿液中含有胆红素；振荡尿液后，泡沫也呈黄色；常见于阻塞性黄疸和肝细胞性黄疸患者。

（4）乳白色：考虑为乳糜尿，即尿液中含有淋巴液，常见于丝虫病患者。

3．透明度

正常新鲜尿液清澈透明。当尿液中含有大量尿盐时，冷却放置后可出现微量絮状沉淀物，这种沉淀物由黏蛋白、核蛋白、盐类及上皮细胞凝结而成，但加热、加酸或加碱后，尿盐溶解，尿液即变澄清。

当泌尿系统发生感染时，尿液中因含有大量的脓细胞、细菌或炎性渗出物，呈白色絮

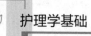

状浑浊，且在加热、加酸或加碱后，浑浊度不变；蛋白尿不影响尿液的透明度，但振荡时可产生较多且不易消失的泡沫。

4．气味

正常尿液的气味来自尿液内的挥发性酸，尿液久置后，尿素分解产生氨，故有氨臭味。当泌尿道有感染时，新鲜尿液也有氨臭味。当发生糖尿病酮症酸中毒时，尿液因含有丙酮而有烂苹果气味。

5．酸碱性

正常人尿液多呈弱酸性，一般尿液 pH 值为 4.5～8.0，平均为 6.5，不过饮食的种类也可影响尿液的酸碱性。例如，进食大量蔬菜时，尿液可呈碱性；进食大量肉类时，尿液可呈酸性。病理情况下，尿液的酸碱性可有明显改变。例如，酸中毒患者的尿液可呈强酸性，严重呕吐患者的尿液可呈强碱性。

6．比重

尿比重的高低取决于肾脏的浓缩功能，一般尿比重与尿量成反比。正常情况下，成人的尿比重在 1.015～1.025 之间波动。若尿比重经常不在正常范围内，则提示肾功能可能存在功能障碍。

三、常见的排尿异常

（一）多尿、少尿或无尿

1．多尿

多尿是指 24 h 尿量超过 2 500 mL 者。正常情况下，多见于饮用大量液体者、妊娠期妇女等；病理情况下，多见于糖尿病、尿崩症、急性肾功能不全（多尿期）患者等。

2．少尿

少尿是指 24 h 尿量少于 400 mL 或每小时尿量少于 17 mL 者，常见于发热、休克，以及心、肾、肝功能衰竭患者等。

3．无尿

无尿，是指 24 h 尿量少于 100 mL 或 12 h 内完全无尿者，多见于严重休克、急性肾衰竭、药物中毒患者等。

（二）膀胱刺激征

膀胱刺激征是指尿频、尿急、尿痛三者同时出现的现象。其常见原因是膀胱及尿道感染、机械性刺激。

尿频是指单位时间内排尿次数增多。具体表现为成人排尿次数昼夜≥8 次，夜间≥2 次，平均每次尿量<200 mL，多由膀胱炎症或机械性刺激引起。

尿急是指患者突然有强烈尿意，不能控制需立即排尿，由膀胱三角或后尿道受刺激，造成排尿反射活动特别强烈导致。

尿痛是指排尿时，膀胱区及尿道有疼痛感，为病损区域受刺激所致。

（三）尿潴留

尿潴留是指由排尿困难导致膀胱内充满尿液而不能排出的现象。尿潴留时，膀胱容积可增至 3 000～4 000 mL，膀胱高度膨胀，可至脐部。患者主诉下腹胀痛，排尿困难。体检可见耻骨上膨隆，扪及囊样包块，叩诊呈实音，有压痛。常见的病因如下：

（1）机械性梗阻：膀胱颈部或尿道有梗阻性病变（如前列腺肥大或肿瘤压迫尿道），造成排尿受阻。

（2）动力性梗阻：由排尿功能障碍引起，而膀胱和尿道并无器质性梗阻病变。例如，外伤、疾病或使用麻醉药导致脊髓初级排尿中枢活动障碍或受抑制，进而不能形成排尿反射。

（3）其他原因：例如，不能用力排尿或不习惯卧床排尿，焦虑、窘迫等，使排尿不能及时进行，进而使尿液存留过多，膀胱过度充盈，收缩无力，造成尿潴留。

（四）尿失禁

尿失禁是指排尿失去意识控制或不受意识控制，导致尿液不自主地流出。尿失禁常分为以下几种类型。

1. 持续性尿失禁

持续性尿失禁是指尿液持续地从膀胱或尿道瘘中流出，即膀胱稍有一些存尿便会不自主地流出，几乎没有正常的排尿，膀胱处于空虚状态的现象。常见的发生原因为外伤、手术或先天性疾病引起的膀胱颈和尿道括约肌损伤，妇科手术、产伤造成的膀胱阴道瘘，等等。

2. 充溢性尿失禁

充溢性尿失禁是指膀胱内贮存部分尿液，当膀胱充盈达到一定压力时，会不自主溢出少量尿液；当膀胱内压力降低时，排尿立即停止，但膀胱仍呈胀满状态而不会排空的现象。常见的发生原因有脊髓初级排尿中枢活动受抑制、前列腺增生、尿道狭窄等。

3. 压力性尿失禁

压力性尿失禁是指腹内压突然增高（如咳嗽、打喷嚏、运动等），使腹内压升高，以致不自主地排出少量尿液的现象，多见于中老年女性。常见的发生原因有膀胱括约肌张力减弱、骨盆底部肌肉及韧带松弛、肥胖等。

4. 急迫性尿失禁

急迫性尿失禁是指突发强烈、不能被延迟的尿意，继而出现尿液不自主流出的现象。多见于膀胱炎、神经源性膀胱、膀胱过度活动症等。

四、常见排尿异常患者的护理

（一）尿潴留患者的护理

首先，应分析和了解患者尿潴留的原因，如果为机械性梗阻，需要在治疗原发病的基础上，给予对症处理；如果为其他原因引起的尿潴留，可采取以下护理措施。

1. 心理护理

安慰患者，消除其焦虑、紧张等不良情绪，鼓励其树立战胜疾病的信心。

2. 提供隐蔽的排尿环境

关闭门窗，用隔离帘或屏风遮挡，请无关人员回避，为患者提供隐蔽的排尿环境，以便患者安心排尿。

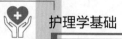

3．调整体位和姿势

尽可能使患者以习惯的体位和姿势排尿，在病情允许的情况下，可抬高其上身或扶助其坐起排尿。对于需绝对卧床休息或接受某些手术的患者，应事先有计划地训练其床上排尿，以免因改变排尿姿势而导致尿潴留。

4．诱导排尿

可利用某些条件反射诱导排尿，如让患者听流水声或用温水冲洗会阴。

5．热敷与按摩

热敷和按摩可放松肌肉，促进排尿。如果患者病情允许，可用手按压膀胱协助排尿，即手掌自患者的膀胱底部向尿道方向推移按压，直至耻骨联合处。注意用力均匀，逐渐加力，切不可强力按压，以防膀胱破裂。

6．导尿

若经上述处理仍不能解除尿潴留，则可遵医嘱采用导尿术进行导尿（具体方法见"五、协助排尿的护理技术"）。

7．健康教育

指导患者养成定时、及时排尿的习惯，教会患者自我放松的正确方法，如进行深呼吸、听舒缓音乐等。

（二）尿失禁患者的护理

1．心理护理

尊重、理解患者，给予其安慰和鼓励，帮助其树立恢复健康的信心，使其能够积极配合治疗和护理。

2．皮肤护理

床上加铺橡胶单和中单（或尿垫）；每日用温水清洗患者会阴部皮肤；及时为患者更换被污染的衣裤、床单、尿垫等，以保持局部皮肤清洁、干燥；根据皮肤情况，定时按摩受压部位，防止压力性损伤的发生。

3．外部引流

必要时应用接尿装置引流尿液。女患者可用女式尿壶紧贴外阴部接取尿液。男患者可用尿壶接取尿液，也可用阴茎套连接集尿袋接取尿液。后者不宜长时间使用，每天要定时取下阴茎套和尿壶，清洗阴茎和会阴部并于空气中暴露一段时间，以保持干燥，同时注意评估局部有无红肿、破损。

4．留置导尿

对长期尿失禁的患者，可行留置导尿术，避免尿液浸渍皮肤，发生皮肤破溃（具体方法见"五、协助排尿的护理技术"）。

5．重建正常排尿功能

（1）摄入适当的液体

若病情允许，嘱患者每日白天摄入 2 000～3 000 mL 液体，以促进排尿反射的恢复，预防泌尿系统的感染。但晚上入睡前要适当限制饮水量，减少夜间尿量，以免影响患者休息。

（2）膀胱功能训练

定时开放留置导尿管、间歇导尿或定时使用便器，以使患者建立规则的排尿习惯，促进排尿功能的恢复。开始时，可每隔1～2 h放尿、导尿或使用便器一次，夜间每隔4 h一次，以后逐渐延长间隔时间，以促进排尿功能的恢复。

（3）盆底肌训练

患者取立位、坐位或卧位，先慢慢收缩盆底肌5 s（即收缩肛门和尿道），开始时可只收缩2～3 s，逐渐延长时间至10 s；再缓缓放松盆底肌10 s（即放松肛门和尿道），即完成一次盆底肌训练。连续做15～30 min，每日重复数组，以未感明显疲劳为宜。

五、协助排尿的护理技术

（一）导尿术

导尿术是指在严格无菌操作下，将导尿管经尿道插入膀胱引流尿液的技术。

> **护理智库**
>
> ### 导尿管的类型
>
> 导尿管是指通过尿道插入膀胱，完成排尿、药物输送、冲洗膀胱等的管状器械。按照有无球囊，导尿管可分为有球囊导尿管和无球囊导尿管，球囊注水后会鼓胀，便于导尿管在膀胱内固定，不易滑脱；按照型腔构造，导尿管一般可分为单腔导尿管（用于一次性导尿，见图8-1）、双腔球囊导尿管（用于留置导尿，见图8-2）和三腔球囊导尿管（用于膀胱冲洗，见图8-3）。
>
>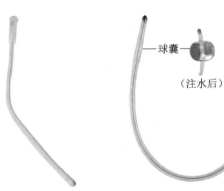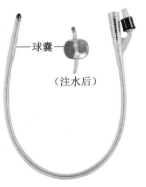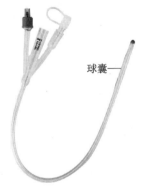
>
> 图8-1　单腔导尿管　　图8-2　双腔球囊导尿管　　图8-3　三腔球囊导尿管

【操作目的】

（1）为尿潴留患者引流尿液，以减轻患者痛苦。

（2）协助临床诊断（如留取未受污染的尿标本进行细菌培养等），测量膀胱容量和压力，检查残余尿液，进行尿道或膀胱造影，等等。

（3）为膀胱肿瘤患者进行膀胱内化疗。

导尿术

【操作前准备】

（1）评估：患者的年龄、病情、意识、生命体征、自理能力、膀胱充盈度、会阴部皮肤黏膜情况及清洁度、心理状态及合作程度等。

（2）护士准备：着装整洁，修剪指甲，洗手，戴口罩。

（3）用物准备：治疗盘，内置一次性导尿包、一次性垫巾、弯盘、手消毒剂、浴巾，其中，一次性导尿包内置有初步消毒用物（小方盘、镊子、纱布、消毒棉球袋和手套）、再次消毒和导尿用物（外包治疗巾，内置手套、洞巾、弯盘、消毒棉球袋、导尿管、内盛无菌液体的注射器、镊子 2 把、集尿袋、方盘、标本瓶、纱布和润滑剂棉球袋）。此外，还有便器及便器巾、屏风和保暖用物（按需备）。

（4）环境准备：室温适宜，光线充足，酌情关闭门窗。

【操作步骤】

女患者导尿的操作步骤如表 8-1 所示。

表 8-1　女患者导尿的操作步骤

操作步骤	注意事项
1．核对、解释 携用物至患者的床旁，核对患者的床号、姓名和腕带信息，向患者及其家属解释导尿的目的、方法、注意事项及配合要点	
2．放置用物 移床旁椅于操作同侧的床尾，将便器放于床旁椅上，打开便器巾	
3．遮挡患者 用屏风或隔离帘遮挡患者，请无关人员回避	
4．清洗外阴 协助患者清洗外阴（可自理者自行清洗）	
5．安置体位 （1）松开床尾盖被，协助患者脱去对侧裤腿，盖在近侧腿上，并盖上浴巾；对侧腿用盖被遮盖。 （2）协助患者取仰卧屈膝位，双腿略向外展，暴露外阴	● 尽量少暴露患者，注意保暖
6．垫巾、开包 （1）将一次性垫巾铺于患者臀下，将弯盘置于近外阴处。 （2）消毒双手，检查并打开一次性导尿包，取出初步消毒用物，将消毒棉球倒入小方盘内	
7．初步消毒 （1）左手戴手套，右手持镊子夹取消毒棉球由外向内、自上而下，依次消毒阴阜、对侧大阴唇、近侧大阴唇；左手拇指和食指分开大阴唇，同样顺序消毒对侧小阴唇、近侧小阴唇和尿道口。 （2）消毒完毕，脱下手套置于弯盘内，将弯盘和小方盘移至床尾（或放于治疗车下层）	● 每个棉球限用一次，用后置于弯盘内。 ● 夹取棉球中心部位，使棉球裹住镊尖，避免在消毒时损伤组织

续表

操作步骤	注意事项
8．再次消毒 （1）消毒双手。 （2）将导尿包置于患者两腿间，按无菌技术操作原则打开导尿包外包治疗巾。 （3）戴无菌手套，铺好洞巾，使洞巾和治疗巾内层形成一无菌区；置弯盘于近会阴处，并按操作顺序排列用物。 （4）取出导尿管置于方盘内，打开润滑剂棉球袋，用润滑剂棉球润滑导尿管前端；根据需要连接导尿管和集尿袋的引流管。 （5）将消毒棉球倒入弯盘内；用左手拇指和食指分开并固定小阴唇，右手持镊子夹取消毒棉球由内向外、自上而下，依次消毒尿道口、对侧小阴唇、近侧小阴唇，最后在尿道口处加强消毒一次。 （6）将污棉球和镊子放于弯盘内，移至床尾	● 嘱患者勿动肢体，保持安置的体位，避免无菌区污染。 ● 消毒尿道口时稍停片刻，以充分发挥消毒液的消毒效果
9．插管、导尿 （1）左手继续固定小阴唇，右手将方盘置于洞巾口旁，嘱患者张口呼吸，用另一镊子夹持导尿管对准尿道口轻轻插入尿道4～6 cm，见尿液流出再插入1～2 cm，如图8-4所示。 （2）松开左手，下移固定导尿管，将尿液引流入集尿袋或方盘内（需要时可留取尿标本）。 （3）若不连接集尿袋，当方盘内尿液 2/3 满时，及时用镊子夹住导尿管末端；将尿液倒入便器后，再打开导尿管继续放尿	● 不可松开固定小阴唇的手，否则会污染已消毒的尿道口。 ● 动作轻柔，避免损伤尿道黏膜而导致泌尿系统感染。 ● 如果导尿管引流不畅，可用右手轻轻按压膀胱，以助膀胱排空
10．拔管、整理 （1）导尿完毕，用镊子夹住导尿管并轻轻拔出，置于方盘内。 （2）撤下洞巾，擦净会阴并取浴巾遮盖；脱下手套置于方盘内；撤去一次性垫巾和治疗巾，放于治疗车下层。 （3）协助患者穿裤并取舒适卧位，整理床单元。 （4）询问患者需要，酌情开窗通风，撤去屏风。 （5）整理用物，测量尿量，将尿标本贴检验单标签（或条形码）后送检	● 尿标本应及时送检，避免污染
11．洗手、记录 洗手，记录导尿时间、尿量、尿液颜色及性质、患者反应等情况	

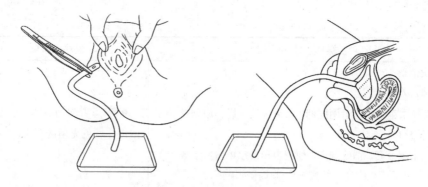

图 8-4　女患者导尿术

男患者导尿的操作步骤如表 8-2 所示。

表 8-2　男患者导尿的操作步骤

操作步骤	注意事项
步骤 1～4 同女患者导尿术	
5. 安置体位 松开床尾盖被，协助患者脱下裤子褪至腿部，露出外阴部，两腿略分开平放；分别用被子和浴巾盖好上身及腿部	● 尽量少暴露患者，注意保暖
6. 垫巾、开包 （1）将一次性中单铺于患者臀下，弯盘置于患者右腿外侧。 （2）消毒双手，检查并打开导尿包，取出初步消毒用物，将消毒棉球倒入小方盘内	
7. 初步消毒 （1）左手戴手套，右手持镊子夹取消毒棉球依次消毒阴阜、阴茎背侧、阴茎腹侧、阴囊和尿道口。在擦洗尿道口时，用无菌纱布裹住阴茎略提起，将包皮向后推，暴露尿道外口，自尿道口向外、向后旋转擦拭消毒尿道口、龟头及冠状沟。 （2）消毒完毕，脱下手套置弯盘内，将弯盘和小方盘移至床尾（或放于治疗车下层）	● 包皮和冠状沟内易藏污垢，应注意仔细擦拭，预防感染
8. 再次消毒 （1）～（4）同女患者导尿术步骤 8 中的（1）～（4）。 （5）将消毒棉球倒入弯盘内；左手用无菌纱布裹住阴茎并提起，将包皮向后推以暴露尿道口，右手持镊子夹取消毒棉球再次消毒尿道口、龟头及冠状沟。 （6）将弯盘移至床尾	

续表

操作步骤	注意事项
9. 插管、导尿 （1）左手用无菌纱布固定阴茎并提起，使之与腹壁成 60°角，如图 8-5 所示；右手将方盘置于洞巾口旁，嘱患者张口呼吸，用另一镊子夹持导尿管前端，对准尿道口轻轻插入 20～22 cm，见尿液流出后，再插入 1～2 cm。 （2）将尿液引流入集尿袋或方盘内（需要时可留取尿标本）。若不连接集尿袋，当方盘内尿液 2/3 满时，及时用镊子夹住导尿管末端；将尿液倒入便器后，再打开导尿管继续放尿	● 男性尿道较长，有三个狭窄处，插管时会略有阻力。当插管有阻力时，稍停片刻，嘱患者深呼吸，再缓缓插入，切忌用力过快、过猛而损伤尿道黏膜
步骤 10 和 11 同女患者导尿术	

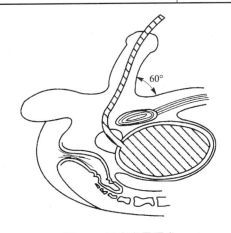

图 8-5　男患者导尿术

【注意事项】

（1）严格遵循无菌操作原则，防止尿路感染。

（2）在操作过程中要注意遮挡，保护患者的隐私，并采取适当的措施防止患者着凉。

（3）选择型号适宜的导尿管，插管时动作要轻柔，以免损伤尿道黏膜。

（4）老年女患者尿道口回缩，插管时应仔细观察、辨认，避免误入阴道；若导尿管误入阴道，必须更换导尿管后重新插入。

（5）对于膀胱高度膨胀且极度虚弱的患者，第一次放尿量不得超过 1 000 mL。因为大量放尿会使腹腔内压急剧下降，血液大量滞留在腹腔血管内，导致患者血压下降而虚脱；同时膀胱内压突然降低，可导致膀胱黏膜急剧充血而发生血尿。

 集思广"议"

请思考男、女患者导尿术有何异同点，并以小组为单位进行讨论。

葱管导尿法

孙思邈是我国唐代著名的医学家，他非常提倡医生要有医德，强调医生要时刻为患者着想。

相传，一次，一位患者找到孙思邈，痛苦异常地说："救救我吧，我的肚子胀得实在难受，尿脬都快要胀破了。"孙思邈发现他的腹部像一面鼓一样高高隆起。患者双手捂着肚子，呻吟不止。孙思邈见状心里非常难过，他想：尿流不出来，大概是排尿口不畅。尿脬盛不下那么多尿，吃药恐怕来不及了。如果想办法从尿道插进一根管子，尿也许就能排出来。

孙思邈决定试一试。可是，尿道很窄，到哪儿去找这种又细又软、能插进尿道的管子呢？正苦思疗法时，他忽然瞥见一小儿在拿着一根葱管吹着玩。孙思邈眼睛一亮，自言自语道："有了！葱管细软而中空，我不妨用它来试试。"

于是，孙思邈找来一根细葱管，切去一角，小心翼翼地插入患者的尿道，然后鼓足两腮，用嘴对着葱管吹气。果然，患者的尿液随即顺着葱管缓缓流了出来。等尿液放得差不多后，孙思邈将葱管拔了出来。患者这时也好受多了，直起身来，连连向孙思邈道谢。

（资料来源：孙思邈葱管治尿闭 [J]. 中医药通报, 2011, 10 (10): 24, 有改动)

（二）留置导尿术

留置导尿是指在严格无菌操作下，将导尿管经尿道插入膀胱，并将导尿管保留在膀胱内引流尿液的方法。

留置导尿术

1. 操作方法

【操作目的】

（1）在抢救危重、休克患者时，能正确记录尿量、测量尿比重，以密切跟踪患者的病情变化。

（2）盆腔手术患者术前留置导尿管，手术时可使膀胱持续保持空虚状态，避免术中误伤。

（3）某些泌尿系统疾病手术后留置导尿管，便于引流和冲洗，并可减轻手术切口的张力，促进切口的愈合。

（4）为具有临床意义的尿潴留或膀胱出口梗阻的患者引流尿液。

（5）为尿失禁患者减轻痛苦或进行膀胱功能训练。

（6）为其他非侵入性措施（如药物、尿垫等）不能缓解，且不接受使用外部集尿装置的患者引流尿液。

（7）为会阴部有伤口的患者引流尿液，保持会阴部清洁干燥。

（8）为被动和被迫体位患者、无法自行排尿的患者引流尿液。

（9）提高临终期患者的舒适度。

【操作前准备】

（1）评估：患者的年龄、病情、意识、生命体征、生活自理能力、膀胱充盈度及会阴部皮肤黏膜情况、心理状态及合作程度。

（2）护士准备：着装整洁，修剪指甲，洗手，戴口罩。

（3）用物准备：同导尿术，另备橡皮圈和安全别针各 1 个。

（4）环境准备：室温适宜，光线充足，酌情关闭门窗。

【操作步骤】

留置导尿的操作步骤如表 8-3 所示。

表 8-3　留置导尿的操作步骤

操作步骤	注意事项
步骤 1～8 同导尿术	
9. 插管、固定 （1）以与导尿术相同的方法插入带球囊的导尿管，见尿液流出后再插入 7～10 cm。 （2）连接注射器，根据导尿管上注明的球囊容积，向球囊内注入等量的无菌液体；轻拉导尿管，若有阻力感，则证实导尿管已固定于膀胱内，如图 8-6 所示	● 球囊注水速度要慢。 ● 勿使膨胀的球囊卡在尿道口内，应将导尿管再向内推约 2 cm，以免球囊压迫膀胱内壁，造成黏膜损伤和不适
10. 撤去洞巾 夹闭导尿管，用纱布擦拭尿道口后取下洞巾	
11. 接集尿袋 （1）导尿管末端与集尿袋的引流管接头处相连接后，开放导尿管。 （2）用橡皮圈和安全别针将集尿袋的引流管固定在大单上。 （3）将集尿袋置低于膀胱高度的病床合适位置固定，如图 8-7 所示	● 固定时应使引流管留出足够的长度，以防患者翻身时牵拉而使导尿管滑脱。 ● 别针固定要稳妥，既要避免伤害患者，又不能使引流管滑脱
12. 整理、记录 （1）协助患者穿裤，取舒适卧位，整理床单元。 （2）整理用物，分类处理。 （3）洗手，记录操作情况和患者的反应	

【注意事项】

除导尿术的注意事项外，还应注意以下几点：

（1）保持引流通畅，避免导尿管受压、扭曲、堵塞等造成引流不畅，进而导致泌尿系统感染。

（2）在患者离床活动时，应用胶布将导尿管远端妥善固定在大腿上，以防导尿管脱出。

（3）集尿袋不得高于膀胱，且避免挤压，防止尿液反流，造成感染。

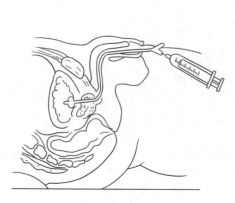

图 8-6　双腔球囊导尿管固定法

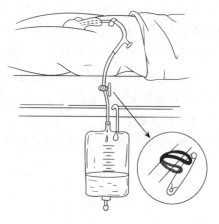

图 8-7　集尿袋固定法

2. 置管后护理

（1）留置尿管期间，若病情允许，应鼓励患者每日摄入足够的液体，使尿量维持在 2 000 mL 以上，以达到自然冲洗尿路的目的，预防尿路感染和结石的发生。

（2）防止泌尿系统逆行感染：① 保持尿道口清洁，女患者用消毒棉球擦拭外阴及尿道口，男患者用消毒棉球擦拭尿道口、龟头及包皮，每天 1～2 次；排便后及时清理肛门及会阴部皮肤。② 及时排空集尿袋内的尿液，并注意观察尿量、尿液性状和颜色改变。③ 定期更换导尿管和集尿袋，导尿管的更换频率通常由其材质决定，一般 1～4 周更换 1 次；集尿袋一般每周更换 1～2 次。

（3）对于长期留置导尿管的患者，可采用间歇性夹管方式阻断引流，一般每 3～4 h 开放 1 次，使膀胱定时充盈和排空，以促进膀胱功能的恢复。

（4）注意倾听患者的主诉，并经常观察尿液情况，每周检查 1 次尿常规。若发现尿液浑浊、沉淀、有结晶，应及时进行膀胱冲洗。

（5）应向患者及其家属解释留置导尿管的护理方法，并使其意识到预防泌尿系统感染的重要性，以使其主动参与护理。

集思广"议"

　　患者王某，男，80 岁，因呼吸衰竭入院治疗。行留置胃管和尿管、气管切开术后，患者在医务人员陪同下外出行胸部 CT。返回病房 4 h 后，家属告知护士患者无尿。护士查看集尿袋后通知医生，医生叩诊膀胱隆起，护士再次查看导尿管，发现导尿管夹闭，立即开放导尿管，尿液随即引出。

　　以小组为单位，分析以上案例发生的原因，并说一说你得到了哪些启示。

（三）膀胱冲洗术

膀胱冲洗术是指利用三腔导尿管，将无菌溶液灌入膀胱内，再利用虹吸原理将灌入的液体引流出来的方法。

【操作目的】

（1）对留置导尿管的患者，保持其尿液引流通畅。

（2）清洁膀胱，清除膀胱内的血凝块、黏液、细菌等异物，预防感染。

（3）治疗某些膀胱疾病，如膀胱炎、膀胱肿瘤等。

【操作前准备】

（1）评估：患者的年龄、病情、意识、生命体征、心理状态及合作程度。

（2）护士准备：着装整洁，修剪指甲，洗手，戴口罩。

（3）用物准备（用于密闭式膀胱冲洗术）：无菌治疗盘，内置治疗碗（2个）、镊子（置治疗碗内）、消毒棉球（数个，置治疗碗内）和纱布，治疗盘外备无菌膀胱冲洗装置、一次性无菌手套、开瓶器、输液架、消毒液、棉签、便器及便器巾、冲洗液。其余同导尿术（选用三腔导尿管）。

（4）环境准备：室温适宜，光线充足，酌情关闭门窗。

> **护理智库**
>
> ### 常用的膀胱冲洗液
>
> 常用的膀胱冲洗液：生理盐水、0.02%呋喃西林溶液、3%硼酸溶液、氯己定溶液、0.1%新霉素溶液。灌入溶液的温度为 38～40 ℃。

膀胱冲洗的操作步骤如表 8-4 所示。

表 8-4　膀胱冲洗的操作步骤

操作步骤	注意事项
1．核对、解释 携用物至患者床旁，核对患者的床号、姓名和腕带信息，向患者及其家属解释膀胱冲洗的目的、方法、注意事项及配合要点	
2．排空膀胱 按导尿术的方法为患者插入三腔导尿管，连接集尿袋的引流管并固定，排空膀胱	● 严格执行无菌操作
3．准备溶液 （1）备齐无菌冲洗溶液，启开冲洗液瓶盖中心部分，常规消毒瓶塞。 （2）打开膀胱冲洗装置，将冲洗导管针头插入瓶塞；将冲洗液瓶倒挂于输液架上（瓶内液平面距床面约 60 cm），排气后关闭引流管、夹住冲洗导管备用	
4．连接导管 消毒三腔导尿管的冲洗腔口和膀胱冲洗导管后，将两者连接	

续表

操作步骤	注意事项
5. 放液冲洗 （1）关闭引流管，开放冲洗管，使溶液滴入膀胱，根据医嘱调节滴速（一般为 60~80 滴/min）。 （2）待患者有尿意或滴入 200~300 mL 后，关闭冲洗管，开放引流管；待冲洗液全部引流出来后，关闭引流管，开放冲洗管，如图 8-8 所示。 （3）如此反复冲洗至流出液澄清为止	● 滴速不宜过快，以免患者尿意强烈，膀胱收缩，迫使冲洗液从导尿管侧溢出尿道外。 ● 冲洗过程中，注意观察患者的反应及引流液的性状，若患者出现不适或有出血情况，应立即停止冲洗，并联系医生
6. 冲后处理 （1）冲洗完毕，取下冲洗管。 （2）清洁外阴部，固定好导尿管。 （3）协助患者取舒适卧位，整理床单元，清理用物	
7. 洗手、记录 洗手，记录冲洗液名称、冲洗量、引流量、引流液性状、冲洗过程中患者的反应等	

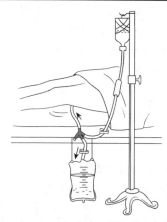

图 8-8　膀胱冲洗

【注意事项】

（1）遵循无菌操作原则，防止泌尿系统感染。

（2）冲洗过程中嘱患者深呼吸，尽量放松，以减少疼痛，同时要严密观察患者的病情，并注意记录冲洗液量及性状。若患者出现腹痛、腹胀、膀胱剧烈收缩等情形，应暂停冲洗并报告医生；若患者出现冲洗后出血较多或血压下降，也应立即停止冲洗并报告医生。

（3）操作过程中避免用力回抽造成黏膜损伤。若引流的液体量少于灌入的液体量，应考虑导尿管内是否有血块或脓液阻塞，可增加冲洗次数或更换导尿管。

（4）连续冲洗时，冲洗管和引流管应每 24 h 更换一次。

（5）注入药物时，应确保药物在膀胱内保留 30 min 后再引流。

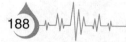

第二讲　排便护理

一、与排便有关的生理知识

当食物经口进入胃和小肠被消化吸收后，其残渣贮存于大肠内，除一部分水分被大肠吸收外，其余均经细菌的发酵和腐败作用形成粪便。

正常情况下，人的直肠内无粪便（除排便前和排便时），当肠蠕动将粪便推入直肠时，直肠壁内的感受器会受到刺激而产生兴奋，冲动经盆神经和腹下神经传至脊髓腰骶段的初级排便中枢，同时上传到大脑皮质，引起便意。如果条件允许，则排便反射进行，粪便被排出体外；如果条件不允许，则排便反射受到抑制。

粪便的形成经过了整个消化道的作用，它的性质与形状可以反映整个消化系统的功能状况。护士通过对患者的排便活动和粪便情况进行观察，可以及早发现和鉴别消化道疾病，从而选择适宜的护理措施。

二、排便活动的评估

正常情况下，人的排便活动是自然、无痛苦、无障碍的过程。排便活动受大脑皮质的控制，意识可以促进或抑制排便。

（一）排便影响因素的评估

1. 生理因素

年龄可影响机体对排便的控制。例如，3 岁以下的婴幼儿，神经肌肉系统发育不健全，常不能控制排便；老年人腹壁肌肉张力下降，胃肠蠕动减慢，肛门括约肌松弛，导致肠道控制能力下降而出现排便功能异常。

2. 饮食因素

均衡的饮食与足量的水分是维持正常排便的重要条件。富含膳食纤维的食物（如粗粮、水果、蔬菜等）可增加粪便的容积，促进食糜加速通过肠道，减少水分在大肠内的再吸收，使大便松散、柔软而容易排出；足量液体可液化肠内容物，使食物顺利通过肠道而排出。

当饮食结构不合理，摄入的膳食纤维量少或水分不足时，因无法产生足够的粪便容积和液化食糜，食糜通过肠道的速度减慢，时间延长，水分再吸收增加，从而导致粪便变硬，排便减少而发生便秘。

3. 活动因素

活动可维持肠道肌肉的张力，刺激肠道蠕动，有助于维持正常的排便功能。各种原因所致的长期卧床、缺少活动等，可使肠道肌肉张力减退而导致排便困难。

4. 疾病因素

（1）疾病本身：肠道本身的疾病或身体其他系统的病变均可影响正常排便。例如，

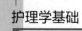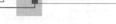

大肠癌、结肠炎可使排便次数增加，脊髓损伤、脑卒中等可致排便失禁。

（2）药物：有些药物能治疗或预防便秘和腹泻，例如，缓泻剂和导泻剂可减少肠道对水分的吸收，促使排便。有些药物则可能干扰正常排便。例如，长时间服用抗生素，会抑制肠道正常菌群生长而导致腹泻，麻醉剂或止痛药会使肠活动减弱而导致便秘。

（3）治疗和检查：例如，腹部和肛门手术会使肠壁肌肉暂时麻痹或伤口疼痛而造成排便困难；胃肠道疾病的诊断性检查常需灌肠或服用钡剂，也会影响排便。

5. 心理因素

心理因素是影响排便的重要因素。例如，当患者精神抑郁时，机体活动减少，肠蠕动减少，可导致便秘；而紧张、焦虑则可导致迷走神经兴奋，肠蠕动增加，从而引起吸收不良而致腹泻。

6. 个人习惯

在日常生活中，许多人都有自己固定的排便时间和排便姿势，甚至使用某种固定的便器、同时从事某些活动（如阅读等）等。当这些习惯因某些原因而无法维持时，可能会影响正常排便。

7. 社会文化因素

社会文化教育影响个人的排便观念和习惯。例如，当个人因排便问题需要他人帮助而丧失隐私时，就可能会压抑排便的需要而导致排便异常。

（二）粪便状态的评估

1. 次数与量

排便次数因人而异，一般 1 岁以上儿童及成人每天排便 1～3 次，婴儿排便次数较多；每日排便量与膳食的种类和数量、摄入的液体量及消化器官的功能有关，正常成人每天排便量为 100～300 g。

成人每天排便超过 3 次或每周少于 3 次，婴儿每天排便超过 6 次或每 1～2 d 排便少于 1 次，应视为排便异常；当消化器官出现病变或功能紊乱（如肠道梗阻、腹泻等）时，会出现排便量的改变。

2. 形状与软硬度

正常成人的粪便为成形软便。便秘时，粪便坚硬，呈栗子样；消化不良或急性肠炎时，粪便较稀或呈水样；肠道部分梗阻或直肠狭窄时，粪便常呈扁条形或带状。

3. 颜色

正常成人的粪便呈黄褐色或棕黄色，婴儿的粪便呈黄色或金黄色。不过，粪便的颜色可因摄入某些食物或药物而发生变化。例如，食用大量绿叶蔬菜，粪便可呈暗绿色；摄入动物血或铁制剂，粪便可呈无光泽样黑色。

当粪便颜色的改变与饮食或药物无关时，表示消化系统有病理变化存在。例如，均匀柏油样便多见于上消化道出血，均匀暗红色血便多见于下消化道出血，粪便表面粘有鲜红色血液多见于痔疮出血或肛裂等，白陶土色便多见于胆道梗阻，果酱样便多见于肠套叠和阿米巴痢疾，白色米泔水样便多见于霍乱，等等。

4.气味

正常情况下，粪便气味因膳食种类而异，其强度由腐败菌的活动性及动物蛋白质的量而定。一般来说，肉食者味重，素食者味轻。

病理情况下，严重腹泻患者的粪便因未消化的蛋白质与腐败菌作用，发生碱性反应，呈恶臭味；下消化道溃疡、恶性肿瘤患者的粪便呈腐败臭味；上消化道出血患者的柏油样粪便呈腥臭味；消化不良患者的粪便因发生酸性反应，呈酸臭味。

5.内容物

粪便内容物主要为食物残渣、脱落的肠上皮细胞、细菌及机体代谢后的废物（如胆色素衍生物）和钙、镁、汞等盐类，同时还混有少量黏液（肉眼不易查见）。

粪便中混有大量黏液，常见于消化不良、肠炎等；粪便中伴有脓血，常见于细菌性痢疾、阿米巴痢疾、直肠癌等；粪便中发现寄生虫，见于肠道寄生虫感染。

三、常见的排便异常

（一）便秘

便秘是指正常的排便形态改变，排便次数减少，排出过干、过硬的粪便，且排便不畅、困难。便秘者会有腹胀、腹痛、食欲不佳、消化不良、乏力、舌苔变厚、头痛等症状。另外，便秘者粪便干硬，触诊腹部较硬实且紧张，有时可触及包块。便秘的原因主要有以下几种：

（1）与疾病有关的因素：某些器质性和功能性疾病（如肠道疾病、甲状腺功能减退、低血钙、低血钾等）、中枢神经系统功能障碍、各类直肠或肛门手术、某些药物的不合理使用（如滥用缓泻药、灌肠剂等）等。

（2）其他因素：排便习惯不良、排便时间或活动受限制、强烈的情绪反应（如精神抑郁、情绪消沉等）、饮食结构不合理（如低膳食纤维、饮水量不足等）、长期卧床或活动减少等。

护理智库

便秘患者腹痛的原因

便秘患者腹痛可能是以下病症造成的：

（1）急性胰腺炎、急性阑尾炎、肠易激综合征等，可使患者出现腹痛、呕吐和便秘。

（2）增殖型肠结核造成肠道狭窄时，可导致腹痛、腹胀和便秘。

（3）铅中毒，可能会导致腹痛，同时伴有便秘。

（4）腹部恶变、卵巢囊肿、胃下垂等疾病，可能会导致腹痛和便秘。

（5）肠道蛔虫、肠道恶变、粪便干燥形成粪石及肠梗阻等，可导致腹痛、腹胀、恶心、呕吐和便秘。

（二）腹泻

腹泻是指正常排便形态改变，频繁排出松散稀薄的粪便，甚至水样便。腹泻患者会有

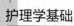

腹痛、肠痉挛、疲乏、恶心、呕吐、肠鸣、肠蠕动增加等症状，会有急于排便的需要和难以控制的感觉。消化系统发育不成熟、患有胃肠道疾病或某些内分泌疾病（如甲状腺功能亢进症等）、饮食不当或使用泻剂不当、情绪紧张焦虑等因素可造成腹泻。

（三）排便失禁

排便失禁是指肛门括约肌不受意识的控制而不自主地排便。排便失禁的原因有：生理方面，常见于神经肌肉系统出现病变或损伤，如瘫痪、胃肠道疾患等；心理方面，常见于精神障碍、情绪失调等。

（四）肠胀气

肠胀气是指胃肠道内有过量气体积聚，导致肠壁牵张膨胀。肠胀气患者表现为腹部膨隆、腹胀、痉挛性疼痛、嗝逆，腹部叩诊呈鼓音；当肠胀气压迫膈肌和胸腔时，可出现气急和呼吸困难。

一般情况下，胃肠道内的气体只有 150 mL 左右。胃内的气体可通过口腔嗝出；肠道内的气体部分在小肠被吸收，其余的可通过肛门排出，不会产生不适。而当人体食入过多的产气性食物、吞入大量空气、肠蠕动减少、肠道梗阻及接受肠道手术时，常易发生肠胀气。

（五）粪便嵌塞

粪便嵌塞是指粪便持久滞留堆积在直肠内而不能排出，常发生于慢性便秘患者。粪便嵌塞患者有排便冲动，腹部胀痛，直肠和肛门疼痛，肛门处有少量液化的粪便渗出，但不能排出粪便。

粪便嵌塞的原因为：便秘未能及时解除，使粪便滞留在直肠内，水分被持续吸收，而乙状结肠排下的粪便又不断加入，最终使粪块变得又大又硬而不能排出。

四、常见排便异常患者的护理

（一）便秘患者的护理

1. 健康教育

帮助患者及其家属正确认识维持正常排便习惯的意义，使其自觉养成良好的排便习惯。

2. 帮助患者建立正常的排便习惯

指导患者选择适合其自身排便的时间（一般以早餐后为宜），每天固定在此时间排便，但不可随意使用缓泻剂及灌肠等方法。

3. 合理安排膳食

指导患者多摄取可促进排便的食物和水。例如，多食蔬菜、水果、豆类和谷类制品等富含膳食纤维的食物；养成多饮水的习惯，在病情允许的条件下，每天液体摄入量不少于 1.5～2 L。

4. 鼓励患者适当运动

除了运动受限的患者外，应根据患者的身体情况鼓励其进行适当的运动，如散步、做操、打太极拳等。对卧床患者，可让其在床上运动或被动运动。此外，可指导患者进行训练腹肌和盆底肌的运动（如空中蹬车、提肛运动等），以增强肌张力和肠蠕动，促进排便。

5. 提供适当的排便环境

为患者提供单独、隐蔽的排便环境，安排充裕的排便时间，并保证其排便时不受干扰。

6. 选择适当的排便姿势

床上使用便器时，最好让患者采取坐姿或抬高床头，利用重力作用增加腹内压，促进排便。病情允许时，尽量让患者下床去厕所排便。对于手术患者，手术前应有计划地训练其在床上使用便器。

7. 环形按摩腹部

在患者排便时，用手沿结肠解剖位置自右向左环形按摩，可促进其排便。此外，指端轻压肛门后端，也可促进排便。

8. 其他

可遵医嘱采取口服缓泻剂、使用简易通便剂、行灌肠术、人工取便等方法。

> **❤ 护理小贴士**
>
> 长期使用缓泻剂或灌肠，容易使机体形成依赖性，从而使肠道失去正常排便功能，造成慢性便秘。

（二）腹泻患者的护理

1. 去除病因

若为食物不洁导致的腹泻，应立即停止食用可能被污染的食物；若为肠道感染导致的腹泻，应遵医嘱给予抗生素治疗。

2. 卧床休息

让患者卧床休息，减少肠蠕动，并注意腹部保暖。

3. 饮食护理

鼓励患者饮水，酌情给予清淡的流质或半流质食物，避免油腻、辛辣、高膳食纤维食物。严重腹泻时，可暂禁食。

4. 遵医嘱用药

遵医嘱给予止泻药、口服补盐液或静脉输液，以维持体液和电解质平衡。

5. 皮肤护理

做好肛周皮肤的护理，特别是婴幼儿、老人和身体衰弱者，每次便后应用软纸为其轻擦肛门，再用温水清洗，并在肛门周围涂油膏以保护局部皮肤。

6. 密切观察病情

密切观察病情，并及时记录排便的性状、次数等，必要时留取标本送检。对病情危重者，要注意观察其生命体征变化。疑为传染病时，应遵循隔离原则护理。

7. 心理支持

主动关心患者，给予支持和安慰。及时协助患者更换污染的衣裤、床单和被套，并协助进行清洗沐浴。

8. 健康教育

向患者解释腹泻的原因和防治措施；指导患者观察排便情况，嘱其发现异常时及时联系医务人员。

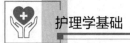

（三）排便失禁的护理

1. 心理护理

排便失禁的患者心情紧张而窘迫，常感到自卑和忧郁，期望得到他人的理解和帮助。护士应尊重和理解患者，及时给予心理安慰与支持，帮助其树立信心，使其积极配合治疗和护理。

2. 皮肤护理

床上铺橡胶单、中单或一次性尿垫，及时更换被粪便污染的衣裤、床单和被套；每次便后用温水洗净肛门周围和臀部皮肤，保持皮肤清洁干燥，必要时在肛门周围涂擦软膏以保护皮肤，避免破损感染；注意观察骶尾部皮肤变化，并定时按摩受压部位，预防压力性损伤的发生。

3. 帮助患者重建排便能力

了解患者的排便规律，定时给予便盆，促使患者按时排便；与医生协调，定时应用导泻栓剂或灌肠，以刺激定时排便；教会患者进行肛门括约肌及盆底肌收缩锻炼的方法（见本项目第一讲）。

4. 合理安排膳食

在病情允许时，嘱患者每天摄入足量的液体；避免油腻、辛辣和高膳食纤维食物。

5. 保持空气清新

定时开窗通风，除去不良气味，保持室内空气清新，使患者舒适。

（四）肠胀气患者的护理

1. 去除病因

去除引起肠胀气的因素，如勿食产气食物和饮料、积极治疗肠道疾病等，同时指导患者养成细嚼慢咽的良好饮食习惯。

2. 适当活动

鼓励患者适当活动，以促进肠蠕动，减轻肠胀气。卧床患者可做床上活动或变换体位，病情允许时，可协助患者下床活动。

3. 对症处理

轻微胀气时，可行腹部热敷或腹部按摩；严重胀气时，应遵医嘱给予药物治疗或行肛管排气术。

（五）粪便嵌塞患者的护理

（1）早期可通过使用通便栓剂、口服缓泻剂来润肠通便。

（2）必要时先行油类保留灌肠，2～3 h后再做清洁灌肠。

（3）在清洁灌肠无效后，可遵医嘱执行人工取便。由于人工取便易刺激迷走神经，故心脏病、脊椎受损者须慎用。操作中如果患者出现心悸、头晕等，须立刻停止操作。

（4）向患者及家属讲解有关便秘的知识，帮助其建立合理的膳食结构；协助患者建立并维持正常的排便习惯，防止便秘的发生。

护理之美

苦累留给自己，安康送给患者

从事护理工作多年来，护士吉木斯始终坚持一切为了患者，待患者如亲人，坚持以高度的责任心、良好的服务态度为患者提供优质服务，把爱心献给每位患者。

有一次，吉木斯晚上值班，一位年过七旬的老人因脑出血入院。患者家属焦急地跑到护士站叫她，说老人已经四五天未解大便，现在腹痛、腹胀难忍。但当时医生交代过患者不能用力解便，以防脑出血再次加重。吉木斯也深知这个道理，急切地走进患者的病房，安慰老人家不要着急，一定会有解决的办法。

当时是冬天，吉木斯先将自己的双手捂热，然后为老人做腹部按摩，并嘱咐老人不要焦急，指导老人深呼吸。过了一会儿，老人似乎没有之前那么难受了。可她又想，如果大便解不出来，刚才的努力似乎解决不了实际问题。在取得医生的同意后，她动作轻柔地帮老人挤了两只开塞露。眼看大便就快出来了，可却堵在肛门口。当时老人又痛苦地呻吟了起来。吉木斯也有点急了，心想千万不能让患者再这样痛苦了。于是，她毫不犹豫地戴起手套，手指轻柔地插进患者的肛门，将堵在肛门口的粪块抠了出来。这时，老人终于停止了呻吟，显得轻松了许多。

在场的每一位家属都十分感激吉木斯，对她说："太感谢您了，您帮我的家人解决了痛苦，不怕脏不怕累，我们都不如您啊。虽说是我们的家人，真要说起来，我们恐怕都没这个勇气抠大便，您真是把患者当亲人对待啊！"吉木斯笑着回答他们："不用谢，这都是我应该做的。"

（资料来源：http://economy.nmgnews.com.cn/system/2022/03/21/013280067.shtml，有改动）

五、协助排便的护理技术

（一）灌肠术

灌肠术是指将一定量的液体由肛门经直肠灌入结肠，以帮助患者清洁肠道、排便、排气或由肠道供给药物，达到缓解症状、协助诊断和治疗疾病目的的技术。

根据目的的不同，灌肠术可分为保留灌肠和不保留灌肠。根据灌入液体量的不同，不保留灌肠又可分为大量不保留灌肠、小量不保留灌肠和清洁灌肠。

1. 大量不保留灌肠

【操作目的】

（1）解除便秘和肠胀气。

（2）清洁肠道，为手术、检查或分娩做准备。

（3）稀释并清除肠道内的有害物质，减轻中毒。

（4）为高热患者降温。

大量不保留灌肠

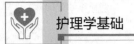

【操作前准备】

（1）评估：患者的年龄、病情、意识、肛门部位皮肤和黏膜情况、排便习惯、自理能力、心理状态及合作程度。

（2）护士准备：着装整洁，修剪指甲，洗手，戴口罩。

（3）用物准备：治疗盘，内置一次性灌肠包（内有灌肠袋、肛管、洞巾、垫巾、肥皂冻、纸巾、手套和润滑剂棉球）、弯盘、水温计及根据医嘱准备的灌肠液，治疗盘外备卫生纸、手消毒剂、便器及便器巾、屏风和输液架。

（4）环境准备：室温适宜，光线充足，酌情关闭门窗。

护理智库

常用的大量不保留灌肠液

（1）常用灌肠液类型：① 0.1%～0.2%的肥皂液（可降低水的表面张力，使水迅速渗入粪便，从而稀释、软化粪便，并可刺激肠道蠕动，使粪便易于排出），但肥皂液不宜过浓，以免刺激肠黏膜；② 生理盐水。

（2）常用灌肠液量：成人每次用量为 500～1 000 mL。

（3）常用灌肠液温度：一般以 39～41 ℃为宜，降温用时为 28～32 ℃，缓解中暑用时为 4 ℃。

【操作步骤】

大量不保留灌肠的操作步骤如表 8-5 所示。

表 8-5　大量不保留灌肠的操作步骤

操作步骤	注意事项
1. 核对、解释 携用物至患者床旁，核对患者的床号、姓名和腕带信息，向患者及其家属解释灌肠的目的、方法、注意事项及配合要点	
2. 遮挡患者 用屏风或隔离帘遮挡患者，请无关人员回避	
3. 安置体位 （1）松开床尾盖被，协助患者取左侧卧位，屈曲双膝，脱裤至膝部，臀部移至床沿。对不能控制排便者，可让其取仰卧位，在其臀下垫便器。 （2）盖好盖被，只暴露臀部。 （3）打开一次性灌肠包，取出垫巾，将垫巾铺于患者臀下，洞巾铺在患者臀部（暴露肛门），置弯盘于患者臀部旁边	

续表

操作步骤	注意事项
4．挂液、排气 （1）关闭灌肠袋引流管上的止水阀，将灌肠液倒入灌肠袋内；将灌肠袋挂于输液架上，袋内液面高于肛门40～60 cm。 （2）戴手套，连接肛管和引流管，润滑肛管前端；打开引流管上的止水阀，排尽管内气体，见液体流出后，关闭止水阀	● 伤寒患者灌肠时，灌肠袋内液面距肛门高度不得超过30 cm，液体量不得超过500 mL
5．插管、灌液 （1）左手垫纸巾分开臀部，暴露肛门口；嘱患者深呼吸，右手将肛管轻轻插入直肠（成人7～10 cm），如图8-9所示。 （2）固定肛管，打开止水阀，使液体缓缓流入直肠；密切观察袋内液体下降速度和患者的反应	● 插入肛管时应顺应直肠的生理弯曲，勿用强力，以防损伤肠黏膜。若插入受阻，则可退出少许，旋转肛管后再缓缓插入
6．拔出肛管 （1）待灌肠液即将流尽时，关闭止水阀，用纸巾包裹肛管轻轻拔出，放于弯盘内。 （2）擦净肛门，脱手套，撤去弯盘	● 拔管时，应避免空气进入肠道，避免灌肠液和粪便随肛管流出
7．安置患者 （1）协助患者穿好裤子，取舒适的卧位；嘱其尽量将灌肠液在体内保留5～10 min后再排便。 （2）对于不能下床的患者，给予其便器，将卫生纸、呼叫装置放于易取处，排便后擦净肛门，及时取出便器及垫巾，协助患者穿裤；对于能下床的患者，扶助其上厕所排便	● 降温灌肠时，灌肠液应保留30 min，排便30 min后测量体温并记录
8．清理用物 （1）患者排便后，观察大便的性状、颜色和量，必要时留取标本送检。 （2）消毒、清理用物，整理床单元，开窗通风。 （3）询问患者有无其他需要	
9．洗手、记录 洗手，记录灌肠的情况，包括溶液种类，保留时间，排出粪便的性状、颜色和量，腹胀的解除情况等（记录方法见项目十六第二讲）	

 集思广"议"

上述操作为何选取左侧卧位？

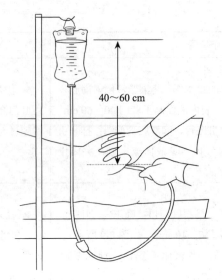

40～60 cm

图 8-9　大量不保留灌肠

【注意事项】

（1）消化道出血、妊娠、急腹症、严重心血管疾病患者等禁用灌肠术。

（2）为肝性脑病患者灌肠时，禁用肥皂水灌肠，以减少氨的产生和吸收；充血性心力衰竭和水钠潴留患者禁用 0.9%氯化钠溶液灌肠。

（3）灌肠过程中应随时注意观察液体下降速度和患者的情况：① 若液面下降过慢或停止，多为肛管前端孔被粪块阻塞，可前后旋转移动肛管或挤捏肛管，以解除阻塞；② 若患者感到腹胀或有便意，可告知患者这是正常感觉，嘱患者张口做深呼吸，放松腹肌并适当降低灌肠袋的高度，减慢流速或关闭止水阀，暂停灌肠 30 s；③ 若患者出现剧烈腹痛、面色苍白、出冷汗、脉速变化、心慌气急等，可能是发生了肠痉挛或出血，应立即停止灌肠，并通知医生给予处理。

2．**小量不保留灌肠**

小量不保留灌肠适用于腹部或盆腔手术后的患者、危重患者、年老体弱患者、小儿及孕妇等。

【操作目的】

（1）软化粪便，解除便秘。

（2）排出肠道内的气体，减轻腹胀。

【操作前准备】

（1）评估：同大量不保留灌肠。

（2）护士准备：着装整洁，修剪指甲，洗手，戴口罩。

（3）用物准备：治疗盘，内置消毒注洗器或小容量灌肠袋、消毒肛管、温开水（38 ℃，5～10 mL）、止血钳、润滑剂、棉签、弯盘、水温计及灌肠液（遵医嘱备），治疗盘外备卫生纸、一次性治疗巾或一次性中单、一次性无菌手套、便器及便器巾、生活垃圾桶、医用垃圾桶、屏风和输液架（按需备）。

（4）环境准备：室温适宜，光线充足，酌情关闭门窗。

护理智库

常用的小量不保留灌肠液

（1）常用灌肠液类型：① "1，2，3" 溶液（50%硫酸镁 30 mL+甘油 60 mL+温开水 90 mL）；② 甘油 50 mL 加等量温开水；③ 各种植物油 120～180 mL。

（2）常用灌肠液温度：一般为 38 ℃。

【操作步骤】

小量不保留灌肠的操作步骤如表 8-6 所示。

表 8-6　小量不保留灌肠的操作步骤

操作步骤	注意事项
步骤 1～2 同大量不保留灌肠	
3．安置体位 （1）松开床尾盖被，协助患者取左侧卧位，屈曲双膝，脱裤至膝部，臀部移至床沿。 （2）盖好盖被，只暴露臀部。 （3）铺一次性治疗巾或一次性中单于患者臀下，置弯盘于患者臀部旁边	
4．抽液、排气 戴手套，用注洗器抽吸灌肠液，连接肛管和注洗器，润滑肛管前段；排尽管内气体，用止血钳夹紧肛管	
5．插管、灌液 （1）左手垫卫生纸分开臀部，暴露肛门口；嘱患者深呼吸，右手将肛管轻轻插入直肠 7～10 cm，如图 8-10 所示。 （2）固定肛管，松开止血钳，缓慢注入肠液；注毕夹管，取下注洗器再吸取溶液，松夹后再行灌注。如此反复直至灌肠溶液全部注入。 （3）灌液完毕后，再注入温开水 5～10 mL，并抬高肛管末端，使管内溶液全部灌入	● 注入不可过快、过猛，以免刺激肠黏膜，引起排便反射，造成溶液难以保留。 ● 若用灌肠筒，液面距肛门高度不得超过 30 cm
6．拔出肛管 （1）夹紧或反折肛管末端后，用卫生纸包住肛管轻轻拔出，置于弯盘内。 （2）擦净肛门，脱手套，撤去弯盘	
7．安置患者 协助患者穿好裤子，取舒适卧位；嘱其尽量将灌肠液在体内保留 10～20 min 后再行排便	
步骤 8～9 同大量不保留灌肠	

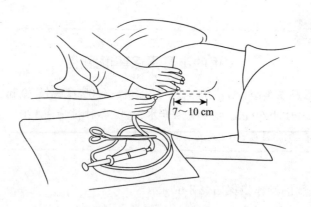

图 8-10　小量不保留灌肠

【注意事项】

（1）在灌注过程中，要密切观察患者的病情变化。

（2）用注洗器灌肠时，每次抽吸灌肠液时应夹紧或反折肛管末端，以防空气进入肠道，引起腹胀。

3．清洁灌肠

为达到清洁肠道的目的，反复使用大量不保留灌肠，即为清洁灌肠。

【操作目的】

（1）彻底清除肠道内粪便，为直肠、结肠检查和手术做肠道准备。

（2）协助排尽肠内有毒物质。

【操作前准备】

同大量不保留灌肠。

【操作步骤】

反复多次使用大量不保留灌肠，第一次用 0.1%～0.2%的肥皂液灌肠，患者排便后，再用生理盐水反复灌肠，直至排出的液体澄清、无粪质为止。

【注意事项】

（1）每次灌肠溶液的量约为 500 mL，液面距肛门高度不得超过 40 cm。

（2）每次灌肠后让患者休息片刻。

（3）禁忌用清水反复灌洗，以防水、电解质紊乱。

（4）注意观察患者的情况，如果有虚脱征兆，应立即停止灌肠，通知医生并配合处理。

4．保留灌肠

保留灌肠是指将药液灌入直肠或结肠，通过肠黏膜吸收药液达到治疗疾病目的的方法。

【操作目的】

（1）镇静、催眠。

（2）治疗肠道感染。

【操作前准备】

（1）评估：患者的年龄、病情、意识、生命体征、肠道及盆腔病变部位、自理能力、心理状态及合作程度。

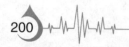

（2）护士准备：着装整洁，修剪指甲，洗手，戴口罩。

（3）用物准备：① 同小量不保留灌肠；② 灌肠液（遵医嘱备，灌肠溶液量不超过200 mL，溶液温度为38 ℃）。另备小垫枕和橡胶单。

（4）环境准备：室温适宜，光线充足，酌情关闭门窗。

【操作步骤】

保留灌肠的操作步骤如表8-7所示。

表8-7 保留灌肠的操作步骤

操作步骤	注意事项
1．核对、解释 携用物至患者床旁，核对患者的床号、姓名和腕带信息，向患者及其家属解释保留灌肠的目的、方法、注意事项及配合要点	● 肠道疾病患者做保留灌肠，以晚上睡觉前为宜。因为此时活动减少，药液易保留和吸收
2．遮挡患者 用隔离帘或屏风遮挡患者	
3．安置体位 （1）根据病情，为患者选择不同的体位。 （2）协助患者脱裤至膝部，屈曲双膝，将臀部移至床边；用小垫枕将臀部抬高约10 cm。 （3）将橡胶单和治疗巾（或一次性中单）铺于患者臀下，弯盘置臀部旁边	● 慢性细菌性痢疾病变部位多在直肠或乙状结肠，取左侧卧位；阿米巴痢疾病变多在回盲部，取右侧卧位
4．抽液、排气 戴手套，用注洗器抽吸药液；连接肛管和注洗器，润滑肛管前段；排尽管内气体，用止血钳夹紧肛管	
5．插管、注药 （1）左手垫卫生纸分开臀部，暴露肛门口；嘱患者深呼吸，右手将肛管轻轻插入直肠15～20 cm。 （2）固定肛管，松开止血钳，缓慢注入肠液；注毕夹管，取下注洗器再吸取溶液，松夹后再行灌注。如此反复直至药液全部注入。 （3）药液注入完毕，再注入5～10 mL温开水，并抬高肛管末端，使管内溶液全部灌入	● 为保留药液，减少刺激，应做到肛管细、插入深，注药速度慢、量少，药液面距肛门高度不超过30 cm
6．拔出肛管 （1）夹紧或反折肛管末端后，用卫生纸包住肛管轻轻拔出，置于弯盘内。 （2）擦净肛门，再取卫生纸在肛门处轻轻按揉片刻。 （3）脱手套，撤去弯盘	

续表

操作步骤	注意事项
7. 安置患者 协助患者穿好裤子，取舒适卧位；嘱其尽量忍耐，保留药液 1 h 以上	
8. 清理用物 整理病床单元，清理用物	
9. 洗手、记录 洗手，记录灌肠时间、灌肠液的名称和量，以及患者的反应	

【注意事项】

（1）保留灌肠前，嘱患者排便，使肠道排空以利于药液的保留和吸收。同时，应了解患者的病变部位，以便掌握灌肠的卧位和插管的深度。

（2）肛门、直肠、结肠手术的患者及大便失禁的患者，不宜做保留灌肠。

 集思广"议"

请分析不同的灌肠术所用溶液及操作步骤等方面的不同，并在小组内展开讨论。

（二）简易通便术

简易通便术是一种采用通便剂协助患者排便的简单易行、经济有效的方法。本法适用于小儿、老年、体弱和久病卧床便秘者。经护士指导，患者及其家属也可自行完成。

1. 常用通便剂

通便剂由高渗液和润滑剂制成，具有吸收水分、软化粪便、润滑肠壁、刺激肠蠕动的作用。常用的通便剂有以下几种：

（1）开塞露：由甘油或少量山梨醇制成，装在塑料胶壳内。

（2）甘油栓：是用甘油和明胶制成的栓剂，呈圆锥状，密封在塑料袋内冷藏。

（3）肥皂栓：将普通肥皂削成圆锥形（底部直径约 1 cm，高约 3～4 cm）制成。

2. 操作方法

【操作目的】

协助便秘患者排便。

【操作前准备】

（1）评估：患者的年龄、病情、意识、生命体征、排便情况、心理状态及合作程度。

（2）护士准备：着装整洁，修剪指甲，洗手，戴口罩。

（3）用物准备：治疗巾（或一次性尿垫）、简易通便剂、卫生纸、剪刀、清洁手套、屏风（按需备）。

（4）环境准备：室温适宜，光线充足，酌情关闭门窗。

 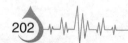

【操作步骤】

简易通便的操作步骤如表 8-8 所示。

表 8-8 简易通便的操作步骤

操作步骤	注意事项
1. 核对、解释 携用物至患者床旁，核对患者的床号、姓名和腕带信息，向患者及其家属解释简易通便的目的、方法、注意事项及配合要点	
2. 遮挡患者 用屏风或隔离帘遮挡患者	
3. 安置体位 （1）协助患者取左侧卧位，屈曲两膝，脱裤至膝部。 （2）盖好盖被，只暴露肛门。 （3）在患者臀下铺治疗巾或一次性尿垫	
4. 戴手套，置入通便剂 ▲ 开塞露 （1）取下顶端盖帽，先挤出少许液体润滑开口处，然后将开塞露的前端轻轻插入肛门，将药液全部挤入直肠内，如图 8-11 所示。 （2）取出开塞露，包于卫生纸内，嘱患者保留 5～10 min 后再排便。 ▲ 甘油栓 （1）取出甘油栓。 （2）嘱患者张口呼吸，捏住甘油栓底部，由肛门轻轻插入直肠。 （3）用纱布抵住肛门口轻轻按揉，嘱患者保留 5～10 min 后再排便。 ▲ 肥皂栓 将削好的肥皂栓蘸热水后插入肛门，其余步骤同甘油栓通便法	● 若开塞露为无盖密封型，用剪刀将封口端剪开，剪开处应尽量光滑、无锐角，避免损伤肛门和直肠黏膜。 ● 必须插至肛门内括约肌以上，并确定栓剂靠在直肠黏膜上；若插入粪块，则不起作用。 ● 有肛门黏膜溃疡、肛裂及肛门剧烈疼痛者，不宜用肥皂栓通便
5. 安置患者 协助患者穿裤，并取舒适的卧位	
6. 整理、记录 （1）整理用物，观察通便效果。 （2）洗手并记录	

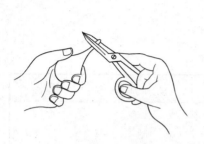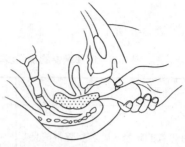

其他协助排便的
护理技术

图 8-11 开塞露简易通便法

【注意事项】

（1）操作时，手法要轻柔，避免损伤肠黏膜或引起肛周组织水肿。

（2）操作过程中注意观察患者的反应，当发现患者有面色苍白、出汗、疲倦等表现时，应暂停操作并及时报告医生。

（三）肛管排气术

肛管排气术是指将肛管从肛门插入直肠，以排出肠腔内积气的方法。

【操作目的】

帮助患者排出肠腔积气，减轻腹胀。

【操作前准备】

（1）评估：患者的病情、意识、生命体征、腹胀情况、心理状态及合作程度。

（2）护士准备：着装整洁，修剪指甲，洗手，戴口罩。

（3）用物准备：消毒肛管（26 号）、玻璃接头、橡胶管、玻璃瓶（内盛水 3/4 满，瓶口系带）、润滑剂、棉签、胶布、橡皮圈及别针、卫生纸、治疗巾或一次性尿垫、弯盘、清洁手套、屏风，必要时备便器及便器巾。

（4）环境准备：整洁、宽敞、舒适、明亮。

【操作步骤】

肛管排气的操作步骤如表 8-9 所示。

表 8-9 肛管排气的操作步骤

操作步骤	注意事项
1. 核对、解释 携用物至患者床旁，核对患者的床号、姓名和腕带信息，向患者及其家属解释肛管排气的目的、方法、注意事项及配合要点	
2. 遮挡患者 用屏风或隔离帘遮挡患者	
3. 安置体位 （1）协助患者取侧卧位或平卧位。 （2）盖好盖被，只暴露肛门。 （3）在患者臀下铺治疗巾或一次性尿垫，将便器放于床旁	

操作步骤	注意事项
4．插管固定 （1）将玻璃瓶系于床边，将橡胶管一端插入玻璃瓶液面以下，另一端与肛管相连。 （2）戴手套，润滑肛管前端。 （3）嘱患者张口呼吸，分开患者臀部，将肛管轻轻插入直肠15～18 cm，用胶布固定肛管于臀部，如图8-12所示。 （4）将橡胶管留出足够的长度，用别针固定在床单上	
5．观察、处理 观察排气情况并及时处理：若有气体排出，可见瓶内液面下有气泡逸出；若排气不畅，可协助患者更换体位或为其按摩腹部	
6．拔出肛管 （1）视排气情况适时拔出肛管，但应注意保留肛管不超过20 min。 （2）清洁肛门，取下手套	● 需要时，可于2～3 h后再行肛管排气
7．清理用物 （1）协助患者取舒适卧位，询问患者腹胀是否缓解。 （2）整理床单元，消毒、清理用物	
8．洗手、记录 洗手，记录排气时间、排气效果以及患者的反应	

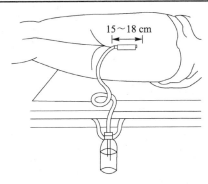

15～18 cm

图8-12 肛管排气法

 护理小贴士

长时间留置肛管，会降低肛门括约肌的反应，甚至导致肛门括约肌永久性松弛。

【注意事项】

插管时，连接肛管的橡胶管末端应置于玻璃瓶内的液面以下，防止外界空气进入直肠而加重腹胀。

项目学习效果测试

一、单项选择题

1．正常尿液多呈（　　）。
　　A．中性　　　　　　B．酸性　　　　　　C．碱性　　　　　　D．弱碱性
　　E．弱酸性

2．当患膀胱炎时，患者排出的新鲜尿液可能会有（　　）。
　　A．硫化氢味　　　　B．烂苹果味　　　　C．氨臭味　　　　　D．粪臭味
　　E．芳香味

3．多尿是指24 h尿量超过（　　）。
　　A．1 000 mL　　　　B．1 600 mL　　　　C．1 800 mL　　　　D．2 000 mL
　　E．2 500 mL

4．患者，男，68岁，休克。医嘱留置导尿管，其目的是（　　）。
　　A．记录尿量，以观察患者的病情变化
　　B．保持会阴部的清洁干燥
　　C．引流潴留的尿液
　　D．进行膀胱功能训练
　　E．尿培养检查

5．下列对尿失禁患者实施的护理措施中，错误的一项是（　　）。
　　A．指导患者行盆底肌锻炼
　　B．限制患者饮水
　　C．多用温水清洗会阴部
　　D．男患者可用尿壶接取尿液
　　E．对长期尿失禁患者，可采用留置导尿术

6．患者，女，46岁，患尿毒症，24 h尿量为60 mL。该患者的排尿状况是（　　）。
　　A．正常　　　　　　B．无尿　　　　　　C．少尿　　　　　　D．尿潴留
　　E．尿量偏少

7．大量不保留灌肠时灌肠液的温度常为（　　）。
　　A．30～40 ℃　　　　　　　　　　　　B．35～40 ℃
　　C．38～43 ℃　　　　　　　　　　　　D．39～41 ℃
　　E．40～45 ℃

8．肝性脑病患者禁用的灌肠液是（　　）。
　　A．生理盐水　　　　　　　　　　　　B．肥皂水
　　C．等渗冰盐水　　　　　　　　　　　D．碳酸氢钠
　　E．温开水

9．下列关于排便异常的描述，错误的是（　　）。

　　A．上消化道出血患者的粪便为暗红色血便

　　B．痔疮患者排便后有鲜血滴出

　　C．胆道完全阻塞时，粪便呈白陶土色

　　D．肠套叠患者可有果酱样便

　　E．米泔样便多见于霍乱

10．患者，男，50岁，因直肠癌住院。遵医嘱做肠道手术前的肠道清洁准备时，护士正确的做法是（　　）。

　　A．行大量不保留灌肠一次，清除粪便和气体

　　B．行小量不保留灌肠一次，清除粪便和气体

　　C．行保留灌肠一次，刺激肠蠕动，加强排便

　　D．反复多次行大量不保留灌肠，至排出液澄清为止

　　E．采用开塞露通便法，清除粪便和气体

二、案例分析题

1．患者，女，30岁，剖宫产术后10 h未排尿，下腹部胀痛。体格检查：耻骨联合上膨隆，可触及一囊性包块。

请分析：

（1）该患者目前主要存在什么问题？

（2）针对患者的问题，护士应具体给予哪些护理措施？

2．患者，男，65岁，4 d未解大便，腹胀，食欲不佳。患者平时喜食鱼肉类食物，进食水果和蔬菜较少，每日饮水量在300 mL左右，日常不爱运动。体格检查：触诊腹部较硬且紧张，可触及左下腹包块。

请分析：

（1）该患者目前主要存在什么问题？该问题发生的主要影响因素有哪些？

（2）针对患者的问题，护士应具体给予哪些护理措施？

 项目综合实践

背景

　　我国老年人口众多，老年人护理是未来护理工作一个非常重要的发展方向。随着身体的老化，老年患者易出现便秘、尿失禁等排泄问题。这些问题会对老年患者的身体和心理带来严重的影响。预防老年患者健康问题的发生或尽早发现问题，是提高老年患者护理质量的关键。

任务

　　结合所学知识，以小组为单位，选择附近一家医院，对其中的老年患者做排泄方面的护理知识宣教。

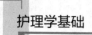

项目学习成果评价

考核内容	评价标准	分值	评价得分		
			自评	互评	师评
知识考核	了解与排尿和排便有关的生理知识	10			
	熟悉排尿和排便的影响因素	10			
	掌握正常尿液和异常尿液、正常粪便和异常粪便的区别	10			
	掌握异常排泄的表现和护理措施	10			
技能考核	能够正确进行排尿和排便活动的评估	10			
	能够正确分析排尿和排便异常的原因，并为患者实施有针对性的护理	20			
	能够正确、熟练地实施导尿术、留置导尿术、灌肠术等排泄护理技术	20			
素质考核	能够设身处地为患者着想，急患者所急，忧患者所忧，积极以自身所学护理技术为患者排忧解困，促进其身心恢复	10			
总评	自评×20%+互评×20%+师评×60%				
自我评价					
教师评价					

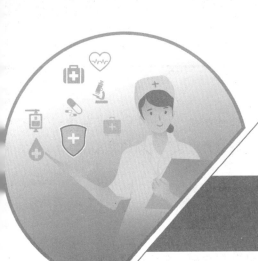

项目九

生命体征的评估与护理

知识目标

- ⇌ 熟悉体温、脉搏、呼吸和血压的正常值范围及其影响因素。
- ⇌ 掌握异常体温、脉搏、呼吸和血压的评估内容与护理方法，体温、脉搏、呼吸和血压的测量方法及其注意事项。

技能目标

- ⇌ 能正确评估患者的生命体征，并能对生命体征异常的患者提供合理的护理措施。
- ⇌ 能正确测量患者的体温、脉搏、呼吸和血压，并能判断数值是否正常。

素质目标

- ⇌ 在学习中感受护理职业特点，提高对患者的救护能力，培养爱岗敬业精神。

项目导入

患者，男，67 岁，有高血压病史 10 年，因受凉后咳嗽、咳痰 3 d 来医院就诊。

请思考：

作为门诊候诊室的护士，应如何为患者测量生命体征？

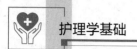

生命体征是评价生命活动存在与否及其质量的指标，包括体温、脉搏、呼吸和血压，是体格检查时必须检查的项目之一，对相关护理工作的开展具有重要的价值和意义。

第一讲　体温的评估与护理

体温是指人体的温度。相对恒定的体温是机体进行新陈代谢和生命活动的重要条件，也是内环境平稳的重要表现。体温分为体表温度和体核温度。体表温度是指身体表层的温度，易受环境温度等因素的影响而不稳定，且各身体部位之间温差较大；体核温度是指身体内部的温度，一般不随环境温度的变化而改变，相对稳定。

一、正常体温及其生理性变化

（一）正常体温

由于体核温度不易测量，因此临床上通常以口腔、腋窝和直肠处的温度来代表体温。其中，直肠温度最接近人体深部的温度，但日常工作中腋温测量最为方便。通常所说的正常体温不是指一个具体的数值，而是一个范围，成人体温的正常范围如表 9-1 所示。

表 9-1　成人体温正常范围

单位：℃

部位	体温正常范围
口腔	36.3～37.2
直肠	36.5～37.7
腋窝	36.0～37.0

（二）正常体温的生理性变化

在生理状况下，机体的体温可受昼夜、年龄、性别、活动等的影响而出现生理性变化，但变化范围很小，一般不超过 1.0 ℃。影响体温的生理因素主要有以下几种。

1. 昼夜

人的正常体温在 24 h 内呈周期性波动，一般清晨 2～6 时最低，午后 1～6 时最高。体温在昼夜交替中呈现的这种周期性波动与机体昼夜活动的生物节律有关。

2. 年龄

新生儿尤其是早产儿，体温调节系统尚未发育完善，调节功能差，其体温易受环境温度的影响，所以新生儿必须穿衣适当，避免暴露于过热或过冷的环境中；婴幼儿的代谢率高，体温可略高于成人；老年人的代谢率较低，血液循环慢，加上活动量少，因此体温略低于成人。

3. 性别

女性的皮下脂肪较男性厚，散热较少，因此女性的体温较同年龄、体形相近的男性约高 0.3℃。同时，成年女性的基础体温会随月经周期出现规律性的变化：排卵前体温较低，排卵日最低，排卵后体温上升 0.3～0.6℃。这与体内孕激素水平上升导致体温升高有关。

4. 活动

肌肉活动能使代谢增强，产热增加，从而使体温升高。因此，临床上测量体温应在个体安静状态下进行；为小儿测量体温时，应防止其哭闹。

机体的产热与散热

5. 其他

除上述因素外，进食、情绪激动、精神紧张等均会使体温略升高，而安静、睡眠、饥饿、服用镇静剂等会使体温略下降。

 集思广"议"

如何在测量体温时排除以上因素的影响？

二、异常体温的评估与护理

（一）发热

发热是指在致热原的作用下或各种原因引起下丘脑体温调节中枢的功能发生障碍时，体温升高超出正常范围。

1. 临床分级

以口腔温度为标准，发热分级如下：

（1）低热：37.3～38.0 ℃。患结核病和风湿热时，易出现低热。

（2）中等度热：38.1～39.0 ℃。患一般感染性疾病时，易出现中等度热。

（3）高热：39.1～41.0 ℃。患急性感染疾病时，易出现高热。

（4）超高热：41.0 ℃以上。中暑时，易出现超高热。

> **护理小贴士**
>
> 人体对体温升高的耐受是有限的，体温若超过一定界限，将危及生命。尤其是脑组织，对温度的变化非常敏感，当脑温超过 42 ℃时，脑功能将严重受损，因此及时降温，防止脑温过度升高至关重要。当体温超过 43 ℃时，体内蛋白质将发生不可逆性变性，人体很少能够存活。

2. 发热的过程

发热的过程一般分为以下 3 个阶段。

（1）体温上升期

体温上升期的特点是产热大于散热。在各种致热原的作用下，体温调节中枢的调定点

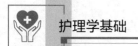

上移，引起机体产热增多、散热减少，产热大于散热，导致体温升高。此时机体出现一系列临床症状，如皮肤苍白、干燥无汗、肌肉酸痛、皮肤温度下降、畏寒或寒战等。

体温上升的形式有两种，即骤升和缓升。骤升是指体温在数小时内升至高峰，患者常伴有恶寒和抖动，多见于肺炎球菌性肺炎、疟疾等。渐升是指体温逐渐上升，在数日内达到高峰，多见于伤寒、结核病等。

（2）高热持续期

高热持续期的特点是产热和散热在较高水平上趋于平衡，体温维持在较高状态。由于体温升高，机体分解代谢增强，产热增多；同时，由于皮肤血管由收缩转为舒张，血流量增加，散热也相应增多。患者表现为面色潮红、皮肤灼热、皮肤及口唇干燥、呼吸和脉搏加快。因疾病和治疗效果不同，此期的持续时间有所差异。

（3）体温下降期

在体温下降期，病因消除，致热原的作用逐渐减弱以至消失，体温调节中枢的调定点逐渐回降至正常水平。此时，产热相对减少，皮肤血管进一步扩张，汗腺分泌增加，散热大于产热，使得体温下降，直至恢复正常水平。

体温下降的方式有两种，即骤降和渐降。骤降是指体温在数小时内迅速降至正常，患者常伴有大汗淋漓，多见于大叶性肺炎、疟疾等。体温骤降时，机体大量出汗，丧失大量体液，因此，年老体弱或患有心血管疾病的患者易出现血压下降、脉搏细速、四肢冰冷等虚脱现象，应注意加强病情观察。渐降是指体温在数天内逐渐降至正常，多见于伤寒、风湿热等。

3. 常见热型

热型是指将不同时间测得的体温数值分别记录在体温单上，各体温数值点互相连接而构成的体温曲线的不同形态。不同病因所致的热型常不相同，因此热型可协助诊断疾病。常见的热型有以下 4 种。

（1）稽留热

稽留热是指体温稳定地维持在 39～40 ℃以上水平，持续数日或数周，24 h 内体温波动范围不超过 1 ℃，如图 9-1（a）所示。多见于肺炎球菌性肺炎、伤寒等。

（2）弛张热

弛张热是指体温常在 39 ℃以上，24 h 内波动范围超过 1 ℃，但最低体温仍高于正常水平，如图 9-1（b）所示。多见于败血症、风湿热、化脓性疾病等。

（3）间歇热

间歇热是指体温骤升至高峰，持续数小时后又迅速降至正常，经过 1 d 或数天的无热期（间歇期）后，又出现体温骤升、骤降，如此，高热期与无热期有规律地反复交替出现，如图 9-1（c）所示。多见于疟疾、急性肾盂肾炎等。

（4）不规则热

不规则热是指体温变化不规则，持续时间不定，如图 9-1（d）所示。多见于流行性感冒、肿瘤性发热等。

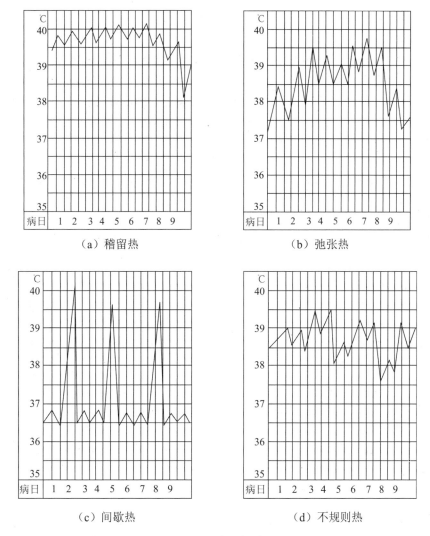

图 9-1　常见热型

4．发热患者的护理

（1）病情观察

对高热患者，应每隔 4 h 测量 1 次体温；体温降至 38.5 ℃（口腔温度）以下时，改为每日测量 4 次；体温恢复正常持续 3 d 后，改为每日测量 2 次。发热期间，护士应密切观察患者的面色、脉搏、呼吸和血压，同时关注患者的发热类型、程度、过程和伴随症状。如有异常，应及时与医生联系。

（2）降温

可根据患者情况采用物理降温法。当体温超过 39 ℃时，可实施局部降温，如用冰袋冷敷患者头部及体表大动脉处；当体温超过 39.5 ℃时，可考虑实施全身降温，如给予患者乙醇擦浴、温水擦浴、冰盐水灌肠等。也可遵医嘱给予患者药物降温，主要应用退热药。

施行各种降温措施后，应在 30 min 后测量 1 次体温，并做好记录和交班；若患者使用了退热药物，还应严密观察患者的用药反应。在体温上升期，当患者出现寒战时，应调节

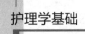

室温，增加患者的盖被和衣着。

（3）饮食调养

发热时，患者消化吸收功能降低，而机体分解代谢增加，能量消耗增多，应及时给予患者高能量、高蛋白、高维生素、易消化的流质或半流质食物（宜少食多餐）。进食方法可为口服和鼻饲。对于不能进食的患者，应按医嘱给予静脉输液，以补充水分、营养物质和电解质。退热时，皮肤出汗增多，水分大量丢失，应鼓励患者多饮水，保证每天摄入2 500～3 000 mL，以补充体液，促进代谢产物的排出。

（4）保证休息

发热时，机体新陈代谢快，摄入减少而消耗增多，往往导致患者体质虚弱，护士应协助患者采取舒适的体位，嘱其卧床休息，同时保持病室安静，避免噪声。

（5）预防并发症

- **注意口腔护理**：发热时，患者唾液分泌减少，口腔黏膜干燥，加之身体抵抗力和自理能力下降，易导致病原微生物繁殖，从而引起口腔炎症和黏膜溃疡。因此，护士应在晨起、餐后和睡前分别为患者进行一次口腔护理，以保持患者的口腔清洁。
- **注意皮肤护理**：患者在体温下降期往往会大量出汗，护士应及时帮患者擦干汗液，保持患者皮肤的清洁、干燥，并更换患者的衣服和床单，以防其受凉感冒。对于长期持续活动能力下降的发热患者，护士应协助其改变体位，以防压力性损伤、肺炎等并发症出现。
- **注意安全护理**：高热患者出现躁动不安、谵妄症状时，护士应注意防止其发生坠床、舌咬伤等，必要时可用床挡、约束带等固定患者。

（6）心理护理

护士应正确评估发热患者的不良心理状态，及时、合理地向患者解释各期体温变化情况和伴随症状，以缓解其紧张情绪。

（二）体温过低

体温过低是指由各种原因导致的体温持续低于正常值。当体温低于35 ℃时，称为体温不升。体温过低常由散热过多、产热过少、体温调节中枢发育不良或受损引起。例如，长时间暴露在低温环境中，机体散热过多、过快；早产儿体温调节中枢尚未发育完善，对外界温度变化的自行调节能力差，热量散失过多；重度营养不良、极度衰竭、末梢循环不良等，导致机体产热减少；颅脑外伤、脊髓受损、药物中毒等，导致体温调节中枢功能受损等。体温过低是一种危险的信号，常提示病情严重和不良预后。

1. 临床分级

以口腔温度为标准，体温过低的分级如下：

（1）轻度低温：32.1～35 ℃。

（2）中度低温：30～32 ℃。

（3）重度低温：<30 ℃。此时出现瞳孔散大，对光反射消失。

（4）致死温度：23～25 ℃。

2. 临床表现

患者常表现为体温不升、颤抖、皮肤苍白冰冷、口唇呈紫色、血压降低、心跳及呼吸频率减慢、脉搏细弱、尿量减少、感觉和反应迟钝。当体温下降到一定程度时，可能出现意识障碍。

3. 体温过低患者的护理

（1）观察病情：每小时测量 1 次体温，直至体温恢复正常且保持稳定，同时注意呼吸、脉搏和血压的变化。若有异常，及时与医生联系。

（2）采取保暖措施：保持室温在 24～26 ℃，避免室内有对流冷空气；对患者采取保暖措施，如增加被褥、给予热水袋热敷、使用电热毯或给予热饮料等，以提高机体温度。但应注意加温速度不宜过快，以免引起血管扩张，同时还应注意防止烫伤。

（3）病因治疗：遵医嘱采取积极的治疗措施，去除引起患者体温过低的病因，以使其体温逐渐恢复正常。

（4）做好抢救准备：准备好抢救物品，必要时专人护理。

（5）心理护理：对于意识清醒的患者，应及时发现其情绪的变化，做好心理护理。同时应对患者进行饮食调养、保温措施等方面的健康指导。

三、体温的测量

（一）体温计的种类

1. 玻璃汞柱式体温计

玻璃汞柱式体温计又称水银体温计，为最普通、临床常用的一种体温计。根据测量的部位不同，玻璃汞柱式体温计分为口表、肛表和腋表 3 种，如图 9-2 所示。口表和肛表的玻璃管部分呈三棱镜状，腋表的玻璃管部分呈扁平状。口表和腋表的金属端较细长，有助于测温时扩大接触面；肛表的金属端较粗短，可防止插入肛门时折断或损伤黏膜。

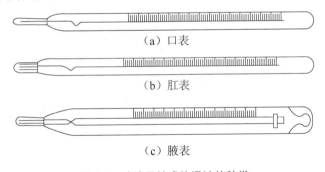

（a）口表

（b）肛表

（c）腋表

图 9-2 玻璃汞柱式体温计的种类

🛡️ **护理前沿**

关于履行《关于汞的水俣公约》有关事项的通知

2020 年，国家药品监督管理局发布《关于履行〈关于汞的水俣公约〉有关事项的通知》（以下简称《通知》）。《通知》明确要求，自 2026 年 1 月 1 日起，我国将全面禁止生产含汞体温计和含汞血压计产品。具体要求如下：

（1）已经取得医疗器械注册证的含汞体温计和含汞血压计产品，原注册证在证书有效期内继续有效；注册证有效期届满可以申请延续注册，但限定其注册证有效期不得超过2025年12月31日。

（2）已经按照医疗器械受理的含汞体温计和含汞血压计产品，继续按照医疗器械进行审评审批，准予注册的，发给医疗器械注册证，限定其注册证书有效期不得超过2025年12月31日。

（3）自2026年1月1日起，全面禁止生产含汞体温计和含汞血压计产品。

（资料来源：https://www.nmpa.gov.cn/xxgk/fgwj/gzwj/gzwjylqx/
20201016150908105.html，有改动）

2. 电子体温计

电子体温计（见图9-3）由电子感温器及显示器等部件组成，其测得的体温可直接由数字显示器显示，具有读数直观、携带方便、小巧新颖、不易损坏等特点。使用时，可将探头插入一次性塑胶护套（为一次性使用，用毕按一次性用物处理）中置于所测部位，体温计发出蜂鸣声后，再持续3 s即可读取温度。

3. 红外线测温仪

红外线测温仪（见图9-4）通过测量耳朵鼓膜或额头的辐射温度，非接触性地实现对人体温度的测量。因耳道深部的温度接近人体深部温度且受影响因素少，故耳道红外线测温仪较体表测温仪准确率高。

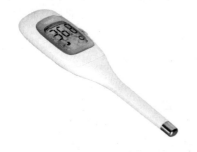

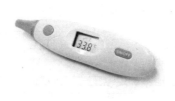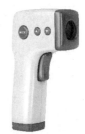

（a）耳式红外线测温仪　　（b）额式红外线测温仪

图9-3　电子体温计　　　　　　　　图9-4　红外线测温仪

（二）体温测量的方法

【操作目的】

（1）判断体温有无异常。

（2）动态监测体温变化，分析热型，观察伴随症状。

（3）为疾病的诊断、治疗、护理和预防提供依据。

体温的测量

【操作前准备】

（1）评估：患者的年龄、病情、意识、治疗情况、心理状态及合作程度；影响体温测量准确性的因素，如30 min内患者有无进食、运动、沐浴、冷热敷、情绪变化等。

（2）护士准备：着装整洁，修剪指甲，洗手，戴口罩。

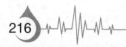

（3）用物准备：治疗盘，内置体温计（水银体温计应无破损、汞柱在 35 ℃以下，置于带盖方盒内）、弯盘（内铺纱布）、浸有消毒液的纱布、有秒针的表、笔和记录本。若测量肛温，除备肛表和以上用物外，还需备润滑剂、棉签和卫生纸。

（4）环境准备：整洁、安静、舒适、明亮。

【操作步骤】

体温测量的操作步骤如表 9-2 所示。

表 9-2　体温测量的操作步骤

操作步骤	注意事项
1. 核对、说明 （1）携用物至患者床旁，核对患者的床号、姓名和腕带信息。 （2）将体温计递到患者手中，向患者说明体温测量的部位和测量方法。必要时，协助患者测量	
2. 测量体温 ▲ 水银体温计测量法 （1）测量口温：将口表的贮汞槽端斜放于患者舌下热窝（见图 9-5）处；嘱患者闭紧口唇含住口表，用鼻呼吸，等待 3 min 后查看。 （2）测量腋温：将腋表的贮汞槽端放于患者腋窝正中处，紧贴皮肤，嘱患者屈臂过胸，夹紧腋表，如图 9-6 所示，等待 10 min 后查看。 （3）测量肛温：① 为成年患者围起隔离帘或遮挡屏风。② 协助患者取侧卧位、俯卧位或屈膝仰卧位，暴露测量部位。③ 用棉签蘸润滑剂润滑肛表的贮汞槽端；用手分开臀部，将肛表缓慢地旋转插入肛门 3～4 cm（婴儿插入 1.25 cm，幼儿插入 2.5 cm），用手扶持固定肛表（婴幼儿可取仰卧位，操作者一手握住患儿双踝，提起双腿，另一手将已润滑的肛表插入肛门，并用手掌根部和手指将双臀轻轻捏拢，固定肛表）。④ 等待 3 min 后查看。 ▲ 耳式红外线测温仪测量法 （1）安装探测器保护罩。 （2）按下"电源/测量"按钮。 （3）一手向上向后轻提患者耳郭，另一手将探测器（探头）朝鼓膜方向尽可能深地插入耳内。 （4）探测器插入耳道后约 1 s，测温仪发出"嘟"的一声，表示可以开始测量。 （5）按下"电源/测量"按钮，当听到"嘟嘟嘟"声时，表示测温结束	● 嘱患者勿用牙咬口表，勿说话，必要时用手扶住口表，防止口表滑落或咬断。 ● 腋下有汗液时，应用干毛巾轻轻擦干，以免影响所测体温数值的准确性。 ● 对不能自理者，应协助其取舒适卧位，暴露腋下，并协助其完成测量。 ● 为小儿测量肛温时，应给予其安慰，尽量消除其恐惧心理，并嘱其勿动或将其身体固定住；尤其注意固定肛表，以防肛表滑落或插入太深。 ● 刚睡醒的患者有耳朵被压情况时，应待 30 min 后再测。 ● 患者耳道有分泌物时，应用棉签给予清理。 ● 观察测温仪，若显示"AA"符号，表示不能进行测量；若显示"℃"符号闪烁，表示可以开始测量

操作步骤	注意事项
3．取表读数 （1）读取体温值，并将测量结果写在记录本上。 （2）将体温计放置在弯盘内（水银体温计需将汞柱甩至 35 ℃以下）；或取下耳式红外线测温仪探测器的保护罩，按一次性用物处理	● 取出水银体温计后，先用浸有消毒液的纱布擦拭，从手持端擦向贮汞槽端。 ● 若体温与病情不符，应重新测量；确有异常，应及时与医生联系
4．安置患者 协助患者穿好衣裤，取舒适体位，整理床单元	
5．消毒体温计	
6．绘制体温单 洗手，将所测得的体温值绘制于体温单上	● 体温曲线绘制见项目十六第二讲

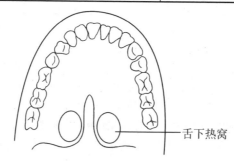

图 9-5　舌下热窝

舌下热窝

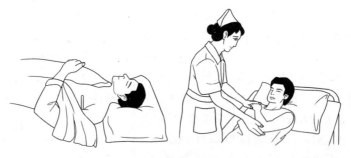

图 9-6　腋温测量法

【注意事项】

（1）测温前后，应清点体温计数目，检查有无破损，确认汞柱在 35 ℃以下。

（2）根据病情选择合适的测温方法：① 肛温测量：适用于婴幼儿，以及精神异常、意识不清及需要较准确体温者；不宜用于有直肠或肛门疾患、手术、腹泻及心肌梗死者。② 口温测量：不宜用于婴幼儿、昏迷、精神异常、口腔疾患、口鼻手术及呼吸困难者。③ 腋温测量：不宜用于腋下有创伤、手术或炎症，腋下出汗较多，肩关节受伤或过度消瘦者。

（3）当患者有进食、冷热饮、冷热敷、沐浴、运动、灌肠等情况时，应等待 30 min后再测量。

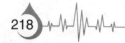

（4）由于水银体温计贮汞槽端较薄，用力不当易破碎，故操作时应轻拿轻放；甩表时，应捏紧体温计玻璃端，以前臂带动腕部用力向下甩，注意避开硬物，以防碰碎水银体温计。

（5）为保证测量数值准确，取放水银体温计时，手不能触及体温计贮汞槽端。

（6）测口温时，若患者不慎咬破体温计，应立即请患者漱口清除玻璃碎屑，以免损伤口腔及消化道黏膜；再口服蛋清液或牛奶，以保护消化道黏膜并延缓汞的吸收。若病情允许，可进食粗纤维食物，促进汞的排出。

（7）回收体温计后，应先消毒再清洗，以避免病原微生物污染环境；不同部位使用的体温计，应分别消毒。

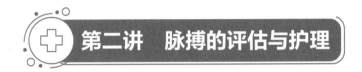

脉搏是动脉搏动的简称，是指在每个心动周期中，由动脉内的压力和容积的周期性变化而引起的动脉管壁的周期性搏动。脉搏是左心室和主动脉搏动的延续，通过测量脉搏可以了解心脏的动力状态、心率、心律、心输出量、动脉的可扩张性和外周阻力，因此测量脉搏是观察病情传统、客观且简便易行的重要方法。

一、正常脉搏及其生理性变化

（一）正常脉搏

脉搏的评估主要从脉率、脉律、脉搏的强弱、脉搏的紧张度与动脉管壁的状态 4 个方面进行。

1．脉率

脉率是指动脉每分钟搏动的次数。正常成人安静、清醒状态下的脉率为 60～100 次/min，与心率一致，与呼吸的比为 4：1。

2．脉律

脉律是指动脉搏动的节律，可反映心脏的节律。正常人脉律均匀规则，间歇时间相等。

> **护理小贴士**
>
> 　　部分正常儿童、青少年和成人可出现随呼吸改变的心律，表现为吸气时增快，呼气时减慢，称为窦性心律不齐，一般无临床意义。

3．脉搏的强弱

脉搏的强弱是指触诊时血流冲击血管壁所产生的主观感觉。正常情况下，每搏强弱相同。脉搏强弱取决于心搏出量、脉压和外周血管阻力，也与动脉管壁的弹性有关。

4．脉搏的紧张度与动脉管壁的状态

脉搏的紧张度与动脉管壁的状态是指触诊时主观感受到的脉管的紧张度和动脉管壁的情况。脉搏的紧张度与血压高低和动脉硬化程度有关；正常的动脉管壁光滑、柔软，有弹性。

（二）正常脉搏的生理性变化

脉搏可随年龄、性别、活动和情绪、药物和饮食等因素的变化而发生改变。

1．年龄

一般婴幼儿的脉率较快，成人逐渐减慢，高龄时稍微加快。各年龄阶段的脉搏正常范围与平均脉率如表9-3所示。

表9-3　各年龄阶段的脉搏正常范围与平均脉率

单位：次/min

年龄	正常范围		平均脉率	
出生～1个月	70～170		120	
1～12个月	80～160		120	
1～3岁	80～120		100	
3～6岁	75～115		100	
6～12岁	70～110		90	
	男	女	男	女
12～14岁	65～105	70～110	85	90
14～16岁	60～100	65～105	80	85
16～18岁	55～95	60～100	75	80
18～65岁	60～100		72	
65岁以上	70～100		75	

2．性别

女性的脉搏比同龄男性稍快，通常每分钟快5次左右。

3．活动与情绪

运动和情绪激动时，可出现暂时性脉率加快；休息和睡眠时，则脉率减慢。

4．药物与饮食

使用兴奋剂、饮浓茶或咖啡、进食等可使脉率加快，使用镇静剂和洋地黄类药物、禁食等可使脉率减慢。

二、异常脉搏的评估与护理

（一）常见的异常脉搏

1．脉率异常

（1）速脉：是指成人在安静状态下脉率超过100次/min。多见于高热、甲状腺功能亢进、心力衰竭和血容量不足的患者。一般体温每升高1 ℃，成人脉率约增加10次/min。

（2）缓脉：是指成人在安静状态下脉率低于60次/min。多见于颅内压增高、窦房传导阻滞和甲状腺功能减退的患者。

2．节律异常

（1）间歇脉

间歇脉又称期前收缩，是指在一系列正常规则的脉搏中，出现一次提前而较弱的脉搏，其后有一较正常延长的间歇（代偿间隙）。间歇脉不影响单位时间内的基本脉率，但间隔时间出现异常。若每隔一个正常搏动出现一次期前收缩，称为二联律；若两个正常搏动后出现一次期前收缩，称为三联律。

它的发生机制是心脏的异位起搏点过早发出异常冲动，引起心脏出现提早搏动。间歇脉常见于各种器质性心脏病或洋地黄中毒的患者。正常人在过度疲劳、精神兴奋和体位改变时可偶尔出现间歇脉。若发现患者期前收缩的次数≥30 次/h 或 6 次/min，应及时与医生联系并协助处理。

（2）脉搏短绌

脉搏短绌又称绌脉，是指在单位时间内，脉率低于心率。它的发生机制是，心肌收缩力强弱不等，有些心输出量少的搏动不能引起周围血管搏动，造成脉率低于心率。听诊时可闻心律完全不规则，心率快慢不一，心音强弱不等；触诊时可感到脉搏细速且极不规则。多见于心房颤动的患者。

3．强弱异常

（1）洪脉

洪脉是指触诊脉搏时感觉脉搏强而有力。这是心输出量增加，周围动脉阻力较小，动脉充盈度和脉压较大所致。多见于高热、甲状腺功能亢进、主动脉瓣关闭不全的患者。正常人运动后和情绪激动时，也常可触诊到洪脉。

（2）丝脉

丝脉又称细脉，是指触诊脉搏时感觉脉搏细弱无力，扪之如细丝。这是心输出量减少，周围动脉阻力较大，动脉充盈度降低所致。多见于全身衰竭、大出血失代偿期和休克的患者，是一种危险的脉象。

（3）交替脉

交替脉是指节律规则而强弱交替的脉搏。这是左心室收缩强弱交替出现所致，为左心室心力衰竭的重要体征之一。多见于高血压性心脏病、急性心肌梗死和主动脉瓣关闭不全等导致的心力衰竭患者。

（4）水冲脉

水冲脉是指脉搏骤起骤落，犹如洪水冲涌，急促有力。这是周围血管扩张，血流量增大，或存在分流、反流所致。常见于主动脉瓣关闭不全、先天性动脉导管未闭、甲状腺功能亢进、严重贫血的患者等。检查者用手紧握患者手腕掌面，将其前臂抬高过头，即可明显感知水冲脉。

（5）奇脉

奇脉是指在吸气时脉搏明显减弱甚至消失。这是左心室搏出量减少所致。多见于心包积液、缩窄性心包炎、心脏压塞的患者。

（6）脉搏消失

脉搏消失多见于严重休克和多发性大动脉炎患者。前者血压测不到，脉搏随之消失；后者因动脉闭塞，相应部位脉搏消失。

4．动脉管壁异常

正常动脉被手指压迫时，其远端动脉不能触及，若仍能触及，则提示动脉硬化。早期硬化时，仅可触知动脉管壁弹性消失，呈条索状；严重时，动脉管壁迂曲呈结节状，诊脉犹如按在琴弦上。

（二）异常脉搏的护理

1. 加强观察

观察患者的脉搏情况及其他生命体征；遵医嘱指导患者按时用药，并观察药物的疗效和不良反应。

2. 充分休息

根据病情，指导患者适当活动，必要时增加卧床休息时间，以减少心肌耗氧量。

3. 急救准备

备齐常用的急救治疗药物，检查各种仪器是否完好无损，如心电图机、心电除颤仪等，以备急用。根据病情，及时对患者实施氧疗。

4. 心理护理

有针对性地护理患者的心理，如缓解患者的紧张、恐惧情绪等。

5. 健康教育

指导患者清淡饮食，保持情绪稳定，戒烟限酒；嘱患者勿用力排便；教会患者及其家属自我观察药物的不良反应和自我监测脉搏的方法，以及简单的急救技巧。

三、脉搏的测量

（一）脉搏测量的部位

凡靠近骨骼的浅表大动脉，均可用于测量脉搏。桡动脉是最常用和最方便的测量部位，其次有颞动脉、颈动脉、肱动脉、股动脉、腘动脉、足背动脉、胫骨后动脉等，如图9-7所示。

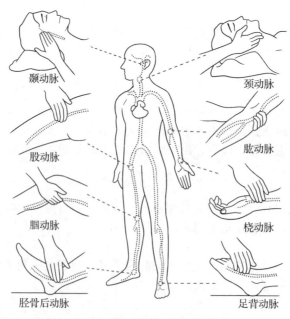

图9-7　常用的脉搏测量部位

（二）脉搏测量的方法

【操作目的】

（1）判断脉搏是否异常。

（2）动态监测脉搏变化，间接了解心脏情况。

（3）为疾病的诊断、治疗、护理和预防提供依据。

脉搏的测量

【操作前准备】

（1）评估：患者的年龄、病情、意识、测量部位的皮肤状况、肢体的活动度、心理状态及合作程度等；影响脉搏测量准确性的因素，如 30 min 内患者有无进食、剧烈运动、用药、情绪激动等。

（2）护士准备：着装整洁，修剪指甲，洗手，戴口罩。

（3）用物准备：有秒针的表、笔、记录本，必要时备听诊器。

（4）环境准备：整洁、安静、舒适、明亮。

【操作步骤】

脉搏测量的操作步骤如表 9-4 所示。

表 9-4　脉搏测量的操作步骤

操作步骤	注意事项
1. 核对、解释 携用物至患者床旁，核对患者的床号、姓名和腕带信息，向患者及其家属解释脉搏测量的目的、方法、注意事项及配合要点	
2. 安置体位 协助患者取仰卧位或坐位，手臂放于舒适位置，腕部自然伸展、放松	
3. 测量脉搏 （1）食指、中指和无名指的指端按压在桡动脉表面，压力大小以能清楚触及动脉搏动为宜，如图 9-8 所示。 （2）一般情况下测量 30 s，将所测脉搏数乘以 2 即得脉率；脉搏异常者或危重患者应测量 1 min。若发现脉搏短绌，应两人同时测量，一人听心率，另一人测脉率，由听心率者发出"起"和"停"口令，计时 1 min，如图 9-9 所示	● 压力太大会阻断动脉搏动，压力太小则感觉不到脉搏。 ● 不可用拇指诊脉，因拇指的小动脉搏动较强，易与患者的脉搏相混淆。 ● 当脉搏细弱而触摸不清时，可用听诊器测心率 1 min 代替诊脉，心脏听诊部位为左锁骨中线内侧第 5 肋间处
4. 准确记录 将测量数值记录在记录本上	● 脉搏短绌时，记录格式为"心率/脉率/min"
5. 安置患者 为患者整理衣被，安置患者于舒适体位	
6. 绘制体温单 洗手，将测得的脉搏绘制在体温单上	● 绘制方法见项目十六第二讲

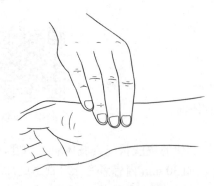

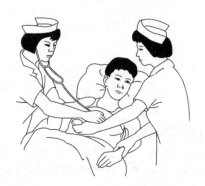

图 9-8　桡动脉测量法　　　　　　　　图 9-9　脉搏短绌测量法

【注意事项】

（1）测量婴幼儿的脉搏应于测量体温和血压前进行，避免小儿哭闹致脉率增快。

（2）测同一患者的脉搏时，最好固定触诊部位，因为动脉的大小或位置不同，脉搏的性质也会有所差异。

（3）为偏瘫或肢体有损伤的患者测脉搏时，应选择健侧肢体，以免患侧肢体血液循环不良而影响测量结果的准确性。

（4）环境温度较低时，若需给脉搏短绌的患者听诊心率，应先以手掌摩擦听诊器胸件的膜面，使之温暖，避免冰冷的听诊器突然接触患者皮肤，引起患者肌肉颤动，从而影响测量结果。

（5）测量脉率的同时，还应注意脉搏的节律、强弱、动脉管壁的弹性等情况。若发现异常，应及时报告医生并详细记录。

第三讲　呼吸的评估与护理

　　呼吸是指机体与外界环境之间的气体交换过程，是维持机体生命活动所必需的基本生理功能之一。呼吸关联着生命，一旦呼吸停止，生命也将终止。因此，护士必须掌握正确的观察呼吸的方法，认识濒危呼吸征象，熟练运用呼吸支持技术。

一、正常呼吸及其生理性变化

（一）正常呼吸

　　正常成人在安静状态下，呼吸是自发的，且可受意识控制，频率为 12～20 次/min，节律规则，深浅度均匀，无声且不费力。一般呼吸频率与脉率之比为 1∶4。通常婴幼儿以腹式呼吸为主，成人以腹式和胸式混合式呼吸为主。

（二）正常呼吸的生理性变化

　　（1）年龄：年龄越小，呼吸频率越高，例如，新生儿的呼吸频率约为 44 次/min。

（2）性别：年龄相同的情况下，女性呼吸频率比男性稍快。

（3）活动：剧烈运动时，呼吸加深、加快；休息和睡眠时，呼吸减慢。

（4）情绪：强烈的情绪变化可使呼吸系统的活动发生改变。例如，紧张、恐惧、愤怒、悲伤等情绪，可刺激呼吸中枢，导致屏气或呼吸加快。

（5）气压：气压的变化会影响呼吸。例如，机体处于高山或高空等低氧环境中时，吸入的氧气不足以维持机体的耗氧量，使呼吸代偿性加深、加快。

（6）血压：血压的大幅度变动可以反射性地影响呼吸。血压升高时，呼吸减弱、减慢；血压降低时，呼吸加深、加快。

（7）体温：体温与呼吸成正比关系。体温上升时，呼吸频率加快；体温下降时，呼吸变深、变慢。

二、异常呼吸的评估与护理

（一）异常呼吸的观察

1. 频率异常

（1）呼吸过速

呼吸过速又称气促，是指成人呼吸频率超过 20 次/min，呼吸节律规则。多见于高热、疼痛、甲状腺功能亢进、心力衰竭的患者等。一般体温每升高 1 ℃，呼吸频率约增加 4 次/min。

（2）呼吸过缓

呼吸过缓是指成人呼吸频率低于 12 次/min，呼吸节律规则。多见于颅内压增高、麻醉剂或镇静剂过量的患者等。

2. 节律异常

（1）潮式呼吸

潮式呼吸又称陈-施呼吸，是一种周期性的呼吸异常，表现为呼吸由浅慢逐渐变成深快，再由深快变为浅慢，暂停数秒钟后，又开始上述变化，周而复始像潮水涨退一样。潮式呼吸周期可长达 30～120 s，暂停期可持续 5～20 s，因此需较长时间仔细观察才能了解周期性变化的全过程。潮式呼吸是呼吸中枢兴奋性降低的表现，多见于中枢神经系统疾病患者，如脑炎、脑膜炎、颅内压增高、巴比妥类中毒、糖尿病酮症酸中毒的患者等。

护理智库

潮式呼吸的产生机制

潮式呼吸的产生机制是呼吸中枢的兴奋性降低。当缺氧严重时，CO_2 潴留至一定程度，可刺激呼吸中枢，促使呼吸恢复和加强；当积聚的 CO_2 呼出后，呼吸中枢失去有效的刺激，兴奋性降低，使呼吸又再次减弱进而暂停，引起 CO_2 潴留。如此反复，形成呼吸的周期性变化。

（2）间停呼吸

间停呼吸又称比奥呼吸，表现为有规律地呼吸几次后突然停止呼吸，间隔一段时间（时

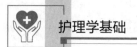

间较短）后又重新开始呼吸，如此反复交替。其产生机制与潮式呼吸一样，但提示呼吸中枢功能衰竭更严重，预后更为不良，常在临终时发生。

（3）叹息样呼吸

叹息样呼吸表现为在一段正常呼吸节律中插入一次深大呼吸，并伴有叹息声。多见于神经衰弱、精神紧张或抑郁症患者，反复发作则为临终的表现。

3．**深浅度异常**

（1）深度呼吸

深度呼吸又称库斯莫尔呼吸，表现为深大而规则的呼吸，可见于尿毒症、糖尿病等引起的代谢性酸中毒患者。

（2）浅快呼吸

浅快呼吸表现为浅表而不规则的呼吸，多见于呼吸肌麻痹、严重腹胀、腹腔积液、肥胖，以及肺部相关疾病如肺炎、胸膜炎、胸腔积液、气胸、肋骨骨折的患者等。若浅快呼吸呈叹息样，则多见于濒死的患者。

4．**声音异常**

（1）蝉鸣样呼吸

蝉鸣样呼吸表现为吸气时产生一种极高音调的音响，似蝉鸣样，多由声带附近受压，空气吸入困难导致。多见于喉头水肿、喉头异物、支气管哮喘的患者等。

（2）鼾声呼吸

鼾声呼吸表现为呼吸时发出粗大的鼾声，由大气管内有较多的分泌物蓄积导致。多见于深昏迷和脑出血的患者。临终患者因肌肉松弛而出现舌后坠，致使部分喉部被阻塞时，也可出现鼾声呼吸。

5．**呼吸困难**

呼吸困难是指患者自觉空气不足、胸闷和呼吸费力，客观上表现为呼吸频率、节律和深浅度改变，严重时表现为鼻翼翕动和张口呼吸。临床上，呼吸困难可分为以下几种。

（1）吸气性呼吸困难

吸气性呼吸困难由上呼吸道部分梗阻，气流进入肺部不畅，肺内负压增高导致。表现为吸气费力，吸气时间显著长于呼气，辅助呼吸肌收缩增强，出现三凹征（胸骨上窝、锁骨上窝和肋间隙凹陷）。常见于喉头水肿或气管、喉头有异物的患者。

（2）呼气性呼吸困难

呼气性呼吸困难由下呼吸道部分梗阻，气流呼出不畅导致。表现为呼气费力，呼气时间显著长于吸气。常见于支气管哮喘和慢性阻塞性肺气肿的患者。

（3）混合性呼吸困难

混合性呼吸困难由广泛性肺部病变使呼吸面积减少，影响肺换气功能导致。表现为呼气和吸气均费力，呼吸浅而快。常见于重症肺炎、胸腔大量积液和气胸的患者。

（二）异常呼吸的护理

1．**协助治疗**

根据医嘱给药；给予患者氧气吸入或使用呼吸机，促进其气体交换，以提高动脉血中的氧含量，从而改善其呼吸困难。

2．改善环境

调节室内温度和湿度，保持空气清新、湿润，以减少患者呼吸道的不适感；提供安静环境，以利于患者休息，减少其耗氧量。

3．监测呼吸

观察患者的呼吸状况、伴随症状及其他体征，若有异常情况，及时通知医生。

4．保持气道通畅

及时清除患者的呼吸道分泌物，指导其有效咳嗽，并进行体位引流。对痰液黏稠的患者，给予雾化吸入治疗以稀释痰液，必要时采取机械吸痰等措施，以保持其呼吸道通畅。

辅助排痰措施

5．心理护理

多与患者接触、沟通，及时发现其情绪变化，并给予心理支持。针对病情给予患者合理的解释和心理安慰。

6．健康教育

向患者及其家属强调呼吸监测的重要性；告知患者戒烟限酒，养成规律的生活习惯；教会患者有效咳痰、腹式呼吸等呼吸训练方法。

三、呼吸的测量

【操作目的】

（1）判断呼吸有无异常。

（2）监测呼吸变化，间接了解呼吸系统的功能状态。

（3）为疾病的诊断、治疗、护理和预防提供依据。

呼吸的测量

【操作前准备】

（1）评估：患者的年龄、病情、治疗情况、心理状态及合作程度等；影响呼吸测量准确性的因素，如患者在 30 min 内有无剧烈运动、情绪激动等。

（2）护士准备：着装整洁，修剪指甲，洗手，戴口罩。

（3）用物准备：有秒针的表、记录本、笔，必要时备棉花。

（4）环境准备：整洁、安静、舒适、明亮。

【操作步骤】

呼吸测量的操作步骤如表 9-5 所示。

表 9-5　呼吸测量的操作步骤

操作步骤	注意事项
1．备物、核对 携用物至患者床旁，核对患者的床号、姓名和腕带信息	
2．安置体位 协助患者取舒适体位，并助其放松	● 尽量在患者放松的状态下测量

续表

操作步骤	注意事项
3．测量呼吸 （1）在测量脉搏后，仍保持诊脉姿势，将手放在患者的诊脉部位似诊脉状，观察患者胸部或腹部的起伏；或在测量心率后，将听诊器继续放置于患者胸部，接着观察呼吸。 （2）一起一伏（即一吸一呼）为呼吸 1 次，计数 30 s，将所得数值乘以 2 即为呼吸频率。 （3）患者呼吸微弱不易观察时，可将少许棉花置于患者鼻孔前，观察棉花纤维被吹动的次数，计数 1 min	● 女性以胸式呼吸为主，男性和儿童以腹式呼吸为主。 ● 由于呼吸受意识控制，计数呼吸时应避免被患者察觉。 ● 危重患者或婴幼儿应测量 1 min
4．准确记录 将测量数值记录在记录本上	
5．安置患者 为患者整理衣被，整理床单元，安置患者于舒适体位	
6．绘制体温单 洗手，将测得的脉搏绘制在体温单上	● 绘制方法见项目十六第二讲

【注意事项】

（1）婴幼儿在测量肛温时常哭闹因而影响呼吸的形态，所以对幼儿，宜先测量呼吸，再测量其他生命体征。

（2）测量呼吸的同时应观察呼吸的深度和节律，注意有无异常声音等，以准确评估患者的整体呼吸状况。

第四讲　血压的评估与护理

血压是指血管内流动的血液对单位面积血管壁的侧压力。血压分为动脉血压、静脉血压和毛细血管血压，通常所说的血压一般指动脉血压。心室收缩时，动脉血压升至最高值，称为收缩压；心室舒张时，动脉血压降至最低值，称为舒张压。收缩压与舒张压之差，称为脉压。一个心动周期中，每一瞬间动脉血压的平均值为平均动脉压，约等于舒张压加 1/3 脉压。一般所说的动脉血压是指主动脉血压，由于血压在大动脉中降落很小，因此为方便测量，通常以上臂肱动脉血压代表主动脉血压。

一、正常血压及其生理性变化

（一）正常血压

安静状态下，正常成人的血压范围为：收缩压 90～139 mmHg（12.0～18.5 kPa），舒张压 60～89 mmHg（8.0～11.8 kPa），脉压 30～40 mmHg（4.0～5.3 kPa），平均动脉压

 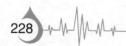

75～100 mmHg（13.3 kPa）。

血压以毫米汞柱（mmHg）或千帕（kPa）为单位，两者的换算公式为：

$$1 \text{ kPa}=7.5 \text{ mmHg}$$
$$1 \text{ mmHg}=0.133 \text{ kPa}$$

（二）正常血压的生理性变化

正常人的血压在较小范围内波动，并保持相对的恒定，但可受以下各种因素的影响而有所改变，并以收缩压的改变为主。

1．年龄

血压随年龄增长而逐渐增高，收缩压和舒张压均随年龄增长有增高趋势，但以收缩压增高更为显著。各年龄阶段的平均血压如表9-6所示。

表9-6　各年龄阶段的平均血压

单位：mmHg

年龄	血压	年龄	血压
1个月	84/54	14～17 岁	120/70
1岁	95/65	成人	120/80
6岁	105/65	老年人	（140～160）/（80～90）
10～13岁	110/65		

2．性别

青春期前，男女血压的差别不显著。成年男性的血压比成年女性高约 5 mmHg。女性更年期前血压略低于男性，更年期后血压与同龄男性基本相同。

3．昼夜和睡眠

正常人的血压存在昼夜波动的节律，一般在凌晨 2～3 时最低，上午 6～10 时和下午4～8 时各有一个高峰。睡眠不佳时，血压可稍增高。

4．环境

在寒冷环境中，由于末梢血管收缩，血压可略有升高；在高温环境中，由于皮肤血管扩张，血压可略下降。

5．体位

一般情况下，立位血压高于坐位血压，坐位血压高于卧位血压，这与重力代偿机制有关。长期卧床、贫血或使用降压药物的患者，若由卧位变成立位，可出现头晕、心慌等直立性低血压表现。

6．身体部位

一般下肢血压比上肢血压高 20～40 mmHg，右臂血压比左臂血压高 10～20 mmHg。

7．其他

紧张、恐惧、兴奋、疼痛等，都可使收缩压升高，但舒张压升高不明显。此外，进食、剧烈运动、吸烟和饮酒，也都会对血压产生一定的影响。

集思广"议"

如何在测量血压的过程中排除以上因素的影响？

二、异常血压的评估与护理

（一）常见的异常血压

血压在正常范围以外，称为异常血压。

1. 高血压

高血压是指在未使用降压药的情况下，安静状态下，1～4 周内至少 3 次非同日测量血压，18 岁以上成人收缩压≥140 mmHg 和（或）舒张压≥90 mmHg。成人高血压水平的分类和定义（参照 2018 年《中国高血压防治指南》）如表 9-7 所示。

表 9-7　成人高血压水平的分类和定义

单位：mmHg

分类	收缩压		舒张压
正常血压	<120	和	<80
正常高值	120～139	和（或）	80～89
高血压	≥140	和（或）	≥90
1 级高血压（轻度）	140～159	和（或）	90～99
2 级高血压（中度）	160～179	和（或）	100～109
3 级高血压（重度）	≥180	和（或）	≥110
单纯收缩期高血压	≥140	和	<90

患者收缩压与舒张压属于不同级别时，应按两者中较高的级别分类。患者既往有高血压史，目前正服抗高血压药，血压虽已低于 140/90 mmHg，也应诊断为高血压。

95% 的患者为病因不明的原发性高血压；仅 5% 的患者血压升高是由某些疾病引起的，如肾小球肾炎、嗜铬细胞瘤、颅内压增高、肾动脉狭窄等，称继发性高血压。

2. 低血压

一般认为，收缩压低于 90 mmHg，舒张压低于 60 mmHg，且有明显的血容量不足的表现（如脉搏细速、心悸、头晕等），即可诊断为低血压。常见于休克、大出血、心肌梗死的患者等。低血压也有体质的原因，有的患者自述血压一贯偏低，但并无其他症状。

3. 脉压异常

（1）脉压增大：是指脉压超过 40 mmHg。常见于主动脉瓣关闭不全、动脉导管未闭、甲亢的患者等。

（2）脉压减小：是指脉压低于 30 mmHg。常见于主动脉瓣狭窄、心包积液、心力衰竭的患者等。

（二）异常血压的护理

1. 监测血压

若发现患者血压异常，应加强其血压监测，及时了解其血压变化。监测时要做到"四定"，即定时间、定部位、定体位、定血压计。同时，应密切观察患者的伴随症状。

2. 劳逸结合

根据血压情况，合理地安排患者的休息与活动，保证患者充足的睡眠。高血压初期，不限制一般的体力活动，可以进行散步、打太极拳等适度运动。患者血压较高时，应嘱其卧床休息，并针对病因给予应急处理。若患者血压过低，应迅速安置患者于仰卧位，并针对病因给予应急治疗，密切观察血压变化，直至血压恢复正常。

3. 用药护理

指导患者按时服药，观察药物的不良反应，注意有无潜在的并发症发生。

4. 心理护理

长期的抑郁或情绪激动、急剧而强烈的精神创伤可使交感-肾上腺素活性增强，血压升高，因此患者保持良好的心理状态非常重要。护士可结合患者的性格及有关心理因素对其疏导，向患者说明疾病治疗的过程，训练患者的自我控制力，消除其紧张、压抑的心理，让其保持最佳心理状态，主动配合治疗与护理。

5. 健康教育

（1）向患者介绍与高血压有关的科学生活方式、饮食与治疗要求，嘱其养成规律的生活习惯。

（2）告知患者戒烟限酒，保持大便通畅。

（3）教会患者及其家属自我监控血压和紧急情况处理的方法。

（4）对于低血压患者，告知其注意适度运动，摄取营养丰富的食物，增强体质。

三、血压的测量

（一）血压计的种类

血压计主要由袖带、测压计、输气球和调节压力的阀门组成。不同种类的血压计，其结构有所不同。常用的血压计主要有以下几种。

（1）汞柱式血压计又称水银血压计（见图9-10）：此种血压计测得数值较准确可靠，但较重且玻璃管易碎，不方便携带。

（2）表式血压计又称弹簧式血压计（见图9-11）：此种血压计体积小，便于携带，但测量结果欠准确。

（3）电子血压计（见图9-12）：常见的有臂式和腕式。用电子血压计测血压时，无须用听诊器听诊，其可自动充气、放气，且血压值可直接显示在液晶显示屏上，清晰直观、使用方便，但准确性较差。严重心律不齐或心力衰竭者、处于急救或手术后的重症监护患者、手臂过细或过短的婴幼儿不适用。

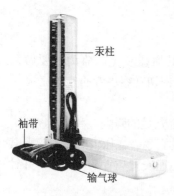

汞柱

袖带

输气球

图 9-10　汞柱式血压计

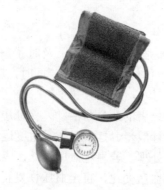

图 9-11　表式血压计

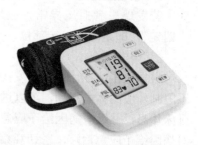

图 9-12　电子血压计

（二）血压测量的方法

【操作目的】

（1）判断血压有无异常。

（2）动态监测血压变化，间接了解循环系统的功能状况。

（3）为疾病的诊断、治疗、护理和预防提供依据。

汞柱式血压计
测量血压

【操作前准备】

（1）评估：患者的年龄、病情、意识、治疗情况、基础血压值、心理状态及合作程度；影响血液测量准确性的因素，如患者在 30 min 内有无运动、吸烟、饮酒、情绪变化等。

（2）护士准备：着装整洁，修剪指甲，洗手，戴口罩。

（3）用物准备：治疗盘内置血压计（若使用汞柱式血压计，需检查血压计的汞柱有无裂隙、液面是否保持在"0"点处，橡胶管和输气球有无漏气，玻璃管上端是否与大气相通）、听诊器（检查是否完好）、记录本和笔。

（4）环境准备：整洁、安静、舒适、明亮。

【操作步骤】

汞柱式血压计测量血压的操作步骤如表 9-8 所示。

表 9-8　汞柱式血压计测量血压的操作步骤

操作步骤	注意事项
1. 核对、解释 携用物至患者床旁，核对患者的床号、姓名和腕带信息，向患者及其家属解释测量血压的目的、方法、注意事项及配合要点	● 病室内宜保持安静，以便清楚地听诊患者的血压
2. 测量血压 ▲ 上肢血压测量法（肱动脉） （1）协助患者取舒适的坐位或仰卧位，充分暴露一侧上臂或只覆盖单层衣物（勿挽袖子）。 （2）请患者将被测肢体（一般选择右上臂）伸直并稍外展，掌心向上；调整被测量肢体的位置，使其与心脏处于同一水平（坐位时，平第四肋软骨；仰卧位时，平腋中线）。	

续表

操作步骤	注意事项
（3）将血压计平放于被测上臂旁，开启汞槽开关。 （4）驱尽袖带内的空气，平整地缠于上臂中部，袖带下缘距肘窝2～3 cm，松紧以能塞入一指为宜。 （5）戴好听诊器，将听诊器胸件置于肱动脉搏动最明显处；一手稍加固定胸件，另一手握输气球，关闭气门，充气至肱动脉搏动音消失，再升高20～30 mmHg（刻度值）。 （6）缓慢放气，汞柱下降速度以 2 mmHg/s 为宜，注意肱动脉搏动音的变化，同时双眼平视汞柱所指刻度。 （7）当听诊器出现第一声搏动音时，汞柱所指的刻度即为收缩压读数；当搏动音突然变弱或消失时，汞柱所指的刻度即为舒张压读数。 ▲ 下肢血压测量法（腘动脉） （1）协助患者取仰卧位、侧卧位或俯卧位。 （2）协助患者脱去一侧裤子，露出大腿部，保持卧位舒适。 （3）将袖带缠于大腿下部，下缘距腘窝3～5 cm。 （4）将听诊器胸件置于腘动脉搏动最明显处。 其余操作同上肢血压测量法	● 袖带缠得过松或过紧，都会影响测得的血压值。 ● 充气不可过猛、过快，以免汞溢出或使患者不适。 ● 避免放气过慢或过快。 ● 若没有看清刻度、未听清肱动脉搏动音的变化或测得血压异常，应保持镇静，以免引起患者的紧张和焦虑，并重测一次，以确定血压值；若仍有异常，应通知医生，并协助采取相应措施
3．整理、记录 （1）测量结束后解下袖带，排尽袖带内余气，将袖带折叠整齐后放入盒内；将血压计盒盖右倾45°，使汞全部流回汞槽内，关闭汞槽开关，盖上盒盖，平稳放置。 （2）将所测得的血压值以"收缩压/舒张压 mmHg"的方式记录在记录本上；如果舒张压的变音与消失音之间有差异，两个读数都应记录，记录方式为：收缩压/（变音～消失音）mmHg	● 输气球应放于盒内固定处，避免玻璃管被压碎而致汞漏出
4．安置患者 协助患者穿衣，取舒适卧位，整理床单元	
5．洗手、记录 将用物携回，洗手，将测得的血压值记录在体温单上和（或）相应的记录单上	

臂式电子血压计测量血压的操作步骤如表 9-9 所示。

表 9-9　臂式电子血压计测量血压的操作步骤

操作步骤	注意事项
步骤 1 同汞柱式血压计测量血压法	
2. 测量血压 （1）～（2）同汞柱式血压计测量血压法步骤 2 中的（1）～（2）。 （3）将血压计平放于被测上臂旁，驱尽袖带内的空气；将袖带平整地缠于上臂中部，袖带下缘距肘窝 2～3 cm，松紧以能塞入一指为宜。 （4）按下"开始"键，仪器自动加压。 （5）测量结束后，液晶显示屏上将显示测量的数值。 （6）读取数值并记录。 （7）按下"停止"按键，关闭血压计	● 嘱患者保持安静，测量过程中不要说话，手臂放松，手掌张开
步骤 3～5 同汞柱式血压计测量血压法	

护理小贴士

　　每次测量应至少连续获取 2 次血压读数，每次读数间隔 1～2 min，取 2 次读数的平均值。若第 1、2 次血压读数的差值>10 mmHg，则建议测量第 3 次，取后 2 次读数的平均值。

【注意事项】

（1）应在患者平静状态下测量，即在患者活动或激动停息后 30 min，待身心平静后测量。

（2）排除以下影响血压的因素：

　　袖带的宽窄：袖带过窄，需用较高的空气压力才能阻断动脉血流，会使测得的血压值偏高；袖带过宽，会使大段血管受压，以致搏动音在到达袖带下缘之前已消失，致使测出的血压值偏低。

　　袖带的松紧：过松会使测得的血压值偏高，过紧会使测得的血压值偏低。

　　测量的肢体：为偏瘫、肢体外伤或手术的患者测量血压时，应选择健侧肢体。因为患侧肢体肌张力减低和血液循环障碍，不能真实反映血压变化。

　　放气的速度：放气太慢，易使静脉充血，舒张压偏高；放气太快，容易引起误听和误读，导致读数不准确。

　　视差：放气的过程中，视线要平行于汞柱液面。若视线低于汞柱液面，则血压读数偏高；若视线高于汞柱液面，则血压读数偏低。

　　手臂高度：若手臂位置高于心脏水平，则所测血压值偏低；反之，则偏高。

（3）若需重测血压，测量前应先将袖带内的气体排尽，使汞柱液面降至"0"点，稍等片刻再进行第 2 次测量。

（4）对需长期测量血压的患者，应做到"四定"：定时间、定部位、定体位、定血压计。

（5）定期消毒袖带，防止交叉感染。

项目学习效果测试

一、单项选择题

1. 生理情况下，可使体温略有降低的是（　　）。

　　A. 女性排卵期　　　B. 焦虑时　　　　　C. 进食时　　　　　D. 妊娠早期

　　E. 运动时

2. 发热的过程分为 3 个阶段，其中体温上升期的特点是（　　）。

　　A. 产热和散热趋于平衡　　　　　　　　B. 产热和散热在较高水平上趋于平衡

　　C. 散热大于产热　　　　　　　　　　　D. 产热大于散热

　　E. 产热趋于正常

3. 肿瘤性发热的常见热型是（　　）。

　　A. 弛张热　　　　　B. 稽留热　　　　　C. 超高热　　　　　D. 间歇热

　　E. 不规则热

4. 测量脉搏首选的部位是（　　）。

　　A. 桡动脉　　　　　B. 颈动脉　　　　　C. 肱动脉　　　　　D. 颞动脉

　　E. 腘动脉

5. 正常成人的脉率是（　　）。

　　A. 20～40 次/min　　　　　　　　　　B. 40～60 次/min

　　C. 60～120 次/min　　　　　　　　　　D. 80～110 次/min

　　E. 60～100 次/min

6. 单位时间内脉率少于心率，多见于（　　）。

　　A. 颅内压增高　　　B. 心房颤动　　　　C. 心肌炎　　　　　D. 洋地黄中毒

　　E. 窦房结传导阻滞

7. 患者，男，25 岁，诊断为甲状腺功能亢进。该患者的脉搏可能为（　　）。

　　A. 缓脉　　　　　　B. 间歇脉　　　　　C. 洪脉　　　　　　D. 细脉

　　E. 丝脉

8. 下列各类异常呼吸中，属于节律性异常的是（　　）。

　　A. 呼吸过速　　　　B. 浅快呼吸　　　　C. 潮式呼吸　　　　D. 深度呼吸

　　E. 鼾声呼吸

9. 患者，男，50 岁，安眠药中毒。其意识模糊不清，呼吸微弱，浅而慢，不易观察。护士应采取的测量呼吸方法是（　　）。

　　A. 测脉率后观察胸部起伏次数

　　B. 以 1/4 的脉率计数

　　C. 仔细听呼吸音响并计数

D. 将手置于患者鼻孔前，通过感觉气流来计数

E. 置少许棉花于患者鼻孔前计数其被吹动次数

10. 呼吸过缓是指成人每分钟呼吸次数少于（　　）。

A. 8次　　　　　　B. 12次　　　　　　C. 16次　　　　　　D. 24次

E. 26次

11. 某患者呼吸微弱，左半身偏瘫，呈昏迷状态。为该患者测量生命体征时，正确的方法是（　　）。

A. 测口温，测右上肢血压和脉搏，听呼吸音响

B. 测腋温，测左上肢血压和脉搏，看胸部起伏

C. 测腋温，测右上肢血压和脉搏，看胸部起伏

D. 测腋温，测右上肢血压和脉搏，置少许棉花于鼻孔前观察呼吸

E. 测口温，测右上肢血压和脉搏，置少许棉花于鼻孔前观察呼吸

12. 下列选项中，可使血压测得值偏低的是（　　）。

A. 患者情绪激动　　　　　　　　B. 所测肢体位置高于心脏水平

C. 缠袖带过松　　　　　　　　　D. 在寒冷环境中测量

E. 读数时，视线低于水银柱液面

13. 下列护士小高为高血压患者进行的健康教育内容中，有关血压生理变化的叙述，不妥的是（　　）。

A. 更年期前，女性血压略低于男性　　B. 寒冷环境中，血压会上升

C. 上肢血压低于下肢血压　　　　　　D. 睡眠不佳时，血压可稍升高

E. 坐位血压低于卧位血压

二、案例分析题

患者，女，45岁，诊断为肺炎。体温在39.1～40℃波动，持续2周，日差不超过1℃；脉搏106次/min，呼吸28次/min。患者神志清楚，面色潮红，口唇干裂，精神不振，食欲差。

请分析：

（1）该患者的发热属于何种热型？发热程度属于哪个分级？

（2）针对该患者的情况，应为其采取哪些护理措施？

项目综合实践

背景

患者李某，女，29岁，因心房颤动入院。门诊测得心率200次/min，脉搏100次/min，且心律完全不规则，心率快慢不一，心音强弱不等。

任务

两人为一组，分饰患者李某和病房责任护士，完成以下任务：

（1）护士对李某的脉搏做出初步判断。

（2）接送李某入病房后，护士进行初步护理查体，为李某测量体温、脉搏、呼吸和血压，并在记录本记录。

（3）护士根据李某的病情和生命体征测量结果，对李某进行宣教。

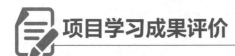
项目学习成果评价

考核内容	评价标准	分值	评价得分		
			自评	互评	师评
知识考核	熟悉体温、脉搏、呼吸和血压的正常值范围	10			
	熟悉影响正常体温、脉搏、呼吸和血压的因素	10			
	明确异常体温、脉搏、呼吸和血压的评估内容	10			
	明确测量体温、脉搏、呼吸和血压时的注意事项	10			
技能考核	能够规范、熟练地测量患者的体温、脉搏、呼吸和血压，并能正确判断是否正常	20			
	对于体温、脉搏、呼吸和血压异常的患者，能进行正确护理	20			
素质考核	具有实事求是的工作作风、严谨的科学态度和耐心细致的职业素质	20			
总评	自评×20%+互评×20%+师评×60%				
自我评价					
教师评价					

项目十

药物疗法与过敏试验

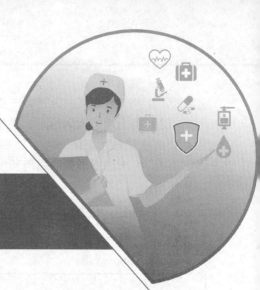

📋 知识目标

≡ 了解药物的种类。

≡ 熟悉药物的管理方法，影响药物作用的因素，口服给药的安全指导内容，青霉素过敏反应的临床表现、预防措施和处理方法。

≡ 掌握给药的原则，给药的评估内容，注射给药的原则，常用注射法的注射部位和定位方法，常用药物过敏试验试验液的注射剂量和试验结果判断方法。

💬 技能目标

≡ 能规范完成口服给药。

≡ 能规范、熟练地进行各种注射药液的抽吸和各种注射法的操作。

≡ 能根据患者的不同情况正确实施雾化吸入法。

≡ 在做药物过敏试验过程中，能准确配置药液，规范注射，认真观察患者反应，正确判断结果，并随时做好急救准备。

🔲 素质目标

≡ 学会站在患者的角度思考问题，具有同理心与换位思考的能力，能够建立良好的护患关系。

≡ 自觉培养严谨细致的工作作风，以科学严谨、一丝不苟的态度对待工作。

项目导入

患者，女，30岁，因午后低热、咳痰、咳嗽、咳血入院。经检查，诊断为结核病。医嘱：肌内注射链霉素。

👤 请思考：

（1）为患者首选的注射部位为哪些？应如何定位？

（2）肌内注射前需进行链霉素过敏试验，应如何配制试验液？

第一讲　给药的基本知识

一、药物的种类

按给药途径不同可分为以下几种：

（1）内服药：分为固体剂型和液体剂型，前者包括片剂、丸剂、散剂、胶囊等，后者包括溶液剂、酊剂、合剂等。

（2）注射药：包括水溶性制剂、混悬剂、油剂、粉剂等。

（3）外用药：包括软膏剂、搽剂、酊剂、洗剂、滴剂、粉剂、栓剂、涂膜剂等。

二、药物的管理

（一）药物的领取方法

药物的领取必须凭医生的医嘱。通常，门诊患者按医生医嘱自行领取；住院患者的药物领取方法各医院的规定不一，大致包括以下几种：

（1）病区常用药物：病区内设有药柜，存放一定基数的常用药物，由专人按期根据消耗量领取和补充。

（2）中心药房药物：患者日常治疗用药由中心药房的护士依据医嘱负责配药、核对，再由病区护士负责再次核对并领取。

（3）贵重药和特殊药物：患者使用的贵重药物和特殊药物须凭医生的处方领取。

（4）剧毒药和麻醉药（如吗啡、哌替啶等）：此类药物在病区有固定基数，使用后凭专用处方和空安瓿领取补充。

（二）药物的保管

1. 分类放置

药物应按内服、外用、注射、剧毒等分类放置，并根据有效期的先后顺序排列，方便后期有计划地使用，以防失效；贵重药、麻醉药和剧毒药应加锁保管，专人负责，专本登记，并实行严格的交班制度。

2. 清晰标识

药瓶上应贴有明显标签：内服药贴蓝色边标签、外用药贴红色边标签、剧毒药贴黑色边标签。标签应字迹清晰，注明药物名称（中、英文对照）、浓度、剂量、规格。标签脱落或辨认不清时，应及时处理。

3. 定期检查

须定期检查药物质量，若发现药物有沉淀、浑浊、异味、潮解、霉变等现象，应立即停止使用。

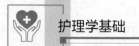

4. 妥善保管

根据药物的不同性质，采用相应的保管方法：

（1）对于易挥发、易潮解或易风化的药物（如乙醇、过氧乙酸、碘酊、糖衣片等），应装瓶密闭保存，用后盖紧瓶盖。

（2）对于易氧化和见光易变质的药物（如维生素C、氨茶碱、盐酸肾上腺素等），应装在有色密闭瓶中或放在黑色纸盒内，置于阴凉处。

（3）对于受热易破坏的某些生物制品（如抗毒血清、疫苗、免疫球蛋白等）和抗生素等，应根据其性质和贮藏要求，置于干燥阴凉（约20℃）处或冷藏（2~10℃）保存。

（4）对于易过期的药物（如各种抗生素、胰岛素等），应定期检查，根据有效期先后有计划地使用，以免药物过期造成浪费。

（5）对于易燃、易爆的药物（如乙醇、乙醚、环氧乙烷等），必须密封并单独存放于阴凉低温处，远离明火，以防意外。

（6）各类中药均应置于阴凉干燥处，芳香性中药应密封保存。

（7）对于个人专用的药物，应注明床号和姓名单独存放。

三、影响药物作用的因素

（一）药物因素

1. 药物剂量

临床上规定的药物的有效量或治疗量，是指能对机体产生明显效应而不引起毒性反应的剂量，也是适合多数人使用的常用量。一般而言，在一定范围内，药物剂量越大，其药效越强；但当剂量超过一定限度时，会导致中毒反应。

2. 药物剂型

不同剂型的同一种药物由于吸收量与吸收速度不同，药物作用的速度和强弱也不同。一般注射药物比口服药物吸收快，因而作用往往较为显著。在注射剂中，水溶性制剂比混悬剂和油剂吸收快；在口服制剂中，溶液剂比片剂和胶囊容易吸收。

3. 给药途径

给药途径通常根据病情需要、药物的性质和剂型，以及机体组织对药物的吸收情况而定。给药途径可影响药效的强弱和起效的快慢。常用的给药途径有消化道给药（口服给药、舌下给药、直肠给药）、注射给药（包括皮内注射、皮下注射、肌内注射、静脉注射和动脉注射）、呼吸道吸入给药等。动、静脉注射可使药物直接进入血液循环，所以吸收速度最快，而其他给药途径均有一个吸收过程。不同给药途径，药物的吸收速度由快至慢依次为：吸入给药>舌下含服给药>肌内注射给药>皮下注射给药>直肠给药>口服给药>皮肤给药。

4. 给药时间

不同的用药时间，会使药物产生不同的疗效和毒副作用。例如，对胃黏膜有刺激性的药物，必须在饭后服用；抗生素药物的给药间隔时间，应以可以维持药物在血液中的有效浓度为准。

5. 联合用药

联合用药是指同时或先后应用两种或两种以上药物，以发挥药物的协同作用，增强疗效，减少不良反应，达到理想的治疗目的。例如，异烟肼和乙胺丁醇合用能增强抗结核作用。但不合理的联合用药会降低药效，加大毒性。例如，庆大霉素与呋塞米配伍，可致永久性耳聋。

（二）机体因素

1. 生理因素

（1）年龄

《中华人民共和国药典》中有关用药剂量的规定：14岁以下为儿童剂量；14～60岁为成人剂量，60岁以上为老人剂量。儿童剂量和老人剂量应以成人剂量为参考剂量酌情减量，这与儿童和老人的生理功能与成人相比存在较大差异有关。

儿童的肝、肾发育尚不健全，对药物代谢和排泄的能力较低，易发生中毒；老年人肝、肾的功能减退，药物代谢和排泄速率相应减慢，对药物的耐受性降低，加之常患有老年性疾病，因而对某些药物的敏感性增高。

（2）性别

性别对药物的反应一般无明显的差异，但女性在用药时应注意"三期"，即月经期、妊娠期和哺乳期。例如，在月经期和妊娠期，子宫对泻药、子宫收缩药及刺激性较强的药物较敏感，容易造成月经量过多、痛经、早产或流产；在妊娠期，服用某些药物可致畸胎，如苯妥英钠、苯巴比妥等；在哺乳期，某些药物可通过乳汁进入婴儿体内而引起婴儿中毒。

（3）营养状况

患者的营养状况也会对药物作用产生影响。营养不良者对药物作用较敏感，对药物毒性反应的耐受性也较差。

2. 病理因素

疾病可影响机体对药物的敏感性，也可改变药物在体内的代谢过程，从而影响药物的效应。在病理因素中，尤其应注意肝、肾功能对药物作用的影响。肝脏是机体进行解毒及药物代谢的重要器官，肝受损时，主要在肝脏代谢的药物（如水杨酸类药）要减量、慎用或禁用；肾脏是药物排泄的主要器官，肾功能受损时，某些主要经肾脏排泄的药物（如四环素类抗生素）可造成蓄积性中毒，故应减少剂量或避免使用。

3. 心理行为因素

心理行为因素在一定程度上可影响药物的效应，其中患者的情绪、对药疗的信赖程度和对药物治疗的合作程度，以及医务人员的语言暗示等最为重要。患者心情愉快、情绪乐观，则药物较易发挥疗效；反之，药物疗效则会受到影响。

（三）饮食因素

部分种类的饮食可影响药物的吸收，进而影响疗效。例如，酸性食物可增加铁剂的溶解度，促进铁剂的吸收，而茶水（茶叶中的鞣酸可与铁结合形成铁盐）和高脂肪食物（抑制胃酸分泌）则会降低铁剂的吸收；碱性食物可增强氨基糖苷类、头孢菌素、磺胺类药物

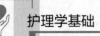

的疗效；高脂肪食物可促进脂溶性维生素制剂的吸收；粗纤维食物可促进肠蠕动，增强驱虫剂的疗效。

 集思广"议"

什么是酸性食物和碱性食物？请举例说明。

四、给药的原则

（一）根据医嘱给药

给药是一项非独立性的护理操作，必须严格根据医嘱给药。若护士对医嘱有疑问，则应及时向医生提出，切不可盲目执行或擅自更改医嘱。

（二）严格执行查对制度

只有严格执行"三查八对一注意"，才能做到"五个准确"。其中，"三查"是指操作前、操作中和操作后查（查"八对"的内容），"八对"即对床号、姓名、药名、浓度、剂量、用法、时间和药物有效期，"一注意"是指注意用药后反应。"五个准确"是指将准确的药物，按准确的剂量，用准确的途径，在准确的时间，给予准确的患者。

（三）安全正确给药

（1）按照正确的给药时间、给药途径、剂型等给药，才能保证药物在机体内及时发挥最大疗效而不至于引起毒性反应。临床常用的与给药相关的外文缩写和中文译意如表 10-1 所示。

表 10-1 临床常用的与给药相关的外文缩写和中文译意

外文缩写	中文译意	外文缩写	中文译意
qm	每晨 1 次	gtt	滴、滴剂
qn	每晚 1 次	Caps	胶囊
qod	隔日 1 次	Sup	栓剂
qd	每日 1 次	Syr	糖浆剂
bid	每日 2 次	Ung	软膏
tid	每日 3 次	Tr	酊剂
qid	每日 4 次	Pulv	粉剂
qh	每小时 1 次	Pil	丸剂
q6h	每 6 小时 1 次	Mist	合剂
ac	饭前	Tab	片剂
pc	饭后	Co	复方

续表

外文缩写	中文译意	外文缩写	中文译意
hs	临睡前	po	口服
am	上午	ID	皮内注射
pm	下午	H	皮下注射
st	立即	IM 或 im	肌内注射
DC	停止	IV 或 iv	静脉注射
prn	需要时（长期）	ivgtt	静脉滴注
sos	需要时 （限用1次,12小时内有效）	OD	右眼
12n	中午 12 时	OS	左眼
12mn	午夜 12 时	OU	双眼
aa	各	AS	左耳
ad	加至	AD	右耳
RP、R	处方、请取	AU	双耳

（2）备好后的药物应及时分发使用，避免久置后引起药物污染或药效降低。

（3）对于易发生过敏反应的药物，使用前应了解患者的用药史、过敏史和家族史，并按照要求做药物过敏试验，结果为阴性者方可使用，同时应在用药过程中加强观察。

（4）当联合使用两种或两种以上药物时，应注意核查有无配伍禁忌，避免发生药源性疾病。

护理小贴士

配伍禁忌是指两种或两种以上药物相互混合时，可发生物理或化学作用，从而影响药物的疗效或引起毒性反应的现象。

（四）加强用药后的观察和记录

给药后，护士要密切观察患者的病情变化，动态评价药物疗效，及时发现不良反应。对于易引起过敏反应或毒副反应较大的药物，更应密切观察，并做好记录。

（五）发现给药错误时及时采取措施

发现给药错误，应立即报告护士长和医生，并协助做好紧急处理，同时密切观察患者的病情变化，以减少或消除不良后果，并向患者及其家属做好解释工作。此外，还应填写意外事件报告，用以作为该事件的法律证明。

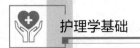

五、给药的护理评估

（一）给药前的护理评估

1. 患病史

了解患者的患病史，确认有无用药的禁忌证。

2. 用药史

了解患者以往的用药情况，如持续时间、剂量、有无效果、有无不良反应等，并询问其是否了解所用药物的相关知识等。

3. 过敏史

了解患者对药物和食物的过敏情况，并记录。

4. 生理情况

了解患者的年龄、体重、病情、治疗情况、生命体征、意识状态、肝肾功能和胃肠功能，是否处于月经期、妊娠期、哺乳期，有无遗传性疾病等。这些情况可对药物的选择和给药的剂量、途径和时间产生重要影响。

5. 给药部位的状况

评估给药部位的状况。例如，评估口服给药者的吞咽功能，有无口腔或食管疾患；对注射给药者，除评估注射部位的皮肤状况外，还应评估肌内注射处有无硬结，静脉注射处的静脉充盈度及管壁弹性；评估雾化吸入者的呼吸道是否通畅，有无感染、支气管痉挛、呼吸道黏膜水肿、痰液等。

6. 心理-社会因素

了解患者的文化程度、职业、经济状况、心理状态、对用药的态度、有无药物依赖，以及患者及其家属对给药计划的了解和认知程度等。

（二）给药期间的护理评估

给药期间，应随时评估给药方案的落实情况（了解患者是否按时、按量正确服用药物等）、药物的疗效及毒副反应（观察患者用药后原有症状是否缓解、有无过敏性症状等）以及患者是否学会自我正确给药等。

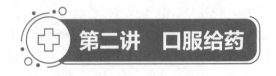

第二讲　口服给药

口服给药是指药物口服后经胃肠道黏膜吸收进入血液循环，从而达到局部或全身治疗目的的给药方法。口服给药具有方便、经济、安全的特点，但吸收较慢，药物产生疗效的时间较长，且药效易受胃肠功能和胃肠内容物的影响，故不适用于急救、意识不清、呕吐频繁、禁食患者等。

一、安全给药指导

（一）一般用药指导

（1）需吞服的药物宜用 40～60 ℃温开水送服，不可用茶水、牛奶、果汁等替代。

（2）缓释片、肠溶片和胶囊必须整个吞服，不可嚼碎。

（3）舌下含片应放在舌下或两颊黏膜与牙齿之间，待其自然溶化。

（4）对于慢性病患者和出院后需要继续服药的患者，应使其了解用药的相关知识和服药的注意事项，以使其主动配合治疗，减少不良反应。

（二）特殊药物用药指导

（1）抗生素及磺胺类药物必须准时服用，以维持药物在血液中的有效浓度。

（2）促进食欲的药物宜饭前服用；助消化药和对胃黏膜有刺激性的药物宜饭后服用，以便药物和食物均匀混合，减少药物对胃黏膜的刺激。

（3）服用强心苷类药物前应先测脉率（心率）和脉律（心律），若成人脉律低于 60 次/min 或节律异常，应暂停服药并报告医生。

（4）服用磺胺类药物和发汗类药物后宜多饮水。因为前者由肾脏排出，尿少时易析出结晶，堵塞肾小管；后者起发汗降温作用，多饮水有利于增强疗效。

（5）对牙齿有腐蚀作用或使牙齿染色的药物（如酸剂、铁剂等），服用时可用吸管，以避免药物与牙齿接触，并在服药后立即漱口。

（6）止咳糖浆对呼吸道黏膜有安抚作用，服后不宜立即饮水，以免冲淡药液，降低药效。此外，服用多种药物时，应最后服用止咳糖浆。

二、口服给药法

【操作目的】

（1）减轻症状，维持正常生理功能。

（2）协助诊断、治疗和预防疾病。

【操作前准备】

（1）评估：患者的年龄、病情、意识、治疗情况、自理能力、吞咽能力（有无口腔或食管疾患等）、心理状态、对所用药物的认知及合作程度。

（2）护士准备：着装整洁，修剪指甲，洗手，戴口罩。

（3）用物准备：各种常用药物、服药本、小药卡、药盘、药杯、药匙、量杯、滴管、研钵、湿纱布、包药纸、治疗巾、小水壶（内盛温开水）和吸水管。

（4）环境准备：整洁、安静、舒适、安全。

【操作步骤】

口服给药的操作步骤如表 10-2 所示。

表 10-2　口服给药的操作步骤

操作步骤	注意事项
1. 核对、备物 （1）核对医嘱和服药本，根据服药本查看药柜的药物是否齐全。 （2）取出药盘等物品，放于适宜的位置；依照床号和姓名填写小药卡，按照床号依次将小药卡插入药盘；放好药杯	● 严格执行"三查八对"制度
2. 取药 依据药物剂型，采取不同的取药方法： ▲ 固体药（片剂、丸剂、胶囊等） （1）打开药瓶。 （2）一手持药瓶，使瓶签朝向自己（核对）；另一手用药匙取出所需药量，放入药杯（核对，同一患者同一时间服用的多种药片可放入同一药杯内）。 （3）将药瓶放回药柜（核对）。 ▲ 液体药（水剂、油剂等） （1）检查药液质量。 （2）摇匀药液，打开瓶盖（核对）。 （3）一手持量杯，拇指置于所需刻度处，举起量杯，使所需刻度与视线齐平；另一手持药瓶（瓶签一面朝上），倒药液至所需刻度处，如图 10-1 所示。 （4）将药液倒入药杯（核对）。油剂、按滴计算的药液或药液量不足 1 mL 时，应先在药杯内倒入少许温开水，再用滴管吸取所需药液量，以滴管尖与药液水平面成 45°的角度，将药液滴入药杯内。 （5）用湿纱布擦净瓶口，将药瓶放回药柜原处（核对）。 （6）更换药液品种时，应先洗净量杯	● 先备固体药，再备液体药。 ● 粉剂、含化剂及特殊要求的药物，需用纸包好放在药杯内。 ● 若有变质，应立即更换。 ● 一般情况下，以 15 滴/mL 计算。 ● 若药液不宜稀释，可将药液滴于饼干或面包上，嘱患者及时服下。 ● 同一患者服用的多种药液应分别倒入不同的药杯
3. 对药 （1）摆药完毕，将物品放回原处。 （2）根据服药本再核对一遍后，将药盘盖上治疗巾备用	● 发药前须经另一人核对药物，以确保用药安全

续表

操作步骤	注意事项
4.发药 （1）洗手，在规定时间内携带服药本、药盘和温开水，送药至患者床前。 （2）再次核对患者的床号、姓名和腕带信息，药物的名称、浓度、剂量、给药时间和给药方法。 （3）协助患者取舒适体位，按需要向患者或家属解释服药的目的、方法及注意事项。 （4）协助患者服药（危重患者及不能自行服药患者应喂服），视患者服药后方能离开	● 同一患者的药物应一次取出，不同患者的药物不可同时取出，以免发生差错。 ● 若患者不在或因特殊检查、手术等须禁食，暂不发药，应将药物带回保管，适时再发或交班。 ● 应让患者说出自己的名字，核对无误后方可发药。 ● 增加、减少或停用药物时，应及时告知患者；当患者提出疑问时，应重新核对后再发药
5.整理、记录 （1）患者服药后，收回药杯，并再次核对。 （2）协助患者取舒适卧位，整理床单元。 （3）发药完毕，推车回治疗准备室；整理、清洁药盘，将药杯消毒备用（一次性药杯集中消毒处理后销毁），小药卡放回药柜。 （4）洗手，必要时记录	

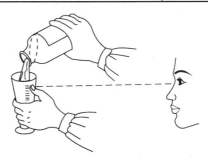

图 10-1　量取药液的方法

【注意事项】

（1）婴幼儿、上消化道出血、鼻饲或口服固体药物困难者所用的固体药（须整个吞服的除外），发药前需将其研碎，发药时用水溶解后再让患者服用。鼻饲患者给药时，应从胃管注入，注入后用少量温开水冲净胃管。

（2）发药后应随时观察患者服药后的反应。若有异常，应及时与医生联系。

（3）注意药物之间的配伍禁忌。

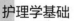

第三讲　注射给药

注射给药是指将一定量的无菌药液或生物制剂注入体内，达到预防、诊断和治疗目的的给药方法。临床常用的注射给药法有皮内注射、皮下注射、肌内注射、静脉注射。注射给药的优点是药物吸收快，血药浓度升高迅速，吸收剂量较准确，适用于需要药物迅速发挥作用、因各种原因不能口服给药的患者。但注射给药可能会造成一定程度的组织损伤，引起疼痛、感染等并发症，加之药物吸收快，某些药物的不良反应出现迅速，处理相对困难，故应密切观察和及时处理。

一、注射原则

（一）严格执行查对制度

（1）严格执行"三查八对"，确保用药安全。

（2）仔细检查药物质量，一旦发现药液有变质、变色、浑浊、沉淀、过期，安瓿、密封瓶有裂痕，密封瓶盖松动等现象，均不可使用。

（3）需要同时注射多种药物时，应注意配伍禁忌。

（二）严格遵循无菌操作原则

（1）操作环境清洁，无尘埃飞扬，符合无菌操作要求。

（2）护士注射前洗手、戴口罩，着装整洁，必要时戴手套。

（3）按无菌原则夹取或拿取无菌注射器，注射器外套内壁、活塞、锥头和针头的针尖、针管及针座内壁必须保持无菌。

（4）按要求进行注射部位的皮肤消毒，并保持无菌。皮肤常规消毒方法：用无菌棉签蘸取 0.5% 碘伏或安尔碘原液，以注射点为中心，由内向外螺旋式均匀涂擦两遍，直径应在 5 cm 以上，待干后方可注射；还可用 2% 碘酊同法涂擦一遍，待干后，用 75% 乙醇以同法涂擦脱碘（范围大于碘酊消毒面积），待乙醇挥发后方可注射。

（三）严格执行消毒隔离制度

（1）注射时，要做到一人一套物品（包括注射器、针头、止血带、垫巾等），避免交叉感染。

（2）所用用物（包括一次性物品）须按消毒隔离制度和医疗废物处理规范处置，不可随意丢弃。

（3）注射前后必须消毒双手，避免交叉感染。

（四）选择合适的注射器

根据药液的量、黏稠度和刺激性的强弱，以及注射途径，选择合适的注射器和针头。目前临床多采用一次性使用无菌注射器，其主要由外套、活塞、芯杆等组成，外套表面有刻度，前端为锥头，如图 10-2 所示。常用注射法所用的注射器规格及针头型号如表 10-3 所示。

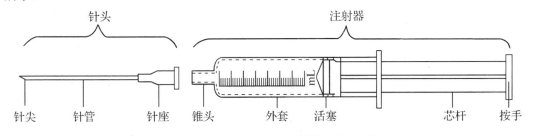

图 10-2　一次性使用无菌注射器结构示意图

表 10-3　常用注射法所用的注射器规格及针头型号

注射方法	注射器规格	针头型号
皮内注射	1 mL	4½～5 号
皮下注射	1 mL、2 mL、2.5 mL	5～6 号
肌内注射	2 mL、2.5 mL、5 mL、10 mL	6～7 号
静脉注射	5 mL、10 mL、20 mL、30 mL、50 mL、100 mL	6～9 号

 护理小贴士

一次性使用无菌注射器须在有效期内使用，且包装完整。

（五）选择合适的注射部位

（1）选择注射部位时，应避开神经和血管（静脉注射和动脉注射除外）处，不可在有炎症、瘢痕、硬结、皮肤受损及皮肤病的部位进针。

（2）对需长期注射的患者，应经常更换注射部位。

（六）严格掌握进针角度和深度

不同的注射法有不同的进针角度和深度要求，注射时应规范执行，如图 10-3 所示。此外，进针时不可将针管全部刺入注射部位，以防不慎断针时增加处理的难度。

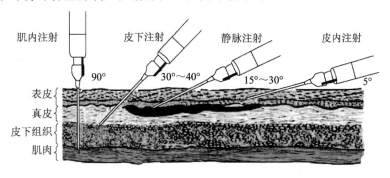

图 10-3　常用注射法的进针角度和深度

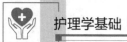
（七）注射药液现配现用

药液应按规定注射时间临时抽取，即时注射，即现抽现用或现配现用，以防放置时间过长，药物效价降低或被污染。

（八）注射前排尽空气

注射前必须排尽注射器内的空气，以防气体进入血管形成空气栓塞。排气时，也应注意防止药液的浪费。

（九）注药前检查回血

进针后推注药液前，应抽动注射器活塞，检查有无回血。动、静脉注射必须见回血后，方可注入药物；皮下、肌内注射如果发现回血，应拔出针头重新进针，不可将药液注入血管内。

（十）应用无痛注射技术

（1）做好解释工作，解除患者的思想顾虑，分散其注意力。

（2）指导患者取舒适体位，使肌肉松弛，以便于进针。

（3）注射时做到"二快一慢加匀速"，即进针快、拔针快，推药速度缓慢且均匀。

（4）注射刺激性较强的药物时，应选用细长针头，且进针要深；同时注射多种药物时，一般先注射无刺激性或刺激性较弱的药物，再注射刺激性强的药物。

二、药液抽吸法

【操作目的】

遵医嘱从安瓿或密封瓶中准确抽吸药液，为注射做准备。

【操作前准备】

（1）评估：药物的名称、有效期，有无外包装破损，药液沉淀、浑浊、变色等现象。

（2）护士准备：着装整洁，修剪指甲，洗手，戴口罩。

（3）用物准备：无菌盘、无菌治疗巾、消毒液、无菌棉签、砂轮或启瓶器、注射本或注射单（卡），根据注射方法和注射剂量选择合适的一次性使用无菌注射器和针头，药液（遵医嘱备）。

（4）环境准备：整洁、安静、明亮，符合无菌操作的基本要求。

【操作步骤】

药液抽吸的操作步骤如表 10-4 所示。

表 10-4　药液抽吸的操作步骤

操作步骤	注意事项
1. 备盘、查对 （1）在无菌盘内铺无菌治疗巾。 （2）查对药物	● 严格执行查对制度，遵守无菌技术操作原则

续表

操作步骤	注意事项
2．抽吸药液 ▲ 自安瓿内抽吸药液 （1）消毒及折断安瓿：轻弹安瓿顶端，将药液弹至药瓶体部，用消毒砂轮在安瓿颈部凹陷处划一锯痕；消毒安瓿颈部后折断安瓿。 （2）抽吸药液：左手持安瓿，右手持注射器，将针尖斜面向下置入安瓿内的药液中；手持按手，抽动活塞，抽吸药液，如图 10-4 所示。 ▲ 自密封瓶内抽吸药液 （1）开瓶消毒：用启瓶器去除密封瓶铝盖中心部分，消毒瓶塞及周围，待干。 （2）注入空气：抽吸与所需药液等量的空气，将针头穿过瓶盖中心刺入瓶内，注入空气，如图 10-5（a）所示。 （3）抽吸药液：倒转药瓶，使针尖在液面下，稍抽动活塞，使药液流入注射器，如图 10-5（b）所示；抽吸药液至所需量后转正药瓶，以食指固定针座，拔出针头，如图 10-5（c）所示	● 若安瓿颈部有蓝色标记，则不需划痕，直接消毒后折断。 ● 避免用力过度而捏碎安瓿。 ● 抽吸药液时，不可将针座插入安瓿，不可触及活塞体部，以免污染药液。 ● 抽吸药液时，只能触及针座，而不能触及针管和针尖，以防污染药液
3．排尽空气 （1）将针头垂直向上，轻拉活塞，使针头内的药液流入注射器，并使气泡集中于锥头口。 （2）轻推活塞，驱出气体	● 如果注射器锥头偏向一侧，回抽时，应使注射器锥头向上倾斜，以使气泡集中于锥头根部。 ● 排气时不可浪费药液，以免影响药量的准确性
4．保持无菌 排气完毕，将针管套入空安瓿或插入密封瓶，再次核对无误后置于无菌治疗巾内备用；也可套上针头保护套，但须保留空安瓿或空密封瓶放于一边，以备查对	
5．处理用物 处理用物，洗手	

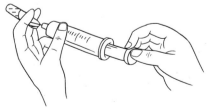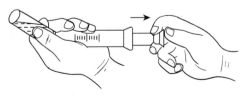

（a）自小安瓿内抽吸药液　　　　（b）自大安瓿内抽吸药液

图 10-4　自安瓿内抽吸药液

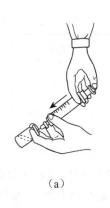
（a）

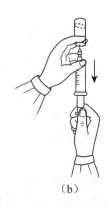
（b）

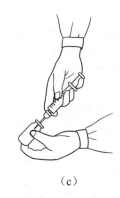
（c）

图 10-5　自密闭瓶内抽吸药液

【注意事项】

（1）针头出入安瓿时，不可触及安瓿口外缘。

（2）抽吸结晶、粉剂药物时，应用无菌生理盐水、注射用水或专用溶剂将其充分溶解后再抽吸；混悬剂应摇匀后立即抽吸；油剂可稍加温或双手对搓药瓶（受热易破坏者除外）后，用稍粗针头抽吸。

（3）药液应现用现抽吸，避免药液污染和效价降低。

三、常用注射法

（一）皮内注射法

皮内注射法（ID）是指将少量无菌药液或生物制品注射于表皮与真皮之间的方法。

1. 常用注射部位

（1）皮内试验：常选用前臂掌侧下段，因为该处皮肤较薄，易于注射，且此处肤色较浅，如果有局部反应，易于辨认。

（2）预防接种：常选用上臂三角肌下缘部位。

（3）局部麻醉：需实施局部麻醉处。

2. 操作方法

皮内注射法

【操作目的】

（1）进行药物过敏试验，以观察有无过敏反应。

（2）预防接种，如接种卡介苗。

（3）用于局部麻醉的起始步骤，如普鲁卡因皮试。

【操作前准备】

（1）评估：患者的年龄、病情、意识、用药史、药物过敏史、家族史、注射部位的皮肤情况、心理状态及合作程度。

（2）护士准备：着装整洁，修剪指甲，洗手，戴口罩。

（3）用物准备：除药液抽吸法用物（消毒液为 75% 乙醇）外，还需备锐器盒、手消毒剂、生活垃圾桶和医疗垃圾桶。若为药物过敏试验，还需另备 0.1% 盐酸肾上腺素和 2 mL 注射器。

（4）环境准备：整洁、安静、舒适、明亮。

【操作步骤】

皮内注射的操作步骤如表 10-5 所示。

表 10-5　皮内注射的操作步骤

操作步骤	注意事项
1. 抽吸药液 在治疗准备室内铺无菌盘，核对注射本或注射单（卡），按医嘱抽吸药液，放入无菌盘	● 严格执行查对制度，遵循无菌操作原则
2. 核对、解释 携用物至患者床旁，核对患者的床号、姓名和腕带信息，向患者及其家属解释皮内注射的目的、方法、注意事项及配合要点	
3. 定位消毒 选择合适的注射部位，用 75%乙醇消毒皮肤，待干	● 忌用碘类消毒剂，以免影响局部反应的观察
4. 二次核对、排气 二次核对药物，并排尽注射器内的空气	
5. 进针、推药 （1）左手绷紧局部皮肤，右手以平执式持注射器，针尖斜面向上、与皮肤成 5°角，刺入皮内，待针尖斜面完全进入皮内后，放平注射器。 （2）用左手拇指固定针座，右手缓慢推注药液 0.1 mL，使局部隆起形成一皮丘，如图 10-6 所示	● 进针角度不可过大，否则易刺入皮下。 ● 注入剂量须准确。 ● 标准皮丘：圆形隆起，皮肤变白，毛孔变大
6. 拔针、计时 注射完毕，迅速拔针，看表计时	● 勿按压针眼
7. 交代、观察 （1）再次核对，交代注意事项。 （2）15～20 min 后，观察局部反应，并做出判断	● 嘱患者勿按揉注射部位，且 20 min 内不可离开病房或注射室、不可剧烈活动；如果有不适，及时报告护士或医生
8. 整理、记录 （1）协助患者取舒适卧位，整理床单元。 （2）清理用物，洗手，记录皮试结果	● 用物严格按隔离原则处理。 ● 将过敏试验记录在相关医疗与护理文件上，阳性用红笔标记"+"，阴性用蓝（黑）笔标记"–"

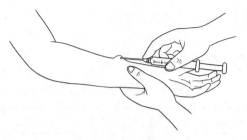

图 10-6　皮内注射

【注意事项】

（1）若需做对照试验，则用另一注射器及针头，在另一侧前臂相应部位注入 0.1 mL 生理盐水，20 min 后对照结果。

（2）做药物过敏试验前，护士应详细询问患者的用药史、过敏史及家族史。若患者对需要注射的药物有过敏史，则不可进行皮试，应及时与医生联系，更换其他药物，并做好标记。此外，要备好急救药物，以防意外发生。

（二）皮下注射法

皮下注射法（HD）是指将少量无菌药液或生物制剂注入皮下组织的方法。

皮下注射法

1. 常用注射部位

皮下注射常用的注射部位为上臂三角肌下缘、腹部、后背、大腿前侧和外侧等，如图 10-7 所示。

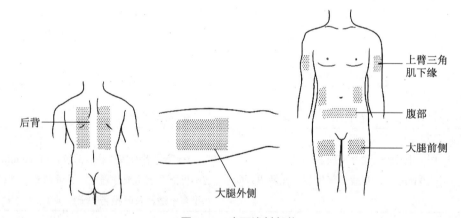

后背

大腿外侧

上臂三角
肌下缘

腹部

大腿前侧

图 10-7　皮下注射部位

2. 操作方法

【操作目的】

（1）注射需在一定时间内发生药效而不宜或不能口服的药物。

（2）预防接种。

（3）局部麻醉。

【操作前准备】

（1）评估：患者的年龄、病情、意识、治疗情况、肢体活动能力、注射部位的皮肤状况、心理状态、对皮下给药的认知及合作程度。

（2）护士准备：着装整洁，修剪指甲，洗手，戴口罩。

（3）用物准备：同皮内注射法。

 护理小贴士

若药液少于 1 mL，须用 1 mL 注射器。

（4）环境准备：整洁、安静、舒适、明亮。

【操作步骤】

皮下注射的操作步骤如表 10-6 所示。

表 10-6　皮下注射的操作步骤

操作步骤	注意事项
1. 抽吸药液 在治疗准备室内铺无菌盘，核对注射本或注射单（卡），按医嘱抽吸药液，放入无菌盘	● 严格执行查对制度,遵循无菌操作原则
2. 核对、解释 携用物至患者床旁，核对患者的床号、姓名和腕带信息，向患者及其家属解释皮下注射的目的、方法、注意事项及配合要点	
3. 定位消毒 选择合适的注射部位，常规消毒皮肤，待干	
4. 二次核对、排气 二次核对药物，并排尽注射器内的空气	
5. 进针、推药 （1）左手绷紧局部皮肤；右手以平执式持注射器，以食指固定针座，针尖斜面向上、与皮肤成 30°～40°角，快速刺入皮下，约进针针管的 1/2～2/3，如图 10-8 所示。 （2）松开左手，抽动活塞，若无回血，则缓慢推注药液	● 进针不宜过深以免刺入肌层；针管勿全部刺入，以防不慎断针，增加处理难度
6. 拔针、按压 注射完毕，用无菌干棉签轻压针刺处，快速拔针后按压片刻，至不出血即可	
7. 再次核对	
8. 整理、记录 （1）协助患者取舒适卧位，整理床单元。 （2）清理用物。 （3）洗手，记录	● 记录注射时间，药物的名称、浓度和剂量，以及患者的反应

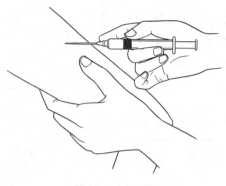

图 10-8 皮下注射

【注意事项】

（1）刺激性强的药物或对皮肤有刺激的药物，不宜进行皮下注射。

（2）进针角度不宜超过 45°，以免刺入肌层；对过于消瘦者，可捏起局部组织，并适当减小穿刺角度。

（3）对长期注射者，应建立轮流交替注射部位的计划，经常更换注射部位，以促进药物的充分吸收。

（三）肌内注射法

肌内注射法（IM）是将一定量的无菌药液注入肌肉组织的方法。

1. 常用注射部位

一般选择肌肉较厚，远离大神经和大血管的部位，其中最常用的部位是臀大肌，其次为臀中肌、臀小肌、股外侧肌及上臂三角肌。

肌内注射法

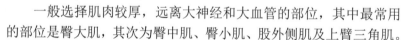

护理小贴士

需要注意的是，2 岁以下婴幼儿不宜选用臀大肌进行注射，因为其臀大肌尚未发育好，注射有损伤坐骨神经的危险。

2. 定位方法

（1）臀大肌注射定位法

① 十字法：从臀裂顶点向左侧或右侧画一水平线，然后从髂嵴最高点作一垂线，将一侧臀部分为 4 个象限，其外上象限并避开内角（髂后上棘至股骨大转子连线内侧）区域即为注射区，如图 10-9（a）所示。② 连线法：髂前上棘与尾骨连线的外上 1/3 处为注射部位，如图 10-9（b）所示。

（2）臀中肌和臀小肌注射定位法

① 构角法：将食指尖和中指尖分别置于髂前上棘和髂嵴下缘处，髂嵴、食指和中指构成一个三角形区域，此区域即为注射部位，如图 10-10 所示。② 三指法：髂前上棘外侧三横指处（以患者的手指宽度为准）为注射部位。该处血管、神经较少，且脂肪组织也较薄，故目前使用广泛。

（3）股外侧肌注射定位法

一般成人可取大腿中段外侧膝关节上 10 cm、髋关节下 10 cm，宽约 7.5 cm 的范围。该处大血管、神经干很少通过，且注射范围较广，适用于多次注射，尤其适用于 2 岁以下幼儿注射。

（4）上臂三角肌注射定位法

上臂外侧，肩峰下 2～3 横指处即为注射部位，如图 10-11 所示。但该处肌肉较薄，只可进行小剂量注射。

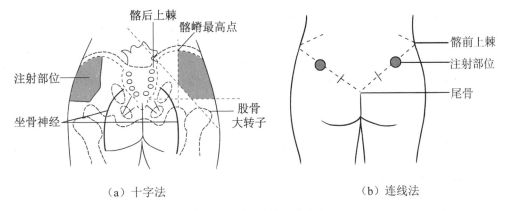

（a）十字法　　　　　　　　　　　　（b）连线法

图 10-9　臀大肌注射定位法

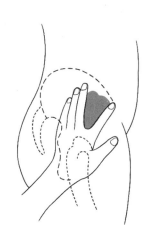

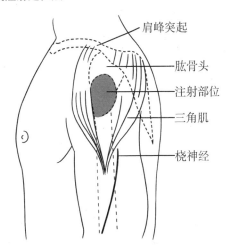

图 10-10　臀中肌和臀小肌注射定位法（构角法）　　图 10-11　上臂三角肌注射定位法

3. 注射体位

根据患者的病情，协助其取适宜体位：

（1）侧卧位：上腿伸直，下腿稍弯曲，肌肉放松。

（2）仰卧位：身体自然放松，双腿伸直。常用于危重及不能翻身的患者。

（3）坐位：为门诊患者接受注射时的常用体位，可供上臂三角肌注射和臀部肌内注射时使用，但臀部注射患者要稍坐高一些，以便于操作。

（4）俯卧位：足尖相对，足跟分开，头偏向一侧。

4．操作方法

【操作目的】

注入药物，并迅速发挥药效（药物不宜或不能口服或静脉注射，而又要求比皮下注射更迅速发挥药效时采用，或注射刺激性较强或剂量较大的药物时采用）。

【操作前准备】

（1）评估：患者的年龄、病情、意识、治疗情况、肢体活动能力、注射部位的皮肤状况、心理状态、对肌内注射给药的认知及合作程度。

（2）护士准备：着装整洁，修剪指甲，洗手，戴口罩。

（3）用物准备：同皮内注射法，另按需备屏风。

（4）环境准备：整洁、安静、舒适、明亮。

【操作步骤】

肌内注射的操作步骤如表 10-7 所示。

表 10-7　肌内注射的操作步骤

操作步骤	注意事项
1．抽吸药液 在治疗准备室内铺无菌盘，核对注射本或注射单（卡），按医嘱抽吸药液，放入无菌盘	● 严格执行查对制度,遵循无菌操作原则
2．核对、解释 携用物至患者床旁，核对患者的床号、姓名和腕带信息，向患者及其家属解释肌内注射的目的、方法、注意事项及配合要点	
3．定位、消毒 （1）拉开隔离帘（或用屏风遮挡），协助患者取适宜体位。 （2）选择注射部位并充分暴露，正确定位后常规消毒皮肤，待干	
4．二次核对、排气 二次核对药物，并排尽注射器内的空气	
5．进针、推药 （1）左手拇指和食指分开并绷紧局部皮肤；右手以执笔式持注射器，中指固定针座，用前臂带动腕部的力量，将针头迅速垂直刺入肌肉。 （2）松开左手，抽动活塞，如无回血，则缓慢推注药液	● 勿将针管全部刺入，以免不慎断针后增加处理难度。 ● 消瘦者及患儿的进针深度酌减
6．拔针、按压 注射完毕，用无菌干棉签轻压针刺处，快速拔针后按压片刻，至不出血即可	
7．再次核对	

续表

操作步骤	注意事项
8．整理、记录 （1）协助患者穿好衣裤，取舒适卧位，整理床单元。 （2）清理用物。 （3）洗手，记录	● 按隔离原则处理用物。 ● 记录注射时间，药物的名称、浓度、剂量，以及患者的反应

【注意事项】

（1）两种药物同时注射时，应注意配伍禁忌。

（2）对于需长期注射者，应交替更换注射部位，并选用细长针头，以避免或减少硬结的发生。

（3）若针头折断，应先稳定患者情绪，并嘱患者保持原位不动。一手固定局部组织，以防断针移位；另一手尽快用无菌止血钳夹住断端取出。若断端全部埋入肌肉，应迅速请外科医生处理。

> **护理智库**
>
> ### 留置气泡技术
>
> 留置气泡技术适用于肌内注射，其方法是注射器抽吸药液后，再吸入 0.2～0.3 mL 的空气（空气量可依据注射器与针头的规格和型号来定）。注射时，气泡在上，全部药液注入后再注入空气。
>
> 该技术可使针头内的药液全部注入而不留在注射器锥头及针头内，空腔内留存气体而非药液，从而确保药物剂量的准确性。另外，拔针时可防止药液渗入皮下组织而引起疼痛，还可将药液限制在注射肌肉局部而利于组织的吸收。

（四）静脉注射法

静脉注射法（Ⅳ）是指自静脉注入无菌药液的方法。

1．常用注射部位

（1）四肢浅静脉

上肢常用肘部（包括贵要静脉、肘正中静脉和头静脉）、腕部（包括头静脉和贵要静脉）及手背的浅静脉，下肢常用大隐静脉、小隐静脉及足背静脉，如图 10-12 所示。

（2）头皮静脉

小儿头皮静脉极为丰富，分支甚多，互相沟通交错成网，且静脉表浅易见，易于固定，方便患儿肢体活动，故患儿静脉注射多用头皮静脉。常用的头皮静脉有额叶静脉、颞浅静脉、耳后静脉、枕静脉等，如图 10-13 所示。

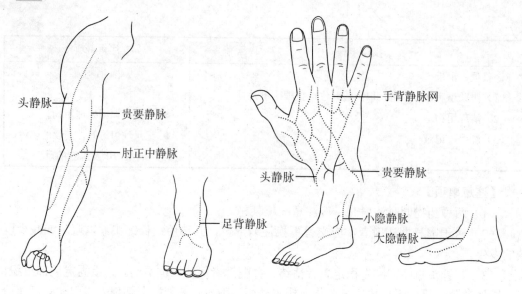

图 10-12　四肢浅静脉

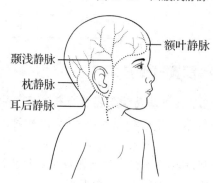

图 10-13　小儿头皮静脉

头皮静脉与头皮动脉的
鉴别要点

（3）股静脉

股静脉位于股三角区，在股神经和股动脉的内侧处，其解剖位置如图 10-14 所示。

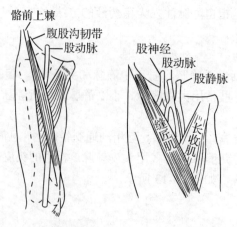

图 10-14　股静脉的解剖位置

2．操作方法

【操作目的】

（1）注入药物，并迅速发挥药效（药物不宜口服、皮下或肌内注射，或需迅速发挥药效时采用）。

（2）注入药物，以进行某些诊断性检查（如肝、肾、胆囊等 X 线摄片）。

（3）输液或输血。

（4）静脉营养治疗。

【操作前准备】

（1）评估：患者的年龄、病情、治疗情况、意识、肢体活动能力、注射部位的皮肤状况、静脉充盈度及管壁弹性、心理状态、对静脉注射给药的认知及合作程度。

（2）护士准备：着装整洁，修剪指甲，洗手，戴口罩。

（3）用物准备：同皮内注射法，另备头皮针、止血带、输液贴（或胶带）、无菌纱布。若为股静脉注射，视情况备一次性无菌手套。

（4）环境准备：整洁、安静、舒适、明亮。

【操作步骤】

静脉注射的操作步骤如表 10-8 所示。

表 10-8　静脉注射的操作步骤

操作步骤	注意事项
▲ 四肢浅静脉注射	
1．抽吸药液 在治疗准备室内铺无菌盘，核对注射本或注射单（卡），按医嘱抽吸药液，放入无菌盘	● 严格执行查对制度，遵循无菌操作原则
2．核对、解释 携用物至患者床旁，核对患者的床号、姓名和腕带信息，向患者及其家属解释静脉注射的目的、方法、注意事项及配合要点	
3．选择静脉 选择合适的静脉，用手指探明静脉的走向及深浅，在穿刺部位的下方垫上小枕	● 选择粗、直、弹性好、易于固定的静脉，避开关节处和静脉瓣。 ● 对长期静脉给药者，应有计划地由小到大、由远心端到近心端选择静脉，以保护血管
4．扎止血带、消毒皮肤 在穿刺部位上方（近心端）约 6 cm 处扎紧止血带，常规消毒皮肤，待干。若为上肢注射，嘱患者握拳	● 止血带末端向上，以防污染无菌区域
5．二次核对、排气 二次核对药物，并排尽注射器内的空气，或连接头皮针后排尽空气	

操作步骤	注意事项
6. 穿刺静脉 以左手拇指绷紧静脉下端皮肤，使静脉固定；右手持注射器，食指固定针座，针尖斜面向上、与皮肤成 15°～30°角，自静脉上方或侧方刺入皮下，再沿静脉走向滑行刺入静脉，如图 10-15 所示；见回血，再顺静脉走向进针少许	● 穿刺时要沉着，如果未见回血，可平稳地将针头退至刺入口下方，略改变方向，再尝试穿刺；一旦出现局部血肿，应立即拔出针头，按压局部，另选其他静脉注射
7. 缓注药液 松开止血带，嘱患者松拳，固定针头（如为头皮针，用输液贴或胶布固定），缓慢注入药液，如图 10-16 所示	● 推注药液的过程中，若出现局部疼痛和肿胀、抽吸无回血等，提示针头脱出静脉，应拔出针头，更换部位，重新注射
8. 拔针、按压 注射完毕，将无菌干棉签放于穿刺点上方，快速拔出针头，按压片刻或嘱患者屈肘夹住棉签	
9. 再次核对	
10. 整理、记录 （1）协助患者取舒适卧位，整理床单元。 （2）清理用物。 （3）洗手，记录	● 记录注射时间，药物的名称、浓度和剂量，以及患者的反应等
▲ 小儿头皮静脉注射	
步骤 1～2 同四肢浅静脉注射	
3. 选择静脉、消毒皮肤 选择合适的静脉，消毒皮肤，待干	● 患儿取仰卧或侧卧位，必要时剃去注射部位的头发。 ● 婴幼儿用 75%乙醇消毒注射部位两次或用碘伏消毒注射部位一次即可
4. 二次核对、排气	
5. 穿刺、推药 由助手固定患儿头部；施术者用一手拇指、食指固定静脉两端，另一手持头皮针小柄，沿静脉向心方向平行刺入，见回血后推药少许，若无异常，用输液贴固定针头，缓慢推注药液	
6. 拔针、按压 注射完毕，将无菌干棉签放于穿刺点上方，快速拔针，按压局部	

续表

操作步骤	注意事项
步骤 7～8 同四肢浅静脉注射中的步骤 9～10	
▲ 股静脉注射	
步骤 1～2 同四肢浅静脉注射	
3. 安置体位 协助患者取仰卧位，下肢伸直，并略外展，必要时臀下垫小枕，暴露注射部位	
4. 定位、消毒 （1）确定注射部位，常规消毒皮肤，待干。 （2）施术者戴一次性无菌手套或消毒左手食指和中指	
5. 二次核对、排气	
6. 穿刺、推药 （1）于腹股沟扪及股动脉搏动最明显部位作为股动脉的定位，并用左手食指加以固定；右手持注射器，针头和皮肤成 90°或 45°角，在股动脉内侧 0.5 cm 处刺入。 （2）抽动活塞见暗红色血，提示针头已进入股静脉；固定针头，推注药液	● 如果抽出鲜红色血，提示刺入股动脉，应立即拔出针头，用无菌纱布紧压穿刺处 5～10 min，直至无出血为止
7. 拔针、按压 注射完毕，拔出针头，局部用无菌纱布加压止血 3～5 min，然后用胶布固定	● 确认无出血后方可离开
步骤 8～9 同四肢浅静脉注射中的步骤 9～10	

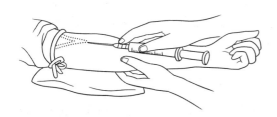

图 10-15 静脉注射进针法

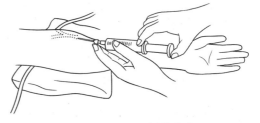

图 10-16 静脉注射推药法

【注意事项】

（1）根据患者的年龄、病情及药物性质，掌握推注药液的速度，并随时听取患者主诉，密切观察局部情况及病情变化。

（2）注射对组织有强烈刺激性的药物时，应另备抽有生理盐水的注射器，注射穿刺成功后，先注入少量生理盐水，证实针头确在静脉内，再换上抽有药液的注射器推药，以免药液外渗导致组织坏死。此外，刺激性较强的药物禁止从头皮静脉注射。

特殊患者的
静脉穿刺要点

3. 静脉注射失败的常见原因

（1）针头未刺入血管：针头刺入过浅，或因静脉滑动，使针头未刺入血管，表现为抽吸无回血，推注药液后局部隆起、有疼痛感，如图 10-17（a）所示。

（2）针头（尖）未完全进入血管内：针头刺入较浅，针头斜面部分在血管外、部分尚在皮下，表现为抽吸有回血，但推注药液时，药液溢至皮下，局部隆起并有痛感，如图 10-17（b）所示。

（3）针头（尖）穿破对侧血管壁：针头刺入较深，斜面一半穿破对侧血管壁，抽吸有回血，推注少量药液，局部可无隆起，但因部分药液溢出至深层组织，患者有痛感，如图 10-17（c）所示。

（4）针头（尖）穿透对侧血管壁：针头刺入过深，穿透对侧血管壁，表现为抽吸无回血，药液注入深层组织，有疼痛感，如图 10-17（d）所示。

以上任何一种情况发生而致使静脉注射失败时，均应立即拔针，更换部位重新注射。

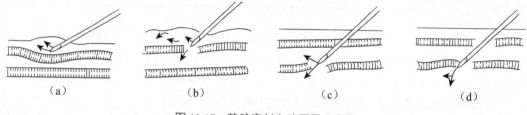

（a）　　　　　　　（b）　　　　　　　（c）　　　　　　　（d）

图 10-17　静脉穿刺失败原因示意图

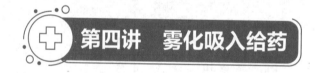

第四讲　雾化吸入给药

雾化吸入是指应用雾化吸入装置将药物分散成细小的雾滴或微粒，以气雾状喷出，经鼻或口由呼吸道吸入，以达到湿化呼吸道、祛痰、减轻局部炎症、解除支气管痉挛等目的的方法。

一、超声雾化吸入法

超声雾化吸入法利用雾化吸入装置（简称"雾化器"）底部的晶体换能器将电能转换为超声波声能，产生振动，并透过雾化罐底部的透声膜将容器内的液体振动传导至溶液表面，使药液剧烈振动，表面张力和惯性被破坏，形成无数细小的气溶胶颗粒释出。

【操作目的】

（1）湿化呼吸道，改善通气功能。适用于呼吸道湿化不足、呼吸道黏膜干燥者，以及气管切开术后患者等。

（2）稀释和松解黏稠的分泌物。适用于痰液黏稠、气道不畅者。

（3）解除支气管痉挛，保持呼吸道通畅。适用于支气管哮喘患者等。

（4）预防和控制呼吸道感染，消除炎症，减轻呼吸道黏膜水肿，保持呼吸道通畅。适用于咽喉炎、支气管炎、支气管扩张、肺炎、肺脓肿、肺结核患者等，也可用于胸部手

 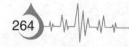

术前后的患者。

【操作前准备】

（1）评估：患者的病情、治疗情况、用药史、药物过敏史、意识、心理状态、对用药计划的了解及合作程度；呼吸道是否通畅，有无支气管痉挛、呼吸道黏膜水肿、痰液等；面部及口腔黏膜有无感染、溃疡等。

（2）护士准备：着装整洁，修剪指甲，洗手，戴口罩。

（3）用物准备：治疗卡或治疗单、超声雾化器（检查各部件，确保完好，见图10-18），治疗盘内放药液（遵医嘱备）、冷蒸馏水、生理盐水、水温计、注射器、弯盘、纸巾等。

（4）环境准备：整洁、安静、舒适、明亮，温湿度适宜。

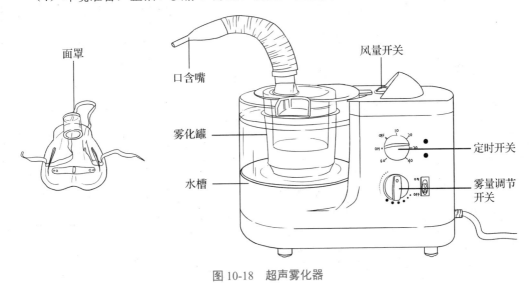

图 10-18　超声雾化器

【操作步骤】

超声雾化吸入的操作步骤如表 10-9 所示。

表 10-9　超声雾化吸入的操作步骤

操作步骤	注意事项
1．加水、加药 （1）打开水槽盖，取出雾化罐，向水槽内加冷蒸馏水。 （2）核对药液，将药液用生理盐水稀释至 30～50 mL 后加入雾化罐内。 （3）正确连接雾化器各部件	● 水量视雾化器的类型而定,但须浸没雾化罐底部的透声膜。 ● 无水时不可开机，以免损坏机器
2．核对、解释 （1）携用物至患者床旁，核对患者的床号、姓名和腕带信息，药液的名称、浓度、剂量、给药时间、给药方法等。 （2）向患者及其家属解释超声雾化吸入的目的、方法、注意事项及配合要点	

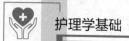

续表

操作步骤	注意事项
3．安置体位 协助患者取舒适卧位（坐位或半坐位）、漱口，必要时铺治疗巾于患者的颌下	
4．开机调节 （1）接通电源，打开电源开关，预热 3～5 min。 （2）打开定时开关设定雾化时间，通过雾量调节开关调节雾量，或通过风量开关调节风量，以控制雾化速度	● 一般雾化时间为 15～20 min，雾量根据需要调节
5．雾化吸入 当气雾喷出时，将口含嘴放入患者口中（或将面罩妥善固定），指导患者用嘴深吸气、用鼻呼气	● 嘱患者做深而慢的呼吸，以使气雾进入呼吸道深部
6．巡视、观察 观察患者的治疗情况及装置使用情况	● 水槽内须保持足够的冷水，若发现水温超过 50 ℃或水量不足，应关机后冷却或更换蒸馏水
7．结束雾化 （1）治疗完毕，再次核对，取下口含嘴或面罩。 （2）先关风量调节开关和雾量调节开关，再关电源开关	● 若连续使用雾化器，中间需间隔 30 min
8．整理、记录 （1）协助患者擦净面部，取舒适卧位，整理床单元。 （2）清理用物；放掉水槽内的水并擦干，将口含嘴（或面罩）、雾化罐、螺纹管清洗后浸泡于消毒液中。 （3）洗手，记录	● 浸泡消毒 1 h 后，再洗净、晾干，备用。 ● 记录雾化执行时间、患者的反应、治疗效果等

【注意事项】

（1）水槽和雾化罐内切忌加温水或热水，以免损坏机器。

（2）雾化吸入结束后，可根据患者的病情为其叩背，以协助患者有效咳嗽，增强药物疗效。

（3）水槽底部的晶体换能器和雾化罐底部的透声膜薄而质脆，易损坏，在操作和清洗过程中应注意保护。

二、氧气驱动雾化吸入法

氧气驱动雾化吸入法是指以氧气作为气源，借助氧气的高速气流，使药液形成雾状，随患者吸气进入其呼吸道的治疗方法。临床上常用于咽喉炎、支气管炎、支气管扩张、肺炎、肺脓肿、肺结核患者等。

1. 常用药物

同超声雾化吸入法。

2. 操作方法

【操作目的】

（1）预防、控制和治疗呼吸道感染，消除炎症。

（2）稀释痰液以利于排出。

（3）解除支气管痉挛，改善通气功能。

【操作前准备】

（1）评估：同超声雾化吸入法。

（2）护士准备：着装整洁，修剪指甲，洗手，戴口罩。

（3）用物准备：治疗卡或治疗单，一次性使用氧气雾化装置（见图 10-19），供氧装置，手消毒剂，治疗盘内备药液（遵医嘱备）、治疗巾（按需备）、注射器和弯盘。

（4）环境准备：整洁、安静、舒适、明亮，温湿度适宜，远离火源。

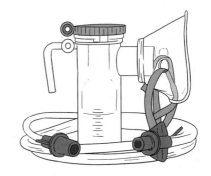

图 10-19　一次性使用氧气雾化装置

【操作步骤】

氧气驱动雾化吸入的操作步骤如表 10-10 所示。

表 10-10　氧气驱动雾化吸入的操作步骤

操作步骤	注意事项
1. 注入药液 （1）核对治疗卡（单）后抽吸药液，遵医嘱将药液稀释。 （2）握住氧气雾化装置，旋转打开盖子，用注射器将药液注入雾化罐内；注入完毕后盖上并旋转扣紧盖子，如图 10-20（a）～（c）所示	● 使用前检查雾化器连接是否完好，有无漏气
2. 核对、解释 （1）携用物至患者床旁，核对患者的床号、姓名和腕带信息，药液的名称、浓度、剂量、给药时间、给药方法等。 （2）向患者及其家属解释氧气驱动雾化吸入的目的、方法、注意事项及配合要点	● 教会患者使用雾化器
3. 安置体位 协助患者取舒适卧位（坐位或半坐位）、漱口，必要时铺治疗巾于患者的颌下	
4. 连接氧气 将氧气雾化装置的进气口与供氧装置的输出口连接，调节氧气流量，如图 10-20（d）所示	● 氧气流量一般为 6～8 L/min

续表

操作步骤	注意事项
5. 雾化吸入 指导患者手持雾化装置，将含嘴放入口中（或将面罩妥善固定），用嘴深吸气，用鼻呼气。如此反复进行，直至将药液吸完	
6. 巡视、观察 观察患者的治疗情况及装置使用情况	
7. 结束雾化 （1）治疗完毕，取下雾化器，再次核对。 （2）关闭氧气开关，将雾化装置与供氧装置断开	
8. 整理、记录 （1）协助患者清洁口腔，擦干面部，取舒适卧位；整理床单元。 （2）清理用物：将雾化装置清洗后浸泡消毒。 （3）洗手，记录	● 浸泡消毒 1 h 后，再洗净、晾干，备用。 ● 记录雾化执行时间，患者的反应、治疗效果等

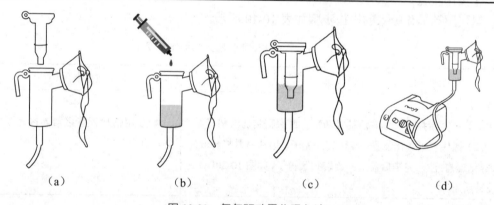

（a）　　　　　（b）　　　　　（c）　　　　　（d）

图 10-20　氧气驱动雾化吸入法

【注意事项】

（1）正确使用供氧装置，注意用氧安全，严禁接触烟火和易燃品。

（2）氧气湿化瓶内勿放水或不用湿化瓶，以防液体进入雾化器使药液稀释。

（3）雾化时，氧流量不可过大，以免损坏雾化器。

（4）如果患者在雾化过程中感到疲劳，可关闭氧气停止雾化，适时再行吸入。

三、空气压缩雾化吸入法

空气压缩雾化吸入法是指利用压缩空气，将药液变成细微的雾状，随患者吸气进入其呼吸道进行治疗的方法。

【操作目的】

同氧气驱动雾化吸入法。

【操作前准备】

（1）评估：同超声雾化吸入法。

（2）护士准备：着装整洁，修剪指甲，洗手，戴口罩。

（3）用物准备：治疗卡或治疗单、空气压缩式雾化器、注射器、药液（遵医嘱备）、弯盘、治疗巾（按需备）等。

（4）环境准备：整洁、安静、舒适、明亮，温湿度适宜。

【操作步骤】

空气压缩雾化吸入的操作步骤如表 10-11 所示。

表 10-11　空气压缩雾化吸入的操作步骤

操作步骤	注意事项
1. 注入药液 （1）连接空气压缩泵和喷雾器。 （2）取下喷雾器的上半部分，遵医嘱注入药液（药量不得超过规定刻度）后再安装好。 （3）安装面罩（或口含嘴）。 （4）将喷雾器与空气压缩泵上的空气导管相连接	● 确保连接紧密，无漏气。 ● 若使用面罩，则不安装进气活瓣
2. 核对、解释 （1）携用物至患者床旁，核对患者的床号、姓名和腕带信息，药液的名称、浓度、剂量、给药时间、给药方法等。 （2）向患者及其家属解释空气压缩雾化吸入的目的、方法、注意事项及配合要点	
3. 安置体位 协助患者取舒适卧位（坐位或半坐位）、漱口，必要时铺治疗巾于患者的颔下	
4. 雾化吸入 接通电源，打开空气压缩泵，调节雾量，将面罩妥善固定（或口含嘴放入口中），指导患者做深呼吸	
5. 巡视、观察 观察患者的治疗情况及装置使用情况	
6. 结束雾化 （1）治疗完毕，取下面罩（或口含嘴），再次核对。 （2）关闭电源开关，拔下空气导管	● 先关雾化开关，再关闭电源开关

续表

操作步骤	注意事项
7. 整理、记录 （1）协助患者清洁口腔，擦干面部，取舒适卧位；整理床单元。 （2）拆下雾化器的配件，进行清洗、浸泡消毒。 （3）洗手，记录	● 将面罩（或口含嘴）和喷雾器浸泡消毒 1 h 后，再洗净、晾干，备用。 ● 记录雾化执行时间，患者的反应、治疗效果等

【注意事项】

（1）雾化器在使用时要放在平坦、光滑且稳定的平面上，切勿放置在地毯或粗糙的表面上，以免堵塞通风口，且不可覆盖压缩机表面。

（2）空气导管一端连接空气压缩泵，一端连接喷雾器，确保连接牢固。

 集思广"议"

请分析以上几种雾化器的优缺点。

第五讲　局部给药

一、滴入给药法

滴入给药法是指将药物滴入眼、耳、鼻等处，以达到局部或全身的治疗目的，或做某些诊断性检查的给药方法。

（一）滴眼药法

【操作目的】

将药液滴入眼结膜囊，以达到杀菌、收敛、麻醉、散瞳、缩瞳等治疗作用，或实现某些诊断检查。

【操作前准备】

（1）评估：患者的病情、治疗情况、用药史、药物过敏史、意识、心理状态及合作程度等。

（2）护士准备：着装整洁，修剪指甲，洗手，戴口罩。

（3）用物准备：治疗单或治疗卡、盛有药液的滴瓶（遵医嘱备）、无菌干棉球、无菌棉签、治疗巾（按需备）、弯盘等。

（4）环境准备：整洁、安静、舒适、明亮。

【操作步骤】

滴眼药的操作步骤如表 10-12 所示。

表 10-12　滴眼药的操作步骤

操作步骤	注意事项
1．核对、解释 （1）携用物至患者床旁，核对患者的床号、姓名和腕带信息、药液的名称、浓度、剂量、给药时间、给药方法等。 （2）向患者及其家属解释滴入给药的目的、方法、注意事项及配合要点	
2．给药 （1）协助患者取坐位或仰卧位，头略后仰，用干棉球拭去眼部分泌物，嘱患者眼睛向上注视。 （2）一手食指固定上眼睑，拇指将下眼睑轻轻向下牵拉；另一手持滴瓶，以小指固定于患者前额上，在滴瓶口距离眼睑 1～2 cm 处，将药液滴入结膜下穹中央 1 滴。 （3）轻轻提起上眼睑，并嘱患者闭双眼，转动眼球，以干棉球拭干外溢的药液。 （4）用棉球压迫泪囊区 2～3 min	● 由内眼角向外眼角擦拭，以防病原微生物进入泪道。 ● 一般先滴右眼后滴左眼，以免滴错；若左眼症状轻，则先左后右，以免交叉感染。 ● 滴瓶与眼的距离不可过远，以免药滴滴下时压力过大；也不可过近，以免滴瓶触及患者眼睛而被污染。 ● 如果滴眼液与眼药膏需同时使用，则先滴滴眼液后涂眼药膏
3．再次核对、观察 操作完毕，再次核对，并观察患者滴药后的情况	
4．整理、记录 （1）协助患者取舒适卧位，整理床单元。 （2）清理用物。 （3）洗手，必要时记录	

【注意事项】

（1）操作过程中应严格执行查对制度，遵循无菌操作原则。

（2）使用散瞳药或可致疼痛的眼药时，应事先告知患者，以消除其紧张情绪；若数种药物同时使用，必须间隔 2～3 min，并先滴刺激性弱的药，后滴刺激性强的药。

（3）滴药时动作要轻柔，以免伤及眼球。眼部有外伤、角膜有溃疡或眼球术后，滴药后不可压迫眼球，也不可拉高上眼睑。

（二）滴耳药法

【操作目的】

将药液滴入耳道，以达到清洁、消炎的目的。

【操作前准备】

同滴眼药法。

【操作步骤】

滴耳药的操作步骤如表 10-13 所示。

表 10-13　滴耳药的操作步骤

操作步骤	注意事项
步骤 1 同滴眼药法。	
2. 给药 （1）协助患者取侧卧位，患耳向上；或取坐位，头偏向一侧肩部，患耳向上。	● 若为 3 岁以下患儿滴耳药，则需向下、向后牵拉耳垂。
（2）用棉签清洁外耳道。	
（3）护士一手持干棉球，向上、向后轻提者耳郭，使耳道变直；另一手持滴管，手腕固定在患者额头，将药液自外耳孔顺耳后壁缓缓滴入 3～5 滴，并轻轻提耳郭或在耳屏上加压，使气体排出，药液易流入。	● 勿将药液直接滴在耳鼓膜上。
（4）用小棉球塞入外耳道口。	
（5）嘱患者保持原体位 3～5 min。	
（6）用干棉球拭去外流的药液	● 耳内不必擦拭
步骤 3～4 同滴眼药法	

【注意事项】

（1）滴瓶口不可触及患者皮肤，防止交叉感染。

（2）滴入耳道的药液温度要适宜，以免刺激内耳而引起眩晕。

（3）软化耳内耵聍时，滴入药量以不溢出外耳道为度；滴药后会出现耳部发胀不适，耵聍取出后胀感即消失，应事先嘱患者不必紧张；两侧均有耵聍者不宜同时进行。

（4）若为昆虫类进入耳道，可选用油剂药液，滴药 2～3 min 后可取出。

（三）滴鼻药法

【操作目的】

通过鼻腔滴入药物，治疗上颌窦炎和额窦炎；或滴入血管收缩剂，使鼻黏膜血管收缩，减轻鼻塞症状。

【操作前准备】

同滴眼药法。

【操作步骤】

滴鼻药的操作步骤如表 10-14 所示。

表 10-14　滴鼻药的操作步骤

操作步骤	注意事项
步骤 1 同滴眼药法。	
2. 给药 （1）嘱患者先排出鼻腔分泌物，清洁鼻腔。 （2）协助患者取仰头位（在患者肩下垫枕，使患者的头垂直后仰或头悬垂于床沿，鼻孔向上）或取侧头位（嘱患者向患侧侧卧，肩下垫枕，使头偏向患侧并下垂）。 （3）一手持干棉球轻推鼻尖，暴露鼻腔；另一手持滴瓶，在距鼻孔约 2 cm 处向鼻孔内滴入药液，每侧 2～3 滴。 （4）轻捏鼻翼或嘱患者将头部向两侧轻轻晃动。 （5）嘱患者保持原体位 3～5 min，然后捏鼻坐起	● 仰头位适用于单侧鼻窦炎或伴有高血压者。 ● 侧卧位时，应将药液滴入下方鼻孔
步骤 3～4 同滴眼药法	

【注意事项】

注意观察患者用药后是否出现鼻黏膜充血加剧，若有，则可能与血管收缩剂连续使用时间过长有关，应注意避免。

二、皮肤给药法

皮肤给药法是指将药物直接涂于皮肤，以起到局部治疗作用的一种方法。

【操作目的】

消炎、止痒、防腐、保护皮肤。

【操作前准备】

（1）评估：患者的病情、皮肤状况、用药史、药物过敏史、意识、心理状态及合作程度等。

皮肤给药的常用剂型

（2）护士准备：着装整洁，修剪指甲，洗手，戴口罩。

（3）用物准备：治疗单或治疗卡、药物（遵医嘱备）、无菌棉签、治疗巾、无菌纱布、一次性无菌手套（按需备）、弯盘等。

（4）环境准备：整洁、安静、舒适、明亮。

【操作步骤】

皮肤给药的操作步骤如表 10-15 所示。

表 10-15　皮肤给药的操作步骤

操作步骤	注意事项
1. 核对、解释 （1）携用物至患者床旁，核对患者的床号、姓名和腕带信息，药液的名称、浓度、剂量、给药时间、给药方法等。 （2）向患者及其家属解释皮肤给药的目的、方法、注意事项及配合要点	

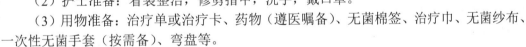

续表

操作步骤	注意事项
2．清洁皮肤 用药前先用温水和中性肥皂清洁皮肤	● 若有皮炎，则用清水清洁。 ● 若有皮肤破损，则注意无菌操作
3．给药 　（1）溶液（涂擦或湿敷给药）：将治疗巾垫于患处下方，用无菌棉签蘸取药液涂擦患处；或戴无菌手套，将数层无菌纱布用药液浸湿后略拧干，敷于患处，注意保持纱布的清洁和潮湿。 　（2）软膏剂（涂擦给药）：将软膏剂置于无菌棉签上，轻轻涂抹于患处。 　（3）糊剂（涂擦给药）：用无菌棉签将糊剂直接涂于患处；或将糊剂涂于无菌纱布上，再敷于患处并包扎。 　（4）乳膏剂（涂擦给药）：用无菌棉签将乳膏剂涂抹于患处。 　（5）粉剂（扑撒给药）：将药粉均匀地扑撒在皮损处。 　（6）酊剂和醑剂（涂擦给药）：用棉签蘸药涂于患处	● 不可涂抹过厚；除用于溃疡大片糜烂皮损外，一般不需要包扎；若为角化过度的皮损，则应在涂药后略加按摩。 ● 不宜涂得太厚。 ● 多次应用粉剂后，常有粉块形成，可用生理盐水湿润后除去。 ● 此类药物具有刺激性，不宜用于有糜烂面的急性皮炎，以及黏膜，眼、口周围
4．再次核对、观察 　（1）给药完毕，再次核对。 　（2）观察给药后患者的情况	
5．整理、记录 　（1）协助患者取舒适卧位，整理床单元。 　（2）清理用物。 　（3）洗手，必要时记录	

【注意事项】

操作过程中应严格执行查对制度，遵循无菌操作原则。

三、栓剂给药法

栓剂是指将药物与适宜基质制成的供腔道给药的固体制剂。其熔点为 37 ℃左右，插入体腔后能缓慢融化而产生疗效。常用栓剂包括直肠栓剂（如解热镇痛栓剂、直肠甘油栓剂等）和阴道栓剂。

（一）直肠栓剂给药法

【操作目的】

（1）解热镇痛。

（2）软化粪便，以利于排出。

【操作前准备】

（1）评估：患者的病情、治疗情况、意识、肛门及肛周皮肤情况、心理状态及合作程度等。

（2）护士准备：着装整洁，修剪指甲，洗手，戴口罩。

（3）用物准备：治疗单或治疗卡、直肠栓剂（遵医嘱备）、指套或手套、一次性垫巾、弯盘和屏风（按需备）。

（4）环境准备：整洁、安静、舒适、明亮，酌情关闭门窗。

【操作步骤】

直肠栓剂给药的操作步骤如表 10-16 所示。

表 10-16　直肠栓剂给药的操作步骤

操作步骤	注意事项
1. 核对、解释 （1）携用物至患者床旁，核对患者的床号、姓名和腕带信息，药液的名称、浓度、剂量、给药时间、给药方法等。 （2）向患者及其家属解释栓剂给药的目的、方法、注意事项及配合要点	
2. 遮挡患者 用屏风或隔离帘遮挡患者	
3. 安置体位 （1）协助患者取侧卧位，脱裤至膝部，屈曲两腿。 （2）盖好盖被，只暴露肛门。 （3）在患者臀下铺一次性垫巾	
4. 置入栓剂 （1）戴上指套或手套，嘱患者深呼吸，尽量放松，将栓剂插入患者肛门，并用食指将栓剂沿直肠壁轻轻推入 6～7 cm。 （2）嘱患者保持侧卧位 15 min 后方可改变体位	● 动作轻柔，减少对患者的不良刺激
5. 安置患者 （1）脱下指套或手套，置于弯盘内。 （2）再次核对，协助患者穿裤、盖被	● 对不能下床者，将便器及纸巾放于易取处
6. 整理、记录 （1）整理床单元，清理用物。 （2）洗手，记录	● 记录插入栓剂的时间、栓剂的名称和剂量、患者的反应等

【注意事项】

（1）操作时应注意保护患者隐私。

（2）给药结束后注意观察治疗效果。

（3）给药前嘱患者先排净大便，以便药物与肠黏膜充分接触，增强疗效。

（二）阴道栓剂给药法

【操作目的】

将消炎、抗菌栓剂插入阴道，起到局部治疗的作用。

【操作前准备】

（1）评估：患者的病情、用药情况、意识、心理状态、对阴道置入方法的认知及合作程度等。

（2）护士准备：着装整洁，修剪指甲，洗手，戴口罩。

（3）用物准备：治疗单或治疗卡、阴道栓剂（遵医嘱备）、手套或指套、栓剂置入器（按需备）、一次性垫巾、弯盘、屏风（按需备）等。

（4）环境准备：整洁、安静、舒适、明亮。

【操作步骤】

阴道栓剂给药的操作步骤如表 10-17 所示。

表 10-17　阴道栓剂给药的操作步骤

操作步骤	注意事项
步骤 1～2 同直肠栓剂给药法	
3. 安置体位 （1）协助患者取屈膝仰卧位，两腿分开，脱裤至膝部，暴露会阴部。 （2）盖好盖被，只暴露会阴部。 （3）在患者臀下铺一次性垫巾	● 注意保暖，避免着凉
4. 置入栓剂 （1）一手戴手套或指套取出栓剂，嘱患者深呼吸并尽量放松，以食指（或用栓剂置入器）将栓剂沿阴道下后方向轻轻置入阴道内 5 cm，如图 10-21 所示。 （2）协助患者将体位改为仰卧位，嘱其至少平卧 15 min 后方可改变体位	● 必须看清阴道口后方能置药，避免误入尿道。 ● 成年女性须置入 5 cm 以上，以防滑出
5. 安置患者 （1）脱下手套或指套置于弯盘内，取出一次性垫巾。 （2）再次核对，协助患者穿裤、盖被	
6. 整理、记录 （1）整理床单元，清理用物。 （2）洗手，记录	● 记录插入栓剂的时间、栓剂的名称和剂量、患者的反应等

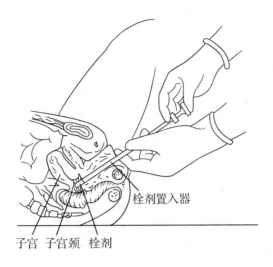

子宫　子宫颈　栓剂

图 10-21　阴道栓剂给药法

【注意事项】

（1）操作时应注意保护患者隐私，准确判断阴道口位置，且栓剂必须置入足够深度。

（2）为延长药物作用时间，尽量晚上给药。

（3）嘱患者在治疗期间避免性生活和盆浴，保持内裤清洁。

（4）阴道出血或月经期，禁用阴道栓剂。

四、舌下给药法

舌下给药法是指将药物置于舌下，使药物经舌下黏膜直接吸收入血，从而发挥治疗作用的给药方法。本法可避免胃肠道刺激、吸收不全以及首过消除作用（口服药物吸收后经门静脉首次进入肝脏被肝药酶代谢，使进入体循环的药量减少），且生效快。

使用此法时，指导患者将药物放在舌下，使其自然溶解吸收，不可咀嚼或直接吞下，以免影响药效。

护理前沿

精准送药的"快递员"机器人

微纳米载药机器人凭借自推进运动，穿越多道生物屏障的阻隔，将药物送到眼球底部或脑组织深处，使青光眼、癫痫、脑胶质细胞瘤、中风偏瘫等棘手的医疗难题得到解决。随着研究的深入，哈尔滨工业大学（以下简称"哈工大"）微纳米技术研究中心的研究人员正在将这些貌似科幻的情景，一步步变成现实。

自然界有很多微纳米尺寸的东西能够随意在人体内遨游，比如分子马达、生物马达、细菌、精子等，均能借助摆动过程中产生的不对称区域流体场向前运动。基于这个原理，科学家们曾设计了一系列游动微纳米机器人，并引入生物医学研究领域。

"然而，这些微纳米机器人要想转化在临床中应用，有两个重要环节是绕不开的。"哈工大微纳米技术研究中心吴教授解释说。

　　首先，微纳米机器人必须能够在复杂的人体环境中运动。吴教授解释："一是要能主动打破细胞膜，二是要能在血液中运转起来，三是能够在眼内玻璃体和胃肠道黏液等生物流体中运动。"在逆血流游动时，流速对微纳米机器人有较大影响。研究发现，自然界有很多动物和微生物为了更好地适应流动性的环境，往往选择贴近基底运动。受此启发，该研究中心研创了两种可以沿着基底运动的游动微纳米机器人，以及一款尺寸比生物水凝胶孔径更小的机器人，后者可在眼睛玻璃体中自由穿梭，其运动方向的精确度在 $9\,mm^2$ 范围内，达到了目前常规的眼科药物载体无法企及的水平。

　　其次，就是游动微纳米机器人的成像和控制问题。吴教授解释："微纳米机器人的尺寸较小，一般比常规的成像分辨率低很多，而且与生物组织的对比度不足。"为此，该研究中心通过包裹机器人，使其外观尺寸增大；同时借助动作分离方法，提取并掌控完全来自游动微纳米机器人的动作行为，与生物组织进行区分，最终完成了对流动微纳米机器人的实时成像和准确操控，为游动微纳米机器人在生物医疗领域的应用奠定了坚实基础。

　　在已取得的重要成果中，贺强团队首次研制了有效且稳定地携带紫杉醇等抗癌药物的机器人，依靠自主研发的控制系统，机器人突破血脑屏障和血肿屏障，将药物送入脑部病变深处，显著增强了紫杉醇的浓度及靶向效率，使脑胶质细胞瘤的顽固"堡垒"从内部被瓦解。而由吴志光参与的国际合作课题"一群光滑的微型螺旋机器人穿过眼睛的玻璃体"，利用纳米级3D打印技术制作的机器人"小蝌蚪"，成功地"游入"实验动物的眼球，不到 30 min，就已"抢滩登陆"视网膜，比相似大小的药物颗粒通过眼睛的速度快了 10 倍，为未来青光眼、黄斑水肿、白内障的治疗开辟了一条新路。

　　展望未来，纳米级技术将不再只是电影里超级英雄才拥有的酷炫科技，它将成为人类生活的一部分。

（资料来源：http://health.people.com.cn/n1/2021/0421/c14739-32083600.html，有改动）

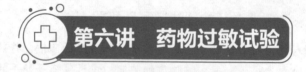

第六讲　药物过敏试验

　　临床上使用某些药物时，常可发生不同程度的药物过敏反应，甚至发生过敏性休克，危及生命。因此，在使用某些致敏性高的药物之前，除须详细询问患者用药史、过敏史和家族史外，还必须做药物过敏试验，并随时做好急救准备。

药物过敏反应
及其特点

一、青霉素过敏试验

青霉素是临床最常用的抗生素之一，较易引起不同程度的过敏反应。因此，在使用青霉素及其他半合成青霉素类药物（如苄星青霉素、阿莫西林、氨苄西林、哌拉西林及青霉素类复方制剂）前，必须做过敏试验，试验结果为阴性方可给患者使用，以保证用药安全。

（一）青霉素过敏反应的临床表现

青霉素过敏反应的临床表现多样，严重者可危及生命。常见的临床表现有以下几种。

1. 过敏性休克

过敏性休克是过敏反应中最严重的一种反应，多在用药后 5~20 min 内发生，甚至在用药后数秒内发生。一般于用药数秒或数分钟内呈闪电式发生，也有的在用药半小时后迟缓发作，极少数患者发生于连续用药的过程中。其主要临床表现如下：

（1）呼吸系统症状：由喉头水肿、支气管痉挛和肺水肿引起，表现为胸闷、气促、哮喘、呼吸困难等。

（2）循环系统症状：由周围血管扩张致有效循环血量不足引起，表现为面色苍白、出冷汗、发绀、脉细弱、血压下降等。

（3）中枢神经系统症状：由脑组织缺氧导致，表现为头晕眼花、四肢麻木、意识丧失、抽搐、大小便失禁等。

2. 血清病样反应

血清病样反应一般于用药后 7~12 d 内发生，临床表现与血清病相似，如发热、关节肿痛、腹痛、皮肤瘙痒、荨麻疹、全身淋巴结肿大等。

3. 各器官或组织的过敏反应

药物过敏还可出现瘙痒、荨麻疹等皮肤过敏反应，过敏哮喘或原有哮喘发作等呼吸道过敏反应，过敏性紫癜（以皮肤紫癜、腹痛、便血为主要症状）等消化道过敏反应。

 集思广"议"

　　假如你是某医院的护士。有一天，你的邻居找你帮忙为其打针，她说："我昨天在医院打了青霉素，医院里人很多，要等很久，而且医院又吵又不舒服，所以今天我把药拿回来了，想请你帮我在家里打一下，用物我都准备好了。"

　　这时候你该怎么办呢？这么做的理由是什么？请以小组为单位进行讨论。

（二）青霉素过敏反应的预防

1. 询问三史

在使用青霉素类药物前，应详细询问患者的用药史、过敏史和家族史。已知有过敏史者，禁止做过敏试验；无过敏史者，凡首次用药、停药 3 d 以上者，以及用药过程中更换批号时，均须做过敏试验，试验结果为阴性时方可用药。

2. 正确实施过敏试验

（1）青霉素试验液极不稳定，若放置时间过长，不仅会使药物效价降低或被污染，

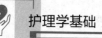

还会分解产生各种致敏物质，导致过敏反应的发生，因此使用青霉素应现用现配。

（2）配制试验液或稀释青霉素用的等渗盐水应专用。

（3）配制的试验液浓度与注射剂量要准确。

3．正确处理试验结果

（1）对试验结果为可疑阳性者，应做对照试验。可疑阳性表现为皮丘不扩大，周围有红晕，但直径小于 1 cm，或皮试部位呈阴性表现，但患者有头晕、胸闷等全身症状。做对照试验时，应在对侧手臂相同部位注射 0.9%氯化钠注射液，如果出现相同结果，则说明前者不是阳性。

（2）试验结果为阴性者方可用药；对试验结果为阳性者，禁用青霉素，并在医嘱单、体温单、病历、注射卡和床尾卡上醒目注明"青霉素阳性"，同时告知患者本人及其家属。

4．严密观察过敏反应

患者注射青霉素后，应让其就地观察不少于 20 min（尤其是首次注射青霉素者），严密观察其局部和全身反应，倾听其主诉，确定无不良反应后再让其离开，以防药物过敏迟缓反应发生。

5．排除影响因素

（1）患者空腹时不宜进行过敏试验或药物注射，以免个别患者因空腹用药而产生头晕、恶心、面色苍白等反应，与过敏反应相混淆。

（2）不能在同一时间内，在同一手臂上做两种及以上的药物过敏试验，以免影响结果判断。

6．做好急救准备

进行过敏试验或注射青霉素时，均应备好急救药物和设备，如盐酸肾上腺素、注射器、供氧装置等。

（三）青霉素过敏试验法

【操作目的】

确定患者对青霉素是否过敏，并将试验结果作为临床应用青霉素治疗的依据。

【操作前准备】

（1）评估：患者的病情、治疗情况、意识、用药史、过敏史及家族过敏史、心理状态、对青霉素过敏试验的认知及合作态度。

（2）护士准备：着装整洁，修剪指甲，洗手，戴口罩。

（3）用物准备：同皮内注射法，药物均为青霉素。

（4）环境准备：整洁、安静、舒适、明亮，符合无菌操作要求。

【操作步骤】

（1）配制试验液

青霉素试验液以每毫升含青霉素 200～500 U 为标准。现以每瓶含青霉素 40 万 U 为例进行配制，其具体配置方法如表 10-18 所示。

表 10-18　青霉素试验液的配制方法

步骤	用量	加生理盐水/mL	青霉素含量/（U·mL⁻¹）	要求
溶解药液	40 万 U 青霉素钠	2	20 万	充分溶解
1 次稀释	取上液 0.1 mL	0.9	2 万	混匀
2 次稀释	取上液 0.1 mL	0.9	2 000	混匀
3 次稀释	取上液 0.1 mL 或 0.25 mL	0.9 或 0.75	200 或 500	混匀

（2）试验方法

确定患者无青霉素过敏史后，按照皮内注射法于患者前臂掌侧下段注射 0.1 mL（含青霉素 20 U 或 50 U）青霉素试验液。

护理小贴士

嘱患者切勿按揉注射部位，不可剧烈活动，并且不能离开观察区，若出现心慌、胸闷、注射部位瘙痒等不适症状，应立即告知医务人员。

（3）判断结果

20 min 后观察试验结果，判断并记录。① 阴性：皮丘无改变，周围无红肿、红晕，患者无自觉症状。② 阳性：局部皮丘隆起，并出现红晕、硬结，直径大于 1 cm，或红晕周围有伪足和痒感，严重时患者可有头晕、心慌、恶心等症状，甚至出现过敏性休克。

【注意事项】

（1）进行青霉素试验液配制时，抽吸药液量要准确，每次抽吸后应充分混匀，以确保试验液浓度的准确性。

（2）试验后须严密观察患者的反应，并及时、准确记录。

（四）青霉素过敏反应的处理

1．一般过敏反应的处理

用药后出现发热、皮疹、血管神经性水肿等症状时，须停止用药，一般停药后数小时或数日，症状可自行消失。若症状不消失，应遵医嘱给予患者抗过敏药物。

2．过敏性休克的处理

（1）立即停药，协助患者平卧，报告医生，就地抢救。

（2）遵医嘱皮下注射 0.1%盐酸肾上腺素 0.5～1 mL（患儿酌情减量）；若症状不缓解，可每隔 30 min 皮下或静脉注射 0.1%盐酸肾上腺素 0.5 mL，直至脱离危险期。

护理小贴士

盐酸肾上腺素具有收缩血管、增加外周血管阻力、兴奋心肌、增加心输出量及松弛支气管平滑肌的作用。

（3）改善呼吸功能：给予氧气吸入，改善缺氧症状；出现呼吸抑制时，应立即进行

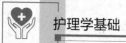

口对口人工呼吸，并遵医嘱肌内注射尼可刹米或洛贝林等呼吸兴奋药；若出现喉头水肿影响呼吸，应立即配合医生行气管插管或气管切开术。

（4）抗过敏：根据医嘱，立即给予地塞米松 5～10 mg 静脉注射，或氢化可的松 200～400 mg 加入 5%～10%葡萄糖溶液 500 mL 静脉滴注；遵医嘱应用抗组胺类药物，如肌内注射盐酸异丙嗪 25～40 mg 或苯海拉明 20 mg 等，对抗过敏反应。

（5）维护循环功能：遵医嘱静脉滴注 10%葡萄糖溶液或平衡溶液扩充血容量。若血压仍不回升，则可用右旋糖酐，必要时可用多巴胺或间羟胺等升压药物；若发生心搏骤停，立即进行心肺复苏抢救。

（6）给予 5%碳酸氢钠等碱性药物，纠正酸中毒。

（7）密切观察患者的生命体征、尿量及其他病情变化，并做好病情动态记录，为进一步处置提供依据。

二、头孢菌素类药物过敏试验

头孢菌素类药物是一类抗菌谱广、低毒、杀菌力强的抗生素，也可致荨麻疹、皮疹、药物热，甚至过敏性休克等过敏反应（处理方法同青霉素）。此外，头孢菌素类与青霉素之间有部分交叉过敏现象（对青霉素过敏者中约有 10%～30%的人对头孢菌素过敏，而对头孢菌素过敏者绝大多数对青霉素过敏），因此用药前必须做药物过敏试验。

【操作目的】

确定患者对头孢菌素是否过敏，并将试验结果作为临床应用头孢菌素治疗的依据。

【操作前准备】

同青霉素过敏试验法（将青霉素换成头孢菌素）。

【操作步骤】

（1）配制试验液

头孢拉定试验液以每毫升含 500 μg 头孢拉定为标准。现以每瓶含头孢拉定 0.5 g 为例进行配制，具体配制方法如表 10-19 所示。

表 10-19　头孢拉定试验液的配制方法

步骤	用量	加生理盐水/mL	头孢拉定含量	要求
溶解药液	0.5 g 头孢拉定	2	250 mg/mL	充分溶解
1 次稀释	取上液 0.2 mL	0.8	50 mg/mL	混匀
2 次稀释	取上液 0.1 mL	0.9	5 mg/mL	混匀
3 次稀释	取上液 0.1 mL	0.9	500 μg/mL	混匀

（2）皮内注射

确定患者无头孢拉定过敏史后，按照皮内注射法于患者前臂掌侧下段注射 0.1 mL（含头孢拉定 50 μg）头孢拉定试验液。

（3）判断结果

同青霉素过敏试验法。

【注意事项】

（1）试验前后，禁止短时间内为患者使用抗组胺药或糖皮质激素类药，以防出现假阳性，干扰对试验结果的判断。

（2）皮试后须严密观察患者反应，并及时、准确记录。

三、链霉素过敏试验

链霉素有较强的抗菌作用，但由于其本身具有毒性，也可导致发热、荨麻疹、皮疹等过敏反应，因此使用链霉素前必须做过敏试验。

（一）链霉素过敏试验法

【操作目的】

确定患者对链霉素是否过敏，并将试验结果作为临床应用链霉素治疗的依据。

【操作前准备】

同青霉素过敏试验法（将青霉素换成链霉素）。

【操作步骤】

（1）配制试验液

链霉素试验液以每毫升含链霉素 2 500 U 为标准。现以每瓶含链霉素 100 万 U 为例进行配制，具体配制方法如表 10-20 所示。

表 10-20 链霉素试验液配制

步骤	用量	加生理盐水/mL	链霉素含量/（U·mL^{-1}）	要求
溶解药液	100 万 U 链霉素	3.5	25 万	充分溶解
1 次稀释	取上液 0.1 mL	0.9	2.5 万	混匀
2 次稀释	取上液 0.1 mL	0.9	2 500	混匀

（2）皮内注射

确定患者无链霉素过敏史后，按照皮内注射法于患者前臂掌侧下段注射 0.1 mL（含链霉素 250 U）链霉素试验液。

（3）判断结果

同青霉素过敏试验法。

【注意事项】

即使试验结果为阴性，患者仍有可能会发生过敏反应，所以在使用过程中要密切观察患者的反应。

（二）链霉素过敏反应的处理

链霉素过敏反应的处理措施与青霉素基本相同。此外，若患者有抽搐症状，可遵医嘱

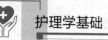

静脉缓慢推注 10% 葡萄糖酸钙或 5% 氯化钙（患儿酌情减量）；若患者有肌肉无力、呼吸困难症状，可遵医嘱皮下注射或静脉注射新斯的明。

四、破伤风抗毒素过敏试验与脱敏注射

破伤风抗毒素（TAT）是一种特异性抗体，能中和患者体液中的破伤风毒素，使机体产生被动免疫，临床上常用于破伤风疾病的预防和救治。但 TAT 是动物的免疫血清蛋白，对于人体而言是一种异种蛋白，具有抗原性，注射后可引起发热、速发型或迟缓型血清病，甚至过敏性休克等过敏反应，抢救不及时可导致死亡，故用药前必须做过敏试验。

（一）TAT 过敏试验法

【操作目的】

确定患者对 TAT 是否过敏，并将试验结果作为临床应用 TAT 治疗的依据。

【操作前准备】

同青霉素过敏试验法（将青霉素换成 TAT）。

【操作步骤】

（1）配制试验液

TAT 试验液以每毫升含 150 IU 的 TAT 为标准。具体配制方法为：取含 1 500 IU 的 TAT 药液一支（1 mL），抽吸 0.1 mL，再抽吸生理盐水至 1 mL 后混匀，即为试验液。

（2）皮内注射

确定患者无 TAT 过敏史后，按照皮内注射法于患者前臂掌侧下段注射 0.1 mL（含 15 IU）TAT 试验液。

（3）判断结果

20 min 后观察试验结果，判断并记录。① 阴性：局部皮丘无变化，全身无异常反应。② 阳性：局部皮丘红肿有硬结，硬结直径大于 1.5 cm，红晕直径超过 4 cm，有时可出现伪足或有痒感。全身过敏性反应与青霉素过敏反应相类似。

若试验结果为阴性，则可一次性将所需剂量注射完；若结果为阳性，则需采用脱敏注射法。

【注意事项】

（1）曾注射过 TAT 但停药时间超过 7 d 者，如需再次注射，应重新做过敏试验。

（2）进行 TAT 试验液配制时，抽吸药液量要准确，以确保试验液浓度的准确性。

（二）TAT 脱敏注射法

脱敏注射法是指当患者试验结果为阳性，但又必须注射时，可少量、短时间、连续多次注射，注射剂量逐渐增加，直至治疗量的方法。脱敏注射法使机体逐渐适应，即可不发生严重过敏反应。

TAT 脱敏注射法如表 10-21 所示。

表 10-21　TAT 脱敏注射法

单位: mL

次数	抗毒血清	加生理盐水	注射途径
1	0.1	0.9	肌内注射
2	0.2	0.8	肌内注射
3	0.3	0.7	肌内注射
4	余量	稀释至 1	肌内注射

每隔 20 min 注射 TAT 一次,每次注射后均须密切观察患者的反应,如果发现患者出现轻微反应(如皮肤瘙痒),可待反应消退后,酌情减少注射剂量、增加注射次数,并全程密切观察,直至顺利完成全量注射;如果患者出现严重反应,如面色苍白、气促、发绀、头晕、荨麻疹或过敏性休克时,应立即停止注射,并配合医生进行抢救。

五、普鲁卡因过敏试验

普鲁卡因是一种常用的局部麻醉药,注射后偶可引起轻重不一的过敏反应,极少数患者可突然出现胸闷、休克等过敏反应。首次应用普鲁卡因,或注射普鲁卡因青霉素(还须做青霉素过敏试验)者,均须做过敏试验,试验结果为阴性方可使用。

普鲁卡因试验液以每毫升含普鲁卡因 2.5 mg(0.25%)为标准。如果药液为 1% 的普鲁卡因溶液,则取 0.25 mL 药液加生理盐水稀释至 1 mL 即可;如果为 2.5% 的普鲁卡因溶液,则取 0.1 mL 药液加生理盐水稀释至 1 mL 即可。

试验时,取普鲁卡因试验液 0.1 mL(含普鲁卡因 2.5 mg)进行皮内注射,20 min 后观察试验结果并记录。结果的判断和过敏反应的处理同青霉素过敏试验法。

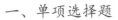 项目学习效果测试

一、单项选择题

1. 下列行为不符合给药原则的是 (　　)。
   A. 执行"三查八对"
   B. 给药时间要准确
   C. 注意用药不良反应
   D. 给药过程中要观察疗效
   E. 发现医嘱有误时应及时更正
2. 下列中文译意与外文缩写对应正确的是 (　　)。
   A. 每日 1 次　qod
   B. 口服　po
   C. 片剂　pil
   D. 皮内注射　IM
   E. 双眼　AU
3. 剧毒药瓶上的标签颜色是 (　　)。
   A. 蓝色
   B. 红色
   C. 黑色
   D. 绿色
   E. 黄色

4. 下列关于口服给药法的描述，不正确的是（ ）。

    A. 先备液体药，再备固体药

    B. 患者不在时，暂不发药

    C. 同一患者的药物应一次取出

    D. 停用药物时，应及时告知患者

    E. 若药液不宜稀释，可将药液滴于面包上，让患者服下

5. 药效发挥最快的给药途径是（ ）。

    A. 口服   B. 外敷   C. 吸入   D. 皮下注射

    E. 静脉注射

6. 股静脉的穿刺部位为（ ）。

    A. 股动脉内侧 0.5 cm   B. 股动脉外侧 0.5 cm

    C. 股神经内侧 0.5 cm   D. 股神经外侧 0.5 cm

    E. 股动脉和股神经之间

7. 在使用超声雾化器的过程中，发现水槽内的水温超过（ ）时，应及时更换冷蒸馏水。

    A. 30 ℃   B. 40 ℃   C. 50 ℃   D. 60 ℃

    E. 20 ℃

8. 氧气驱动雾化吸入时，氧流量应调至（ ）L/min。

    A. 0.5   B. 1～2   C. 2～4   D. 6～8

    E. 8～10

9. 臀大肌肌内注射，选用连线法进行体表定位时，注射区域应为（ ）。

    A. 髂嵴最高点和尾骨连线的外上 1/3 处

    B. 髂嵴最高点和尾骨连线的中 1/3 处

    C. 髂前上棘和尾骨连线的外上 1/3 处

    D. 髂前上棘和尾骨连线的中 1/3 处

    E. 髂前上棘和尾骨连线的后 1/3 处

10. 肌内小剂量注射选用上臂三角肌时，注射区域是（ ）。

    A. 三角肌下缘 2～3 横指处

    B. 三角肌上缘 2～3 横指处

    C. 上臂内侧，肩峰下 2～3 横指处

    D. 上臂外侧，肩峰下 2～3 横指处

    E. 肱二头肌下缘 2～3 横指处

11. 静脉注射过程中，发现患者局部肿胀、疼痛，试抽有回血，可能的原因是（ ）。

    A. 静脉痉挛

    B. 针头刺入过深，穿破对侧血管壁

    C. 针头刺入过浅，斜面一半在血管外

    D. 针头斜面紧贴血管内壁

    E. 针头刺入皮下

12. 为急性中耳炎的患儿滴耳药时，为使外耳道变直，牵拉耳垂的方向是（   ）。

    A. 向上、向前   B. 向上、向后

    C. 向下、向前   D. 向下、向后

    E. 竖直向上

13. 抢救青霉素过敏性休克的首选药物是（   ）。

    A. 盐酸异丙嗪   B. 盐酸肾上腺素

    C. 去氧肾上腺素   D. 异丙肾上腺素

    E. 去甲肾上腺素

14. 下列试验液中，每毫升含药标准量正确的是（   ）。

    A. 青霉素：500 U   B. 链霉素：250 U

    C. 破伤风抗毒素：15 U   D. 头孢拉定：50 μg

    E. 普鲁卡因：0.25 mg

15. 接受破伤风抗毒素脱敏注射的患者出现轻微反应时，护士应采取的正确措施是（   ）。

    A. 立即停止注射，迅速给予抢救治疗

    B. 重新做过敏试验

    C. 重新开始脱敏注射

    D. 注射苯海拉明抗过敏

    E. 停止注射，待反应消退后，减少剂量，增加注射次数

二、案例分析题

1. 患者，女，60 岁。近一周来发热伴恶心、食欲下降，门诊拟发热待查入院。护士遵医嘱给予肌内注射。

请分析：

（1）进行臀大肌注射时，应如何定位注射部位？

（2）为减轻患者注射时的疼痛，护士可采取哪些措施？

2. 患者，女，40 岁，因咽喉疼痛入院，诊断为化脓性扁桃体炎。在做青霉素皮试约 2 min 后，患者突然出现胸闷气促、面色苍白、脉细弱、出冷汗的症状，血压 70/50 mmHg。

请分析：

（1）此患者最可能出现了什么反应？

（2）应该如何抢救该患者？

 # 项目综合实践

背景

患者，男，50 岁，因发热、咳嗽、咽喉肿痛 2 d 就诊。经检查，诊断为上呼吸道感染。医嘱：肌内注射青霉素钠。

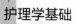

情景一：肌内注射前，护士给该患者做青霉素过敏试验。

情景二：试验结果为阴性，护士为该患者行肌内注射。

情景三：该患者咳嗽时有痰，且痰不易咳出，医嘱给予其雾化吸入疗法祛痰。

任务

三人为一组，针对以上情景进行模拟演练，可通过抽签方式决定各自的演练内容。具体要求：① 护士口述青霉素过敏试验的结果判断方法，以及出现过敏反应时的处理方法；② 肌内注射时，为患者取适宜体位，并尽量减轻患者疼痛；③ 以超声雾化吸入法为例演示雾化吸入治疗。

项目学习成果评价

考核内容	评价标准	分值	评价得分		
			自评	互评	师评
知识考核	熟悉影响药物作用的因素，明确药物的管理方法、给药的原则和给药的评估内容	10			
	熟悉口服给药的安全指导内容，明确口服给药的方法	5			
	明确注射给药的注射原则，常用注射法的注射部位定位方法及操作方法	5			
	熟悉各种雾化吸入给药的方法	5			
	熟悉滴入给药、皮肤给药、栓剂给药和舌下给药的方法	5			
	明确常用药物过敏试验液的配置方法、注射剂量和试验结果判断方法，熟悉青霉素过敏反应的临床表现、预防措施和处理方法	10			
技能考核	能够规范完成口服给药	10			
	能够规范、熟练地进行各种注射药液的抽吸和各种注射法的操作	10			
	能够根据患者的不同情况正确实施雾化吸入	10			
	在做药物过敏试验过程中，能够准确配置药液，规范注射，认真观察患者反应，正确判断结果，并随时做好急救准备	10			

考核内容	评价标准	分值	评价得分		
			自评	互评	师评
素质考核	具有严谨求实的工作态度，认真负责，严格执行查对制度，遵循各项给药原则	10			
	关心、体贴患者，及时给予用药指导，确保药物疗效和用药安全	10			
总评	自评×20%+互评×20%+师评×60%				
自我评价					
教师评价					

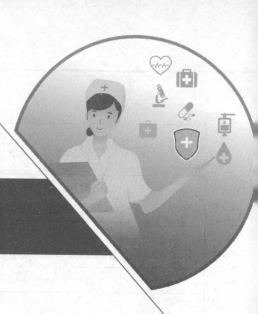

项目十一

静脉输液与输血

知识目标

- 熟悉静脉输液的目的,常用的溶液及其作用,常用的输液部位,输液速度和时间的计算方法,静脉输血的目的、原则、适应证与禁忌证,各血液制品的特点和适应证,血型和交叉配血试验的相关知识。
- 掌握常用静脉输液的类型,常见输液反应的原因、临床表现、预防和护理措施,静脉输血前评估与准备的内容,常见输血反应的原因、临床表现、预防和护理措施。

技能目标

- 能正确判断与处理常见的输液故障。
- 能正确实施一次性静脉输液法和间接静脉输血法。
- 能正确判断与处理常见的输液反应和输血反应,并进行相应护理。

素质目标

- 具有尊重生命、敬畏生命的护理精神,养成细心严谨的工作作风。
- 具有独立思考、分析问题和解决问题的能力,能沉稳应对护理操作过程中出现的突发和意外情况,具备初步的现场处理及协调能力。

项目导入

患者,男,66岁,因病情需要行加压静脉输液。当护士到治疗室处理完一些工作再回到患者床前时,发现患者呼吸困难,有严重发绀。患者自述胸闷、胸骨后疼痛、眩晕,护士用听诊器听诊患者心前区,可闻及水泡声。

请思考:

(1)此患者可能出现了什么反应?其发生原因可能是什么?

(2)如何才能避免此类事件的发生?

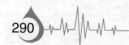

人体在患有某些疾病和有创伤时，体内易发生水、电解质及酸碱平衡紊乱。通过静脉输液和输血，可迅速有效地补充机体丧失的体液和电解质，增加血容量，改善微循环，恢复内环境稳态。此外，通过静脉输注药物，还可达到治疗疾病的目的。因此，护士必须掌握静脉输液和输血的知识和技能，以便在治疗疾病和挽救患者生命的过程中发挥积极、有效的作用。

第一讲　静脉输液

静脉输液是指利用大气压和液体静压共同形成的输液系统内压高于人体静脉压的原理，将一定量的无菌溶液或药液直接输入人体静脉，达到治疗目的的方法。

一、静脉输液的基本知识

（一）静脉输液的目的

（1）补充水分和电解质，预防和纠正水、电解质及酸碱平衡紊乱。常用于各种原因引起的剧烈呕吐或腹泻、大手术后的患者等。

（2）增加血容量，维持血压，改善微循环。常用于严重烧伤、大出血和休克的患者。

（3）输入药物，控制感染，治疗疾病。常用于各种感染、组织水肿及各种需要经静脉输入药物而达到治疗目的的患者。

（4）补充营养，供给能量，促进组织修复，维持体内正氮平衡。常用于慢性消耗性疾病、胃肠道吸收障碍及不能经口进食者，如昏迷、口腔疾病患者等。

（二）静脉输液常用的溶液及其作用

1. 晶体溶液

晶体溶液是指由结晶物质（如葡萄糖和氯化钠）溶于水而形成的溶液，其分子小，在血管内存留时间短，对维持细胞内外水分的相对平衡起着重要作用，可有效纠正体内的水、电解质失调。常用晶体溶液的种类与适用范围如表 11-1 所示。

酮体与酮症酸中毒

表 11-1　常用晶体溶液的种类及作用

常用晶体溶液的种类	作用
葡萄糖溶液：5%葡萄糖溶液和10%葡萄糖溶液	补充水分和能量，减少组织分解和蛋白质消耗，防止酮体的产生
等渗溶液：0.9%氯化钠溶液、复方氯化钠溶液、5%葡萄糖氯化钠溶液等	补充水分和电解质，维持体液和渗透压平衡

续表

常用晶体溶液的种类	作用
碱性溶液：5%碳酸氢钠溶液、1.4%碳酸氢钠溶液、11.2%乳酸钠溶液、1.84%乳酸钠溶液等	纠正酸中毒，维持酸碱平衡
高渗溶液：20%甘露醇、25%山梨醇、25%～50%葡萄糖溶液等	消除水肿，降低颅内压，改善中枢神经系统的功能

2. 胶体溶液

胶体溶液是指一定大小的固体颗粒药物或高分子化合物分散在溶媒中所形成的溶液，其分子大，在血管内存留时间长，能有效维持血浆胶体渗透压，增加血容量，改善微循环，升高血压。常用胶体溶液的种类与适用范围如表 11-2 所示。

表 11-2　常用胶体溶液的种类及作用

常用胶体溶液的种类	作用
右旋糖酐：中分子右旋糖酐和低分子右旋糖酐	中分子右旋糖酐用于提高血浆胶休渗透压，扩充血容量；低分子右旋糖酐用于降低血液黏稠度，改善微循环，预防血栓形成
代血浆：羟乙基淀粉（706 代血浆）、氧化聚明胶、聚维酮等	扩充血容量。急性大出血时，代血浆可与全血共用
血液制品：5%清蛋白、血浆蛋白等	提高胶体渗透压，扩大和增加循环血量，补充蛋白质和抗体，促进组织修复，提高机体免疫力

3. 静脉高营养液

在不能经消化道供给营养或营养摄入不足的情况下，均可通过静脉输注静脉高营养液的方法来维持营养的供给。静脉高营养液的主要成分有氨基酸、脂肪酸、维生素、矿物质、高浓度葡萄糖或右旋糖酐及水分等，其能供给能量，补充蛋白质，维持人体正氮平衡，补充维生素和矿物质。常用的静脉高营养液有复方氨基酸、脂肪乳剂等。

静脉补液的原则

（三）静脉输液的部位

静脉输液时，应根据患者的年龄、意识状态、体位、血管状况、病情缓急及合作程度，以及所输药物的性质和量、疗程长短、即将进行手术的部位等情况，选择适宜的静脉输液部位。常用的输液部位有以下几种。

1. 周围浅静脉

（1）上肢浅静脉：常用的输液部位有手背静脉网、肘正中静脉、头静脉和贵要静脉，其中，手背静脉网是成人输液的首选部位，肘正中静脉、头静脉和贵要静脉可作为经外周静脉置入中心静脉导管（PICC）的穿刺部位。

（2）下肢浅静脉：常用的输液部位有足背静脉网、大隐静脉和小隐静脉。因下肢静脉有静脉瓣，容易形成血栓，故下肢浅静脉不作为静脉输液的首选部位。

（3）小儿头皮静脉：常用的输液部位有颞浅静脉、额叶静脉、耳后静脉和枕静脉。因小儿头皮静脉分布广，且表浅易见，不易滑动，因此常用于新生儿和婴幼儿静脉输液的首选部位。

 护理小贴士

　　对于需要长时间输液的患者，应有计划地选择静脉穿刺部位，从四肢远心端静脉开始穿刺，逐渐向近心端移动。

2．中心静脉

中心静脉是指上腔、下腔静脉进入胸腔的部分。对长期持续输液者、危重患者等，可通过 PICC 或深静脉（锁骨下静脉、颈内静脉、股静脉等）置管将导管尖端置于上腔或下腔静脉，其中，深静脉置管需由有资质的医生完成。

二、常用的静脉输液法

（一）周围静脉输液法

1．一次性静脉输液法

【操作目的】

同"静脉输液的目的"。

【操作前准备】

（1）评估：患者的年龄、病情、意识、营养状况，穿刺部位的皮肤、血管状况及肢体活动度、心理状态及合作程度。

一次性静脉输液法

（2）护士准备：着装整洁，修剪指甲，洗手，戴口罩。

（3）用物准备：注射盘，内置皮肤常规消毒液、输液卡及输液瓶贴、输液器、输液溶液及药物（遵医嘱备）、注射器、止血带、输液贴（或胶布）、输液巡视卡、瓶套、秒表、小垫枕、弯盘、锐器盒等，视情况备输液架。

（4）环境准备：整洁、安静、舒适、安全。

 护理小贴士

　　静脉输液前，嘱患者排尿，以免输液后如厕不便。

【操作步骤】

一次性静脉输液的操作步骤如表 11-3 所示。

表 11-3　一次性静脉输液的操作步骤

操作步骤	注意事项
1．核对、检查 （1）核对医嘱和输液卡，核对药液的名称、浓度、剂量、给药时间和给药方法。 （2）检查药液的质量	● 检查药液是否过期；瓶盖有无松动；瓶身有无裂痕；将输液瓶上下摇动，对光检查药液有无浑浊、沉淀及絮状物等
2．填写、粘贴输液瓶贴 根据医嘱填写输液瓶贴，将输液瓶贴倒贴于输液瓶上	● 输液瓶贴勿覆盖输液瓶原有的标签
3．加入药液 （1）套上瓶套。 （2）打开液体瓶瓶盖的中心部分，常规消毒瓶塞后，按医嘱加入药物。 （3）加药后轻轻摇匀，再次查看输液瓶内溶液的澄明度，检查有无浑浊、颗粒等。检查完毕后签全名	● 输液袋不需要。 ● 应合理分配用药，安排液体输入顺序，并注意药物间的配伍禁忌
4．插入输液器 （1）检查输液器的质量，打开包装袋，取出输液器。 （2）将输液导管和通气管的针头同时插入瓶塞，直至针头根部；关闭调节器	● 插入时注意保持无菌
5．核对、解释 携用物至患者床旁，核对患者的床号、姓名、腕带及所用药液，向患者及其家属解释输液的目的、方法、注意事项及配合要点	
6．排气 （1）消毒手，备输液贴（或胶布），将输液瓶倒挂于输液架上。 （2）一手将滴斗（又称茂菲氏滴管）倒置，抬高下段输液管，打开调节器，使输液瓶内的液体流入滴斗内，待滴斗内液体达 1/3～1/2 满时，迅速转正滴斗，如图 11-1 所示。 （3）使液体缓慢下降，直至将输液导管内的空气排至头皮针。使液体保持在头皮针内，关闭调节器。 （4）检查确认输液管内无气泡后，妥善放置输液器末端	● 若滴斗下端的输液管内有小气泡不易排除，可以轻弹输液管，使气泡上浮至滴斗内
7．选择静脉 （1）协助患者取舒适卧位；选择静脉，用手指探明静脉的走向及深浅。 （2）将小垫枕置于穿刺部位的下方，在穿刺点上方 6～10 cm 处扎止血带	● 根据药物性质、患者的病情和合作程度等情况选择合适的静脉，注意避开关节部位、静脉瓣处，以及瘢痕、炎症、硬结等处的静脉。 ● 扎止血带时，尾端向上，松紧适宜，以能阻断静脉血流但不阻断动脉血流为宜

续表

操作步骤	注意事项
8. 消毒皮肤 　以穿刺点为中心，常规消毒皮肤 2 次，保证消毒范围的直径大于 5 cm；待干	
9. 二次核对 　二次核对患者的床号、姓名和腕带信息，药液的名称、浓度、剂量、给药时间和给药方法	
10. 静脉穿刺、固定 　（1）取下护针帽，打开调节器，再次排气后关闭调节器。 　（2）嘱患者握拳，左手绷紧皮肤，右手持针，以 15°～30°角沿静脉走向进针；见回血后将针头与皮肤平行再进入少许，使针头斜面全部进入血管内。 　（3）一手拇指固定头皮针针柄，另一手松开止血带；嘱患者松拳，打开调节器。 　（4）待液体滴入通畅，患者无不适后，用输液贴（或胶布）固定针柄、针眼处和头皮针软管。必要时可用夹板、绷带等固定肢体	● 穿刺前确保输液管内无气泡
11. 调节滴速 　根据患者的病情、年龄及药液的性质调节滴速	● 一般成人为 40～60 滴/min，儿童为 20～40 滴/min
12. 再次核对	
13. 操作后处理 　（1）取出止血带和小垫枕，协助患者取舒适卧位，整理床单元。 　（2）向患者及其家属交代输液中的注意事项，并将呼叫器放在患者易取处。 　（3）整理用物，洗手。在输液巡视卡上记录患者的姓名和床号、输入药液的名称、输液的时间和滴速、患者全身及局部的反应情况，并签全名	● 嘱患者勿随意调节滴速，如有输液部位肿胀、疼痛等不适，应及时呼叫
14. 更换液体 　（1）连续多瓶输液者，在第一瓶液体输尽前准备好下一瓶药液。 　（2）核对下一瓶药液，打开瓶盖的中心部分，常规消毒后加入药物。 　（3）核对后，从上一输液瓶内拔出输液导管和通气管，插入下一瓶内，确保滴斗液面高度合适、输液管内无气泡。 　（4）输液通畅后，在输液巡视卡上记录下一瓶药液的名称、量、滴速并签名后，方可离开	● 应及时更换输液瓶，以防发生空气栓塞；更换时需严格执行无菌操作，以防污染。 ● 对于 24 h 持续输液者，应每日更换输液器

续表

操作步骤	注意事项
15．按压拔针 确认全部药液输入完毕，关闭调节器，轻揭输液贴（或胶布），轻压穿刺点，快速拔针，按压1～2 min至不出血	● 输液完毕应及时拔针，以防造成空气栓塞。 ● 拔针时轻压穿刺点，以免引起疼痛和损伤血管，拔针后按压止血。嘱患者勿按揉穿刺部位
16．整理、记录 （1）协助患者取舒适卧位，整理床单元。 （2）清理用物，洗手，记录	● 记录输液结束的时间、液体和药物滴入的总量、用药疗效及患者的反应

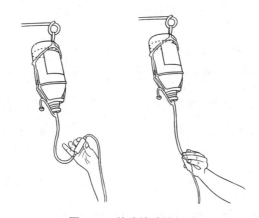

图 11-1　静脉输液排气法

【注意事项】

（1）严格遵循无菌操作原则，认真执行查对制度，预防感染及差错事故的发生。

（2）根据病情需要安排输液顺序，根据医嘱、治疗原则、病情缓急及药物的半衰期等情况，合理分配药物。

（3）若患者静脉充盈不良，可采用嘱患者反复握、松拳几次，按摩或轻拍血管处，敷温毛巾于皮肤表面等方法。

（4）严格掌握输液速度。对于有心、肺、肾疾病的患者，年老体弱者和婴幼儿，输注刺激性较强的药物、含钾药物、高渗性药物或血管活性药物的患者等，要适当减慢输液速度；对于严重脱水、血容量不足，但心肺功能良好者，可适当加快输液速度。

（5）输液过程中要加强巡视，认真倾听患者主诉，密切观察患者的全身及局部反应，及时处理输液故障，并主动配合医生处理各种输液反应。

2．外周静脉留置针输液法

静脉留置针（见图11-2）又称套管针，其质地柔软，对血管内膜的机械性刺激小，在

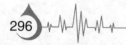

血管内留置时间长，可减轻患者反复穿刺的痛苦，在临床上使用广泛。

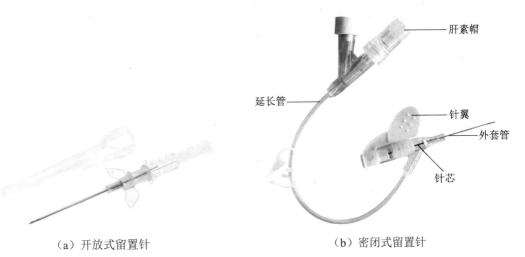

（a）开放式留置针　　　　　　　　　　（b）密闭式留置针

图 11-2　静脉留置针

【操作目的】

同"静脉输液的目的"。

【操作前准备】

（1）评估：同一次性静脉输液法。

（2）护士准备：同一次性静脉输液法。

（3）用物准备：同一次性静脉输液法，另备密闭式留置针、封管液和无菌透明敷贴。

（4）环境准备：同一次性静脉输液法。

护理智库

常用封管液

（1）无菌生理盐水：每次 5～10 mL，每隔 6～8 h 冲管一次。

（2）稀释肝素溶液：10～100 U/mL，每次 2～5 mL。

【操作步骤】

外周静脉留置针输液的操作步骤如表 11-4 所示。

表 11-4　外周静脉留置针输液的操作步骤

操作步骤	注意事项
步骤 1～6 同一次性静脉输液法中的步骤 1～6	
7. 连接输液器与留置针 （1）检查并打开静脉留置针包装，取出静脉留置针。 （2）检查留置针后，消毒留置针上的肝素帽，将输液器上的头皮针插入肝素帽内至针头根部	● 检查外包装的有效期及有无破损；针尖斜面有无倒钩，外套管是否光滑。 ● 连接时注意严格执行无菌操作

续表

操作步骤	注意事项
8. 选择静脉 　协助患者取舒适卧位，选择穿刺静脉，将小垫枕置于穿刺部位下方	
9. 二次核对	
10. 静脉穿刺 　（1）打开无菌透明敷贴外包装。 　（2）在穿刺点上方 10 cm 处扎止血带，常规消毒穿刺部位皮肤，保证消毒范围的直径在 8 cm 以上；待干。 　（3）取下针套，旋转松动外套管，调整针头斜面，并排尽留置针内的空气。 　（4）嘱患者握拳，左手绷紧皮肤，右手持留置针的针翼，保持针尖斜面向上，针头与皮肤成 15°～30°角进针；见回血后，减少穿刺针角度（10°左右），顺静脉方向再将穿刺针推进 0.5～1 cm。 　（5）固定留置针，撤针芯 0.5 cm 后，将外套管全部送入静脉内。 　（6）左手固定 Y 形接口处，右手迅速将针芯抽出。 　（7）松开止血带，打开调节器，嘱患者松拳	● 避免针芯刺破血管。 ● 确保外套管在静脉内，避免将外套管带出
11. 固定、调速 　（1）用无菌透明敷贴以穿刺点为中心做密闭式固定，并在敷贴上注明置管日期和时间；用胶布固定留置针的延长管和肝素帽内的头皮针。 　（2）调节滴速	
12. 再次核对	
13. 操作后处理 　（1）取出止血带和小垫枕，协助患者取舒适卧位，整理床单元。 　（2）向患者及其家属交代输液中的注意事项，并将呼叫器放在患者易取处	● 注意保护置有留置针的肢体，尽量避免肢体下垂，防止回血堵塞针头
14. 封管 　（1）暂停输液时，关闭调节器，分离留置针和输液器。 　（2）常规消毒肝素帽的橡胶塞，将抽有封管液的注射器与肝素帽相连，向静脉内缓慢推注封管液，边推注边退针；当封管液推剩至 0.1～0.2 mL 时，用止水夹夹住延长管后拔出注射器	

续表

操作步骤	注意事项
15. 再次输液 　打开延长管上的止水夹，常规消毒肝素帽的橡胶塞，确保管路通畅后，把排好气的静脉输液针插入肝素帽内进行输液即可	● 注意无菌操作
16. 拔针 　停止输液时，关闭调节器，先撕下胶布再揭开无菌透明敷贴，用无菌干棉签轻压穿刺点，迅速拔出留置针，按压至不出血为止	● 拔针时勿用力，以免引起疼痛
17. 整理、记录 　（1）协助患者取舒适卧位，整理床单元。 　（2）清理用物，洗手，记录	● 记录输液结束的时间、液体和药物滴入的总量、用药疗效，以及患者的反应

【注意事项】

（1）严格遵循无菌操作原则，认真执行查对制度，预防感染及差错事故的发生。

（2）密切观察患者生命体征的变化及局部情况。每次输液前后，均应检查穿刺部位及静脉走行方向有无红肿，并询问患者有无疼痛及其他不适。若有异常情况，应及时拔除留置针并做相应处理。对仍需输液者，应更换肢体另行穿刺。

（3）对置有留置针的肢体，应妥善固定，尽量减少肢体的活动，避免被水沾湿。对能下地活动的患者，避免将静脉留置针保留于下肢，以免重力作用造成回血，堵塞导管。

（4）透明敷贴有卷边、浸湿时，应及时更换，并在新的敷贴上标注原穿刺日期和时间。

（5）经常巡视观察穿刺部位，及时发现和处理静脉炎、导管堵塞、静脉血栓、液体渗漏等并发症。

（6）每次输液开始和结束时均应冲洗套管针。

（7）严格掌握留置针留置时间，一般可以保留 3～5 d。

（二）经外周静脉置入中心静脉导管输液法

经外周静脉置入中心静脉导管（PICC）输液法是指将输液导管经外周静脉（贵要静脉、肘正中静脉、头静脉等）插入，将导管尖端置于上腔静脉或下腔静脉的置管方法。此法适应证广、创伤小、操作简单、保留时间长、并发症少，常用于中、长期静脉输液或化疗等。

【操作目的】

（1）用于静脉化疗、长期输入高渗性溶液和刺激性药物的患者，保护其血管不受损伤。

（2）为中心静脉压监测和完全胃肠外营养建立使用通道。

（3）保持畅通的静脉通道，为患者的治疗和抢救提供便利。

【操作前准备】

（1）评估：同一次性静脉输液法。

（2）护士准备：同一次性静脉输液法。

（3）用物准备：除一次性静脉输液法的用物外，还需准备一次性PICC置管包（内有无菌治疗巾2块、无菌洞巾1块、无菌无粉手套2副、一次性隔离衣1件、大单1条、止血带1根、镊子1把、止血钳1把、纱布数块、手术剪1把、无针正压接头1个、无菌透明敷贴1张、治疗碗1个、弯盘1个等）、PICC导管、可撕裂导入鞘、注射器（10～20 mL 3个）、无菌棉签、无菌生理盐水、肝素盐水、2%利多卡因（按需备）、皮尺等。

（4）环境准备：同一次性静脉输液法。

【操作步骤】

PICC输液的操作步骤如表11-5所示。

表11-5　PICC输液的操作步骤

操作步骤	注意事项
1. 核对、解释 核对患者的床号、姓名和腕带信息，向患者及其及家属解释置管的意义、目的、操作过程和注意事项，与患者或家属签署知情同意书，协助患者进入治疗室	
步骤2～5同一次性静脉输液法的步骤1～4	
6. 安置体位、选择静脉 （1）协助患者取平卧位，手臂外展与躯干成90°角。 （2）选择穿刺静脉，一般首选右侧贵要静脉，其次为肘正中静脉或头静脉	
7. 选择穿刺点 常规首选肘横纹下两横指处	● 根据上臂皮肤及血管的情况选择穿刺点
8. 测量 （1）测量导管预置长度：从预穿刺点沿静脉走向至右胸锁关节，再向下至第3肋间，即为预置导管的长度。 （2）测量臂围：在肘横纹上10 cm处测量，双臂均测量并记录	● 插入过浅，易堵管或形成静脉血栓；插入过深，导管尖端进入右心房，可能引起心律失常、心肌损伤等
9. 穿刺点消毒 （1）打开PICC穿刺包，戴无菌手套，将治疗巾铺于患者穿刺肢体下方。 （2）先用75%乙醇清洁脱脂3遍，待干后，再用碘伏消毒3遍。消毒范围以穿刺点为中心，直径20 cm，两侧至臂缘。 （3）脱去手套	● 环形消毒皮肤；消毒范围要大，避免感染

续表

操作步骤	注意事项
10．穿隔离衣，戴无菌手套	● 若为普通无菌手套，需用无菌生理盐水冲洗滑石粉
11．设置无菌区 （1）助手协助用大单遮盖患者，抬起患者穿刺手臂；操作者在手臂下铺无菌治疗巾，放止血带；将患者手臂放回原位，再铺无菌洞巾，暴露穿刺点。 （2）置管物品按需准备，依使用顺序放于无菌区	
12．备管 （1）用无菌生理盐水预冲导管并湿化导丝。 （2）剥开导管护套，后撤导丝至比预置长度短 0.5～1 cm 处，按预置长度切去多余导管	● 注意剪切导管时不能切到导丝，否则导丝将损坏导管，进而伤害患者
13．置管 （1）扎止血带，使静脉充盈。 （2）取下可撕裂导入鞘上的保护帽，活动套管，以 15°～30°角进针，见回血后减小角度，再推进少许，确保导入鞘进入血管。 （3）将针芯撤出，左手食指固定导入鞘，避免移位，中指压在导入鞘尖端所处的血管上，减少血液流出，嘱患者松拳，松开止血带。 （4）用平镊夹住导管尖端，以轻柔的动作匀速地将导管逐渐送入静脉；注意观察送入长度，估计导管进入肩部时，嘱患者头偏向穿刺侧，下颌贴肩。 （5）置入导管至预置长度后，在导入鞘末端处压迫止血并固定导管，边退边撕开导入鞘，直至全部退出。 （6）用 10 mL 生理盐水注射器抽回血，并注入无菌生理盐水冲管，确认通畅。 （7）将导管与导丝的金属柄分离，轻压穿刺点上方，以固定导管位置，轻柔、缓慢、分段撤出导丝，再次确认长度。 （8）抽回血确认成功后，用 20 mL 生理盐水脉冲式冲管，将导管末端连接无针正压接头，并用肝素盐水 2～3 mL 正压封管	● 无齿镊子夹住导管不宜过紧，以免损坏导管。 ● 若无回血，可退导管 2～4 cm（置入过长）。 ● 禁止采用 10 mL 以下的注射器，以免造成高压致导管破裂
14．固定导管 （1）再次消毒穿刺点及其周围皮肤，在穿刺点上方放置无菌纱布块，用无菌透明敷贴无张力覆盖、固定穿刺点；将体外导管摆放成"S"或"L"形弯曲，并妥善固定导管连接器和导管。 （2）用已注明穿刺日期、时间及操作者的指示胶带固定透明敷贴下缘（必要时，用弹力绷带加压包扎）	

续表

操作步骤	注意事项
15. 拍片确认 请医生开具 X 线检查，通过拍摄的 X 线片确认导管尖端位置适宜后，即可按需要进行输液	
16. 脱手套和隔离衣，调节滴速，最后再次查对	
17. 整理、记录 （1）清理用物，向患者交代注意事项，观察患者无不适反应后，送回病室休息。 （2）操作结束后，将相关信息记录在护理病历中	● 记录操作者姓名，PICC 放置日期，导管的类型和型号，导管尖端的位置、置入长度及外露长度，所穿刺静脉的名称，穿刺过程是否顺利，固定情况等
18. 导管维护 （1）穿刺后需经常观察穿刺点及其周围皮肤的完整性。 （2）置管后 24 h 内更换无菌透明敷料一次，以后至少每 7 d 更换一次：揭敷贴时按压穿刺点，并由下至上揭下；以穿刺点为中心，用 75%乙醇溶液和碘伏消毒皮肤及导管 3 遍，消毒范围大于敷贴面积；无张力覆盖透明敷贴。 （3）每次导管维护前，先确认导管的体外长度，测量双侧上臂围，并询问患者有无不适；抽回血确定导管位置后，再将回血注回静脉	● 若穿刺部位发生渗液、渗血，应及时更换敷料；若穿刺部位的敷料发生松动、污染，应立即更换
19. 封管处理 暂停输液，同静脉留置针输液法封管	
20. 再次输液 常规消毒肝素帽的橡胶塞，把排好气的输液针插入肝素帽内进行输液	
21. 拔管 （1）停止输液时，关闭调节器，揭开无菌透明敷贴，消毒穿刺点，将无菌纱布置于穿刺点上方，沿静脉走向轻柔拔出导管。 （2）拔出后立即按压穿刺点，局部覆盖无菌透明敷料	
22. 整理、记录 （1）协助患者取舒适卧位，整理床单元。 （2）清理用物，洗手，记录	● 记录拔管时间和患者的反应

【注意事项】

（1）严格执行查对制度，遵循无菌操作原则，以防感染及差错事故的发生。

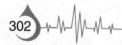

（2）穿刺点位置不可过高或过低，过高易损伤淋巴系统或神经系统，且上臂静脉瓣多；过低因血管相对较细，易导致回流受阻或导管与血管发生摩擦而出现并发症。

（3）置入导管时，速度不宜过快，若有阻力，不可强行置入，可将导管退出少许再行置入。

（4）置管后应密切观察穿刺局部皮肤有无红肿、疼痛等不适症状。如果出现异常，应及时测量臂围并与置管前臂围相比较，以判断肿胀情况，必要时行 B 超检查。

（5）出现疑似导管移位情况时，应再行 X 线检查，以确定导管尖端所处位置。禁止将导管体外部分移入体内。

输液泵的应用

（6）置管侧肢体应尽量避免被物品及躯体压迫；置管后，护士可指导患者进行适当的功能锻炼，以促进静脉回流，减轻水肿。

三、输液速度与时间的计算

每毫升溶液的滴数称为输液器的点滴系数。目前常用的静脉输液器的点滴系数有 10，15 和 20 三种，计算时以输液器外包装袋上标明的点滴系数为准。静脉点滴的速度和时间可按下列公式计算。

（1）已知输入液体总量与计划所用输液时间，计算每分钟滴数：

$$每分钟滴数（滴）= \frac{液体总量（mL）\times 点滴系数}{输液时间（min）}$$

例如，某患者需输液 1 800 mL，计划 10 h 输完，所用输液器点滴系数为 15，则每分钟滴数为

$$每分钟滴数（滴）= \frac{1\,800 \times 15}{10 \times 60} = 45（滴）$$

（2）已知每分钟滴数与输入液体总量，计算输液所需时间：

$$输液时间（h）= \frac{液体总量（mL）\times 点滴系数}{每分钟滴数 \times 60（min）}$$

例如，某患者需输液体 3 000 mL，每分钟滴数为 50 滴，所用输液器点滴系数为 20，则输液所需时间为

$$输液时间（h）= \frac{3\,000 \times 20}{50 \times 60} = 20（h）$$

四、常见的输液故障

（一）液体输入不畅

常见液体输入不畅的原因有以下几种：

（1）针头滑出血管外：液体注入皮下组织，表现为输液局部肿胀、疼痛。可拔出针头，更换针头后另选血管重新穿刺。

（2）针头斜面紧贴血管壁：输液局部无异常表现。可调整针头位置或适当变换肢体

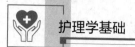

位置，直到点滴通畅为止。

（3）压力过低：常由输液瓶位置过低、肢体抬举过高或周围循环不良所致。可适当抬高输液瓶或放低肢体位置。

（4）针头阻塞：轻轻挤压靠近针头处的输液管，若感觉有阻力，松手又无回血，则表明针头已阻塞。可拔出针头，更换针头后重新选择静脉进行穿刺。

护理小贴士

切忌强行挤压导管或用溶液冲注针头，以免凝血块进入静脉造成栓塞。

（5）静脉痉挛：常由穿刺肢体在寒冷环境中暴露时间过长、输入液体温度过低引起。可在穿刺局部进行热敷、保暖，以缓解静脉痉挛。

（二）滴斗内液面过高

（1）滴斗侧壁有调节孔：先夹紧滴斗上端的输液管，再打开调节孔，待滴斗内液体降低至露出液面能见到点滴时，关闭调节孔，然后松开滴斗上端的输液管。

（2）滴斗侧壁无调节孔：可将输液瓶从输液架上取下，倾斜瓶身，使插入瓶内的针头露出液面（但需保持输液管点滴通畅），待溶液缓缓流下至滴斗露出液面时，再将输液瓶挂于输液架上继续输液。

（三）滴斗内液面过低

（1）滴斗侧壁有调节孔：夹住滴斗下端的输液管，打开调节孔，当滴斗内液面升高至适当水平时，关闭调节孔，然后松开滴斗下端的输液管。

（2）滴斗侧壁无调节孔：一手夹住滴斗下端的输液管，另一手挤压滴斗，迫使输液瓶内的液体流至滴斗内，当滴斗内液面升高至适当水平时，停止挤压，并松开滴斗下端的输液管。

（四）滴斗内液面自行下降

滴斗内液面自行下降，说明滴斗内留不住液体，可导致气体进入血管，输液无法进行。应检查滴斗上端输液管与滴斗的衔接处有无松动，滴斗有无漏气或裂隙，必要时更换输液器。

五、常见的输液反应

（一）发热反应

1.原因

发热反应较为常见，多由输入致热物质（致热原、细菌、游离的菌体蛋白、药物成分不纯等）引起。例如，输液瓶清洁灭菌不彻底，输入的溶液或药物制剂不纯、灭菌保存不良，输液器消毒不严或被污染，输液过程中未能严格执行无菌操作等，均可能引起发热反应。

2.临床表现

发热反应多发生在输液后数分钟至 1 h 的时间段，患者表现为发冷、寒战和发热。轻者体温 38 ℃左右，在停止输液后数小时内可自行恢复正常；严重者开始寒战，继之高热，体温可达 40 ℃或以上，并伴有头痛、恶心、呕吐、脉速等全身症状。

3．预防措施

严格遵守无菌操作规程；输液前认真检查药液的质量，输液器、注射器的包装、灭菌日期和有效期；合理用药，注意配伍禁忌。

4．护理措施

（1）轻者立即减慢滴速或停止输液，并通知医生；严重者立即停止输液，并保留剩余溶液、输液器和注射器进行检测，以查找导致发热反应的原因。

（2）对症处理，例如，对发冷寒战者给予保暖，对高热患者进行物理降温。

（3）严密观察生命体征的变化，并做好必要的记录。

（4）遵医嘱给予抗过敏药物或激素治疗。

（二）循环负荷过重（急性肺水肿）

1．原因

（1）输液速度过快，短时间内输入过多液体，使循环血量急剧增加，心脏负荷过重。

（2）患者原有心、肺、肾功能不良，例如，急性左心功能不全者更易发生急性肺水肿。

2．临床表现

患者突然出现呼吸困难、胸闷、咳嗽、咳粉红色泡沫样痰，严重时痰液可由口鼻涌出，听诊肺部布满湿啰音，心率快且节律不齐。

3．预防措施

输液过程中，应严格控制输液速度和输液量，密切观察患者的情况，尤其是年老体弱、婴幼儿及心肺功能不良的患者，更要特别慎重处理。

4．护理措施

（1）立即停止输液并通知医生，进行紧急处理。

（2）在病情允许的情况下，可协助患者取端坐位，双腿下垂，以减少下肢静脉回流，减轻心脏负担。

（3）给予高流量氧气吸入（一般为 6～8 L/min），以增高肺泡内氧分压，增加氧的弥散，改善低氧血症；同时在湿化瓶内放入 20%～30%的乙醇溶液，以减低肺泡内泡沫的表面张力，使泡沫破裂消散，改善气体交换状况，减轻缺氧症状。

（4）遵医嘱给予镇静剂，以及平喘、强心、利尿和扩血管药物，以舒张周围血管，加速体液排出，减少回心血量，减轻心脏负荷，缓解症状。

（5）必要时进行四肢轮扎。用止血带或血压计袖带给四肢适当加压，阻断四肢静脉血流（但确保动脉血流通畅）。每 5～10 min 轮流放松一侧肢体上的止血带。待症状缓解后，逐渐解除止血带。

（6）安慰患者，消除其紧张情绪。

（三）静脉炎

1．原因

（1）长期输注高浓度、刺激性较强及腐蚀性的药液。

（2）静脉内放置的留置管刺激性大或置管时间过长，引起局部静脉壁发生化学炎性反应。

（3）输液过程中未严格执行无菌操作，导致局部静脉感染。

2．临床表现

输液部位沿静脉走向出现条索状红线，局部组织发红、肿胀、灼热、疼痛，严重时伴有畏寒、发热等全身症状。

3．预防措施

（1）严格执行无菌操作，防止污染。

（2）选择粗大的静脉输入高渗溶液；对血管壁有刺激性的药物，应充分稀释后再使用，并减慢输液速度，防止药液溢出血管外。

（3）对长期输液者，应有计划地更换输液部位，以保护静脉。

（4）静脉内置管应选择无刺激性或刺激性小的导管，且留置时间不宜过久。

4．护理措施

（1）停止在发生静脉炎的血管上输液，抬高患肢并制动。

（2）局部用50%硫酸镁溶液或95%乙醇湿热敷，每日两次，每次20 min。

（3）超短波理疗，每日1次，每次15～20 min。

（4）将中药如意金黄散加醋调成糊状，局部外敷，每日两次，可清热、止痛、消肿。

（5）若合并感染，遵医嘱给予抗生素治疗。

（四）空气栓塞

1．原因

（1）输液管内空气未排尽，输液管连接不紧密或有裂缝。

（2）连续输液过程中，更换输液瓶后未排尽空气。

（3）未及时更换药液或拔针。

（4）拔除中心静脉留置导管时，对穿刺点封闭不严密。

2．临床表现

患者感到胸部异常不适或有胸骨后疼痛，随之出现呼吸困难和严重发绀，并伴有濒死感。听诊心前区可闻及响亮、持续的"水泡声"，心电图呈现心肌缺血和急性肺源性心脏病的改变。

3．预防措施

（1）输液前认真检查输液器的质量，并排尽输液管内的空气。

（2）输液过程中加强巡视，及时更换输液瓶或添加药物；输液完毕及时拔针；加压输液时，应有专人守护。

（3）拔除中心静脉导管时，必须严密封闭穿刺点。

4．护理措施

（1）立即停止输液，通知医生并配合抢救，置患者于左侧头低足高位。该体位在吸气时可增加胸内压力，减少空气进入静脉，同时可使肺动脉处于右心室的下部，利于气泡向上飘移至右心室尖部，避开肺动脉入口，如图11-3所示。这样，随着心脏的舒缩，较大的气泡会破碎成泡沫，分次小量进入肺动脉内，逐渐被吸收。

（2）给予高流量氧气吸入，提高患者的血氧浓度，纠正缺氧状态。

（3）有条件时可通过中心静脉导管抽出空气。

（4）严密观察患者的病情变化，若有异常，及时对症处理。

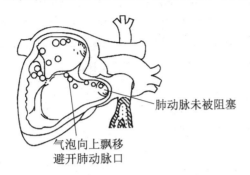

输液微粒污染

图 11-3　左侧头低足高位避免空气栓塞原理示意图

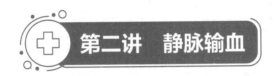

静脉输血是指将全血或成分血通过静脉输入体内的方法，是临床急救和治疗疾病的重要措施。

一、静脉输血的基本知识

（一）血液制品的种类

1. 全血

全血是指采集后除加入适量抗凝剂外，未做任何加工处理而保存备用的血液。全血制剂的成分与体内循环血液的成分基本一致，但随着保存期的延长，全血中的血小板及不稳定的凝血因子会逐渐失去生物学活性。全血分为新鲜血和库存血两类。

（1）新鲜血：指在 4 ℃环境下保存不超过 1 周的血液，主要适用于血液病患者。

（2）库存血：指在 4 ℃环境下保存 2～3 周的血液，主要适用于各种原因引起的大出血患者。由于保存时间延长，库存血血液中的钾离子含量增多，酸性增强，因此大量输注库存血时，要警惕高钾血症和酸中毒的发生。

2. 成分血

成分血是指将血液中的有效成分进行分离提纯，制成的较高浓度和纯度的制品。常用的成分血包括血细胞成分、血浆成分和血浆蛋白成分三大类。

（1）血细胞成分

血细胞成分包括红细胞、白细胞和血小板三类。其中，红细胞制剂是将离心的全血分离血浆后得到的制品，常见红细胞制剂的种类及来源、保存条件、适应证如表 11-6 所示。白细胞浓缩悬液为新鲜全血经离心后提取的白细胞，于 4 ℃环境下保存，48 h 内有效，适用于粒细胞缺乏伴严重感染的患者。血小板浓缩悬液为新鲜全血经离心后提取，于 22 ℃ 环境下保存，24 h 内有效，适用于血小板减少或功能障碍性出血的患者。

表 11-6　红细胞制剂常见种类及来源、保存条件、适应证

品名	来源	保存条件	适应证
浓缩红细胞	全血去除血浆后余下的部分。仍含有少量血浆，可直接输入，也可加入等渗盐水配成红细胞悬液使用	于 4 ℃ 环境下保存，根据采集全血时间的不同，有效期在 21～35 d	急性出血、慢性贫血和心肺功能不全的患者等
洗涤红细胞	红细胞经生理盐水洗涤 3 次后，再加入适量生理盐水制成	于 4 ℃ 环境下保存，24 h 内有效	器官移植手术后、免疫性溶血性贫血、肾功能不全、对血浆蛋白有过敏反应的贫血等
冷冻红细胞	借助于冷冻保护剂低温保存的红细胞	在含甘油媒介、-65 ℃ 条件下，可保存 3 年，解冻后 24 h 内输注	同洗涤红细胞
红细胞悬液	由提取血浆后的红细胞加入等量的红细胞保养液制成	保存条件同浓缩红细胞	战地急救及中小手术患者等

（2）血浆成分

血浆是指全血经分离后得到的液体部分，主要成分为血浆蛋白，不含血细胞，无凝集原。输用时无须行交叉配血试验，血型相容即可。可用于补充血容量、蛋白质和凝血因子。常用血浆制剂种类及来源、保存条件、适应证如表 11-7 所示。

表 11-7　血浆制剂常见种类及来源、保存条件、适应证

品名		来源	保存条件	适应证
新鲜液体血浆		采血后立即分离得到的血浆，含正常量的全部凝血因子	于 4 ℃ 环境下保存，24 h 内有效	凝血因子缺乏症的患者
冷冻血浆	新鲜冷冻血浆	将采集 6 h 内的全血离心分离出血浆，并迅速在-30 ℃ 的环境下冷冻。含有全部凝血因子	-18 ℃ 以下环境保存，1 年内有效	各种凝血因子缺乏症的患者
	普通冷冻血浆	全血在保质期内或超过有效期 5 d 内，经自然沉降或离心后分离出血浆，并迅速在-30 ℃ 的环境下冷冻。含有全部稳定的凝血因子，但与新鲜冷冻血浆相比，缺少不稳定的凝血因子（Ⅴ和Ⅷ）	-20 ℃ 以下环境保存，5 年内有效	除凝血因子 Ⅴ 和 Ⅷ 以外的凝血因子缺乏症的患者

续表

品名	来源	保存条件	适应证
冷沉淀	新鲜冷冻血浆在 4 ℃溶解时不溶的沉淀物	−20 ℃以下环境保存，1 年内有效	特定凝血因子缺乏引起的疾病，如血友病等

（3）血浆蛋白成分

血浆蛋白成分包括免疫球蛋白、白蛋白制剂及浓缩凝血因子。免疫球蛋白含有多种抗体，可增强机体免疫力；临床上常用的白蛋白制剂为 5%白蛋白制剂，可提高血浆胶体渗透压，增加血浆蛋白，适用于治疗营养不良性水肿、肝硬化或其他原因所致的低蛋白血症患者；浓缩凝血因子可用于治疗血友病及各种凝血因子缺乏症。

（二）静脉输血的目的

1．补充血容量

输血可以增加有效循环血量，改善心肌功能和全身血液循环；可以增加心输出量，提高血压，促进循环。

2．纠正贫血

输血可以增加红细胞和血红蛋白的含量，提高血液的携氧能力，改善组织器官的缺氧状况。

3．补充血小板和凝血因子

输血可以供给血小板和各种凝血因子，改善凝血功能，促进止血。

4．补充抗体和补体

输血可以输入抗体和补体，增强机体抵抗力，提高机体的抗感染能力。

5．补充血浆蛋白

输血可以增加蛋白质，改善营养状况，维持胶体渗透压，减轻组织渗出和水肿，保持有效循环血量。

（三）静脉输血的适应证与禁忌证

1．适应证

（1）出血：包括手术、创伤及各种原因引起的急性出血。成人一次出血量小于 500 mL 时，不需要输血；出血量大于 1 000 mL 时，应及时输血，补充血容量，预防和治疗休克。

（2）贫血和低蛋白血症：包括血液系统疾病引起的严重贫血、某些慢性消耗性疾病或严重烧伤导致的低蛋白血症等。

（3）严重感染：如细胞或体液免疫缺乏、感染性休克等。

（4）凝血功能障碍：包括各种出血性疾病导致的凝血功能异常，如血友病、血小板减少症等。

（5）其他：如一氧化碳中毒、苯酚等化学物质中毒等。

2．禁忌证

急性肺水肿、充血性心力衰竭、肺栓塞、恶性高血压、真性红细胞增多症、肾功能极度衰竭及对输血有变态反应者。

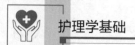

（四）静脉输血的原则

1. 提倡成分输血

成分输血是指用物理方法分离全血，制成各种有效成分（如红细胞、白细胞、血小板和血浆）较浓和较纯的制品进行输注的方法。成分输血能够有针对性地输给患者需要的血液成分，不仅可以一血多用，节约血源，还可减少输注体积，最大限度地避免不良输血反应的发生。

2. 输同型血

无论是输全血还是成分血，必须选用同型血输注。紧急情况下，无同型血时，可选用O型血输给患者。

3. 交叉配血相合方可进行输注

输血前必须进行交叉配血试验，输注全血、红细胞制剂、浓缩白细胞以及手工分离浓缩血小板时，要求交叉配血试验为阴性方可输注。此外，如果需要再次输血，必须重新做交叉配血试验，排除机体已产生抗体的情况。

（五）血型和交叉配血试验

1. 血型

血型一般是指红细胞膜上特异性抗原的类型，由于此类抗原能促成红细胞凝集，故又称凝集原。根据红细胞所含凝集原的不同，可将人的血型分为若干类型。临床上主要应用的是ABO血型系统和Rh血型系统。

（1）ABO血型系统

根据人的红细胞膜上所含凝集原（A、B两种类型）的不同，可将人的血液分为A、B、AB、O四种血型。另外，不同血型的血清中还会产生与凝集原相对应的抗体，这种抗体通常称为凝集素，分别有抗A和抗B两种凝集素，如表11-8所示。

表11-8　ABO血型系统

血型	红细胞内的抗原（凝集原）	血清中的抗体（凝集素）
A	A	抗B
B	B	抗A
AB	A、B	无
O	无	抗A+抗B

（2）Rh血型系统

人类红细胞除含有A、B抗原外，还含有C、c、D、d、E、e6种抗原，其中D抗原的抗原性最强。医学上通常将红细胞膜上含有D抗原者称为Rh阳性，红细胞膜上不含D抗原者称为Rh阴性。中国人99%为Rh阳性，Rh阴性者不足1%。

2. 交叉配血试验

为保证输血安全，输血前除了要做血型鉴定外，还必须做交叉配血试验。供血者和受血者的ABO血型系统相同者也不例外，其目的是检查两者之间有无不相容抗体。

（1）直接交叉配血试验：用受血者的血清和供血者的红细胞进行配合试验，检查受

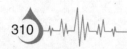

血者的血清中有无破坏供血者红细胞的抗体。

（2）间接交叉配血试验：用供血者的血清和受血者的红细胞进行配合试验，检查供血者的血清中有无破坏受血者红细胞的抗体。

直接交叉和间接交叉配血试验均没有凝集反应，即配血相容，才可以进行输血。

二、静脉输血法

目前，临床上均采用密闭式输血法，包括直接静脉输血法和间接静脉输血法。直接静脉输血法是指将供血者血液抽出后，立即输给患者的方法，适用于无库存血而患者又急需输血时，也适用于婴幼儿的少量输血；间接静脉输血法是将血液通过输血器输注给患者的方法，是临床上最常用的静脉输血方法。

（一）输血的评估

（1）评估患者的病情、治疗情况及既往输血史。

（2）评估患者的基础生命体征，并做好记录。

（3）应评估穿刺部位皮肤和血管的状况，根据患者的病情、年龄和输血量选用静脉。一般采用四肢浅静脉，急需输血时多采用肘部静脉，周围循环衰竭时可采用颈外静脉或锁骨下静脉。选择静脉时应避开破损、发红、硬结、皮疹等部位的血管。

（4）评估患者的心理状态及对静脉输血的接受程度。

（5）确认患者理解并同意接受输血，已签署输血治疗同意书。

（二）输血前的准备

1. 备血

根据医嘱认真核对输血申请单，抽取患者静脉血标本 2 mL，将血标本和输血申请单一起送往血库，做血型鉴定和交叉配血试验。

2. 取血

根据输血医嘱，凭取血单到血库取血，与发血者共同进行"三查八对"。"三查"是指查血液有效期、血液质量、输血装置是否完好。"八对"是指核对患者姓名、床号、住院号、血瓶（袋）号、血型、交叉配血试验结果、血液的种类和血量。经过上述核对无误后，护士在配血单上签名后方可取血。

3. 核对

从血库取回的血液应尽快输注，不得自行贮存。如为库存血，可在室温下放置 15～20 min 后再输注。输血前，由两人再次核对信息，确认无误后方可输血。

♥ **护理小贴士**

（1）采血时，禁止同时采集两个患者的血标本，以免发生混淆。

（2）检查血液质量时应注意确认：血袋完整，无破损或裂缝；保存的库存血一般可分为明显的两层，上层为浅黄色的血浆，下层为暗红色的红细胞，两者边界清楚，无红细胞溶解；血液无变色、浑浊，无血凝块、气泡或其他异常物质。

（3）取血后，勿剧烈振荡，以免红细胞大量破坏而造成溶血；勿加温血液，以免血浆蛋白凝固变性而引起反应。

（三）输血方法

【操作目的】

同"静脉输血的目的"。

【操作前准备】

（1）评估：同输血的评估。

（2）护士准备：着装整洁，修剪指甲，洗手，戴口罩。

（3）用物准备：基本同一次性静脉输液法，不同点是将输液器换为一次性输血器（滴管内有滤网，静脉穿刺针头为 9 号）或注射器，将输液溶液及药物换为血液制品（遵医嘱备），另根据输血的方法备生理盐水、抗凝剂、血压计袖带等。

（4）环境准备：安静、整洁、舒适、安全。

【操作步骤】

密闭式静脉输血的操作步骤如表 11-9 所示。

表 11-9　密闭式静脉输血的操作步骤

操作步骤	注意事项
▲ 间接输血法	
1. 核对、解释 携用物至患者床旁，核对患者的床号、姓名和腕带信息，向患者及其家属解释密闭式静脉输血的目的、方法、注意事项及配合要点	
2. 建立静脉通道 采用一次性输血器，按一次性静脉输液法进行操作。穿刺成功后，先输入少量生理盐水，待滴注通畅后，再开始输血	
3. 输入血液 （1）再次按照医嘱，两人进行"三查八对"。 （2）将血袋内的血液以手腕旋转的方式轻轻摇匀。 （3）常规消毒血袋开口处的胶塞（管），将输血器针头从生理盐水瓶塞上拔下，插入上述已消毒部位，缓慢将血袋倒挂于输液架上。 （4）打开调节器，开始输血。 （5）控制和调节滴速，开始时速度宜慢；观察 15 min，如果患者无不良反应，根据病情及年龄调节滴速	● 避免剧烈震荡，以防止红细胞破裂。 ● 开始时速度不超过 20 滴/min；一般成人输血速度为 40～60 滴/min，儿童酌情减速，年老体弱，严重贫血、心衰的患者等，速度宜慢
4. 再次核对 核对"八对"内容	

续表

操作步骤	注意事项
5．整理、记录 　（1）取出治疗巾、止血带及小垫枕，整理床单元，协助患者取舒适卧位。 　（2）清理用物，洗手，记录	● 在输血记录卡上记录输血的时间、血液的种类、血量、血型、血袋号、滴速、患者的反应等，并签全名
6．健康教育 　对患者及其家属进行输血知识的健康教育，说明有关注意事项，并将呼叫器置于易取处	● 输血过程中加强巡视，严密观察患者的情况，注意有无输血反应并及时处理
7．连续输血的处理 　如果需要输入两袋及以上的血液，应在上一袋血液输完后，输入少量生理盐水加以间隔，然后再按与第一袋血液相同的方法连接血袋继续输血	
8．输血毕处理 　（1）输血完毕，再继续滴入少量生理盐水，尽可能将输血器内的血液全部输入体内。 　（2）轻揭输液贴（或胶布），关闭调节器，迅速拔针后按压至无出血。 　（3）正确处理用物，洗手并做好输血记录	● 记录输血的时间、血液的种类、血量、血型、血袋号、滴速、患者的反应等
▲ 直接输血法	
1．准备卧位 　请供血者和患者分别卧于相邻的两张床上，露出一侧手臂	
2．核对 　认真核对供血者和患者的姓名、血型、交叉配血试验结果	
3．抽取抗凝剂 　用备好的注射器抽取一定量的抗凝剂（一般 50 mL 血中加入 3.8%枸橼酸钠溶液 5 mL）	

续表

操作步骤	注意事项
4. 抽、输血液 （1）将血压计袖带缠绕于供血者上臂并充气，压力维持在 13.3 kPa（100 mmHg）左右，使静脉充盈。 （2）选择穿刺静脉，常规消毒皮肤，待干。 （3）用加入抗凝剂的注射器抽取供血者的血液，然后立即行静脉注射，将抽出的血液输注给患者	● 一般选用粗大静脉，常用肘正中静脉。 ● 操作时要 3 个人配合，一人抽血，一人传递，另一人将抽出的血液输给受血者，如此连续进行。 ● 从供血者血管内抽血时，不可过急、过快，注意观察其面色、血压等变化，并随时询问有无不适；为患者输入血液时不可过快，并随时观察患者的反应。 ● 如果为连续抽血，不必拔出针头，只需更换注射器；抽血间期应放松袖带，并用手指压迫穿刺部位前端静脉，以减少出血
5. 输血毕处理 （1）输血完毕，拔出针头，用无菌纱布块按压至无出血。 （2）协助患者取舒适卧位，整理床单元。 （3）清理用物，洗手，记录	● 记录输血的时间、血量、血型、有无输血反应等

【注意事项】

（1）在取血和输血过程中，严格执行无菌操作及查对制度。输血前必须经两人认真进行"三查八对"，确认无误后方可输入。

（2）血液内不可加入其他药物和高渗性或低渗性溶液，以防血液凝集或溶血。

（3）输血过程中密切观察输血部位有无异常，保持输血通畅，1 个单位的全血或成分血应在 4 h 内输完。

（4）输血过程中应加强巡视，密切观察有无输血反应的出现，并及时询问患者有无不适；一旦出现异常情况，应立即停止输血，配合医生紧急处理，并保留剩余血液以备送检查找原因。

（5）输完的血袋送回血库保留24 h，以备出现输血反应时查找原因。

（6）成分输血时，由于一次输入多个供血者的成分血，故在输血前还应根据医嘱给患者服用抗过敏药物，以减少过敏反应的发生。

（7）成分输血时，应全程守护在患者身边进行严密监护，不能擅自离开患者，以确保输血安全。

自体输血

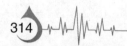

（8）如果患者需同时输成分血和全血，则应先输成分血，后输全血，以保证成分血能发挥最好的效果。

 集思广"议"

患者赵某，男，36岁，因发生车祸而急诊入院，送治途中大量失血，需立即输血。护士张某接到医嘱，需给赵某输A型血2个单位。同时，科室另一位护士李某接到医嘱，需要给另一位患者石某输B型血2个单位。取血后，护士李某因突然腹痛，求助护士张某帮其完成石某的输血。护士张某碍于两人的关系答应了李某。在操作过程中，护士张某将患者赵某和石某的输血袋挂错了位置。输血8 min后，两名患者均发生了一系列的输血反应。

以小组为单位，分析以上案例发生的原因，并说一说你得到了哪些启示。

三、常见的输血反应

（一）发热反应

发热反应是输血过程中最常见的输血反应。

1. 原因

（1）免疫反应：多次输血后，受血者血液中产生白细胞抗体或血小板抗体。当再次输血时，发生抗原抗体反应而引起发热反应。

（2）细菌污染：输血过程中，操作者违反无菌操作原则，造成血液或血液制品等被污染，早期或轻症细菌污染可仅表现为发热。

（3）输入致热原：如血液、保养液、血袋或输血器等被致热原污染，导致致热原进入血液，输血后发生发热反应。

（4）溶血：详见"溶血反应"。

2. 临床表现

发热反应可发生在输血过程中或输血后1～2 h内，患者先有发冷、寒战，继之出现高热，体温可达 38～41 ℃，可伴有皮肤潮红、头痛、恶心、呕吐、心悸等全身症状，严重者可出现呼吸困难、血压下降、抽搐，甚至昏迷。

3. 预防措施

（1）严格执行无菌操作原则，严格管理血液保养液和输血用具，有效预防细菌污染和致热原污染。

（2）对于多次接受输血的患者，应输注不含白细胞和血小板的成分血。

（3）对溶血反应引起的发热，预防措施详见"溶血反应"。

4. 护理措施

（1）发热反应出现后，应首先分析可能的病因。

（2）对于反应轻者，可减慢输血速度，一般症状可自行缓解；对于反应严重者，应立即停止输血，维持静脉通道，严密观察患者的生命体征变化，同时及时通知医生。

（3）给予对症处理。例如，对畏寒与寒战者，注意保暖，或加盖衣被；对高热者，

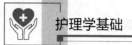

给予物理降温，必要时遵医嘱给予解热镇痛药和抗过敏药。

（4）将输血器、剩余血连同血袋一并送检，以查明原因。

（二）过敏反应

1. 原因

（1）患者是过敏体质，对输入血液中的某些成分易发生过敏反应。

（2）多次接受输血的患者，体内已产生过敏性抗体，当再次输血时，抗原抗体相互作用而发生过敏反应。

（3）输入血液中含有致敏物质，例如，供血者在采血前服用过易致敏的药物或食物等。

（4）供血者血液中的变态反应性抗体随血液输入患者体内，一旦与相应的抗原作用就会发生过敏反应。

2. 临床表现

过敏反应多发生在输血后期或输血即将结束时，反应程度轻重不一。

（1）轻度反应：表现为皮肤瘙痒、荨麻疹；也可表现为轻度血管神经性水肿，多见于颜面部，表现为眼睑、口唇等水肿。

（2）中度反应：可发生喉头水肿而致呼吸困难、支气管痉挛和胸痛，两肺听诊可闻及哮鸣音。

（3）重度反应：表现为过敏性休克，甚至昏迷、死亡。

3. 预防措施

（1）选用无过敏史的供血者。

（2）供血者在采血前 4 h 内不宜食用高蛋白质、高脂肪食物，宜进食少量清淡的食物或饮糖水，且不宜服用易致敏的药物。

（3）对有过敏史的患者，在输血前遵医嘱给予抗过敏药物。

4. 护理措施

（1）患者出现轻度过敏反应时，减慢输血速度，给予抗过敏药物，继续密切观察；患者出现中、重度过敏反应时，立即停止输血并通知医生，遵医嘱给予药物治疗，如皮下注射 0.1% 肾上腺素 0.5～1 mL，或静脉滴注糖皮质激素；合并呼吸困难者给予氧气吸入，严重喉头水肿者协助医生行气管切开；对于循环衰竭者，应进行抗休克治疗，必要时进行心肺复苏。

（2）严密观察患者病情与生命体征的变化。

（3）保留余血与输血装置一同送检，以便查明原因。

（三）溶血反应

溶血反应是指输入血中的红细胞或受血者的红细胞发生异常破坏或溶解，从而引起一系列临床症状，是输血反应中最严重的一种。

1. 急性/速发型溶血反应

急性/速发型溶血反应常发生在输血过程中、输血后即刻、或输血后 24 h 内。

（1）原因

急性/速发型溶血反应多为血管内溶血，最常见于 ABO 血型不相容输血，反应发生快，输入 10～15 mL 血液即可出现症状，后果严重。此外，也可见于变质血输血，即输血前红细胞即被破坏、溶解，可由血液贮存过久、保存温度过高、血液被剧烈震荡或被细菌污染、血液内加入高渗或低渗溶液或影响 pH 的药物等导致。

（2）临床表现

- **第一阶段**：受血者血浆中的凝集素和输入血中红细胞的凝集原发生凝集反应，使红细胞凝集成团，阻塞部分小血管。患者出现头部胀痛、面色潮红、四肢麻木、腰背部剧烈疼痛、恶心、呕吐等症状。
- **第二阶段**：凝集的红细胞溶解后，大量血红蛋白释放入血浆，受血者出现黄疸、血红蛋白尿，并伴有寒战、高热、血压下降、呼吸困难、发绀等。
- **第三阶段**：大量血红蛋白从血浆进入肾小管，在肾脏的酸性环境中形成结晶体，阻塞肾小管。又因为抗原、抗体的相互作用，可引起肾小管内皮缺血、缺氧而坏死脱落，进一步加重肾小管阻塞，故可导致少尿或无尿、急性肾衰竭，甚至死亡。

（3）预防措施

输血前严格执行查对制度，遵守操作规程，认真做好血型鉴定和交叉配血试验；严格执行血液采集、保存制度，防止血液变质。

（4）护理措施

- 当怀疑有溶血反应时，应立即停止输血，并通知医生紧急处理。
- 核对受血者、供血者的姓名和血型，并抽取患者抗凝血和不抗凝血标本各一份，连同剩余血液一起送检，以查明溶血原因。
- 给予氧气吸入，建立静脉通道，遵医嘱给予升压药或其他药物治疗。
- 遵医嘱注射利多卡因，行双侧腰部封闭，并用热水袋热敷双侧肾区，以解除肾血管痉挛，改善肾脏血液循环，保护肾脏。
- 遵医嘱静脉滴注 5%碳酸氢钠溶液，以碱化尿液，促使血红蛋白结晶溶解，防止肾小管阻塞。
- 严密观察患者生命体征和尿量的变化，对尿少、尿闭者，按急性肾功能衰竭处理，及时通知医生。
- 若患者出现休克，根据医嘱进行抗休克治疗。

2. 慢性/迟发型溶血反应

慢性/迟发型溶血反应常发生在输血结束后 24 h 至 28 d。

（1）原因：患者输血后体内产生针对红细胞血型抗原的意外抗体；当再次输血时，体内意外抗体可破坏输入的不相容红细胞而引起溶血反应，多为血管外溶血，最常见于 Rh 血型不相容输血。

（2）临床表现：原因不明的发热、黄疸、血红蛋白下降以及血胆红素升高。多数情况下症状轻微，但严重者也可致命。

（3）预防措施：坚持每次输血前做严格的免疫学检查和 Rh D 抗原鉴定。

（4）护理措施：轻者对症处理，重者按急性/速发型溶血反应处理。

（四）与大量输血有关的反应

大量输血一般是指 24 h 内输入相当于或大于患者循环血量的血液。

1. 循环负荷过重

循环负荷过重的原因、临床表现、预防及护理措施，与静脉输液引起的循环负荷过重相同。

2. 出血倾向

（1）原因：库存血中的血小板和凝血因子破坏较多；输入过多的枸橼酸钠，引起凝血障碍。

（2）临床表现：患者皮肤、黏膜出现瘀点或瘀斑，穿刺部位、手术切口、伤口处等渗血，牙龈出血，严重者出现血尿。

（3）预防措施：当输入大量库存血时，应间隔输入新鲜血液。

（4）护理措施：密切观察患者有无出血现象，根据凝血因子的缺乏情况补充相应成分。

3. 枸橼酸钠中毒

（1）原因：大量输血使大量枸橼酸钠进入体内，如果患者肝功能异常，枸橼酸钠不能完全氧化和排出，与血中游离钙结合，使血钙浓度降低。

（2）临床表现：患者出现手足抽搐、颜面部麻木、血压下降、心率缓慢甚至心搏骤停。

（3）预防措施：在输入库存血 1 000 mL 时，遵医嘱静脉注射 10%葡萄糖酸钙 10 mL 或氯化钙 10 mL，以补充钙离子，防止血钙浓度过低。

（4）护理措施：严密观察患者的病情变化及输血后的反应，遵医嘱使用钙剂。

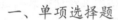

项目学习效果测试

一、单项选择题

1. 对纠正体内电解质失调有显著效果的溶液是（   ）。

    A. 浓缩白蛋白   B. 右旋糖酐

    C. 血浆   D. 0.9%氯化钠溶液

    E. 全血

2. 对维持血浆胶体渗透压和增加血容量有显著效果的溶液是（   ）。

    A. 5%葡萄糖溶液   B. 10%葡萄糖溶液

    C. 0.9%氯化钠溶液   D. 复方氯化钠溶液

    E. 中分子右旋糖酐

3. 静脉输入 5%碳酸氢钠溶液的目的是（   ）。

    A. 扩充血容量   B. 供给电解质

    C. 维持胶体渗透压   D. 调节酸碱平衡

    E. 改善微循环

4．下列选项中，属于晶体溶液的是（　　　）。

    A．浓缩白蛋白　　　B．甘露醇　　　　　C．代血浆　　　　　D．脂肪乳

    E．右旋糖酐

5．一脑水肿患者静脉滴注 20%甘露醇 500 mL，要求在 50 min 内滴完（点滴系数为 15），则应为其调节输液速度为（　　　）。

    A．100 滴/min　　B．120 滴/min　　　C．150 滴/min　　　D．170 滴/min

    E．180 滴/min

6．一患者行静脉输液治疗时，滴斗内液面自行下降，原因可能是（　　　）。

    A．室温低　　　　　　　　　　　　B．压力过大

    C．输液速度过快　　　　　　　　　D．患者肢体位置不当

    E．滴斗漏气或有裂缝

7．输液时，若液体滴入不畅，局部肿胀，检查无回血，此时应（　　　）。

    A．改变针头方向　　　　　　　　　B．更换针头重新穿刺

    C．抬高输液瓶位置　　　　　　　　D．局部热敷

    E．用注射器推注

8．输液时发生静脉痉挛致滴注不畅时应（　　　）。

    A．减慢输液速度　　　　　　　　　B．适当更换肢体位置

    C．局部热敷　　　　　　　　　　　D．降低输液瓶位置

    E．加压输液

9．输液中患者发生肺水肿给予吸氧时，用 20%～30%的乙醇湿化的目的是（　　　）。

    A．使患者呼吸道湿润　　　　　　　B．使痰液稀薄，易咳出

    C．消毒吸入的氧气　　　　　　　　D．降低肺泡表面张力

    E．降低肺泡内泡沫的表面张力

10．输血前后及输注两袋血之间应输入的溶液是（　　　）。

    A．0.9%氯化钠溶液　　　　　　　　B．复方氯化钠溶液

    C．5%葡萄糖溶液　　　　　　　　　D．5%葡萄糖盐水

    E．碳酸氢钠等渗盐水

11．输血时应注意输血速度，开始时速度宜慢，不宜超过（　　　）。

    A．10 滴/min　　B．15 滴/min　　　C．20 滴/min　　　D．25 滴/min

    E．30 滴/min

12．患者大量输入库存血后容易发生（　　　）。

    A．低钙血症　　　B．高钙血症　　　C．低钾血症　　　D．高钾血症

    E．高钠血症

13．慢性贫血和心肺功能不全患者可输入的成分血是（　　　）。

    A．浓缩红细胞　　B．洗涤红细胞　　C．悬浮红细胞　　　D．冷冻红细胞

    E．血小板浓缩悬液

14．下列关于输血前准备工作的描述，错误的是（　　　）。

    A．血液从血库取出后，勿剧烈震荡

    B．需做血型鉴定和交叉配血试验

C. 需由两人进行"三查七对"

D. 血液自冰箱取出后不能加温

E. 输血前先静脉滴入 0.9%氯化钠溶液

15. 输血时发生过敏反应的临床表现是（　　）。

A. 手足抽搐 　　　　　　　　B. 寒战、发热

C. 四肢麻木、腰背痛 　　　　D. 咳粉红色泡沫痰

E. 皮肤瘙痒、荨麻疹，眼睑、口唇水肿

二、案例分析题

1. 患者，男，70 岁，因慢性阻塞性肺气肿住院治疗。今早 9 点起开始静脉输入 5%葡萄糖溶液 500 mL 及 0.9%氯化钠溶液 500 mL，滴速为 70 滴/min。10 点钟左右，护士巡视时，发现患者咳嗽、咳粉红色泡沫样痰，呼吸急促，大汗淋漓。

请分析：

（1）根据患者的临床表现，此患者可能出现了哪种情况？

（2）护士应立即采取哪些措施？

2. 患者，男，36 岁，因车祸导致内脏破裂大出血而拟行急诊手术治疗。去手术室之前，护士遵医嘱迅速为患者建立了一个静脉通道并行输血治疗。因时间紧迫，护士从血库取回血后，为了尽早将血输给患者，便将血袋放在热水中提温，5 min 后便给患者输入。输血 10 min 后，患者感到头部胀痛，并出现恶心、呕吐、腰背部剧痛。

请分析：

（1）此患者最可能出现了什么反应？

（2）此反应产生的原因最可能是什么？

（3）此时，护士应如何处理？

 项目综合实践

背景

临床输液和输血是治疗疾病、挽救生命的重要措施。但水可载舟，亦可覆舟，倘若没有正确为患者输液和输血，则可埋下祸患，使患者的健康受到损害，甚至导致患者死亡。近年来，临床输液和输血的安全性越来越被人们所重视，全国每年因输液和输血引起的医疗纠纷时有发生，这不仅为患者及其家属带来极大的痛苦，也为医务人员带来了医疗纠纷，阻碍医疗单位的正常运作。

护士是输液和输血治疗过程的重要执行者，必须严格执行临床输液和输血管理制度及技术规范，避免护理差错及医疗事故发生，保障患者的生命安全。

任务

为切实提高自身安全输液和输血意识，请查阅相关资料，汇总近几年医院发生过的输液和输血事故，结合本项目所学知识，分析各事故发生的原因，并写一份心得体会。

项目学习成果评价

考核内容	评价标准	分值	评价得分		
			自评	互评	师评
知识考核	熟悉静脉输液的目的、常用的溶液及其作用，以及常用的输液部位	10			
	明确常用的静脉输液类型，以及输液速度和时间的计算方法	10			
	明确常见输液反应的原因、临床表现、预防和护理措施	10			
	熟悉静脉输血的目的、原则、适应证与禁忌证，各血液制品的特点和适应证，以及血型和交叉配血试验的相关知识	10			
	明确静脉输血前评估与准备的内容	10			
	明确常见输血反应的原因、临床表现、预防和护理措施	10			
技能考核	能正确判断与处理常见的输液、输血故障	10			
	能正确实施一次性静脉输液法和间接静脉输血法	10			
	能正确判断与处理常见的输液反应和输血反应，并进行相应护理	10			
素质考核	各项护理操作熟练、准确、流畅，做到严格查对、方法正确、步骤完整，并能正确应对护理操作过程中出现的突发和意外情况	10			
总评	自评×20%+互评×20%+师评×60%				
自我评价					
教师评价					

项目十二

冷、热疗法

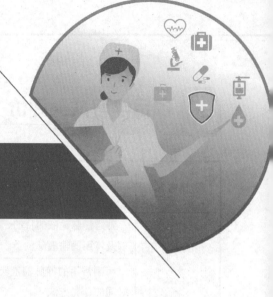

项目导入

　　患者，男，20岁，在打篮球过程中由于用力不当不慎扭伤脚踝，导致局部组织肿胀、疼痛明显。

请思考：

（1）此患者应该冷敷还是热敷？

（2）为什么实施此措施？此措施适用于扭伤后多少小时内？

第一讲　冷、热疗法的基本知识

一、冷、热疗法的概念

冷、热疗法是指以低于或高于人体温度的物质作用于机体表面，通过神经传导引起皮肤和内脏器官血管收缩或舒张，从而改变机体各系统的体液循环和新陈代谢，达到治疗和护理的目的的方法。冷、热疗法是临床常用的辅助物理治疗方法，对炎症、疼痛、出血或充血、降温或保暖等有一定的治疗效果。

二、冷、热疗法的效应

（一）生理效应

冷、热疗法的应用可使机体产生一系列的生理反应。应用热疗法时，机体的基础代谢率增加，体温升高；局部血管扩张，血流量增加，血液循环速度加快；微血管的通透性增加；白细胞的数量和活动度增加；肌肉组织和结缔组织的伸展性增强，柔韧性增加；关节腔滑液的黏稠度降低；神经传导速度加快。而应用冷疗法时，机体的生理反应与应用热疗法时相反。

（二）继发效应

冷疗或热疗超过一定的时间，产生与生理效应相反作用的现象，称为继发效应。例如，冷疗法可使血管收缩，但持续冷疗 30～60 min 后，血管反而扩张；热疗法可使血管扩张，但持续热疗 30～45 min 后，血管反而收缩。这是机体为了避免长时间受冷或受热造成组织损伤而产生的防御作用。因此，使用冷、热疗法的时间一般以 20～30 min 为宜，如需反复使用，中间需间隔 1 h，让组织有一个复原的过程，以防继发效应的产生。

三、影响冷、热疗法的因素

（一）方式

冷、热疗法的方式有干法和湿法两种，方式不同，效果也不同。一般来说，在同样的温度条件下，湿冷法、湿热法的效果要优于干冷法、干热法，这是由于水的传导能力比空气强。在临床应用中，应根据患者的具体情况和治疗要求选择适当的方法。需要注意的是，湿热法的温度应比干热法的温度低一些，而湿冷法的温度应比干冷法高一些，以防患者热疗或冷疗部位发生烫伤或冻伤。

（二）面积

冷、热疗法的效果与应用面积的大小成正相关。机体表面积越大，冷、热疗法的效果越强；反之，则越弱。

护理小贴士

　　需要注意的是，应用面积越大，患者的耐受性越差，且易引起全身不良反应。因此，在为患者应用大面积的冷、热疗法时，应密切观察患者的局部和全身反应，以保证治疗安全、有效。

（三）时间

　　在一定的治疗时间内，冷、热疗法的效应会随着时间的延长而增强。但应用时间过长，则会产生继发效应而抵消原有治疗效果，甚至会引起不良反应，如疼痛、麻木、冻伤或烫伤等。

（四）温度

　　冷、热疗法的应用温度与机体体表温度相差越大，机体对冷、热刺激的反应越强；反之，则越弱。此外，冷、热疗法的效应也受环境温度的影响。例如，室温低于身体温度时应用冷疗法，散热作用增强，冷效应增强；而当室温高于或等于身体温度时应用冷疗法，则散热作用减弱，冷效应减弱。

（五）部位

　　（1）作用部位的深度会影响冷、热疗法的效果。例如，皮肤浅层的冷觉感受器较温觉感受器浅表且数量多，故浅层皮肤对冷较敏感。

　　（2）作用部位的厚度会影响冷、热疗法的效果。例如，面颊皮肤较薄，对冷、热刺激的敏感性强，冷、热疗法对此处效果较好；而足底、手心的皮肤较厚，对冷、热刺激的耐受力强，冷、热疗法对此处效果较差。

　　（3）血液循环情况也会影响冷、热疗法的效果。血液循环良好的部位，冷、热疗法的效果较好。因此，临床上为高热患者行物理降温时，一般将冰袋、冰囊等放置在颈部、腋下、腹股沟等体表大血管流经处，以增加散热效果。

（六）个体差异

　　因不同机体的生理状态（如局部皮肤对冷和热的耐受力、神经系统对冷和热刺激的调节功能等）、精神状态、性别、年龄等均有所差异，所以对不同个体使用同一强度的温度刺激，会产生不同的效应。例如，婴幼儿的体温调节中枢发育不完善，对冷、热刺激的反应较强烈；而老年人的感觉功能减退或消失，对冷、热刺激的反应就较为迟钝。

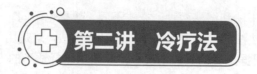

第二讲　冷疗法

一、冷疗法的作用

（一）减轻局部出血或充血

　　冷疗法可使血流减慢、血液黏稠度增加，从而促进血液凝固而控制出血；还可使毛细血管收缩，降低血管的通透性，减轻局部组织充血。因此，冷疗法适用于鼻出血、扁桃体摘除术后和局部软组织损伤初期。

（二）减轻局部组织肿胀和疼痛

冷疗法可使局部血管收缩，毛细血管的通透性降低、渗出减少，从而减轻由局部组织肿胀压迫神经末梢引起的疼痛；还可抑制组织细胞的活力，减慢神经冲动的传导，降低神经末梢的敏感性，从而减轻疼痛。因此，冷疗法适用于急性损伤初期、牙痛、烫伤等。

（三）控制炎症扩散

冷疗法可使局部血管收缩，血流减少，细胞的新陈代谢和细菌的活力降低，从而限制炎症扩散。因此，冷疗法适用于炎症早期。

（四）降低体温

冷疗法可通过传导与蒸发作用使机体散热，从而降低体温；头部冷疗可降低脑细胞的代谢，减少其耗氧量，从而提高脑组织对缺氧的耐受性，减少脑细胞的损伤。因此，冷疗法还适用于高热、中暑、脑外伤等。

二、冷疗法的禁忌证

（一）局部血液循环障碍

局部血液循环不良的患者采用冷疗法，可加重血液循环障碍，导致局部组织缺血、缺氧而发生变性坏死。因此，休克、周围血管病变、水肿、动脉硬化、神经病变患者等应禁止使用冷疗法。

（二）组织损伤、破裂或开放性伤口

冷疗法可致血液循环不良，加重组织损伤，影响伤口愈合。因此，有组织损伤、破裂或开放性伤口者禁止使用冷疗法。

（三）慢性炎症或深部化脓病灶

冷疗法可使局部血管收缩，血液循环速度减慢，血流量减少，妨碍炎症的吸收和消散。因此，有慢性炎症或深部化脓病灶者禁止使用冷疗法。

（四）其他

对冷过敏者使用冷疗法可出现过敏症状，如荨麻疹等；昏迷、感觉异常、年老体弱者等因末梢神经的感知觉功能降低，使用冷疗法不当可导致冻伤。因此，有上述情况者应慎用此法。

护理智库

冷疗的禁忌部位

（1）枕后、耳郭、阴囊处：皮肤较薄，对冷敏感，易引起冻伤。
（2）心前区：易引起反射性心率减慢、心律不齐。
（3）腹部：易引起腹痛、腹泻。
（4）足底：易导致反射性末梢血管收缩，影响散热，或引起一过性冠状动脉收缩。

三、冷疗的方法

根据冷疗的方式及应用面积，可将冷疗法分为局部冷疗法和全身冷疗法。局部冷疗法包括冰袋（或冰囊）冷疗法、冰帽（或冰槽）冷疗法、冷湿敷等；全身冷疗法包括温水擦浴、乙醇擦浴等。

（一）局部冷疗法

1. 冰袋（或冰囊）冷疗法

【操作目的】

镇痛、消炎、止血、降温。

【操作前准备】

（1）评估：患者的年龄、病情、意识、体温、治疗情况、局部皮肤状况、活动能力、心理状态及合作程度。

（2）护士准备：着装整洁，修剪指甲，洗手，戴口罩。

（3）用物准备：冰袋（或冰囊，见图 12-1）及布套、毛巾、适量冰块。如果用大冰块，还应备帆布袋、木槌、盆、冷水、勺子等。

（4）环境准备：整洁、安静、舒适，无对流风。

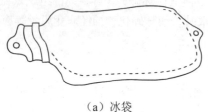
（a）冰袋

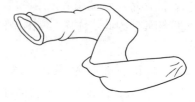
（b）冰囊

图 12-1　冰袋和冰囊

【操作步骤】

冰袋（或冰囊）冷疗法的操作步骤如表 12-1 所示。

表 12-1　冰袋（或冰囊）冷疗法的操作步骤

操作步骤	注意事项
1. 准备冰袋（或冰囊） （1）使用大冰块时，先在治疗准备室内将冰块装入帆布袋内，用木槌敲成核桃大小，然后倒入盆中，用冷水冲去冰块的棱角。 （2）用勺子将小冰块装入冰袋（或冰囊）至 1/2～2/3 满，排气后扎紧袋口，用毛巾擦干冰袋（或冰囊）外水迹。 （3）将冰袋（或冰囊）倒置，检查不漏水后套上布套	

续表

操作步骤	注意事项
2．核对、解释 　携用物至患者床旁，核对患者的床号、姓名和腕带信息，向患者及其家属解释使用冰袋（或冰囊）的目的、方法、注意事项及配合要点	
3．放置冰袋（或冰囊） 　（1）为高热患者降温时，冰袋可置于前额（见图 12-2）、头顶部或体表大血管经过处，如颈部两侧、腋窝、腹股沟等处；鼻出血者可将冰囊置于鼻部；扁桃体摘除术后的患者，可将冰囊置于其颈前颌下，如图 12-3 所示。 　（2）放置时间不超过 30 min	● 放于前额时，为减轻局部压力，应将冰袋悬挂在支架上，但要保证冰袋与前额皮肤接触，如图 12-2 所示。 ● 冰块融化后应及时更换，以保证疗效。 ● 用于高热降温时，冰袋使用 30 min 后需复测体温
4．密切观察 　注意观察患者皮肤的颜色、患者的反应及冰袋（或冰囊）有无异常，并及时倾听患者的主诉	● 一旦发现局部皮肤发紫或患者自诉有麻木感，应立即停止使用冰袋（或冰囊），防止冻伤
5．操作后处理 　（1）用毕，撤掉冰袋（或冰囊），协助患者取舒适卧位，整理床单元。 　（2）将冰袋（或冰囊）内的冰水倒净，倒挂晾干，向袋内吹入少量空气后夹紧袋口，存放于阴凉处备用；布套洗净后晾干、备用。 　（3）整理其他用物，清洁后放回原处备用。 　（4）洗手，记录	● 记录冷疗的部位、时间和效果，局部皮肤的情况及患者的反应等

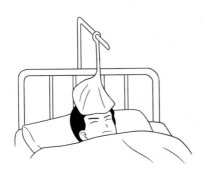

图 12-2　冰袋的使用方法

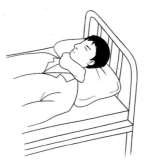

图 12-3　冰囊颈部冷敷

【注意事项】

（1）冰袋（或冰囊）不宜过大，以免影响血液循环。

（2）冷疗过程中应随时观察并检查冰袋有无漏水。冰块完全融化时，应及时更换，并保持布袋的干燥。

（3）正确把握冷疗时间，最长不超过 30 min，以防发生继发效应。若需长时间使用冷疗，应间隔 1 h 后再使用。

（4）注意观察患者冷疗部位皮肤的变化情况，如果出现皮肤苍白、青紫或患者主诉有麻木感等情况，应立即停止冷疗并给予相应处理。

2. 冰帽（或冰槽）冷疗法

【操作目的】

降低头部温度，预防脑水肿。

【操作前准备】

（1）评估：患者的年龄、病情、意识、头部状况、活动能力、心理状态及合作程度。

（2）护士准备：着装整洁，修剪指甲，洗手，戴口罩。

（3）用物准备（以冰帽为例）：治疗盘内备冰帽（见图 12-4）、木槌、海绵垫、治疗巾、肛表和帆布袋；治疗盘外备冰块、盆、冷水、勺子、橡胶单、中单、小枕和水桶。

（4）环境准备：整洁、安静、舒适，无对流风。

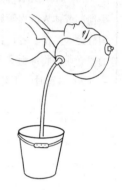

图 12-4 冰帽

【操作步骤】

冰帽（或冰槽）冷疗法的操作步骤如表 12-2 所示。

表 12-2 冰帽（或冰槽）冷疗法的操作步骤

操作步骤	注意事项
1. 准备冰帽 同冰袋（或冰囊）冷疗法	
2. 核对、解释 携用物至患者床旁，核对患者的床号、姓名和腕带信息，向患者及其家属解释使用冰帽的目的、方法、注意事项及配合要点	
3. 铺单、铺巾 去枕，铺橡胶单和中单于患者头下；铺治疗巾于冰帽内	
4. 放置冰帽 将患者的头置于冰帽内，在患者的后颈部和双耳外侧垫海绵垫，将小枕垫于患者肩下，排水管置于水桶中（使用冰槽者，将头置于冰槽内，双耳道塞入未脱脂棉球，双眼用凡士林纱布遮盖，后颈部和双耳外侧垫海绵垫，将排水管置于水桶中）	

操作步骤	注意事项
5．密切观察 （1）每30 min 测量一次体温，保持肛温在33 ℃左右。 （2）及时更换或添加冰块，注意观察患者皮肤的颜色，测量患者的心率，检查冰帽有无异常等	● 肛温不宜低于30 ℃，以防心室颤动等并发症发生
6．操作后处理 （1）用毕，撤掉冰帽、橡胶单和中单，协助患者取舒适卧位，整理床单元。 （2）将冰帽内的冰水倒净，悬挂晾干后备用。 （3）整理其他用物，清洁后放回原处备用。 （4）洗手，记录	● 记录冷疗的部位、时间和效果，头部皮肤的情况及患者反应等

【注意事项】

（1）冷疗时间不可超过30 min。若需再使用，中间至少间隔1 h。

（2）注意观察患者头部皮肤的变化，每10 min 查看一次局部皮肤颜色，重点观察并询问患者的耳郭有无发紫和麻木感。

3．冷湿敷法

【操作目的】

消肿、止痛、降温、止血。

【操作前准备】

（1）评估：同冰袋（或冰囊）冷疗法。

（2）护士准备：着装整洁，修剪指甲，洗手，戴口罩。

（3）用物准备：治疗盘内备纱布、敷布、敷钳、凡士林、棉签、橡胶单、治疗巾和毛巾，治疗盘外备盆（内置冰水），必要时备屏风。

（4）环境准备：整洁、安静、舒适，无对流风。

【操作步骤】

冷湿敷法的操作步骤如表12-3所示。

表12-3　冷湿敷法的操作步骤

操作步骤	注意事项
1．核对、解释 携用物至患者床旁，核对患者的床号、姓名和腕带信息，向患者及其家属解释冷湿敷的目的、方法、注意事项及配合要点	
2．暴露患处 协助患者取舒适体位，暴露患处，铺橡胶单和治疗巾于患处下方	● 必要时用隔离帘或屏风遮挡，保护患者隐私

续表

操作步骤	注意事项
3. 湿敷患处 （1）用棉签在患处涂凡士林（范围略大于患处），并在其上盖一层纱布。 （2）将敷布放入冰水盆中浸透，再用敷钳将敷布拧至不滴水；抖开，敷于患处。 （3）每3～5 min更换一次敷布，一般持续冷敷15～20 min	● 若为降温用，则应在冷湿敷30 min后测量体温，并绘制于体温单上
4. 密切观察 密切观察患者局部皮肤的变化情况及患者的反应，注意倾听患者的主诉	
5. 操作后处理 （1）冷湿敷完毕，撤去纱布和敷布，用纱布擦净凡士林，用毛巾擦干皮肤，撤去橡胶单和治疗巾。 （2）协助患者取舒适卧位，整理床单元。 （3）整理用物，按规定消毒处理后放回原处。 （4）洗手，记录	● 记录冷敷的部位、时间和效果，局部皮肤的情况及患者的反应等

【注意事项】

（1）敷布需浸透，拧至不滴水。使用过程中，注意每10 min查看一次局部皮肤的颜色，防止发生冻伤。

（2）及时更换敷布，以保证疗效。

（3）若冷敷部位为开放性伤口，使用的物品均应无菌，且须按无菌操作原则处理伤口。

（二）全身冷疗法

1. 温水擦浴

【操作目的】

为高热患者降温。

【操作前准备】

（1）评估：患者的年龄、病情、意识、治疗情况、体温、皮肤状况、活动能力、心理状态及合作程度，有无感觉障碍等。

（2）护士准备：着装整洁，修剪指甲，洗手，戴口罩。

（3）用物准备：治疗盘内备小毛巾、大浴巾、热水袋（内装60～70 ℃热水）及布套、冰袋及布套，治疗盘外备盆（内盛2/3满的32～34 ℃温水），按需备衣物、大单、便器及便巾、屏风。

（4）环境准备：整洁、安静、舒适，室温适宜，酌情关闭门窗。

【操作步骤】

温水擦浴的操作步骤如表 12-4 所示。

表 12-4 温水擦浴的操作步骤

操作步骤	注意事项
1．核对、解释 携用物至患者床旁，核对患者的床号、姓名和腕带信息，向患者及其家属解释温水擦浴的目的、方法、注意事项及配合要点	
2．遮挡、松被 用隔离帘或屏风遮挡患者，松开床尾盖被	
3．置冰袋和热水袋 置冰袋于头顶部，置热水袋于足底部	● 热水袋的使用方法见本项目第三讲
4．全身擦浴 （1）上肢：协助患者脱去上衣，将浴巾垫于擦拭部位下；将小毛巾浸入温水内，再拧至半干，缠于手上呈手套状，以离心方向进行擦拭（以拍拭方式进行），即从颈部外侧开始，沿手臂外侧擦至手背，再从腋下沿手臂内侧擦至手心，重复数次；擦拭完毕，用浴巾擦干皮肤；更换小毛巾，以同法擦拭对侧。 （2）背部：协助患者侧卧，露出背部，下垫浴巾；更换小毛巾，用同样的手法从颈部向下擦拭全背；擦拭完毕，用浴巾擦干皮肤，协助患者穿好上衣。 （3）下肢：协助患者仰卧，脱去近侧裤腿，下垫浴巾；更换小毛巾，自髂骨处沿腿外侧擦至足背，再自腹股沟沿腿内侧擦至内踝，再自股下经腘窝擦至足跟，重复数次；擦拭完毕，用浴巾擦干皮肤；更换小毛巾，以同法擦拭对侧；全部擦拭完毕，协助患者穿好裤子	● 擦浴时避免使用摩擦的方式，以免摩擦生热。 ● 每擦拭一个部位更换一次小毛巾，以维持擦浴温度。 ● 擦至腋窝、肘窝、手心、腹股沟和腘窝时，应多擦拭片刻。 ● 擦浴全过程不超过 20 min。 ● 擦拭过程中，应注意观察患者的病情变化
5．密切观察 密切观察患者局部皮肤的变化情况及患者的反应，注意倾听患者的主诉	● 如有异常，应立即停止擦浴，并及时处理
6．操作后处理 （1）擦拭完毕，取下热水袋，协助患者取舒适卧位，整理床单元。 （2）整理用物，按规定消毒处理后放回原处。 （3）30 min 后测体温，若体温降至 39 ℃以下，取下头部冰袋。 （4）洗手，记录	● 记录擦浴的时间和效果，局部皮肤的情况，以及患者的反应

集思广"议"

> 擦浴过程中为什么要在头顶部放置冰袋，足底部放置热水袋？

【注意事项】

（1）禁止擦拭胸前区、腹部、后颈部和足底部。

（2）擦浴后，注意观察患者的皮肤有无发红、苍白、出血点，询问患者是否有感觉异常等，若有异常，应及时报告医生。

2. 乙醇擦浴

乙醇是一种挥发性液体，使用乙醇擦浴时，乙醇会在皮肤上迅速蒸发，同时吸收和带走机体的大量热量，且乙醇还具有刺激皮肤血管扩张的作用，因而散热能力较强，适用于高热患者降温。擦浴时所使用的乙醇浓度为25%～35%，其余用物同温水擦浴，操作步骤参见温水擦浴。

 护理小贴士

> 血液病患者、对乙醇过敏者和婴幼儿忌用乙醇擦浴。

一、热疗法的作用

（一）促进炎症的消退和局限

热疗法可使局部血管扩张，血液循环加快，从而促进组织中的毒素和废物排出；同时，血流量增加可增强新陈代谢，并可促进白细胞数量增多，吞噬能力增强，从而提高机体的抵抗力和修复力。炎症早期使用热疗法，可促进渗出物的吸收与消散；炎症后期使用热疗法，可促使白细胞释放蛋白溶解酶，溶解坏死组织，有利于炎症局限化。因此，热疗法多用于乳腺炎、眼睑炎等。

（二）缓解疼痛

热疗法可降低痛觉神经的兴奋性，提高疼痛阈值；可改善血液循环，加速组胺等致痛物质的排出和炎性渗出物的吸收，缓解疼痛；还可使肌肉、肌腱、韧带等软组织松弛，从而缓解因肌肉痉挛、韧带僵硬、关节强直等造成的疼痛。因此，热疗法多用于肾绞痛、胃肠痉挛、腰肌劳损等。

（三）减轻深部组织充血

热疗法可使皮肤血管扩张，血流量增加，全身循环血量重新分布，从而减轻深部组织充血。

（四）保暖与舒适

热疗法可使局部血管扩张，血液循环加快，体温适度升高，使患者感到温暖舒适。因此，热疗法多用于年老体弱者、早产儿、危重患者及末梢循环不良的患者。

二、热疗法的禁忌证

（一）未明确诊断的急腹症

热疗法虽可减轻疼痛，但易掩盖病情真相而延误诊断和治疗。因此未明确诊断的急腹症不可用热疗法。

（二）面部危险三角区感染

面部危险三角区血管丰富，面部静脉无静脉瓣，且与颅内海绵窦相通，热疗可使血管扩张，血流加快，导致细菌和毒素进入血液循环，促使炎症扩散，导致颅内感染或败血症。

（三）出血性疾病

对出血性疾病患者进行热疗，会使血管扩张，加重出血倾向。

（四）软组织损伤或扭伤 48 h 内

对软组织损伤或扭伤 48 h 内的患者进行热疗，可使局部血管扩张，毛细血管的通透性增加，加重皮下出血和肿胀，从而加重疼痛。

（五）细菌性结膜炎

热疗可使局部温度升高，有利于细菌繁殖和分泌物增多，从而加重病情。

（六）有金属植入物

因金属可导热，所以在金属植入物部位进行热疗，易造成烫伤。

（七）感觉功能损伤和意识不清

感觉功能损伤和意识不清的患者对热不敏感，容易造成烫伤，因此应慎用。

三、热疗的方法

热疗法分为干热疗法和湿热疗法。干热疗法有热水袋热疗法、烤灯热疗法等；湿热疗法有热湿敷法、热水坐浴法、温水浸泡法等。

（一）干热疗法

1. 热水袋热疗法

【操作目的】

保暖、解痉、镇痛、缓解疲劳。

【操作前准备】

（1）评估：患者的年龄、病情、意识、治疗情况、局部皮肤状况、活动能力、心理状态及合作程度。

（2）护士准备：着装整洁，修剪指甲，洗手，戴口罩。

（3）用物准备：热水袋及布套、热水（60～70 ℃）、冷水、水温计、量杯、毛巾。

（4）环境准备：整洁、安静、舒适，无对流风。

【操作步骤】

热水袋热疗法的操作步骤如表 12-5 所示。

表 12-5　热水袋热疗法的操作步骤

操作步骤	注意事项
1. 备热水袋 （1）测量、调节水温。 （2）放平热水袋，去塞，一手持热水袋袋口的边缘，另一手灌水，边灌边提高热水袋，如图 12-5 所示；灌至热水袋容积的 1/2～2/3 满时，缓慢放平热水袋，排出袋内空气并拧紧塞子。 （3）用毛巾擦干热水袋外壁水渍，倒提并轻轻抖动，检查无漏水后装入布套内，系紧带子	● 一般水温调节至 60～70 ℃，老人、婴幼儿、感觉迟钝、麻醉未清醒、末梢循环不良、昏迷的患者等，水温应调至 50 ℃ 以内
2. 核对、解释 携用物至患者床旁，核对患者的床号、姓名和腕带信息，向患者及其家属解释使用热水袋的目的、方法、注意事项及配合要点	
3. 放置热水袋 将热水袋置于患者所需部位，并询问患者温度是否适宜	● 放置时间不超过 30 min
4. 密切观察 密切观察患者局部皮肤的变化及患者的反应，注意倾听患者的主诉	● 若发现患者皮肤出现疼痛、潮红等反应，则应立即停止使用，并在局部涂凡士林，以保护皮肤
5. 操作后处理 （1）用毕，撤去热水袋，协助患者取舒适卧位，整理床单元。 （2）清理用物：将热水袋内的热水倒空，倒挂晾干，向袋内吹入少量空气后旋紧塞子，置阴凉处备用；布套洗净晾干后备用。 （3）洗手，记录	● 记录热水袋使用的部位、时间和效果，局部皮肤的情况，以及患者的反应，必要时做好床边交班

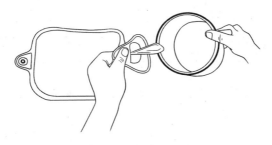

图 12-5　灌热水袋的方法

【注意事项】

（1）意识不清、感觉迟钝的患者使用热水袋时，因其感知觉功能较弱，为防止患者烫伤，应在热水袋外再包一块大毛巾或将热水袋放于两层盖被（毯）之间，并定时检查热疗部位的皮肤情况。

（2）若需连续使用热水袋，应每 30 min 检查水温一次，及时更换热水，并严格执行交接班制度。

2．烤灯热疗法

烤灯是利用热辐射作用于人体，使人体局部温度升高、血管扩张、局部血液循环加快，促进组织代谢、改善局部组织营养状况的仪器。

【操作目的】

消炎、消肿、镇痛、解痉，促进创面干燥、结痂，保护肉芽组织生长。

【操作前准备】

（1）评估：同热水袋热疗法。

（2）护士准备：着装整洁，修剪指甲，洗手，戴口罩。

（3）用物准备：红外线灯或鹅颈灯，必要时备有色眼镜（或湿纱布）。

（4）环境准备：同热水袋热疗法。

【操作步骤】

烤灯热疗的操作步骤如表 12-6 所示。

表 12-6　烤灯热疗的操作步骤

操作步骤	注意事项
1．核对、解释 携用物至患者床旁，核对患者的床号、姓名和腕带信息，向患者及其家属解释使用烤灯的目的、方法、注意事项及配合要点	
2．暴露患处 协助患者取合适体位，暴露患处，必要时用隔离帘遮挡	● 覆盖患者身体其他部位以保暖
3．调节灯距 将烤灯对准患处，并调节灯距，如图 12-6 所示	● 一般灯距为 30～50 cm，以患者感觉温热为宜（可用手试温）

续表

操作步骤	注意事项
4. 烤灯照射 接通电源,打开开关,进行照射治疗,照射时间为20~30 min	● 照射面颈部和前胸部时,应让患者戴有色眼镜或用湿纱布遮盖患者眼睛,以保护眼睛
5. 密切观察 随时观察照射效果及患者的反应,注意倾听患者的主诉	● 皮肤为桃红色表示温度合适;如果为紫红色,则应立即停止照射,并涂凡士林,以保护皮肤
6. 操作后处理 (1)照射完毕,关闭开关,移开烤灯。 (2)协助患者穿好衣服,取舒适卧位,整理床单元。 (3)切断电源,将烤灯放回原处备用。 (4)洗手,记录	● 记录烤灯照射的部位、时间和效果,以及患者的反应

【注意事项】

(1)根据病情需要选用不同功率的烤灯:手、足部选用250 W的烤灯;胸、腹、腰和背部选用500~1 000 W的烤灯。

(2)使用过程中应随时询问患者有无过热、心慌、头晕等感觉,并注意观察其皮肤反应,一旦出现异常,应及时调整灯距或停止照射。

(3)照射完毕,嘱患者在室内休息15 min方可外出,以防感冒。

(4)对意识不清、感觉异常、血液循环障碍及有瘢痕的患者,在使用烤灯治疗时,应有专人守护并加大灯距,以防烫伤。

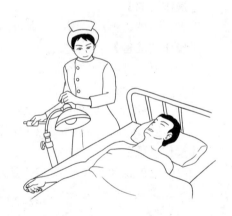

图12-6 烤灯的使用方法

(二)湿热疗法

1. 热湿敷法

【操作目的】

消炎、消肿、解痉、止痛。

【操作前准备】

(1)评估:同热水袋热疗法。

(2)护士准备:着装整洁,修剪指甲,洗手,戴口罩。

(3)用物准备:治疗盘内备敷布、敷钳、凡士林、棉签、纱布、水温计、棉垫、塑料薄膜、橡胶单和治疗巾,治疗盘外备热水瓶、小盆和弯盘,必要时备热水袋和浴巾,有

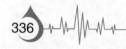

伤口者还需备换药用物。

(4) 环境准备：同热水袋热疗法。

【操作步骤】

热湿敷的操作步骤如表 12-7 所示。

表 12-7　热湿敷的操作步骤

操作步骤	注意事项
1. 核对、解释 携用物至患者床旁，核对患者的床号、姓名和腕带信息，向患者及其家属解释热湿敷的目的、方法、注意事项及配合要点	
2. 暴露患处 协助患者取合适卧位，暴露患处，铺橡胶单和治疗巾于患处下方	● 必要时用隔离帘或屏风遮挡，保护患者隐私
3. 湿敷患处 (1) 用棉签在患处涂凡士林（范围略大于患处），并在其上盖一层纱布。 (2) 将敷布放入热水中，浸透；用敷钳取出敷布，拧至不滴水为宜；抖开，放在手腕内侧试温，以不烫手为宜。 (3) 折叠敷布，敷于患处，敷布上可加盖塑料薄膜和棉垫。 (4) 每 3～5 min 更换一次敷布，并及时更换盆内热水。治疗时间以 15～20 min 为宜	● 水温为 50～60 ℃，若患者感到烫热，可揭开一角散热，避免皮肤烫伤
4. 密切观察 密切观察患者局部皮肤的变化情况及患者的反应，倾听患者的主诉	
5. 操作后处理 (1) 热湿敷完毕，揭开纱布，轻轻擦去凡士林；局部保暖。 (2) 撤去橡胶单和治疗巾。 (3) 协助患者穿好衣服，取舒适卧位，整理床单元。 (4) 整理用物，按规定消毒处理后放回原处。 (5) 洗手，记录	● 记录热湿敷的部位、时间和效果，局部皮肤的情况，以及患者的反应

【注意事项】

(1) 对有伤口部位热湿敷，应执行无菌操作，热湿敷后按换药法处理伤口。

(2) 进行面部热敷时，应嘱患者在室内休息 30 min 后方可外出，以防感冒。

(3) 若病情允许，并且患处对压力无禁忌，可将热水袋放置在棉垫上，以保持温度。

2. 热水坐浴法

【操作目的】

消炎、消肿、止痛，使局部清洁、患者舒适，用于会阴部和肛门疾患。

【操作前准备】

（1）评估：同热水袋热疗法。

（2）护士准备：着装整洁，修剪指甲，洗手，戴口罩。

（3）用物准备：治疗盘内备水温计、药液（遵医嘱备）、大毛巾和无菌纱布，治疗盘外备热水瓶、消毒坐浴盆、坐浴椅（见图12-7），必要时备换药用物和屏风。

（4）环境准备：整洁、安静、舒适，无对流风，室温适宜，酌情关闭门窗。

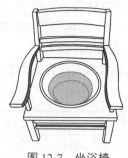

图 12-7　坐浴椅

 护理小贴士

> 热水坐浴前，应协助患者排尿、排便，以免热水刺激引起排泄反射。

【操作步骤】

热水坐浴的操作步骤如表 12-8 所示。

表 12-8　热水坐浴的操作步骤

操作步骤	注意事项
1. 核对、解释 携用物至患者床旁，核对患者的床号、姓名和腕带信息，向患者及其家属解释热水坐浴的目的、方法、注意事项及配合要点	
2. 调节水温 将坐浴盆置于椅架上，再将配置好的药液倒入盆内至 1/2 满，调节水温	● 水温以 40～45 ℃为宜，以患者可耐受的温度为准
3. 协助坐浴 （1）用隔离帘遮挡患者，协助患者脱裤至膝部，指导患者先用纱布蘸坐浴液擦拭臀部皮肤试温，待适应水温后再坐入浴盆中。 （2）用浴巾遮盖。 （3）及时添加热水及药物，坐浴时间以 15～20 min 为宜	● 臀部应完全泡入水中。 ● 注意保暖，防止患者着凉
4. 密切观察 密切观察患者的面色、脉搏和呼吸有无异常，注意倾听患者的主诉	
5. 操作后处理 （1）坐浴结束，协助患者离开坐浴盆；取纱布擦干臀部皮肤，协助患者穿裤并卧床休息；整理床单元。 （2）整理用物，按规定消毒处理后放回原处。 （3）洗手，记录	● 记录坐浴时间、所用药液和坐浴效果，局部皮肤的情况及患者的反应

【注意事项】

（1）女患者经期、妊娠后期、产后 2 周内、有盆腔急性炎症和阴道出血，均不宜坐浴，以免引起感染。

（2）坐浴时，因受热面积大，血管扩张可引起血液重新分布，加上坐姿的重力作用使回心血量减少，易引起头晕、乏力、心慌等症状。一旦患者有以上症状，应立即停止坐浴，扶患者上床休息。

（3）坐浴时应保持水温，需添加热水时，应告之患者，待患者抬起臀部后再添加。

（4）如果有伤口，应在操作前准备无菌浴盆和无菌药液，坐浴后按换药法处理伤口。

3．温水浸泡法

【操作目的】

消炎、镇痛，清洁和消毒伤口，用于手、足、前臂和小腿部感染。

【操作前准备】

（1）评估：同热水袋热疗法。

（2）护士准备：着装整洁，洗手，戴口罩。

（3）用物准备：浸泡盆（若有伤口应备无菌浸泡盆）、热水（水温为 43～46 ℃）、药液（遵医嘱备）、无菌纱布、无菌长镊、毛巾、水温计。

（4）环境准备：同热水袋热疗法。

【操作步骤】

温水浸泡的操作步骤如表 12-9 所示。

表 12-9　温水浸泡的操作步骤

操作步骤	注意事项
1．核对、解释 携用物至患者床旁，核对患者的床号、姓名和腕带信息，向患者及其家属解释温水浸泡的目的、方法、注意事项及配合要点	
2．调节水温 将配制好的药液倒入浸泡盆内至 1/2～2/3 满，调节水温	● 水温以 43～46 ℃为宜，以患者可耐受的温度为准
3．协助浸泡 （1）暴露患处，将患肢慢慢放入浸泡盆内。有伤口者可用无菌长镊夹持无菌纱布轻轻擦拭创面，使之清洁，如图 12-8 所示。 （2）及时添加热水及药物，浸泡时间以 30 min 为宜	
4．密切观察 密切观察患者局部皮肤的变化及患者的反应，注意倾听患者的主诉	● 随时观察局部皮肤有无发红、疼痛等反应

续表

操作步骤	注意事项
5. 操作后处理 （1）浸泡完毕，用毛巾擦干肢体。 （2）协助患者穿好衣裤，取舒适卧位，整理床单元。 （3）整理用物，按规定消毒处理后放回原处。 （4）洗手，记录	● 记录浸泡的部位、时间和效果，局部皮肤的情况，以及患者的反应

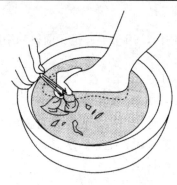

图 12-8 温水浸泡法

【注意事项】

（1）浸泡过程中随时观察局部皮肤的情况，若出现发红、疼痛等反应，应立即停止浸泡并给予相应处理。

（2）浸泡部位如有伤口，需备无菌浸泡盆及药液，浸泡后按换药法处理伤口。

项目学习效果测试

一、单项选择题

1. 下列关于冷、热疗法生理效应的说法，错误的是（　　）。

    A. 需氧量：热疗时增加，冷疗时减少

    B. 血液黏稠度：热疗时增加，冷疗时降低

    C. 毛细血管的通透性：热疗时增加，冷疗时减少

    D. 结缔组织的伸展性：热疗时增强，冷疗时减弱

    E. 神经传导的速度：热疗时增快，冷疗时减慢

2. 冷疗在一定时间内可使血管收缩，但持续冷疗（　　）后反而会使血管扩张。

    A. 15～30 min   B. 30～60 min

    C. 60～90 min   D. 90～120 min

    E. 120 min 以上

 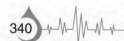

3．冷疗或热疗超过一定时间，会产生与生理效应相反的作用，这种现象称为（　　）。

    A．协同效应　　　　B．后续效应　　　　C．防卫效应　　　　D．继发效应

    E．局部效应

4．冷、热疗法适宜的时间为（　　）。

    A．10～20 min　　　B．20～30 min　　　C．30～40 min　　　D．40～50 min

    E．50～60 min

5．在炎症早期使用冷疗法的作用是（　　）。

    A．提高机体对缺氧的耐受性

    B．促进炎性分泌物的吸收和消散

    C．降低细胞的新陈代谢和微生物的活力

    D．使体内的热通过传导发散出去

    E．增强机体新陈代谢和白细胞的吞噬作用

6．对于患有全身微循环障碍的老年患者，禁忌使用冷疗法的原因是（　　）。

    A．易引起过敏　　　　　　　　　B．易发生冻伤

    C．易引起腹泻　　　　　　　　　D．易降低血液循环而影响创面愈合

    E．易导致组织缺血、缺氧而变性坏死

7．冷湿敷时，更换敷布的间隔时间和总持续时间分别是（　　）。

    A．2～3 min，5～10 min　　　　　B．3～5 min，15～20 min

    C．5～10 min，20～40 min　　　　D．10～15 min，40～60 min

    E．15～20 min，60～90 min

8．一高热患者体温达 39.8 ℃，为其物理降温的最佳措施是（　　）。

    A．头部置冰袋　　　　　　　　　B．颈腋下及腹股沟置冰袋

    C．头部用冰帽　　　　　　　　　D．头部冷湿敷

    E．乙醇擦浴

9．下列患者使用热水袋时，所需水温为 60～70 ℃的是（　　）。

    A．昏迷患者　　　　　　　　　　B．瘫痪患者

    C．婴幼儿患者　　　　　　　　　D．腹泻成人患者

    E．老年患者

10．为使用热水袋保暖的患者做指导时，护士应告知患者若发现局部皮肤潮红，应（　　）。

    A．立即停用，涂凡士林　　　　　B．在热水袋外再包一条毛巾

    C．立即停用，涂 70%乙醇　　　　D．将热水袋稍远离局部皮肤

    E．立即停用，并用 50%硫酸镁湿热敷

11．为患者做烤灯治疗时，表明温度和距离合适的情况是（　　）。

    A．出现红斑　　　　　　　　　　B．皮肤为桃红色

    C．皮肤过热　　　　　　　　　　D．出现水疱

    E．局部紫红色

12. 下列选项中，不是热水坐浴禁忌证的是（　　）。

　　A. 阴道出血　　　　B. 女性经期　　　　C. 会阴部充血　　　　D. 妊娠后期

　　E. 急性盆腔炎

二、案例分析题

1. 患者，女，35岁，因咳嗽、咳痰1周，高热1 d来院就诊。经检查，诊断为急性肺炎。患者意识清楚，面色潮红，口唇干裂，测体温为39.5 ℃。

请分析：

应如何为该患者做降温处理？

2. 患者，男，45岁，有痔疮史10年。近期痔疮肿大，疼痛难忍，大便出血，采用手术治疗。术后医嘱：热水坐浴。

请分析：

应如何指导该患者进行热水坐浴？

项目综合实践

背景

冷、热疗法不仅能在临床护理工作中发挥辅助治疗的作用，在日常生活中也可起到重要的应急作用。在许多紧急情况下，如突发关节疼痛、鼻出血、牙疼难耐、烫伤、发热、扭伤等时，冷、热疗法都可作为应急处理方法。

任务

结合本项目所学知识，制作一个有关冷、热疗法的科普视频。内容可包含冷、热疗法的目的，应用冷、热疗法的禁忌证和适应证，正确使用冰袋、热水袋等的方法等，并可结合生活中常见的紧急情况进行讲述，例如，脚踝扭伤、烫伤、鼻出血等。

项目学习成果评价

考核内容	评价标准	分值	评价得分		
			自评	互评	师评
知识考核	理解冷、热疗法的概念、效应	10			
	能够正确分析影响冷、热疗法的因素	10			
	明确冷、热疗法的作用和禁忌证	10			
	明确各种冷、热疗法的操作目的和注意事项	10			

续表

考核内容	评价标准	分值	评价得分		
			自评	互评	师评
技能考核	能够规范使用冰袋和热水袋，熟练进行冷湿敷法和热湿敷法	20			
	能够正确实施温水擦浴法和热水坐浴法	20			
素质考核	在护理操作过程中，能够关心、体贴患者，以患者为中心，确保患者安全	20			
总评	自评×20%+互评×20%+师评×60%				
自我评价					
教师评价					

项目十三

标本采集

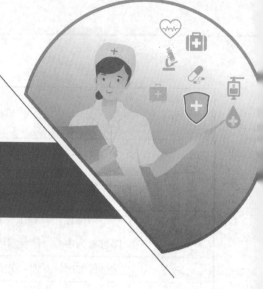

项目导入

患者，女，50岁，慢性咽炎。医嘱：采集咽拭子标本。

请思考：

护士应如何采集上述标本？

标本采集是指根据患者病情和检验项目的要求，采集患者少许的血液、体液（胸腔积液、腹腔积液）、分泌物（痰、鼻咽部分泌物）、呕吐物、排泄物（尿、粪）及脱落细胞（食管、阴道脱落细胞等）等标本的方法。

第一讲　标本采集的意义和原则

一、标本采集的意义

标本的检验结果在一定程度上可反映机体的功能状态和病理变化，疾病的病因、性质和进展情况，以及治疗的效果，在协助明确疾病诊断、推测病程进展、制定治疗措施、观察病情变化等方面起着重要作用。

标本的质量可直接影响检验结果，而合格的标本来源于护士的正确采集。因此，护士必须掌握标本采集的正确方法，以保证标本的质量，进而得出正确的检验结果。

二、标本采集的原则

为了保证标本的质量，在采集标本时，除个别特殊要求外，均应遵守以下原则。

（一）遵照医嘱

采集、送检各种标本均应按照医嘱执行。医生填写的检验申请单，要求字迹清楚，目的明确，并签全名。护士应认真核对，若对申请单有疑问，应核实清楚后方可执行。

（二）采集前充分准备

（1）护士准备：采集标本前应明确标本采集的有关事项，如明确检验项目、检验目的、采集方法、采集时间、采集标本量及注意事项等。

（2）患者准备：采集标本前，患者及其家属经过护士的解释和指导，应对留取标本的目的、方法、注意事项及配合要点等有一定的认知，愿意配合护士留取合适的标本，并能按要求做好相应的准备，如根据标本采集要求禁食水等。

（3）物品准备：根据检验目的准备好所需物品，选择合适的采集容器，并在容器外面贴上标签。标签有条形码和检验单附联两种，若为后者，须在其上注明病室、床号和姓名。

（4）环境准备：采集标本时，环境应整洁、安静、温湿度适宜、光线或照明充足，并注意保护患者隐私。

（三）严格执行查对制度

采集标本前应认真核对医嘱，逐项核对患者的姓名、床号和住院号，检验申请单项目等；采集中、采集完毕及送检前，也应重复查对以上项目。

（四）正确采集标本

（1）采集时间、标本容器、标本量及抗凝剂或防腐剂的使用等，均应符合相应的要求。

（2）要采取具有代表性的标本，例如，大便检查时，应取带有黏液、脓或血液的粪便。

（3）采集时应严格执行无菌操作原则，采集后及时将标本放入无菌容器内。

（4）如果需要患者自己留取标本，如24 h尿标本、痰标本等，应提前详细告知患者标本留取的正确方法和注意事项。

（五）及时送检

标本采集后应及时送检，不可放置时间过久，以免标本污染或变质而影响检验结果。此外，特殊标本（如动脉血气分析等）应立即送检，并注明采集时间。

第二讲　常用的标本采集方法

一、血液标本采集

血液与生命关系密切，血液检查是临床最常用的检验项目之一，是判断机体各种功能状态及异常变化的重要指标之一。

（一）毛细血管采血法

毛细血管采血法是指自外周血或末梢血采集标本的方法。常用于血型、血常规和血糖的检查。

（二）静脉血标本采集法

静脉血标本采集是指自静脉抽取血标本的方法。常用静脉首选手臂肘前区静脉，优先顺序依次为正中静脉、头静脉、贵要静脉。常用的静脉血标本有全血标本、血浆标本、血清标本和血培养标本。

【操作目的】

（1）全血标本：用于血常规检查、测定红细胞沉降率及血液中某些物质（如肌酐、尿素氮、尿酸、血糖、血氨等）的含量。

（2）血浆标本：用于内分泌激素、血栓和止血的检测等。

（3）血清标本：用于测定血清酶、脂类、肝功能、电解质等。

（4）血培养标本：用于查找血液中的病原菌，如伤寒杆菌等。

【操作前准备】

（1）评估：患者的病情、治疗情况、意识、肢体活动能力、对给药计划及血标本采集的认识程度、合作程度等；穿刺部位的皮肤状况、静脉充盈度及管壁弹性。

（2）护士准备：同静脉注射。

（3）用物准备：医生填写好的检验申请单、真空采血系统（见图13-1，核心组件包括真空采血管和采血针）或一次性注射器（规格视采集量而定）、标本容器（如抗凝试管、干燥试管、血培养瓶等）、止血带、治疗巾、小垫枕、皮肤消毒液、无菌棉签、无菌手套、手消毒剂、锐器盒等。

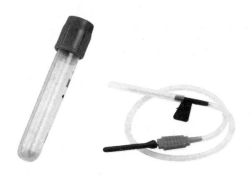

图 13-1　真空采血系统

（4）环境准备：整洁、安静、舒适、明亮。

 护理小贴士

静脉血标本采集前需告知患者以下事宜：

（1）采血前不宜改变饮食习惯，24 h 内不宜饮酒。

（2）采血前 24 h 不宜剧烈运动，采血当天宜避免情绪激动，采血前宜静息至少 5 min。若需运动后采血，则遵医嘱，并告知检验人员。

（3）空腹采血要求至少禁食 8 h，以 12～14 h 为宜，但不宜超过 16 h，可少量饮水，一般安排在上午 7:00—9:00 采血。

【操作步骤】

静脉血标本采集的操作步骤如表 13-1 所示。

表 13-1　静脉血标本采集的操作步骤

操作步骤	注意事项
1. 核对、备器 （1）核对医嘱、检验申请单和标签。 （2）根据检验目的选择适当的标本容器（或真空采血管），并将标签贴于其上	
2. 核对、解释 携用物至患者床旁，核对患者的床号、姓名和腕带信息，并向患者及其家属解释静脉血标本采集的目的、方法、注意事项及配合要点	
3. 选择静脉 协助患者取舒适体位，选择合适的静脉	
4. 消毒皮肤 在穿刺部位上方 5～7.5 cm 处扎止血带，常规消毒局部皮肤，待干	

续表

操作步骤	注意事项
5. 二次核对	
6. 静脉采血 ▲ 真空采血系统采血 （1）嘱患者握拳，取下真空采血针护套，手持采血针按静脉注射法将针头刺入静脉，见回血，将采血针的另一端护套拔掉，刺入真空采血管，自动留取所需血量。 （2）继续采集时，待采血管内真空耗竭、血流停止时，再插入另一真空采血管。 （3）当最后一个真空采血管血流变慢时，松开止血带，嘱患者松拳，用无菌干棉签轻压穿刺点，迅速拔出采血针，嘱患者按压穿刺点至出血停止，同时拔出与采血管相连接的采血针尾端。 ▲ 注射器采血 （1）按静脉注射法将针头刺入静脉，见回血后，抽动活塞抽取所需血量。 （2）抽血毕，松开止血带，嘱患者松拳，用无菌干棉签轻压穿刺点，迅速拔出针头，嘱患者按压穿刺点至不出血为止。 （3）将血液注入已选择好的标本容器： ① 血培养标本：注入密封瓶时，先将铝盖中心部分除去，严格消毒，更换针头后将血液注入瓶内，轻轻摇匀。② 全血标本：取下针头，将血液沿管壁缓慢注入盛有抗凝剂的试管内，立即轻轻旋转试管，使血液与抗凝剂充分混匀，以防血液凝固。③ 血清标本：取下针头，将血液沿管壁缓慢注入干燥试管内。注意勿将泡沫注入，且不可摇动	● 不可先将真空采血管与采血针相连接，以免采血管内负压消失影响采血。 ● 可根据需要选择不同的真空采血管。 ● 使用注射器采血，宜在采血前确保注射器内空气已排尽。 ● 抽血清标本时，需用干燥注射器、针头和干燥试管
7. 再次核对 采血完毕，再次核对	
8. 整理、记录、送检 （1）协助患者取舒适卧位，整理床单元。 （2）清理用物，洗手，记录。 （3）将血标本及时送验	● 用物严格按隔离原则处理

【注意事项】

（1）严格执行查对制度，遵循无菌操作原则。

（2）严禁在输液和输血的肢体上或针头处抽取血标本，应在对侧肢体采集。

（3）采集细菌培养标本时，应在使用抗生素前或伤口局部治疗前、高热寒战期进行标本采集。若已使用抗生素，则应在血药浓度最低时采

采血管类型
及适用范围

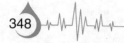

集，并在检验单上注明。

（4）不同采血管的标本采集顺序如下：血培养瓶→柠檬酸钠抗凝采血管→血清采血管→肝素抗凝采血管→EDTA（乙二胺四乙酸）抗凝采血管→葡萄糖酵解抑制采血管。

（5）含有添加剂的采血管在血液采集后宜立即轻柔颠倒混匀，但不可剧烈震荡混匀，以避免溶血。

（6）标本采集后应及时送检，以免影响检查结果。

（三）动脉血标本采集法

动脉血标本采集是指自动脉抽取血标本的方法，常用动脉有股动脉、桡动脉和肱动脉。

【操作目的】

（1）常用于动脉血气分析，为诊断和治疗呼吸衰竭提供可靠依据。

（2）用于判断患者氧合及酸碱平衡情况。

（3）用于乳酸和丙酮酸测定等。

【操作前准备】

（1）评估、护士准备、环境准备均同静脉血标本采集法。

（2）用物准备：动脉血气针（或一次性注射器、肝素、无菌软木塞或橡胶塞）、一次性治疗巾、小垫枕、无菌手套、皮肤消毒液、无菌棉签、无菌纱布、小沙袋、检验单、手消毒剂、锐器盒等。

【操作步骤】

动脉血标本采集的操作步骤如表 13-2 所示。

表 13-2　动脉血标本采集的操作步骤

操作步骤	注意事项
1. 核对、备器 （1）核对医嘱、检验申请单和标签。 （2）根据检验目的选择适当容器（一次性注射器或动脉血气针），并将标签贴于其上	
2. 核对、解释 携用物至患者床旁，核对患者信息，并向患者及其家属解释动脉血标本采集的目的、方法、注意事项及配合要点	
3. 选择动脉 协助患者取舒适体位，选择合适的动脉，暴露穿刺部位；将一次性治疗巾铺于小垫枕上，再置于穿刺部位下方	
4. 消毒皮肤 常规消毒皮肤	● 消毒范围直径大于 5 cm
5. 二次核对	

续表

操作步骤	注意事项
6．动脉采血 ▲ 注射器采血 （1）检查并打开注射器，抽吸肝素 0.5 mL，湿润注射器管腔后弃去余液。 （2）戴无菌手套或常规消毒左手的食指、中指，将欲穿刺动脉搏动最明显处固定于两指间；右手持注射器，在两指间与动脉走向成 45°或 90°角进针，见有鲜红色血液自动涌入注射器后，固定不动，抽取血液至所需量。 ▲ 动脉血气针采血 取出并检查动脉血气针，将血气针活塞拉至所需的血量刻度。穿刺方法同上，见有鲜红色回血后，固定血气针，血气针会自动抽取血液至所需量	● 血气分析采血量一般为 0.5～1 mL。 ● 避免血标本与空气接触，注射器使用前应检查有无漏气，针筒内不可留有空气，针头需连接紧密
7．拔针按压、封闭针头 （1）采血完毕，迅速拔出针头，嘱患者用无菌纱布按压穿刺点 5～10 min，必要时用小沙袋压迫止血，直至无出血为止。 （2）注射器采血时，拔出针头后，立即将针尖斜面刺入软木塞或橡胶塞，以隔绝空气，同时轻轻搓动注射器，使血液与肝素混匀，避免血液凝固	
8．再次核对 采血完毕，再次核对	
9．整理、记录、送检 （1）脱手套，协助患者取舒适体位，整理床单元。 （2）清理用物，洗手、记录。 （3）将血标本及时送检	● 用物严格按隔离原则处理

【注意事项】

（1）严格执行查对制度，遵循无菌操作原则。

（2）标本采集后应立即送检。若不能及时送检，应将标本置于 0～4 ℃冰箱内，但保存时间不得超过 1 h，以免影响检验结果。

（3）有出血倾向者慎用动脉穿刺法采集动脉血标本。

（4）拔针后局部用无菌纱布加压止血，以免出血或形成血肿，必要时可加用小沙袋。

二、尿标本采集

尿液是体内血液经肾小球滤过，肾小管和集合管的重吸收、排泄和分泌所产生的终末代谢产物。尿液的组成和性状不仅与泌尿系统疾病直接相关，而且还受机体各系统功能状

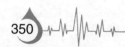

态的影响，能反映机体的代谢状况。临床上常采集尿标本做物理、化学、细菌学等检查，以了解病情、协助诊断及观察疗效。常用的尿标本有常规标本、培养标本、12 h 或 24 h 标本。

【操作目的】

（1）常规标本：用于检查尿液的颜色、透明度，测定尿比重，检查有无细胞和管型，做尿蛋白和尿糖定性检测等。

（2）培养标本：用于细菌培养或细菌药物敏感试验，以了解病情，协助临床诊断和治疗。

（3）12 h 或 24 h 尿标本：用于各种尿生化检验及尿的定量检查，如钠、钾、氯、17-羟皮质类固醇、17-酮类固醇、肌酐、肌酸等的定量检查。

【操作前准备】

（1）评估：患者的年龄、病情、治疗情况、心理状态及合作程度。

（2）护士准备：着装整洁，修剪指甲，洗手，戴口罩。

（3）用物准备：除检验申请单外，根据检验目的另备其他物品。① 取常规标本时，备一次性尿常规标本容器，必要时备便器或尿壶；② 取培养标本时，备无菌标本试管、无菌手套、无菌棉签、消毒液、长柄试管夹、火柴（或打火机）、酒精灯、便器、屏风，必要时备导尿包；③ 取 12 h 或 24 h 尿标本时，备集尿瓶（容量为 3 000～5 000 mL）和防腐剂。

尿标本常用防腐剂

（4）环境准备：宽敞、安静、明亮、隐蔽。

【操作步骤】

尿标本采集的操作步骤如表 13-3 所示。

表 13-3　尿标本采集的操作步骤

操作步骤	注意事项
1. 核对、备器 （1）核对医嘱、检验申请单和标签。 （2）根据检验目的选择适当的标本容器，并将标签贴于其上	
2. 核对、解释 携用物至患者床旁，核对患者的姓名、床号和腕带信息，并向患者及其家属解释留取尿液标本的目的、方法、注意事项及配合要点	
3. 留取标本 ▲ 常规标本 （1）对于能自理的患者，给予标本容器，嘱其将晨起第一次尿留于标本容器内，除测定尿比重需留尿 100 mL 外，其余检验留 30～50 mL。 （2）对于不能自理的患者，护士应协助其在床上使用便器，并收集尿液于标本容器内。 （3）对于留置导尿的患者，于集尿袋下方引流孔处打开橡胶塞收集尿液。	

续表

操作步骤	注意事项
▲ 尿培养标本 （1）中段尿留取法：用隔离帘或屏风遮挡，协助患者取舒适体位，放好便器；戴上清洁手套，按导尿术的清洁、消毒方法清洁、消毒外阴和尿道口；嘱患者持续（不停）排尿，将前段尿排在便器内，用试管夹子夹持试管于酒精灯火焰上消毒试管口后，接取中段尿 5～10 mL，再次于酒精灯火焰上消毒试管口和盖子后盖紧试管，熄灭酒精灯；余尿继续排在便器内。 （2）导尿术留取法：按导尿术插入导尿管引流出尿液，留取 5～10 mL 至无菌标本试管内。	● 注意保护患者隐私，消毒从上至下，每次只用一个棉球。 ● 留取标本时勿触及容器口。
▲ 12 h 或 24 h 尿标本 （1）将容器置于阴凉处，并贴上标签，注明留取尿液的起止时间。 （2）若留取 12 h 尿标本，嘱患者于傍晚 7 时排空膀胱后开始留取尿液，至次日晨起 7 时留取最后一次尿液；若留取 24 h 尿标本，嘱患者于晨起 7 时排空膀胱后开始留取尿液，至次日晨起 7 时留取最后一次尿液。 （3）将 12 h 或 24 h 的全部尿液盛于集尿瓶内，测总量后记录于检验单上	● 患者留取的第一次尿液即加防腐剂，使之与尿液混合。 ● 必须在医嘱规定的时间内留取尿液，以得到正确的检验结果。 ● 充分混匀后，取适量用于检验（一般约 40 mL），弃去余尿
4. 再次核对	
5. 操作后处理 （1）协助患者取舒适体位。 （2）洗手，记录。 （3）及时送检。 （4）按常规消毒处理用物	● 记录尿液的颜色、气味等，12 h 或 24 h 的尿标本应记录尿液总量

【注意事项】

（1）尿液标本应按要求留取，且必须确保新鲜。

（2）取尿培养标本时，应注意执行无菌操作，防止标本污染。女患者月经期间不宜留取尿标本；会阴部分泌物过多时，应先进行会阴部清洁或冲洗后再收集尿液。

（3）留取 12 h 或 24 h 尿标本时，集尿瓶应放在阴凉处，并根据检验要求在瓶内加防腐剂。

（4）尿液标本内勿混入消毒液，以免产生抑菌作用而影响检验结果。

（5）收集中段尿时，必须在膀胱充盈的情况下进行。

三、粪便标本采集

正常粪便由食物残渣、消化道分泌物、大量细菌和水分组成。粪便标本的检验结果有助于评估患者的消化系统功能，协助诊断、治疗疾病。根据检验目的的不同，粪便标本的

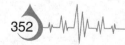

留取方法也不同，且留取方法与检验结果密切相关。常用的粪便标本有常规标本、培养标本、隐血标本和寄生虫标本。

【操作目的】

（1）常规标本：用于检查粪便的性状、颜色、所含细胞等。

（2）培养标本：用于检查粪便中的致病菌。

（3）隐血标本：用于检查粪便内肉眼不能察见的微量血液。

（4）寄生虫标本：用于检查粪便中的寄生虫、幼虫及虫卵，并计数。

【操作前准备】

（1）评估：患者的年龄、病情、治疗情况、心理状态及合作程度。

（2）护士准备：着装整洁，修剪指甲，洗手，戴口罩。

（3）用物准备：除检验申请单和手套外，根据检验目的另备以下物品。① 采集常规标本时，备标本容器、检便匙和清洁便器；② 采集培养标本时，备无菌标本容器、无菌检便匙和消毒便器，必要时备无菌长棉签和无菌生理盐水；③ 采集隐血标本时，备蜡纸盒、检便匙和清洁便器；④ 采集寄生虫标本时，备标本容器、清洁便器、检便匙、透明胶带及载玻片（检查蛲虫时备）。

（4）环境准备：宽敞、安静、明亮、隐蔽。

【操作步骤】

粪便标本采集的操作步骤如表 13-4 所示。

表 13-4　粪便标本采集的操作步骤

操作步骤	注意事项
1. 核对、备器 （1）核对医嘱、检验申请单和标签。 （2）根据检验目的选择适当的标本容器，并将标签贴于其上	
2. 核对、解释 携用物至患者床旁，核对患者的床号、姓名和腕带信息，并向患者及其家属解释留取粪便标本的目的、方法、注意事项及配合要点	
3. 排空膀胱 用隔离帘或屏风遮挡，嘱患者便前排尿，以排空膀胱	
4. 留取标本 ▲ 常规标本 嘱患者排便于清洁的便器内，用检便匙取粪便中央部分或黏液、脓血等异常部分约 5 g，或水样便 15～30 mL 放入标本容器内。必要时协助患者排便并留取标本。 ▲ 隐血标本 按常规标本留取。	● 戴防护手套。 ● 5 g 左右粪便约蚕豆大小。

续表

操作步骤	注意事项
▲ 培养标本 （1）嘱患者排便于消毒便器内，用无菌检便匙取粪便中央部分或黏液、脓血等异常部分 2～5 g，放入无菌标本容器内（立即送检）。 （2）对无便意的患者，可嘱其用无菌长棉签蘸无菌生理盐水，插入肛门内 6～7 cm，顺一个方向轻轻转动后取出，将棉签置于无菌培养管内，旋紧管塞（立即送检）。 ▲ 寄生虫标本 （1）检查寄生虫及其虫卵：嘱患者排便于清洁的便器内，用检便匙在粪便的不同部位取带血或黏液部分 5～10 g。 （2）检查蛲虫：嘱患者睡觉前或清晨未起床前，将透明胶带贴在肛门周围处；取下已粘有虫卵的透明胶带并粘贴在载玻片上（立即送检）。 （3）检查阿米巴原虫：将便器加热至接近人的体温；排便后将标本连同便器一起送检（30 min 内送检）	● 做血吸虫孵化检查或服用驱虫药后，应留取全部粪便。 ● 在收集标本的前几天，不应给患者服用钡剂、油质或含金属的泻剂，以免影响阿米巴原虫的检验结果
5. 再次核对	
6. 操作后处理 同尿标本采集法	● 记录粪便的形状、颜色、气味等

【注意事项】
（1）用于盛放粪便标本的容器应加盖，并有明确标记。
（2）采集隐血标本时，嘱患者检查前 3 d 禁食肉类，动物肝、血，含铁丰富的药物、食物和绿叶蔬菜。

四、痰标本采集

痰液是气管、支气管和肺泡所产生的分泌物，可反映呼吸道的状况，协助诊断肺部感染、支气管哮喘等呼吸系统疾病。临床上常用的痰标本有常规痰标本、痰培养标本和 24 h 痰标本。

【操作目的】
（1）常规痰标本：用于检查痰液中的细菌、虫卵或癌细胞等。
（2）痰培养标本：用于检查痰液内有无致病菌，以为治疗提供依据。
（3）24 h 痰标本：用于检查 24 h 痰液的量，并观察痰液的性状，协助诊断疾病。
【操作前准备】
（1）评估：患者的年龄、病情、治疗情况、心理状态及合作程度。

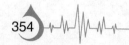

（2）护士准备：着装整洁，修剪指甲，洗手，戴口罩。

（3）用物准备：除检验申请单外，根据检验目的另备以下物品。① 常规痰标本备集痰盒；② 24 h 痰标本备广口集痰器；③ 痰培养标本备无菌集痰盒和漱口液。对无法咳嗽或不能合作者，需备一次性无菌集痰器（见图 13-2）、电动吸引器、吸痰管、生理盐水、无菌手套等。

（4）环境准备：整洁、安静、宽敞、明亮。

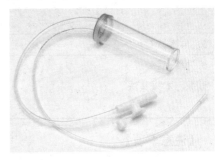

图 13-2　一次性无菌集痰器

【操作步骤】

痰标本采集的操作步骤如表 13-5 所示。

表 13-5　痰标本采集的操作步骤

操作步骤	注意事项
1. 核对、备器 （1）核对医嘱、检验申请单和标签。 （2）根据检验目的选择适当的痰标本容器或集痰器，并将标签贴于其上	
2. 核对、解释 携用物至患者床旁，核对患者的床号、姓名和腕带信息，并向患者及其家属解释留取痰液标本的目的、方法、注意事项及配合要点	
3. 收集标本 ▲ 常规痰标本 （1）对于能自行留取痰液的患者，嘱患者晨起后先漱口，深呼吸数次后，用力咳出气管深处的痰液，吐入集痰盒内，盖好痰盒。 （2）对于无法咳嗽或不能合作者：协助患者取适宜卧位，由下向上叩击患者背部，协助咳嗽；戴好无菌手套，将集痰器接管端连接吸引器，按吸痰法用另一端吸痰管将痰液吸入集痰器内，加盖。	● 如果是查癌细胞，应立即送检，也可用 95%乙醇溶液或10%甲醛溶液固定后送检。
▲ 24 h 痰标本 （1）先在容器内加入一定量的水，并注明留痰的起止时间。 （2）指导患者将 24 h（晨起 7 时漱口后第一口痰开始留取，至次晨 7 时漱口后第一口痰结束）内的痰液吐入集痰器内。	● 水在计算总量时扣除。
▲ 痰培养标本 对于能自行留取痰液的患者，嘱患者晨起后先用漱口液漱口，再用清水漱口，深呼吸数次后，用力咳出气管深处的痰液，吐入无菌痰盒内；昏迷患者可用无菌吸痰法吸取	● 严格无菌操作，避免污染标本
4. 漱口 按需协助患者漱口或给予口腔护理	

操作步骤	注意事项
5. 再次核对	
6. 操作后处理 同尿标本采集法	● 记录痰液的外观和性状,24 h痰标本应记录总量

【注意事项】

(1)若患者痰液黏稠不易咳出,可配合雾化吸入等方法。

(2)嘱患者不可将唾液、漱口水、鼻涕等混入痰液中。

五、咽拭子标本采集

【操作目的】

从咽部和扁桃体取分泌物进行细菌培养或病毒分离,以协助诊断。

【操作前准备】

(1)评估:患者的年龄、病情、治疗情况、口咽部情况、心理状态及合作程度。

(2)护士准备:着装整洁,修剪指甲,洗手,戴口罩。

(3)用物准备:检验申请单、无菌咽拭子培养管、无菌压舌板。

(4)环境准备:整洁、安静、宽敞、明亮。

【操作步骤】

咽拭子标本采集的操作步骤如表13-6所示。

表13-6 咽拭子标本采集的操作步骤

操作步骤	注意事项
1. 核对、备器 核对医嘱、检验申请单和标签,并将标签贴在培养管上	
2. 核对、解释 携用物至患者床旁,核对患者的床号、姓名和腕带信息,并向患者及其家属解释留取咽拭子标本的目的、方法、注意事项及配合要点	
3. 暴露咽喉 嘱患者张口发"啊"音,暴露咽喉。必要时可用压舌板下压舌部	
4. 留取标本 用培养管内的无菌长棉签,以敏捷而轻柔的动作擦拭两侧腭弓、咽和扁桃体上的分泌物;然后将棉签插入培养管,塞紧瓶塞	● 棉签不可触及其他部位。 ● 做真菌培养时,必须在口腔溃疡面采集分泌物
5. 再次核对	
6. 操作后处理 洗手,记录,按要求及时送检标本	

【注意事项】

（1）采集时为防止呕吐，应避免在患者进食后 2 h 内进行，且动作要轻柔、敏捷，防止引起患者不适。

（2）采集标本前应检查标本容器有无破损，是否符合检验的目的和要求。

（3）采集标本时，应操作规范，采集方法、采集量和采集时间要准确；勿将唾液、漱口水、鼻涕等混入标本，保证所取标本的准确性。

（4）采集后及时送检，防止标本污染，影响检验结果。

六、呕吐物标本采集

当患者发生呕吐时，用弯盘或痰杯接取呕吐物，在容器外贴好标签后立即送检；对于不明原因中毒的患者，应送检洗胃前抽出的内容物标本。

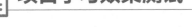
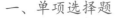

项目学习效果测试

一、单项选择题

1. 下列选项中，不属于标本采集原则的是（　　）。

　　A．遵照医嘱　　　　B．充分准备　　　　C．严格查对　　　　D．定时送检

　　E．正确采集

2. 采集标本前不需要核对的项目是（　　）。

　　A．医嘱　　　　　　　　　　　　　　B．申请项目

　　C．患者的住院时间　　　　　　　　　D．患者的床号、姓名

　　E．患者的住院号

3. 下列采集血清标本的操作，错误的是（　　）。

　　A．选用干燥试管　　　　　　　　　　B．顺管壁将血液和泡沫全部注入试管

　　C．避免过度震荡　　　　　　　　　　D．取下针头

　　E．立即送检

4. 患者，男，55 岁，一周来体温持续在 39～40 ℃，护理查体：面色潮红，呼吸急促，口唇轻度发绀，意识清楚。为明确诊断，需查心肌酶、血沉及血培养。应为该患者选用的血沉标本容器是（　　）。

　　A．血培养瓶　　　B．无菌试管　　　C．干燥试管　　　D．抗凝试管

　　E．液状石蜡试管

5. 患者，男，45 岁，有溃疡病史。近日来上腹部疼痛加剧，需做大便潜血试验。检验前 3 d，该患者可以选择的一组食物是（　　）。

　　A．酱牛肉、卷心菜　　　　　　　　　B．炒猪肝、油菜

　　C．豆腐、菜花　　　　　　　　　　　D．红烧猪肉、菠菜

　　E．小白菜、猪血汤

6. 患者，女，35 岁，怀疑为阿米巴痢疾。为明确诊断，医嘱留取大便标本查找阿米巴原虫。应为患者选择的标本容器是（　　　）。

    A. 无菌便器   B. 装有培养基的便器

    C. 清洁便器   D. 加温的清洁便器

    E. 加有 95%乙醇的便器

7. 患儿，男，3 岁。需留取粪便标本查寄生虫虫卵。护士指导患儿父母为其留取标本的方法，正确的是（　　　）。

    A. 留取中央部分   B. 留取新鲜粪便最上部少许

    C. 留取全部粪便   D. 留取最下部粪便

    E. 留取不同部位带血或黏液的粪便

8. 患者，男，62 岁，因咳嗽、咳痰伴气促 1 个月入院，入院后医嘱：痰常规检查。为该患者采集痰标本的时间宜为（　　　）。

    A. 清晨   B. 睡前   C. 饭前   D. 饭后

    E. 随时采集

9. 患者，男，32 岁，口腔溃疡 3 d，需采集标本做真菌培养。下列采集方法正确的是（　　　）。

    A. 采集患者 24 h 痰液

    B. 用无菌长棉签擦拭腭弓分泌物

    C. 用无菌长棉签在口腔溃疡面上取分泌物

    D. 用无菌长棉签快速擦拭扁桃体分泌物

    E. 用无菌长棉签擦拭咽部分泌物

10. 为患者采集咽拭子的时间宜安排在进食 2 h 后，其原因是（　　　）。

    A. 防止污染   B. 防止呕吐

    C. 减少口腔细菌   D. 减轻疼痛

    E. 保持细菌活力

二、案例分析题

1. 患者，女，21 岁，10 d 前出现发热、腰痛，来院就诊。护理查体：急性面容，体温 39 ℃，脉搏 140 次/min，呼吸 18 次/min，血压 107/68 mmHg，脾大，心脏听诊有杂音，全身皮肤有多处出血斑点。疑为亚急性细菌性心内膜炎。

请分析：

（1）该患者可能需要做哪种标本采集？

（2）该标本采集方法有哪些注意事项？

2. 张某，女，30 岁，近一周来出现晨起眼睑水肿、肉眼血尿，疑为急性肾小球肾炎。医嘱：尿蛋白定量检查，留取 24 h 尿标本。

请分析：

应如何指导患者正确留取 24 h 尿标本？

项目综合实践

背景

情景一：护士小丽在为患者做凝血检查采血时，拔针前未松开止血带，导致血液喷出。

情景二：护士小王在为患者做血常规检查采血时，将采集血常规用的紫色真空管误用成了黄色生化管。

任务

为了增强个体风险防范意识及突发事件应急处理能力，请以小组为单位，结合上述情况和本项目所学知识，完成以下任务：

（1）讨论：① 发生上述情况时，应如何处理？② 如何才能规范此类事件的发生？③ 除上述事件外，还有哪些突发事件可能会出现在血液标本采集过程中？应如何防范？

（2）请整理汇总讨论成果，并以 PPT 形式展现出来。

（3）每组选取一名代表在班内展示本组的讨论成果。

项目学习成果评价

考核内容	评价标准	分值	评价得分		
			自评	互评	师评
知识考核	明确标本采集的意义	10			
	熟悉标本采集的原则	10			
	熟悉各种标本采集的目的	10			
	明确各种标本采集的操作步骤和注意事项	20			
技能考核	能熟练进行各种标本的采集工作，做到流程熟练，方法正确，操作规范	20			
素质考核	具有良好的人际沟通能力，关心、尊重患者	10			
	具有较好的团队合作精神，与小组成员协作良好	10			
	具有较高的风险防范意识和良好的应急处理能力	10			
总评	自评×20%+互评×20%+师评×60%				
自我评价					
教师评价					

项目十四

病情观察和危重患者的抢救与护理

知识目标

- 熟悉病情观察的方法和内容、病情观察后的处理方式、危重患者抢救工作的组织管理要点与设施管理要点。
- 掌握基础生命支持技术的适应证和心搏骤停的判断标准、缺氧程度和给氧的判断方法、吸氧的适应证、洗胃术的目的和禁忌证、危重患者的支持性护理要点。

技能目标

- 能对危重患者的病情进行正确判断。
- 能规范、熟练地实施基础生命支持技术、吸痰法、氧气吸入法和洗胃法。

素质目标

- 具有严谨的工作作风、高度的责任心及敏锐的观察力。
- 具有生命至上的护理意识和抢救意识，动作轻柔、规范，抢救及时、高效。

项目导入

患儿，男，4岁，患有室间隔缺损。入医院急诊时表现为呼吸急促、面色发绀、神志模糊。经相关检查后，医生初步诊断该患儿患有重症肺炎。此时，患儿已经有了呼吸衰竭、心力衰竭的表现。时间不等人，医生立即为该患儿给予吸氧处理，并紧急启动急诊绿色通道将患儿转入儿科住院部进一步治疗。

在急诊护士的护送下，患儿被送入儿科病房。此时的儿科急救室，吸氧和吸痰装置、心电监护、抢救车等已准备就绪。

请思考：

（1）吸氧的适应证有哪些？若遵医嘱给患儿吸氧，宜采用何种吸氧方法？

（2）抢救车上应配置哪些急救物品？

（3）该患儿抢救成功后，应如何对其进行护理？

病情观察是护理工作的一项重要内容，及时、准确、全面地观察病情可为临床诊断、疾病治疗、患者护理和并发症预防提供重要的依据。

　　危重患者具有病情严重且变化快的特点，随时可能出现危及生命的征象。因此，病情观察对危重患者来说尤为重要。一旦发现危及生命的紧急情况，应立即展开抢救。护士必须熟悉相应的抢救程序，及时、准确、有效地实施基础生命支持、吸痰、吸氧、洗胃等基本抢救技术，以保证抢救工作的有效进行。

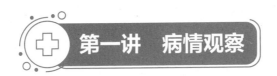

　　病情观察是一项系统工作，是护士在掌握了扎实的护理专业基础理论与实践技能的基础上对患者病情进行仔细观察的过程。对患者的观察，应是从生理、病理变化和心理反应等方面进行全面细致的观察，并且应贯穿于患者疾病发生、发展及转归的全过程。

一、病情观察的方法

（一）直接观察法

　　直接观察法是利用感觉器官或借助医疗仪器对患者进行观察，以获取病情信息的方法，主要包括视诊、听诊、触诊、叩诊、嗅诊等方法。

　　1. 视诊

　　视诊是最基本的观察方法之一，即直接用视觉来观察患者全身和局部状态的检查方法。全身状态包括年龄、性别、营养状况等；局部状态包括患者的面部表情、姿势体位和肢体活动情况，呼吸和皮肤状况，分泌物和排泄物的性状，以及与疾病相关的症状、体征，等等。

　　2. 听诊

　　听诊是指直接利用听觉或借助听诊器及其他仪器听取患者身体各个部位发出的声音，并分析判断声音所代表的不同意义的检查方法。例如，听到咳嗽，可以通过咳嗽声的不同音调、持续时间、剧烈程度等来分析患者疾病的状态；借助听诊器可以听到患者的心音、心率、呼吸音、肠鸣音等，以此来分析患者的身体状况。

　　3. 触诊

　　触诊是指通过手的感觉来感知患者身体某部位有无异常的检查方法。例如，利用触觉来了解所触及体表的温度、湿度、弹性、光滑度、柔软度，以及脏器的外形、大小、软硬度、移动度及波动感等。

　　4. 叩诊

　　叩诊是指通过手指叩击或手掌拍击被检查部位的体表，使之震动而产生声响，根据感到的震动和听到的声响特点来了解被检查部位脏器的情况（形状、大小、位置及密度）的检查方法。例如，通过叩诊来确定肺下界和心界大小，判断有无腹腔积液，估算腹腔积液的量，等等。

　　5. 嗅诊

　　嗅诊是指利用嗅觉来辨别患者的各种气味，借以判断患者健康状况的一种检查方法。

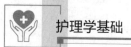

患者的气味可以来自皮肤、黏膜、呼吸道、胃肠道，以及分泌物、呕吐物、排泄物等。

（二）间接观察法

间接观察法是指通过与其他医务人员、患者及其家属的交流，或通过阅读病历、检验报告、会诊报告及其他相关资料，或通过观察各种监护仪器的数据等，获取有关病情的信息，了解患者的病情。

二、病情观察的内容

（一）一般情况的观察

1. 发育

发育是否正常，通常通过年龄、智力和体格成长状态（身高、体重及第二性征）之间的关系来进行综合判断。成人发育正常的判断指标一般为：头长等于身高的 1/7～1/8；胸围约等于身高的 1/2；双上肢展开后，左右指端的距离约等于身高；坐高约等于下肢的长度。

2. 饮食与营养

饮食方面，应注意观察患者的食欲、食量、进食后反应、饮食习惯、有无特殊嗜好或偏食等情况；营养状态方面，可通过观察皮肤的光泽度和弹性、毛发和指甲的润泽程度、皮下脂肪的丰满程度、肌肉的发育状况等，来综合判断机体的健康状况。

3. 面容与表情

一般情况下，健康人表情自然、大方，神态安逸，而患病后，则会表现出痛苦、忧虑、疲惫或烦躁等面容与表情。某些疾病发展到一定程度时，可出现特征性面容与表情，提示病情的轻重缓急和转归。临床上常见的典型面容有以下几种：

（1）急性病容：表情痛苦、面色潮红、呼吸急促、鼻翼翕动，可有口唇疱疹。一般见于急性热病患者，如大叶性肺炎患者。

（2）慢性病容：面色苍白或灰暗、面容憔悴、目光黯淡、消瘦无力等，常见于慢性消耗性疾病患者，如恶性肿瘤、肝硬化、严重结核病患者等。

（3）二尖瓣面容：面色晦暗、双颊紫红、口唇轻度发绀，常见于风湿性心脏病患者。

（4）贫血面容：面色苍白、唇舌及结膜色淡、表情疲惫乏力，见于各种原因所致的贫血患者。

（5）病危面容：面色苍白或铅灰、面容枯槁、表情淡漠、目光无神、眼眶凹陷等，见于大出血、严重休克、急性腹膜炎、脱水及临终患者等。

除了以上典型面容外，临床上还可见甲状腺功能亢进面容、满月面容、脱水面容及面具面容等。

集思广"议"

查阅相关资料，说一说什么是甲状腺功能亢进面容、满月面容、脱水面容及面具面容。

4．姿势、步态与体位

（1）姿势

姿势是指举止的状态，受个体健康状态及精神状态的影响。健康人躯干端正，肢体活动灵活自如，患病则可出现特殊的姿势，例如，腹痛患者常捧腹而行。

（2）步态

步态是指人走动时所表现的姿势。某些疾病可导致人的步态发生改变，常见的异常步态有蹒跚步态（鸭步）、醉酒步态、共济失调步态、慌张步态、剪刀步态、间歇性跛行、保护性跛行等。若患者突然出现步态改变，则可能是病情变化的征兆之一。例如，高血压患者突然出现跛行，常提示有发生脑血管意外的可能。

（3）体位

体位是指身体休息时所处的状态。临床常见的体位有自主体位、被动体位和被迫体位，不同的疾病可使患者采取不同的体位。例如，昏迷或极度衰竭的患者，由于不能自行调整或变换肢体的位置，呈被动卧位；哮喘患者为缓解呼吸困难，多取端坐位；等等。

5．皮肤与黏膜

皮肤和黏膜的表现常是全身疾病表现的一部分。观察时，一般主要观察患者皮肤和黏膜的颜色、温度、湿度、弹性，以及有无出血、水肿、皮疹、皮下结节、囊肿等。例如，贫血患者，其口唇、结膜、指甲苍白；肺心病、心力衰竭等缺氧患者，其口唇、面颊、鼻尖等部位发绀；休克患者，其皮肤湿冷；脱水患者常皮肤干燥且弹性降低；等等。

（二）生命体征的观察

生命体征是评估生命活动质量的重要征象，在患者的病情观察中占有重要地位，贯穿于患者护理的全过程。生命体征的观察包括对体温、脉搏、呼吸和血压的观察（详见项目九），当机体患病时，生命体征变化最为敏感，应密切观察。

（三）意识的观察

意识是指机体对自身及外界环境的感知和理解，并通过语言、躯体运动和行为等表达出来的现象。意识障碍是指人对周围环境及自身状态的识别和觉察能力出现障碍。意识障碍可有下列不同程度的表现。

1．嗜睡

嗜睡是最轻的意识障碍。患者处于持续睡眠状态，但能被言语或轻度刺激唤醒，醒后能正确回答问题和做出各种反应，刺激去除后又很快入睡。

2．意识模糊

意识障碍程度较嗜睡重，表现为思维和语言不连贯，对时间、地点和人物的定向力完全或部分发生障碍。

3．昏睡

昏睡是指患者处于熟睡状态，不易唤醒。压迫眶上神经、摇动身体等强刺激可唤醒患者，醒后回答问题含糊或答非所问，停止刺激后又进入熟睡状态。

4．昏迷

昏迷是最严重的意识障碍，按程度可分为以下几种：

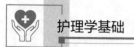

（1）轻度昏迷

意识大部分丧失，无自主运动，对周围事物及声、光刺激无反应，对强烈刺激（如压迫眶上缘）可有痛苦表情及躲避反应；瞳孔对光反射、角膜反射、眼球运动、吞咽反射等可存在。

（2）中度昏迷

对周围事物及各种刺激均无反应，对剧烈刺激可出现防御反射；角膜反射减弱，瞳孔对光反射迟钝，眼球无转动。

（3）深度昏迷

意识完全丧失，对各种刺激全无反应；全身肌肉松弛，深、浅反射均消失。

（四）瞳孔的观察

1. 瞳孔的形状和大小

（1）瞳孔的形状

正常瞳孔呈圆形，位置居中，边缘整齐，两侧等大等圆，瞳孔的形状改变常由眼部疾患引起。例如，瞳孔呈椭圆形并伴散大，多见于青光眼等；瞳孔呈不规则形，多见于虹膜粘连。

（2）瞳孔的大小

在自然光线下，正常瞳孔的直径一般为 2～5 mm。瞳孔直径小于 2 mm 称为瞳孔缩小，瞳孔直径大于 5 mm 称为瞳孔扩大，但儿童的瞳孔稍大，老年人稍小。单侧瞳孔缩小常提示同侧小脑幕裂孔疝早期，双侧瞳孔缩小多见于有机磷农药、吗啡中毒等；患者瞳孔突然扩大，常是病情急剧变化的标志。

2. 瞳孔对光反射

正常情况下，瞳孔对光反射灵敏，在光亮处缩小，昏暗处扩大。如果瞳孔大小不随光线刺激的变化而变化，称为瞳孔对光反射迟钝或消失，一般见于危重或昏迷患者。

（五）特殊检查或药物治疗的观察

1. 特殊检查后的观察

在临床上，常会对未明确诊断的患者进行一些特殊的专科检查，如冠状动脉造影、胸膜腔穿刺、腰椎穿刺等，这些检查均会产生不同程度的创伤，护士应重点了解检查前后的注意事项，做好检查后的观察工作，防止并发症的发生。

2. 特殊药物治疗的观察

在患者服用某些特殊药物后，护士应注意观察药物的疗效、副作用及毒性反应。例如，对应用止痛药治疗的患者，应注意患者疼痛的规律和性质，以及用药后的止痛效果，如果药物具有成瘾性，还应注意使用时间的间隔等；对应用化疗药物的患者，既要注意观察患者的全身反应，又要注意局部反应。

（六）呕吐物和排泄物的观察

（1）呕吐是一种具有保护意义的防御反射，但剧烈而频繁的呕吐可引起水和电解质紊乱、酸碱平衡失调及营养障碍等。护士应注意观察患者呕吐的次数、发生时间、方式，呕吐物的性状、量、色、气味，以及伴随症状等。

（2）排泄物包括汗液、痰液、粪便、尿液等，应注意观察其性状、量、色、味、次数等。

（七）心理状态的观察

患者的心理状态是一般心理状态和患病时特殊心理状态的整合。对患者心理状态的观察，应从患者对健康的理解、对疾病的认识、处理和解决问题的能力、对疾病和住院的反应、价值观、信念等方面来进行，观察其语言和行为、思维能力、认知能力、情绪状态、感知情况等是否处于正常状态，是否出现记忆力减退、思维混乱、反应迟钝、语言或行为异常等情况，有无焦虑、恐惧、绝望、抑郁等情绪反应。

 集思广"议"

请以小组为单位，思考并讨论下列患者应重点观察哪些方面的病情：

（1）韩某，男，1 岁，因发热 39.5 ℃入院。

（2）赵某，女，25 岁，因病毒性心肌炎初次入院，患者性格内向。

（3）王某，女，70 岁，因右侧肢体活动障碍伴言语不利入院。

三、病情观察后的处理

（一）一般病情变化的处理

护士可在职责范围内给予适当处理，以减轻或解除患者的痛苦同时告知医生，也可先告知医生再做处理。例如，对高热患者，可先给予物理降温等。需要注意的是，对于一般病情变化及其处理情况都应详细记录，并做好后续的处理效果观察。

（二）重要病情变化的处理

当发现患者有病情恶化或严重并发症征象或先兆时，如心脏病患者出现呼吸困难等，护士应及时告知医生，并继续严密观察病情，安抚患者情绪，同时给予积极处理，如给氧、建立静脉通道、准备急救物品等。

（三）紧急病情变化的处理

若发现患者突发呼吸停止或心搏骤停等紧急病情变化，护士应当机立断采取必要的急救措施，如给氧、实施心肺复苏等，同时设法请人去通知医生，待医生到达后，配合医生进行抢救。抢救过程中的各项急救措施及病情变化，均应详细记录。

（四）心理状态异常的处理

对于一般性的心理状态异常，如术前患者因担心手术而产生的紧张、焦虑心理，护士应给予针对性的心理疏导，安抚患者的情绪；对于一些特殊的心理状态异常，如癌症患者有轻生的表现，护士应及时给予疏导，并严密观察患者的言行，认真做好交班，必要时请专人协助疏导和观察。

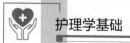

第二讲　危重患者的抢救与护理

危重患者是指病情严重，随时可能发生生命危险的患者。对危重患者的抢救是医疗护理工作中一项重要而紧急的任务，护士必须从思想上、组织上、物质上、技术上做好全面、充分的准备，并且常备不懈，在遇有危重患者时，应争分夺秒、全力以赴地进行抢救。

一、危重患者抢救的组织管理与设施管理

（一）危重患者抢救的组织管理

抢救工作是一项系统化的工作。建立严密的抢救组织和管理制度是保证高质量、高效率抢救患者的重要措施之一。

1. 立即组成抢救小组

在接到抢救任务后，应立即组成抢救小组并指定抢救负责人。一般可分为全院性和科室（病区）性抢救两种。全院性抢救一般用于大型灾难性的突发意外事故的抢救，由院长（医疗院长）组织实施，各科室均参与抢救；科室内的抢救一般由科主任、护士长负责组织实施，各级医务人员听从指挥。此外，护士在医生未到达之前，应根据病情需要及时予以恰当的紧急处理，如吸氧、吸痰、止血、测量生命体征、胸外按压、人工呼吸、建立静脉通道等。

2. 及时制定抢救方案并实施抢救

根据患者的病情，立即制定抢救方案，护士与医生共同实施抢救；抢救中，各级人员应听从指挥，争分夺秒，既要分工明确，又要互相配合；同时，护士应及时、准确地找出患者存在的主要护理问题，以采取正确、有效的护理措施。

3. 做好抢救记录和查对工作

抢救危重患者时，必须做好抢救记录和查对工作，具体要求如下：

（1）抢救记录要字迹清晰、准确、详细、全面，且须注明执行时间和执行人。

（2）各种抢救药物须经两人核对无误后方可使用。

（3）口头医嘱需向医生复述一遍，尤其注意药物的名称、浓度、剂量、给药时间和途径等，双方确认无误后方可执行。

（4）抢救结束后，请医生及时补写医嘱和处方。

（5）抢救过程中使用的空安瓿、输液瓶（袋）、输血袋等均应集中放置，以便统计核对。

（二）危重患者抢救的设施管理

1. 常用的抢救设施

（1）抢救室

急诊科（室）和病区均应单独设抢救室。病区抢救室宜设在靠近护士办公室的单独房间内，要求宽敞、整洁、安静、明亮，并有严密的科学管理制度。

（2）抢救床

抢救床最好为多功能抢救床，必要时另备心脏按压板一块。

（3）抢救车

抢救车应按照要求配置以下物品：

▣　急救药物：常用的急救药物如表 14-1 所示。

表 14-1　常用急救药物

类别	常用药物
中枢兴奋药	尼可刹米、洛贝林等
升压药	间羟胺、多巴胺、去甲肾上腺素、盐酸肾上腺素等
降压药	利血平、硝普钠、乌拉地尔、盐酸尼卡地平等
强心药	去乙酰毛花苷、毒毛花苷 K、多巴酚丁胺等
抗心绞痛药	硝酸甘油、硝酸异山梨酯等
抗心律失常药	普鲁卡因胺、利多卡因、普罗帕酮、盐酸胺碘酮等
止血药	酚磺乙胺、氨甲苯酸、垂体后叶素、巴曲酶等
止痛镇静药	吗啡、哌替啶、丙泊酚、芬太尼等
抗惊厥药	地西泮（安定）、异戊巴比妥、苯妥英钠等
平喘药	氨茶碱、多索茶碱、二羟丙茶碱等
解毒药	阿托品、碘解磷定（解磷定）、氯解磷定、硫代硫酸钠等
抗过敏药	异丙嗪、苯海拉明、氯苯那敏等
脱水利尿药	20%甘露醇、25%山梨醇、呋塞米（速尿）等
其他	地塞米松、氢化可的松、生理盐水、各种浓度的葡萄糖溶液、10%葡萄糖酸钙、氯化钾、氯化钙等

▣　各种无菌急救包：如开胸包、静脉切开包、气管切开包、气管插管包、导尿包，以及各种穿刺包、缝合包等。

▣　其他用物：不同型号的注射器、输液器、输血器、不同型号的医用手套、不同型号及用途的橡胶或硅胶导管（如尿管、胃管等）、无菌治疗巾、无菌敷料、绷带、夹板、宽胶布、皮肤消毒用物、治疗盘、血压计、听诊器、手电筒、开口器、压舌板、舌钳、牙垫、吸氧面罩、吸氧管、吸痰管及负压连接管、引流袋、引流管、止血带、玻璃接头、多头电源插座等。

（4）抢救设备

抢救设备包括氧气及加压给氧设备、电动吸引器或中心负压吸引装置、心电图仪、心脏起搏器、电除颤仪、吸引器、电动洗胃机、人工呼吸机、简易呼吸器等。

2. 抢救设施的管理制度

（1）严格执行"五定"制度（详见项目一第一讲），保证抢救物品完好率为 100%。

（2）室内物品一律不得外借，值班护士做好班班交接，并做记录。

（3）护士应掌握抢救器械、设备的性能和使用方法，并能排除一般故障，保证急救物品的完好率。

（4）抢救物品使用后，要及时清理、归还原处和补充，并保持整洁。如果抢救的是传染病患者，应按传染病要求进行消毒处理，严格控制交叉感染。

二、危重患者抢救的常用技术

（一）基础生命支持技术

基础生命支持技术（BLS）是指对呼吸、心搏骤停的危重患者所采取的关键生命抢救技术，主要包括开放气道、人工呼吸、胸外心脏按压和除颤。一般情况下，心脏停搏 3 s，患者就会感到头晕；10 s 即出现昏厥；30～40 s 后瞳孔散大；60 s 后呼吸停止、大小便失禁；4～6 min 后大脑发生不可逆性损伤。因此，基础生命支持技术开始得越早，存活率越高，预后越好。

1. **适应证**

（1）呼吸骤停：造成呼吸骤停的原因有很多，如雷击、电击、溺水、创伤、吸入烟雾、气道异物阻塞、药物过量、心肌梗死及各种原因引起的昏迷等。

> **♥ 护理小贴士**
>
> 心搏骤停早期，可出现无效的"叹息样"呼吸动作，注意不可与有效的呼吸动作相混淆。

（2）心搏骤停：除上述能引起呼吸骤停进而引起心搏骤停的原因外，心搏骤停的原因还包括急性心肌梗死、严重的心律失常、药物或毒物中毒、心脏或大血管破裂引起的大失血、重型颅脑损伤、严重的电解质紊乱等。

2. **心搏骤停的判断标准**

（1）意识突然丧失或伴有短暂抽搐，面色死灰或发绀；轻摇或轻拍并大声呼唤，若无反应，说明意识丧失。

（2）大动脉搏动消失：触摸颈动脉有无搏动（时间不超过 10 s），若无搏动或触摸不清，按动脉搏动消失处理。

（3）其他表现：如喘息性呼吸或呼吸停止、胸廓运动消失、瞳孔散大、心音消失等。

心搏骤停时，虽可出现上述多种临床表现，但只要具备意识丧失和大动脉搏动消失两项即可做出心搏骤停的诊断，应立即开始实施基础生命支持技术。

> **♥ 护理小贴士**
>
> 由于基础生命支持技术的实施必须争分夺秒，因此，在临床工作中，不能等心搏骤停的各种表现均出现后再行诊断和抢救。特别注意不要因听心音、做心电图等而延误宝贵的抢救时间。

3．操作方法

【操作目的】

恢复患者的循环和呼吸功能，保证重要脏器的血液供应。

【操作前准备】

（1）评估：患者呼吸、心搏骤停的临床表现和发生原因。

（2）护士准备：着装整洁，洗手。

（3）用物准备：有条件时备治疗盘，内置血压计、听诊器、纱布和简易呼吸器（见图 14-1），必要时备胸外按压板等。

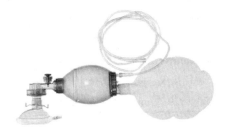

图 14-1　简易呼吸器

（4）环境准备：宽敞、安静、明亮。

【操作步骤】

基础生命支持技术的操作步骤如表 14-2 所示。

表 14-2　基础生命支持技术的操作步骤

操作步骤	注意事项
1．确认现场环境安全	
2．识别患者情况 （1）判断意识：轻拍或摇动患者，并大声呼叫："您怎么了？" （2）判断呼吸和脉搏：检查是否有呼吸和颈动脉搏动	● 若无反应，则可判断为意识丧失。 ● 判断呼吸的同时应该判断患者的脉搏；判断呼吸、脉搏的时间限定在 5～10 s。 ● 如果无呼吸或仅有喘息，无动脉搏动，立即开始抢救
3．立即呼救 招呼最近的响应者	● 如果在院外，应立即拨打急救电话；不能因忙于求救而延误抢救
4．摆放体位 就地使患者去枕仰卧于硬板床或地面上，保持其头、颈、躯干无扭曲，双上肢放置于身体两侧，充分暴露胸前区，松开裤带	● 若患者睡软床，应在其肩背下垫一胸外按压板。 ● 若患者面部朝下，应一手托住患者颈部，另一手扶其肩部，使其头、肩、躯干同时转动，平稳地翻转为仰卧位

操作步骤	注意事项
5. 胸外心脏按压 （1）站于或跪于患者一侧。 （2）定心脏按压部位：患者胸骨中、下 1/3 交界处或两乳头连线与胸骨中线交点处，如图 14-2 所示。 （3）定按压姿势：以一手掌根部置于按压部位，手指翘起不接触胸壁，另一手掌根部重叠置于手背上，两手手指交叉相扣，双肘关节伸直，如图 14-3 所示。 （4）实施按压：利用上身重量垂直向下、用力按压 30 次，按压幅度至少为 5 cm，但不超过 6 cm。每次按压后应放松胸骨，待胸廓完全回弹后再次进行按压。按压与放松的时间比为 1：1，按压频率为 100～120 次/min	● 按压力量应平稳、适度、规律，避免突然用力；按压姿势应正确，两肘关节固定不动，双肩位于双臂的正上方。 ● 放松时手掌不离开胸壁。 ● 尽可能减少胸外按压的中断，时间应小于 10 s
6. 开放气道 （1）清除口腔、气道内的分泌物或异物：一手固定舌前端，使其勿向后坠；另一手的食指或中指戴指套或缠纱布从一侧伸入，从另一侧将分泌物或异物带出或抠出。 （2）打开气道： ▲ 仰头抬颏法（最常用） 一手置于患者前额，用手掌把额头用力向后压，使头部向后仰，另一手的中指和食指放在下颌骨处，将颏部向上抬起，如图 14-4 所示。 ▲ 仰头抬颈法 一手放在患者颈后将颈部上抬，另一手以小鱼际肌侧下压前额，使患者头后仰，颈部抬起，如图 14-5 所示。 ▲ 托颌法 双手分别放置在患者头部两侧，肘部支撑在患者所躺的平面上，握紧其左、右下颌角，用力向上托起下颌，保持头部位置固定；若患者紧闭双唇，可用双拇指打开患者的口腔，如图 14-6 所示	● 若有活动义齿，应取下。 ● 注意用力压迫下颌部软组织，以免造成气道梗阻。 ● 头、颈部损伤者禁用。 ● 适用于有颈椎损伤的患者
7. 人工呼吸 ▲ 口对口人工呼吸法（首选） （1）在利用仰头抬颏法开放气道的基础上，用按压额头的手的拇指和食指捏紧患者鼻孔。 （2）正常吸气，双唇包绕患者口唇（不留空隙），向患者口内缓慢吹气，吹气的同时用眼睛余光观察患者的胸廓是否隆起。	● 为防止交叉感染，可在患者口鼻部盖一单层纱布。 ● 每次吹气时间应至少持续 1 s，使患者胸廓隆起。

续表

操作步骤	注意事项
（3）吹气毕，松开捏鼻孔的手，头稍抬起，侧转换气，同时注意观察胸部复原情况。 ▲ 口对鼻人工呼吸法 （1）利用仰头抬颏法保持气道通畅，同时用举颏的手将患者口唇闭紧。 （2）用双唇包住患者鼻部，同上法吹气。 ▲ 口对口鼻人工呼吸法 （1）开放气道并保持气道通畅。 （2）用双唇包住患者口鼻部，同上法吹气。 ▲ 使用简易呼吸器进行人工辅助呼吸 （1）左手拇指和食指将面罩紧扣于患者口鼻部，固定面罩，其余三指放于患者下颌角处，向前上托起下颌。 （2）右手挤压气囊约 1/2～2/3，持续 1 s，使胸廓隆起	● 适用于口腔严重损伤或张口困难者。 ● 吹气时用力要大，时间要长，以克服鼻腔阻力。 ● 适用于婴幼儿。 ● 吹气时用劲要小，时间要短，避免吹气过猛、过大。 ● 有氧情况下，将简易呼吸器连接氧气，调节氧流量 10～12 L/min
8. 反复循环 （1）胸外心脏按压与人工呼吸连续进行，按压与呼吸之比为 30：2（即每做 30 次胸外心脏按压，就要做 2 次人工呼吸）。 （2）每 5 个循环（约 2 min）后，应进行复苏效果评估	● 进行人工呼吸时，胸外心脏按压须停止。 ● 复苏有效性的判断方法：① 能扪及大动脉搏动；② 血压维持在 60 mmHg 以上；③ 口唇、面部、甲床等的颜色由发绀转为红润；④ 心电图波形有改变；⑤ 瞳孔由大变小，对光反射恢复；⑥ 呼吸逐渐恢复；⑦ 昏迷由深变浅，出现反射或挣扎
9. 除颤 ▲ 常规除颤器除颤 （1）打开电源开关，检查"选择"按钮是否置于"非同步"位置。 （2）设置所需除颤功率。 （3）在电极板上均匀涂上导电糊。 （4）按压充电按钮，达到所设置除颤功率。 （5）解开患者上衣，充分暴露胸部，左臂外展，去除患者身上的金属物品。	● 成人除颤：双向波选制造商建议能量；如果未知，使用允许的最大能量。

续表

操作步骤	注意事项
（6）将两电极分别置于患者心尖部和胸骨右缘第2肋间，紧贴皮肤。 （7）按压放电按钮，并观察患者的心电图。 （8）除颤完毕，关闭电源。 （9）电击后立即进行胸外心脏按压和人工呼吸。 ▲ 自动体外除颤仪（AED）除颤 （1）打开AED电源。 （2）解开患者上衣，充分暴露胸部，选择适当的电极片紧密粘贴在患者裸露的皮肤上。 （3）将电极片插头插入AED主机插孔。 （4）按下"分析"键，AED将开始分析心律（有些型号在插入电极片后会自动开始分析心律）。 （5）分析完毕，AED会发出是否进行除颤的建议。当有除颤建议时，按下除颤键除颤。 （6）除颤结束后，立即进行胸外心脏按压和人工呼吸	● 操作者或其他人不可与患者的身体接触。 ● 使用结束后，将电极板擦干净，使除颤器处于待用状态备用。 ● 在分析心律过程中和除颤时，所有人均不能触碰患者

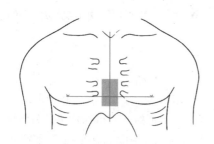

图 14-2　胸外心脏按压部位

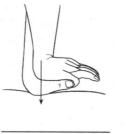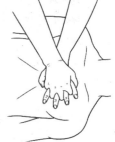

图 14-3　胸外心脏按压姿势

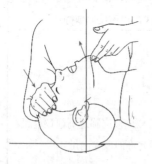

图 14-4　仰头抬颏法

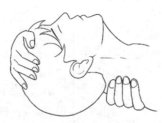

图 14-5　仰头抬颈法

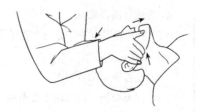

图 14-6　托颌法

【注意事项】

（1）按压部位要准确，严禁按压胸骨角、剑突下及左右胸部。按压力度要适合，过轻达不到效果，过重则易造成肋骨骨折、血气胸，甚至肝脾破裂等。

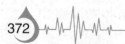

（2）按压儿童时，将一手放在胸骨的下半部（两乳头连线与胸骨中线交点）按压即可。婴儿单人施救采用双指按压，即将两手指放在婴儿胸部中央（略低于乳头连线中点）按压；婴儿双人施救采用双拇指环绕手法按压，即将双手拇指并排放在婴儿胸部中央处按压。

（3）尽可能减少按压中的停顿，并避免过度通气。

护理之美

用心护理，用爱服务

玲玲是一名平凡的护理工作者，她在工作中兢兢业业，乐于奉献，默默无闻。在数十年的护理生涯中，她始终以饱满的热情和认真严谨的态度服务每一位患者，诠释着对护理事业的热爱。经过多年的护理实践，她练就了一身过硬的技术，熟练掌握各项护理技能，积极组织、参与科内各种危重患者的抢救工作。

有一年冬天，玲玲刚交接完中午班，一位患者在病室上厕所时突然心搏骤停。听到有人呼喊，她以最快的速度到位，组织其他医务人员就地进行基础生命支持，迅速建立静脉通道，吸氧，输液，抽血，做心电图，上心电监测、测量生命体征……玲玲快速且娴熟地操作着。

功夫不负有心人，经过几个小时的奋力抢救，患者的生命体征终于恢复平稳。直到这时，玲玲才松了一口气。这样的场景，她已记不清经历过多少次，虽然身心俱疲，但每次通过自己的奋力抢救，将患者从死亡边缘救回来的那一刻，都让她兴奋不已。

用心护理，用爱服务，玲玲把满腔热情奉献给热爱的护理事业，把爱心送到每一位患者的心中。在平凡的岗位上，玲玲始终坚守着自己的初心。

（资料来源：http://economy.nmgnews.com.cn/system/2022/04/08/013287771.shtml，有改动）

（二）吸痰术

吸痰术是指利用负压作用，用导管经口、鼻腔或人工气道将患者呼吸道的分泌物吸出，以保持呼吸道通畅的一种技术。临床上主要用于年老体弱、新生儿、危重、昏迷、麻醉未清醒等不能有效咳嗽、排痰者。

吸痰装置有电动吸引器和中心吸引器（中心负压吸引装置）两种，它们利用负压吸引原理，连接导管吸出痰液。

1. 电动吸引器吸痰术

【操作目的】

（1）清除呼吸道分泌物，保持呼吸道通畅。

（2）促进呼吸功能，改善肺通气。

（3）预防肺不张、坠积性肺炎等肺部并发症。

【操作前准备】

（1）评估：患者的年龄、病情、意识、呼吸、痰液阻塞情况、口腔或鼻腔情况、心理状态及合作程度。

（2）护士准备：着装整洁，修剪指甲，洗手，戴口罩。

（3）用物准备：电动吸引器（见图 14-7）和吸痰盘。吸痰盘，内置听诊器、有盖罐（试吸罐和冲洗罐，内盛无菌生理盐水）、治疗巾、无菌纱布、无菌手套、型号合适的一次性无菌吸痰管数根、负压管、弯盘，必要时备痰标本容器、开口器、压舌板和舌钳。

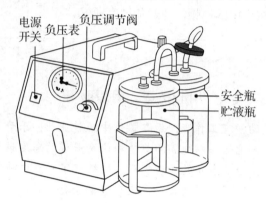

图 14-7　电动吸引器

（4）环境准备：整洁、安静、明亮、舒适。

【操作步骤】

电动吸引器吸痰的操作步骤如表 14-3 所示。

表 14-3　电动吸引器吸痰的操作步骤

操作步骤	注意事项
1. 核对、解释 　携用物至患者床旁，核对患者的床号、姓名和腕带信息，向患者及其家属解释电动吸引器吸痰的目的、方法、注意事项及配合要点	● 告知患者及其家属吸痰可能会引起恶心、咳嗽等不适
2. 检查、调节 　（1）连接负压管，接通电源，打开开关，检查电动吸引器性能是否良好，连接是否严密。 　（2）根据患者情况及痰液黏稠状况调节负压（一般成人 -400～-300 mmHg，儿童 -300～-250 mmHg）。 　（3）关机待用	● 负压过大可损伤呼吸道黏膜，负压过小不易吸出痰液
3. 安置体位 　协助患者取舒适体位，将患者头部转向一侧，面向操作者，铺治疗巾于患者胸前	● 若有活动义齿，需取出
4. 连管试吸 　（1）打开吸痰管外包装，戴无菌手套取出吸痰管。 　（2）一手将吸痰管连于负压管，另一手持吸痰管在试吸罐中试吸少量的生理盐水	● 持吸痰管的手必须保持无菌，另一手可保持清洁

续表

操作步骤	注意事项
5. 抽吸 （1）嘱患者张口，将舌前伸，必要时用纱布包裹协助。 （2）打开吸引器，一手反折吸痰管末端，另一手持吸痰管前端经鼻或口腔的一侧轻轻插入口咽部，同时鼓励患者咳嗽。 （3）放松吸痰管末端，吸净口咽部分泌物。 （4）更换吸痰管，在患者吸气时顺势将吸痰管插入气管（约 15 cm），松开吸痰管，采取左右旋转、自深部向上提拉的手法吸净痰液。 （5）退出吸痰管后，在冲洗罐中抽吸生理盐水冲洗吸痰管。根据患者的情况，必要时重复吸引	● 若自口腔吸痰有困难，可由鼻腔插入。 ● 对昏迷患者，可用压舌板或开口器协助其张口。 ● 插管时不可使用负压，以免引起呼吸道黏膜损伤。 ● 若气管切开吸痰，应注意无菌操作，先吸气管切开处，再吸鼻（口）部。 ● 每根吸痰管只用一次，不可反复上下提插
6. 操作后处理 （1）吸痰完毕，关闭吸引器，取下吸痰管和负压管。 （2）脱手套。 （3）拭净面部分泌物，协助患者取舒适卧位；听诊患者呼吸音。 （4）处理一次性用物，清洗和消毒可重复使用的用物。 （5）洗手，记录	● 记录吸引情况、分泌物的量和性状及患者吸引前后的呼吸情况

【注意事项】

（1）严格执行无菌操作，吸痰用物应每天更换 1～2 次，吸痰管每次更换。

（2）吸痰动作应轻稳，每次吸引时间少于 15 s，以免造成患者缺氧。

（3）痰液黏稠时，可配合叩拍胸背部或行雾化吸入后再吸痰，以提高吸痰效果。

（4）吸痰过程中注意观察患者的面色、呼吸，以及吸出物的性状；患者出现缺氧症状（如发绀、心率下降）时，应立即停止吸痰。

（5）贮液瓶内应放少量消毒液，以便于清洗消毒。当瓶内液体达 2/3 满时，应及时倾倒。电动吸引器不宜长时间连续使用，每次不可超过 2 h。

2. 中心吸引器吸痰术

现在很多医院均设有中心吸引器即中心负压吸引装置，通过吸引器管道连接到各病室床单元，使用时只需连接贮液瓶和吸痰管，开启开关，即可使用。具体吸痰方法同电动吸引器吸痰法。

护理小贴士

　　在紧急状态下，没有中心负压吸引装置时，可用注射器吸痰。一般用 50～100 mL 的注射器连接吸痰管进行抽吸。

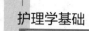

（三）氧气吸入术

氧气吸入术是指通过给氧，提高动脉血氧分压（PaO_2）和动脉血氧饱和度（SaO_2），增加动脉血氧含量（CaO_2），纠正各种原因造成的缺氧状态，促进组织的新陈代谢，维持机体生命活动的一种治疗技术。

1. 缺氧程度判断

（1）轻度缺氧

轻度缺氧者无明显呼吸困难，神志清楚，仅有轻度发绀，$PaO_2>50$ mmHg，$SaO_2>80\%$。一般不需氧疗，如果患者有呼吸困难，可给予低流量氧气（$1\sim2$ L/min）。

（2）中度缺氧

中度缺氧者有明显发绀和呼吸困难，神志正常或烦躁不安，PaO_2 在 $30\sim50$ mmHg，SaO_2 为 $60\%\sim80\%$。需氧疗。

（3）重度缺氧

重度缺氧者显著发绀，呼吸极度困难，"三凹征"明显，呈昏迷或半昏迷，$PaO_2<30$ mmHg，$SaO_2<60\%$。重度缺氧是给氧的绝对适应证。

 护理小贴士

（1）当患者 $PaO_2<50$ mmHg，均应给氧。

（2）慢性阻塞性肺病并发冠心病患者 $PaO_2<60$ mmHg 时，即需给氧。

2. 吸氧适应证

各种原因导致的低氧血症及组织缺氧：

（1）肺活量减少，如哮喘、支气管肺炎、气胸等。

（2）心肺功能不全，如心力衰竭。

（3）各种中毒引起的呼吸困难，如一氧化碳中毒、巴比妥类药物中毒等。

（4）昏迷患者，如脑血管意外或颅脑损伤导致的昏迷。

（5）其他，如某些外科手术前后、大出血休克、分娩时产程过长或胎心异常等。

3. 供氧装置

供氧装置分为中心供氧装置和氧气筒供氧装置。

（1）中心供氧装置

中心供氧是指氧气由医院的中心供氧站负责供给，经管道输送至各病区床单元、门诊、急诊科、手术室等，如图 14-8 所示。中心供氧站通过总开关进行控制，各用氧单位配流量表，可调节氧流量。此法迅速、使用方便。

（2）氧气筒供氧装置

无管道供氧时，可用氧气筒供氧。

氧气筒为圆柱形无缝钢筒，标准的氧气筒充满氧气时，筒内压力可达 14.7 MPa（150 kg/cm²），容纳氧气 6 000 L。氧气筒的顶部有一总开关，控制氧气的排放；氧气筒颈部的侧面，有一气门和氧气表相连，是氧气自筒中输出的途径。氧气表由压力表、减压器、流量表、湿化瓶及安全阀等组成，如图 14-9 所示。

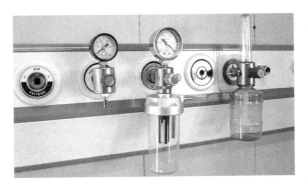

图 14-8　中心供氧装置

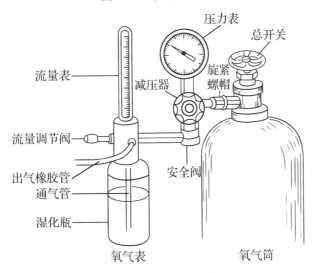

图 14-9　氧气筒和氧气表

氧气表平时应装在氧气筒上，以备急用。装表的具体方法是：① 将氧气筒置于氧气架上，竖直放置，取下氧气筒帽，打开总开关（逆时针转 1/4 周），使少许气体从气门处流出，随即迅速关好总开关（顺时针），以吹除气门处灰尘；② 将氧气表的旋紧螺帽与氧气筒气门处的螺栓衔接，用手以顺时针方向初步旋紧，再用扳手拧紧，使氧气表直立于氧气筒旁；③ 连接通气管和湿化瓶；④ 确认流量表呈关闭状态；⑤ 打开氧气筒总开关，再打开流量表的流量调节阀，检查氧气装置有无漏气、流出是否通畅；⑥ 关紧总开关流量调节阀，推至病室备用。

 护理小贴士

装表法可简单归纳为：一吹（尘）、二上（表）、三紧（拧紧）、四查（检查）。

4. 氧气吸入的实施

【操作目的】

（1）纠正各种原因造成的缺氧状态，提高 PaO_2 和 SaO_2，增加 CaO_2。

（2）促进组织的新陈代谢，维持机体的生命活动。

【操作前准备】

（1）评估：患者的年龄、病情、意识、治疗情况、呼吸及缺氧情况、鼻腔情况、心理状态及合作程度。

> **护理小贴士**
>
> 如果患者痰液较多，可先采用变换体位、叩背等方法协助患者排痰，必要时行吸痰法。

（2）护士准备：着装整洁，修剪指甲，洗手，戴口罩。

（3）用物准备：除供氧装置外，还需备双侧鼻导管（见图 14-10，或鼻塞吸氧管、吸氧面罩、吸氧头罩等）、治疗碗（内盛冷开水）、棉签、胶布、弯盘、纱布、输氧卡、笔等。使用中心供氧装置时，另备流量表和湿化瓶。

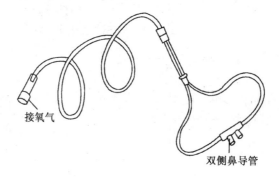

接氧气

双侧鼻导管

图 14-10　双侧鼻导管

（4）环境准备：舒适、明亮、安静、安全（远离火源）。

【操作步骤】

氧气吸入的操作步骤如表 14-4 所示。

表 14-4　氧气吸入的操作步骤

操作步骤	注意事项
1. 核对、解释 （1）核对医嘱，包括给氧方法和氧流量。 （2）携用物至患者床旁，核对患者的床号、姓名和腕带信息，向患者及其家属解释氧气吸入的目的、方法、注意事项及配合要点	● 告知患者及其周围人员安全用氧的有关知识
2. 连接、检查 连接给氧装置，打开氧气开关，检查设备功能是否正常，管道有无漏气	

续表

操作步骤	注意事项
3. 给氧 ▲ 双侧鼻导管给氧 （1）检查鼻孔有无分泌物堵塞及异常，用湿棉签清洁双侧鼻腔。 （2）将鼻导管与氧气表的出气口相连接，打开流量调节阀，确定氧气流出通畅后，调节至所需氧流量。 （3）将鼻导管末端轻轻插入患者双侧鼻孔约 1 cm，再将导管环绕患者耳部向下放置，并调节松紧度，必要时用胶布固定，如图 14-11 所示。 ▲ 鼻塞给氧 擦净鼻腔，将鼻塞连接出气口，调节氧流量，将鼻塞塞入鼻孔内给氧，必要时用胶布固定。 ▲ 面罩给氧 将面罩置于患者口鼻部，用松紧带固定，再将氧气接于面罩上的氧气进口，调节氧流量，如图 14-12 所示。 ▲ 头罩给氧 将患者的头部置于头罩里，罩面上有多个孔，可以保持罩内有一定的氧浓度、温度和湿度，如图 14-13 所示	● 导管松紧适宜，防止因导管过紧引起皮肤受损。 ● 面罩所需最小氧流量是 6 L/min。 ● 头罩给氧主要用于小儿。 ● 头罩与颈部之间要保持适当的空隙，防止二氧化碳潴留及重复吸入
4. 记录、观察 （1）记录吸氧时间、氧流量和患者的反应。 （2）给氧期间，注意观察患者的病情、缺氧症状改善程度、氧流量和湿化瓶内的水量，氧气装置有无漏气、是否通畅等	● 嘱患者不可自行调节氧流量，注意用氧安全
5. 停氧后处理 （1）停用氧气时，先取下鼻导管（或鼻塞、面罩、头罩），再关总开关，放出余气后，最后关流量表。 （2）取下流量表和湿化瓶。 （3）帮助患者清洁鼻部，协助患者取舒适体位。 （4）清洁消毒用物，记录	● 记录给氧时间和停氧时间、用氧后患者呼吸改善情况等

【注意事项】

（1）严格遵守操作规程，注意用氧安全，切实做好"四防"，即防震、防火、防热、防油。氧气装置上应悬挂"四防"安全标志；搬运氧气瓶时要避免倾倒、撞击；氧气筒应放置在阴凉处，周围严禁烟火和放置易燃物品。

吸氧的副作用及其预防措施

（2）氧气筒外应有明显标记，平时应有固定的放置地点，切不可与其他气体钢筒并放一起；对于未用完或已用尽的氧气筒，应分别悬挂"满"或"空"的标志，以免急救时搬错。

（3）检查氧气流出是否通畅可用以下方法：将导管末端放入洁净水中，看有无气泡逸出；或将管口靠近手背，感觉有无气流冲出。

（4）使用氧气时，应先调节好流量再插入；停用氧气时，应先拔出导管，再关闭氧气开关；中途改变流量时，应先分离鼻导管（或鼻塞、面罩、头罩），调节好流量后再连接，以免开关出错，大量氧气进入呼吸道而损伤肺部组织。

（5）氧气筒内氧气不可用尽，压力表至少要保持 0.5 MPa（5 kg/cm^2），以免灰尘进入筒内，再充气时引起爆炸。

（6）用氧过程中应加强监测。注意观察患者的焦虑情况、皮肤颜色和呼吸情况；观察患者有无缺氧、意识障碍、心跳过速、呼吸困难、烦躁不安等表现；观察鼻腔有无堵塞或黏膜红肿，必要时使用水溶性润滑剂保护鼻黏膜。

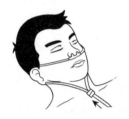
图 14-11　双侧鼻导管给氧法

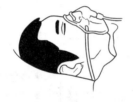
图 14-12　面罩给氧法

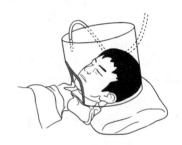
图 14-13　头罩给氧法

（四）洗胃术

1. 目的

（1）解毒：清除胃内毒物或刺激物，或利用不同的灌洗液（洗胃液）进行中和解毒。适用于急性食物或药物中毒。

（2）减轻胃黏膜水肿：将胃内潴留物洗出，减轻潴留物对胃黏膜的刺激，从而减轻胃黏膜水肿和炎症。适用于幽门梗阻。

（3）某些手术或检查前的准备：主要是胃部手术或检查。

护理小贴士

（1）洗胃应尽早进行，一般口服毒物后 6 h 内洗胃效果最佳。

（2）若遇病情危重者，应首先进行维持呼吸和血液循环的抢救，然后再洗胃。

2. 禁忌证

（1）口服强腐蚀性毒物（如强酸、强碱等）者不宜插管洗胃。

（2）严重的食管胃底静脉曲张、上消化道溃疡、癌症患者不宜插管洗胃。

（3）食管、贲门狭窄或梗阻者禁忌洗胃。

（4）有胸主动脉瘤、血小板减少症、昏迷及严重心肺疾病患者慎用洗胃。

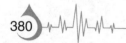

3．口服催吐法

【操作目的】

解毒，适用于口服中毒、神志清楚的患者。

【操作前准备】

（1）评估：患者的中毒情况（如摄入毒物的种类、剂型、浓度和量，中毒的时间和途径，来院前的处理措施，有无呕吐，有无洗胃禁忌证等）、生命体征、意识、口鼻黏膜情况、心理状态及合作程度。

（2）护士准备：着装整洁，修剪指甲，洗手，戴口罩。

（3）用物准备：治疗盘内置量杯（或水杯）、压舌板、水温计、弯盘、塑料围裙或橡胶单（或防水布），治疗盘外备洗胃液（遵医嘱备，25～38 ℃）、水桶两个（一个盛洗胃液，一个盛污水），必要时为患者准备洗漱用物（可取自患者处）。

常用的洗胃液

> ♥ **护理小贴士**
>
> 　　毒物性质不明时，可备温开水或等渗盐水，一般用量为 10 000～20 000 mL，温度为 25～38 ℃。

（4）环境准备：整洁、安静、舒适、明亮。

【操作步骤】

口服催吐的操作步骤如表 14-5 所示。

表 14-5　口服催吐的操作步骤

操作步骤	注意事项
1．核对、解释 　携用物至患者床旁，核对患者的床号、姓名和腕带信息，向患者及其家属解释口服催吐的目的、方法、注意事项及配合要点	
2．洗胃 　（1）协助患者取坐位，围好围裙，置污水桶于患者面前。 　（2）指导患者自饮大量洗胃液后引吐，每次饮入量为 300～500 mL。 　（3）反复自饮，催吐，直至吐出的洗胃液澄清无味	● 有义齿者需取下义齿。 ● 不易吐出时，可用压舌板压其舌根引起呕吐
3．催吐后处理 　（1）协助患者漱口、擦脸，必要时更衣，嘱患者卧床休息。 　（2）整理床单元，清理用物。 　（3）记录，必要时留取标本送检	● 记录洗胃液的名称和用量、呕吐物的颜色和气味、患者主诉

【注意事项】

（1）对自服毒物者，应注意保护其隐私，并积极劝导和鼓励，减轻其心理负担。

（2）对于急性中毒清醒患者，应紧急采用口服催吐法，必要时进行洗胃，以减少毒物的吸收。

 集思广"议"

患者催吐时，吐出的洗胃液尚未澄清，但不愿意再继续催吐。此时护士应该怎样处理？

4. **胃管洗胃术**

胃管洗胃术是指将胃管由口腔或鼻腔插入患者胃内，用大量溶液对胃进行冲洗的技术。根据使用动力不同，胃管洗胃术通常可分为漏斗胃管洗胃术、全自动洗胃机洗胃术和电动吸引器洗胃术。

【操作目的】

同洗胃术的目的。

【操作前准备】

（1）评估：同口服催吐法。

（2）护士准备：着装整洁，修剪指甲，洗手，戴口罩。

（3）用物准备：① 治疗盘内备洗胃管、镊子、纱布、塑料围裙、治疗巾、弯盘、胶布、水温计、量杯、纸巾、无菌手套、液体石蜡、漱口杯，必要时备压舌板、开口器、牙垫、舌钳等。② 洗胃液（遵医嘱备，25～38 ℃）、水桶两个（一个盛洗胃液，一个盛污水）。③ 洗胃设备。漏斗胃管洗胃法备漏斗胃管，全自动洗胃机洗胃法备全自动洗胃机、无菌洗胃包（普通胃管），电动吸引器洗胃法备电动吸引器（包括 5 000 mL 容量的贮液瓶和引流管）、Y 形三通管、调节夹或止血钳、输液架、输液瓶、输液导管，插胃管用物（同鼻饲插管用物）。

（4）环境准备：整洁、安静、舒适、明亮。

【操作步骤】

胃管洗胃的操作步骤如表 14-6 所示。

表 14-6　胃管洗胃的操作步骤

操作步骤	注意事项
1. 核对、解释 携用物至患者床旁，核对患者的床号、姓名和腕带信息，向患者及其家属解释胃插管及洗胃的目的、方法、注意事项及配合要点	
2. 安置体位 （1）协助患者取舒适卧位：中毒较重者取左侧卧位；中毒较轻者取坐位或半坐位。 （2）铺塑料围裙于患者头下或戴于身前，将弯盘置于其口角边，纸巾置于方便取用处，污水桶放于床旁	● 有活动义齿者，应先取出

操作步骤	注意事项
3．插管洗胃 ▲ 漏斗胃管洗胃 （1）同鼻饲法经口腔插入胃管 50 cm 左右，确定胃管在胃内后，用胶布固定。 （2）将漏斗放在低于胃部水平的位置，挤压橡胶球，抽尽胃内容物。 （3）举漏斗高过患者头部 30～50 cm，将 300～500 mL 洗胃液缓慢倒入漏斗内，当漏斗内尚余少量溶液时，迅速将漏斗降至低于胃部的位置；对准污水桶，倒置漏斗，利用虹吸作用引出胃内洗胃液，如图 14-14 所示。 （4）如此反复灌洗，直至洗出液澄清、无味为止。 ▲ 全自动洗胃机洗胃 （1）接通电源，确认仪器功能完好，将 3 根橡胶管（进液管、进胃管和排液管）分别与机器相应的接口相连。 （2）经口腔插入洗胃管，确定胃管在胃内后固定。 （3）把配制好的洗胃液倒入水桶内，将进液管的另一端放入洗胃液桶内；将排液管的另一端放入污水桶内；将进胃管的另一端与已插好的洗胃管相连。 （4）调节进液流速，按"手吸"键，吸出胃内容物，再按"自动"键，机器即开始对胃进行自动冲洗，直至洗出液澄清、无味。 （5）洗胃结束后需要冲吸各管腔，将进液管、进胃管和排液管未与机器相连的一端同时放入清水中，按"清洗/自动"键，机器将自动清洗各管腔。清洗完毕后，将各管取出，待机器内的水完全排尽后，按"停机"键，关机。 ▲ 电动吸引器洗胃 （1）接通电源，检查吸引器功能，调节负压在 13.3 kPa 左右。 （2）经口腔插入洗胃管，确定在胃内后固定。	● 仅用于无电力供应或无自动洗胃机时。 ● 胶布难固定时，可由患者或家属扶持固定。 ● 为昏迷患者插管，应取平卧位，头偏向一侧，并用开口器撑开口腔，置牙垫于上、下磨牙之间，若有舌后坠，可用舌钳将舌拉出。先将洗胃管经口腔插至患者咽部，然后按昏迷患者胃插管法继续插入至胃内。 ● 每次灌入量以 300～500 mL 为宜，过多可能加速毒素吸收，或导致呛咳、窒息；过少则达不到清洗目的。 ● 每次灌入量应保持和吸出量基本相等，否则容易造成胃潴留。 ● 冲洗时"冲"灯亮，吸引时"吸"灯亮。 ● 如果发现有食物堵塞管道，水流减慢或不流，可交替按"手冲"和"手吸"键，重复冲吸数次，直到管路通畅；再按"手吸"键将胃内残留液体吸出，按"自动"键，自动洗胃机即可继续进行工作

续表

操作步骤	注意事项
（3）将输液导管与输液瓶连接；夹闭输液导管，将洗胃液倒入输液瓶内；将输液瓶挂于输液架上。 （4）将输液管与 Y 形三通管主管连接，洗胃管末端和吸引器贮液瓶的引流管分别与 Y 形三通管的两分支相连接，如图 14-15 所示。 （5）开动吸引器，将胃内容物吸出。 （6）关闭吸引器，夹闭贮液瓶上的引流管，开放输液管，使洗胃液流入胃内 300～500 mL。 （7）夹紧输液管，开放贮液瓶上的引流管，开动吸引器，吸出灌入的液体及胃内容物。 （8）反复灌洗，直至洗出液澄清、无味	
4．保留胃管或拔出 洗胃完毕，需保留胃管时，反折胃管末端，用纱布包裹固定，以备再次洗胃；不需要保留时，则反折胃管末端后拔出	
5．操作后处理 （1）协助患者漱口、擦脸，必要时更衣，嘱患者卧床休息。 （2）整理床单元，清理用物。 （3）记录，必要时留取标本送检	● 记录洗胃液的名称和用量、呕吐物的颜色和气味、患者主诉

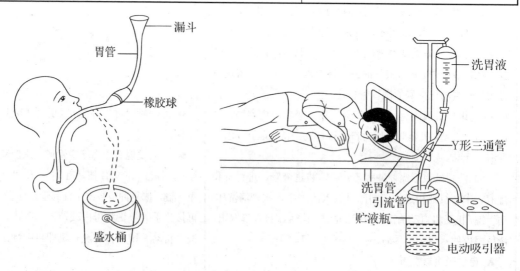

图 14-14　漏斗胃管洗胃　　　　　图 14-15　电动吸引器洗胃

【注意事项】

（1）中毒物质不明时，应先抽吸胃内容物送检，以确定毒物性质，洗胃液可先选用

 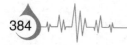

温开水或生理盐水，待毒物性质明确后，再采用合适的洗胃液。

（2）插管时，动作要轻、稳、准，尽量减少对患者的刺激。

（3）洗胃液温度宜为25～38 ℃，过高易引起血管扩张，促进毒物吸收；过低易导致胃肌痉挛。

（4）洗胃过程中，随时注意观察患者的面色、脉搏、呼吸和血压的变化，以及有无洗胃并发症（如急性胃扩张、胃穿孔等）的发生。若患者出现腹痛、洗出液呈血性或发生休克，应立即停止洗胃，与医生联系，并采取相应的急救措施。洗胃结束后，应注意观察患者胃内毒物清除情况，以及中毒症状有无得到缓解或控制。

（5）幽门梗阻患者洗胃，宜在饭后4～6 h进行。洗胃结束后记录患者的胃内潴留量（胃内潴留量=洗出量-灌入量），以便于了解其梗阻程度。

三、危重患者的支持性护理

（一）严密监测病情

护士应密切观察并随时掌握患者的病情变化，尤其要重点加强对患者生命体征、意识、瞳孔等内容的观察，必要时持续监测心、肺、脑、肝、肾等重要脏器的功能状态，以及时采取有效的救治措施。

（二）保持呼吸道通畅

对清醒患者，应鼓励其定时做深呼吸，或轻拍其背部，以利于分泌物咳出；昏迷患者常因咳嗽、吞咽反射减弱或消失，呼吸道分泌物及唾液等积聚于咽喉部，而引起呼吸困难甚至窒息，故应使患者头偏向一侧，以及时排出呼吸道分泌物，保持呼吸通畅，预防肺部并发症的发生；长期卧床患者易患坠积性肺炎，应经常帮助患者变换体位。

> **护理小贴士**
>
> 以上治疗效果不佳时，应尽早建立人工气道（如气管插管、气管切开等），以改善通气功能，保持呼吸道通畅。

（三）加强基础护理

（1）及时更换污染的床上用物及病号服，做好眼部、口腔、皮肤、会阴和头发护理，保持患者良好的个人卫生。

（2）经常为患者翻身，进行四肢的主动或被动运动，并配合按摩，预防肌腱及韧带退化、肌肉萎缩、关节僵直、静脉血栓形成和足下垂的发生。

（四）补充营养和水分

危重患者的消化功能多有不良，而疾病常导致分解代谢增强，对营养物质的需要量增加。护士应设法增加患者饮食，对不能进食者，可采用鼻饲或完全胃肠外营养等方法；对大量引流或体液额外丢失较多的患者，应注意补充足够的水分。

（五）维持排泄功能

协助患者大小便，必要时给予人工通便和导尿术。对留置尿管者应加强常规护理，保持引流通畅，防止泌尿系统感染。

（六）保持引流管通畅

危重患者身上置有多根引流管时，应妥善固定、安全放置，防止扭曲、受压、堵塞和脱落。同时注意严格执行无菌操作技术，防止逆行感染。

（七）确保患者安全

对谵妄、躁动和意识障碍的患者，可合理使用保护具，以防其坠床摔伤；对牙关紧闭、抽搐的患者，可将牙垫或开口器置于其上下臼齿之间，防止舌咬伤，同时室内光线宜暗，工作人员动作要轻，避免外界刺激引起抽搐。

（八）做好心理护理

在危重患者的治疗过程中，由于各种因素的影响，患者常常会出现各种心理问题，如恐惧、悲伤、焦虑、绝望等。因此护士还需要做好患者的心理护理：

（1）在护理过程中应表现出对患者的关心、同情、尊重和接受，态度要和蔼、宽容、诚恳，操作应娴熟、认真、一丝不苟，同时注意保护患者隐私，帮助患者对医院建立充分的信赖感和安全感。

（2）在进行每项操作前均应向患者做简单、清晰的解释，以取得患者的配合，并鼓励患者积极表达其感受，保证与患者的有效沟通；对沟通障碍者，应注意观察其非语言行为，并设法建立其他有效的沟通方式。

（3）应善于观察患者的言行和情绪反应，并根据具体情况有针对性地加以安慰和开导。

（4）设法减少环境因素的刺激，保持病室安静。

（5）鼓励家属及亲友探视，向患者传递爱、关心与支持。

项目学习效果测试

一、单项选择题

1. 一患者常咳嗽、食欲减退，四肢乏力，诊断为肺结核。入院时患者面色晦暗，消瘦无力，则判断此患者的面容属于（　　）。

    A. 急性面容　　　B. 慢性面容　　　C. 病危面容　　　D. 贫血面容

    E. 二尖瓣面容

2. 患者处于持续睡眠状态，但能被言语或轻度刺激唤醒，刺激去除后又很快入睡。此时患者处于（　　）状态。

    A. 嗜睡　　　B. 深昏迷　　　C. 昏睡　　　D. 浅昏迷

    E. 意识模糊

 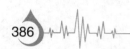

3．双侧瞳孔缩小常见于（　　）。

  A．颅脑损伤   B．颅内压增高

  C．青光眼   D．吗啡中毒

  E．脑疝

4．胸外心脏按压的频率为（　　）。

  A．20～40 次/min   B．40～60 次/min

  C．60～80 次/min   D．80～100 次/min

  E．100～120 次/min

5．口对口鼻人工呼吸法最适用于（　　）。

  A．老年患者   B．中年女患者

  C．牙关紧闭患者   D．口腔严重损伤患者

  E．婴幼儿

6．面罩给氧所需的最小氧流量是（　　）。

  A．3 L/min   B．4 L/min

  C．5 L/min   D．6 L/min

  E．7 L/min

7．洗胃的目的不包括（　　）。

  A．减轻胃黏膜水肿   B．排除肠道积气

  C．清除胃内刺激物   D．用灌洗液中和毒物

  E．手术或检查前准备

8．急性中毒患者诊断不明时，应选择的洗胃液是（　　）。

  A．1∶15 000 高锰酸钾   B．温开水或生理盐水

  C．牛奶   D．3%过氧化氢

  E．2%～4%碳酸氢钠

9．成人洗胃时，每次的灌注量应为（　　）。

  A．200 mL   B．500～800 mL

  C．300～500 mL   D．800～1 000 mL

  E．1 000～1 200 mL

10．护士在护理某危重患者时，下列做法错误的是（　　）。

  A．定时帮助患者更换体位

  B．定时为患者做肢体被动运动

  C．对眼睑不能自行闭合者，覆盖凡士林纱布

  D．发现患者心搏骤停，应先通知医生

  E．牙关紧闭、抽搐患者的病室光线应较暗

二、案例分析题

1．李某，男，55 岁，因频发心绞痛入院治疗。住院第 2 天，患者突感胸部闷痛，随之呼之不应，家属急忙呼叫护士。

请分析：

（1）对于以上突发事件，护士应如何处置？

（2）如何判定该患者是否发生心搏骤停，若确定患者发生心搏骤停，应如何抢救该患者？

2．张某，女，65岁，因脑血管意外进入ICU。

请分析：

（1）作为责任护士，应如何观察该患者的病情？

（2）应为该患者提供哪些支持性护理措施？

 ## 项目综合实践

背景

情景一：患者，女，85岁，因慢性支气管炎发作来急诊就诊。患者呼吸困难，痰液不能自行咳出，口唇、指甲等处发绀明显。

情景二：患者，男，35岁，因家庭矛盾口服大量安眠药，被家属发现后立即送来急诊。入院时，患者已处于昏迷状态。

任务

请以小组为单位，分饰急诊科医务人员（若干）、患者和患者家属，以上述情景为背景进行危重患者的抢救演示。要求：态度认真，方法正确，步骤有序。

 ## 项目学习成果评价

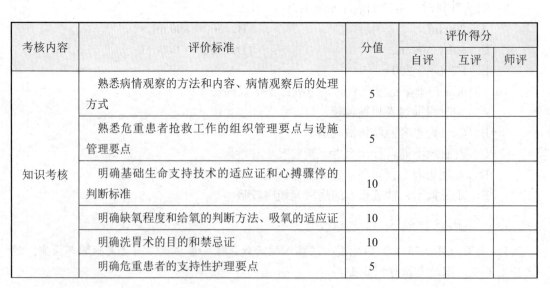

考核内容	评价标准	分值	评价得分		
			自评	互评	师评
知识考核	熟悉病情观察的方法和内容、病情观察后的处理方式	5			
	熟悉危重患者抢救工作的组织管理要点与设施管理要点	5			
	明确基础生命支持技术的适应证和心搏骤停的判断标准	10			
	明确缺氧程度和给氧的判断方法、吸氧的适应证	10			
	明确洗胃术的目的和禁忌证	10			
	明确危重患者的支持性护理要点	5			

续表

考核内容	评价标准	分值	评价得分		
			自评	互评	师评
技能考核	能够正确观察和判断患者的病情	10			
	能够规范实施基础生命支持技术，做到方法正确、步骤有序	15			
	能够熟练完成吸痰术、氧气吸入术和洗胃术的操作，并做到动作轻柔、操作规范	15			
	能对危重患者进行正确、规范的护理	5			
素质考核	尊重生命、敬畏生命，始终把患者的生命安全和身体健康放在第一位	5			
	具有较强的人文关怀意识和心理护理能力，能够主动关心患者，对患者负责	5			
总评	自评×20%+互评×20%+师评×60%				
自我评价					
教师评价					

项目十五

临终关怀

📋 知识目标

- ᵇ 熟悉临终与死亡的定义，脑死亡的诊断标准，临终关怀的概念、内容和理念，临终患者家属的心理变化和护理措施，丧亲者的心理反应和护理措施。
- ᵇ 掌握死亡过程的分期，临终患者的生理和心理变化及相应的护理措施。

💬 技能目标

- ᵇ 能根据临终患者的生理和心理变化，提供相应的护理措施。
- ᵇ 能根据临终患者家属的心理变化，提供相应的护理措施。
- ᵇ 能根据丧亲者的心理反应，提供相应的护理措施。
- ᵇ 能按正确的操作规程对逝者进行尸体护理。

✚ 素质目标

- ᵇ 具有高度的同情心和责任心，关心、体贴患者及其家属，尊重患者及其家属的人格和尊严。
- ᵇ 热爱生命，敬畏生命，以认真、严肃的态度对待尸体护理。

项目导入

　　患者，女，78岁，胃癌晚期。生命只剩下两三个月时，她住进了社区服务中心安宁病房。她告诉护士长，在她人生最后的这些日子里，希望身上不痛，走的时候可以比较安详。按照患者的要求，医务人员在用药上主要是为她减轻痛苦，此外还让家属多多陪伴她。

👤 请思考：

（1）什么是临终关怀？临终关怀有哪些内容？

（2）临终患者的身心变化有哪些？如何护理？

（3）如何对临终患者的家属进行护理？

 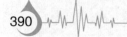

生老病死是人类发展的自然规律，死亡是生命过程中不可逆的客观存在。作为护士，在患者生命将要到达终点的时刻，了解其生理和心理反应，对其实施身、心两方面的护理，可有效提高临终患者的生命质量，维护其生命的尊严；同时，临终护理对于患者家属也十分重要，护士应给予临终患者家属安慰和指导，使其早日从悲伤中解脱，防止出现身心疾患。

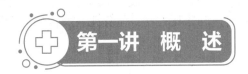

一、临终与死亡的定义

（一）临终

临终即濒死，是指患者在已接受治疗性和姑息性治疗后，虽意识清楚，但病情加速恶化，各种迹象显示生命即将终结。临终是生命活动的最后阶段。

（二）死亡

死亡是指个体的生命活动和新陈代谢不可逆地终止。

最初，人们将呼吸、心跳停止作为判断死亡的标准，但是医学的进步和发展使这种传统的死亡标准受到很大的冲击。心肺功能停止者可借助药物和机器来维持生命，只要保持大脑功能的完整性，一切生命活动都可能恢复。因此，医学界人士提出新的比较客观的死亡标准，即脑死亡标准。

我国成人脑死亡
判定标准

脑死亡是指包括脑干在内的全脑功能不可逆转的丧失。脑死亡是生命活动结束的象征，其诊断标准如下：

（1）无感受性和反应性：对刺激完全无反应，即使剧痛刺激也不能引出反应。

（2）无自主呼吸：人工呼吸机辅助呼吸 1 h 后撤去，3 min 内仍无自主呼吸。

（3）无反射：瞳孔散大、固定，对光反射消失，无吞咽反射，无角膜反射，无咽反射和跟腱反射。

（4）脑电图示脑电波平直。

以上 4 条标准 24 h 内多次复查后结果无变化，并排除体温过低（<32.2 ℃）和刚服用过巴比妥类药等中枢神经系统抑制剂的影响，即可宣布患者死亡。

二、死亡过程的分期

死亡并不是骤然降临的，而是一个连续进展的、量变到质变的过程，一般分为 3 个阶段，即濒死期、临床死亡期和生物学死亡期。

（一）濒死期

濒死期是指临床死亡前主要生命器官功能极度衰竭、逐渐趋向停止的时期，是死亡过程的开始阶段。此期脑干以上的神经中枢功能丧失或处于深度抑制状态，机体各系统的功

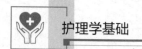

能发生严重紊乱和衰竭，而脑干功能依然存在。表现为意识模糊或丧失，各种反射减弱或逐渐消失，肌张力减退或消失；心跳减弱，血压下降，四肢发绀，皮肤湿冷；呼吸微弱，出现潮式呼吸或间断呼吸、感觉消失、大小便失禁等。

濒死期的持续时间一般随患者机体状况及死亡原因而异，年轻、慢性病患者一般较年老体弱者及急性病患者时间长。此期患者的生命处于可逆阶段，若得到及时有效的抢救治疗，生命仍可复苏；反之，则进入临床死亡期。但猝死、严重颅脑损伤的患者可不经此期而直接进入临床死亡期。

（二）临床死亡期

此期中枢神经系统的抑制过程由大脑皮质扩散到皮质以下部位，延髓处于极度抑制和功能丧失状态。临床表现为心跳、呼吸完全停止，瞳孔散大，各种反射消失，但各种组织细胞仍有微弱而短暂的代谢活动。

临床死亡期一般持续 4 min，若得到及时有效的抢救治疗，生命有复苏的可能；超过此时间，大脑将发生不可逆的变化。但大量临床资料显示，在低温条件下，尤其是头部降温致脑耗氧降低时，临床死亡期可延长达 1 h 或更久。此期是临床上判断死亡的标准。

（三）生物学死亡期

生物学死亡期是死亡过程的最后阶段。此期的主要特点是整个中枢神经系统及机体各器官的新陈代谢活动相继停止，并出现不可逆的变化，整个机体无任何复苏的可能。随着此期的进展，相继会出现尸冷、尸斑、尸僵、尸体腐败等现象。

1. 尸冷

尸冷是死亡后最先发生的现象。死亡后因体内产热停止，散热继续，故尸体温度逐渐降低，称为尸冷。尸体温度的下降有一定的规律，一般死亡后 10 h 内尸体温度的下降速度约为每小时 1 ℃，10 h 后为每小时 0.5 ℃，24 h 左右降至环境温度。测量尸体温度常以直肠温度为标准。

2. 尸斑

死亡后血液循环停止，由于地心引力的作用，血液向身体的最低部位坠积，使得该处皮肤呈现暗红色斑块或条纹，称为尸斑。一般尸斑于死亡后 2~4 h 出现，最易发生于尸体的最低部位。故尸体护理时，应注意取仰卧位，头下置枕，以防面部出现尸斑。

3. 尸僵

尸体肌肉僵硬、关节固定，称为尸僵。其形成机制主要是三磷酸腺苷（ATP）学说，即死亡后肌肉中 ATP 不断分解而不能再合成，致使肌肉收缩、尸体变硬。尸僵现象多从面部小块肌肉开始，以下行发展最为多见，表现为先由咬肌、颈肌开始，向下至躯干、上肢和下肢。尸僵一般在死亡后 1~3 h 出现，4~6 h 扩展到全身，12~16 h 发展至高峰。24 h 后，尸僵开始减弱，肌肉逐渐变软，称为尸僵缓解。

4. 尸体腐败

尸体腐败是指死亡后的机体组织因腐败细菌的作用而分解的过程。一般在死亡 24 h 后出现在右下腹，逐渐扩展到全腹，最后波及全身。患者生前口腔、呼吸道、消化道中存在着各种细菌，死亡后细菌侵入血管和淋巴管，并在尸体内大量生长繁殖，体外细菌也可侵入人体繁殖，使尸体成为腐败细菌生长繁殖的场所，因此出现尸体腐败现象。尸体腐败常见的表现有尸臭、尸绿等。尸臭是指肠道内有机物分解，从口、鼻、肛门逸出腐败气体。尸绿是指尸体腐败时出现的色斑，一般在死后 24 h 先在右下腹出现，逐渐扩展至全腹，最后蔓延至全身，天气炎热时可提前出现。

> **护理小贴士**
>
> 　　猝死是指平时貌似健康的人，因潜在的自然疾病突然发作或恶化而发生的急骤死亡。WHO 规定发病后 6 h 内死亡者为猝死，但多数学者主张将发病时间定为 1 h。

三、临终关怀的概念

临终关怀又称善终服务、安宁照顾等，是指社会各层次（包括护士、医生、社会工作者、志愿者以及政府和慈善团体人士等）组成的团队向临终患者及其家属提供的包括生理、心理和社会等方面在内的一种全面性支持和照料。临终关怀的目的是使临终患者的生命质量得到提高，使患者能够无痛苦、安详、舒适地度过人生的最后阶段，同时维护、增强其家属的身心健康。

四、临终关怀的内容

（一）对临终患者的全面照护

对临终患者的全面照护包括对患者的日常生活护理、医疗护理、心理护理等多个方面。其中，临终关怀的核心是控制疼痛和其他不适症状，如恶心呕吐、食欲下降、腹泻、便秘、睡眠障碍、呼吸困难等，以消除临终患者的忧郁和恐惧心理。

（二）对临终患者家属的照护

对临终患者家属的照护内容包括：尽可能满足家属照顾患者的需要，鼓励其参与患者的日常护理，发挥其对患者的积极支持作用；多与家属进行沟通，耐心倾听，鼓励其表达内心的感受；尽可能满足家属自身生理、心理和社会方面的需求，例如，做好家属的居丧期忧伤辅导工作，向家属提供殡丧服务，等等。

（三）死亡教育

死亡教育是指运用与死亡有关的医学、护理学、心理学、伦理学等知识对临终患者及其家属进行教育，帮助其树立正确的生死观、生命价值观和生命伦理观，使其能够正确对待和接受死亡。

五、临终关怀的理念

（一）以照料临终患者为中心

临终关怀针对各种疾病末期、治疗不再有效、生命即将结束的患者，此时对该患者的治疗不再以治愈为目的，而是通过全面的身心照料，为临终患者提供姑息性治疗，通过控

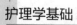

制症状，解除痛苦，消除焦虑、恐惧，使其获得心理、社会支持，得到最后的安宁。因此，临终关怀是从以治愈为主的治疗转变为以对症为主的照料。

（二）提高临终患者的生命质量

临终关怀不以延长患者生存时间为目的，而是以提高其临终阶段的生命质量为宗旨，即为临终患者提供安适、有意义、有尊严的生活，减轻其痛苦使其生命品质得到提高，使其在有限的时间里得到更多的关怀。

（三）维护临终患者的尊严和权利

临终患者仍有思维、意识、情感，仍有个人的尊严和权利。医务人员应注意维护临终患者的价值、尊严和权利，应允许患者保持原有的生活方式并尽量满足其合理的要求，同时鼓励其参与医护方案的制订等。

（四）注意临终患者家属的心理支持

在对临终患者进行全面照料的同时，也应为临终患者家属提供心理、社会支持，使其获得接受死亡事实的力量，从而坦然地面对亲人的死亡。临终护理的效果与家属的积极配合密切相关。对家属提供心理支持，不仅可使其保持正常的心态，也可对患者的心理和精神方面起到重要的支持作用。

（五）提供全面、整体的照护

对临终患者的生理、心理、社会等方面给予全面的关心和照护，为患者提供 24 h 护理服务，同时关注患者家属。

（六）加强死亡教育

临终关怀强调把健康教育和死亡教育结合起来，从正确理解生命的完整与本质入手，教育临终患者把生命的有效价值和生命的高质量相统一，善始善终，以健全的身心走完人生的旅途。

第二讲　临终患者及其家属的护理

一、临终患者的生理变化与身体护理

（一）临终患者的生理变化

1. 肌肉张力丧失

患者表现为大、小便失禁，吞咽困难，肢体软弱无力，无法维持良好舒适的功能体位，不能进行自主躯体活动，脸部外观改变呈希氏面容（面肌消瘦、面部呈铅灰色、眼眶凹陷、双眼半睁、目光呆滞、下颌下垂、嘴微张）。

2. 感知觉、意识改变

患者表现为视觉逐渐减退，由视觉模糊发展到只有光感，最后视力消失；眼睑干燥，分泌物增多；听觉常在最后消失。若病变未侵犯中枢神经系统，患者可保持意识清醒；若病变在脑部，患者可出现不同程度的意识障碍，表现为嗜睡、意识模糊、昏睡、昏迷等，有些患者还表现为谵妄或定向力障碍。

3．疼痛

大部分临终患者会出现全身不适或疼痛，表现为烦躁不安，呻吟，辗转反侧，血压及心率改变，呼吸加快或减慢，瞳孔放大，出现不寻常姿势和痛苦面容（即五官扭曲、眉头紧锁、眼睛睁大或紧闭、双眼无神、牙关紧闭）等。

4．消化系统功能减退

患者表现为胃肠道蠕动逐渐减弱，可出现恶心、呕吐、食欲不振、腹胀、便秘、脱水等。

5．循环功能减退

患者表现为皮肤苍白、湿冷，大量出汗，四肢发绀、有斑点，脉搏快而弱、不规则或测不出，血压下降甚至测不出，最后心尖搏动消失。

6．呼吸功能减退

患者表现为呼吸频率由快变慢，呼吸深度由深变浅，出现呼吸困难、潮式呼吸、间断呼吸、浮浅呼吸、张口呼吸等，最终呼吸停止。此外，由于分泌物在支气管内潴留，可出现鼾声呼吸。

7．临近死亡的体征

各种反射逐渐消失，肌张力减退或丧失，脉搏快而弱，血压降低，呼吸急促、困难，出现潮式呼吸，皮肤湿冷，最后呼吸、心跳停止。

（二）临终患者的身体护理

1．促进患者舒适

（1）维持舒适体位：定时翻身和更换体位，翻身后注意支撑身体，避免某一部位长期受压；经常按摩受压部位和骨突处，促进局部血液循环，以防发生压力性损伤。

（2）加强皮肤护理：大、小便失禁者，应注意保持其会阴、肛门周围皮肤的清洁、干燥，必要时留置导尿；大量出汗时，应及时擦洗干净，勤换衣服；保持患者床单位清洁、干燥、平整、无碎屑。

（3）加强口腔护理：每天观察患者的口腔黏膜，晨起、餐后、睡前协助患者漱口，保持其口腔清洁卫生；口唇干裂者可涂液体石蜡；有溃疡或真菌感染者酌情涂药；口唇干燥者可适量喂水，也可用湿棉签湿润口唇或用湿纱布覆盖口唇；口腔卫生较差并且有明显疼痛感的患者，可用稀释的利多卡因和氯己定含漱剂清洗口腔。

（4）加强保暖：患者四肢冰冷时，应注意加强保暖，必要时给予热水袋，水温应低于 50 ℃，以防烫伤。

2．改善营养状况

（1）促进食欲：根据患者的饮食习惯调整饮食，注意食物的色、香、味；少量多餐，以减轻恶心，促进食欲；主动向患者及其家属解释出现恶心、呕吐的原因，以减轻其焦虑。

（2）加强营养：给予患者高蛋白、高能量、易于消化的饮食，鼓励其多吃新鲜的蔬菜和水果；给予患者流质、半流质饮食，必要时可采用鼻饲法或完全胃肠外营养，保证患

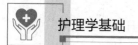

者的营养供给；加强监测，及时了解患者电解质指标和营养状况。

3. 促进呼吸功能改善

（1）环境适宜：保持室内空气清新，定时通风换气；调节适宜的环境温度和湿度。

（2）纠正缺氧：根据呼吸困难程度给予吸氧处理，改善呼吸功能。

（3）选择适当体位：神志清醒者可采用半卧位，以扩大胸腔容量，减轻回心血量，改善呼吸困难的状况；昏迷者可采用仰卧位且头偏向一侧，或采用侧卧位，以防呼吸道分泌物误入气管引起窒息或肺部并发症。

（4）保持呼吸道畅通：拍背协助患者排痰，或应用雾化吸入稀释痰液的药物；必要时使用吸引器吸痰。

4. 减轻感、知觉改变的影响

（1）适宜环境：为患者提供通风、安静、空气新鲜、有一定保暖设施、适当照明的环境，以增加其安全感和舒适感。

（2）保护眼睛：及时用清洁的湿毛巾或湿纱布拭去患者眼部分泌物，注意防止双眼交叉感染；对眼睑不能闭合的患者，可涂金霉素、红霉素眼膏或覆盖凡士林纱布，以保护其角膜，防止角膜干燥发生溃疡或结膜炎。

（3）心理照护：听力是患者最后消失的感觉，因此护理时应避免在患者周围窃窃私语，交谈时应语调温和、语言清晰，也可采取触摸患者的非语言交流方式，让患者有陪伴感。同时，应劝家属尽量节哀，不在房间内哭泣，以免增加患者的焦虑。

5. 减轻疼痛

观察患者疼痛的性质、部位、程度、持续时间和发作规律，协助患者选择减轻疼痛的最有效方法（详见项目四），以有效减轻疼痛；同情、安慰、鼓励患者，稳定患者情绪；适当引导患者使其转移注意力。

二、临终患者的心理变化与心理护理

（一）临终患者的心理变化

临终患者通常经历 5 个典型的心理阶段，即否认期、愤怒期、协议期、忧郁期和接受期。

1. 否认期

当患者得知自己病重要面临死亡时，其最初的心理反应是极力否认，拒绝接受事实，希望是误诊，并怀着侥幸的心理四处求医。这些反应是一种心理防卫机制，可以帮助患者减少不良信息的刺激，使其躲避现实的压迫感，有较多的时间来调整自己，以面对死亡。此期是患者得知自己即将死亡后的第一个心理反应，对这种心理的适应时间长短因人而异，大部分患者能很快度过，但有些患者会持续否认直至死亡。

2. 愤怒期

患者已知病情无法改变时，会产生愤怒、怨恨和嫉妒等心理，并往往将怨恨、愤怒、痛苦的情绪向医务人员、朋友和家属等人发泄，或对医院的制度、治疗等方面表示不满，变得难以接近或不合作。

3．协议期

患者愤怒的心理消失后，开始接受自己临终的事实，并变得和善。为了延长生命，开始积极地配合医生治疗，并提出许多承诺作为延长生命的交换条件。此期的心理反应实际上是一种对延缓死亡的乞求，是人的生存欲望的体现。

4．忧郁期

当患者发现身体状况日益恶化、治疗无望，无法阻止死亡来临时，会产生强烈的失落心理，表现为悲伤、哭泣、退缩、沉默、压抑、情绪极度低落、绝望等，甚至会出现自杀倾向。此期患者希望与亲朋好友见面，希望家人和朋友能够陪伴照顾。部分患者在此期表现为对周围事物淡漠，语言减少，反应迟钝，对任何事物均不感兴趣。

5．接受期

在经过一切努力、挣扎之后，患者变得平静，开始接受即将面临死亡的事实。患者表现为比较平静、安详，喜欢独处，睡眠时间增加，情感减退，平静等待死亡的到来。此期常发生在临终的最后阶段。

以上 5 个阶段因人而异，各阶段有时会交错出现，有时会缺失，持续时间也会长短不一。这就需要护士掌握各期的特点，认真细致地观察，以对患者实施精准的心理护理。

（二）临终患者的心理护理

1．否认期的心理护理

（1）真诚、友善地对待患者，既不要轻易打破患者的防卫机制，也不要欺骗患者，同时注意与其他医务人员和家属的言语保持一致。

（2）进行适当的非语言交流，应经常陪在患者身旁，协助患者满足其心理方面的需要，让患者感受到医务人员和家属的关怀，感到自己没有被抛弃。

（3）坦诚地沟通，耐心倾听患者的诉说，维持患者适当的希望，及时给予患者关心和支持。同时，在交谈中注意顺势诱导，正确实施死亡教育，使其逐渐面对现实。

2．愤怒期的心理护理

（1）认真倾听患者的内心感受，充分理解患者的痛苦，允许患者表达愤怒，宣泄内心的不满，同时注意预防意外事情的发生。

（2）做好患者家属的思想工作，让其多给予患者宽容、关爱和理解。

（3）在患者表达内心情感时，给予必要的疏导，以减少愤怒情绪给患者及其家属带来的心理伤害，帮助其渡过心理难关。

3．协议期的心理护理

此期对患者的治疗非常有利，患者试图通过积极地配合检查、友善的态度来延长生命。医务人员及家属也希望通过积极的治疗有奇迹发生。因此，护士应主动关心患者，鼓励其说出内心的感受，对其提出的合理要求尽量满足，以使患者积极配合治疗。

4．忧郁期的心理护理

（1）多关心、陪伴患者，允许其表达失落、忧伤，允许其哭泣来宣泄情绪。

（2）安排亲朋好友见面、探望，尽量让家人陪伴在患者身旁。

（3）创造舒适的环境，协助和鼓励患者保持身体的清洁与舒适，维持自我形象和尊

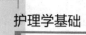

严，并给予患者精神支持，尽量满足其合理要求。

（4）加强安全保护，注意患者安全，以防其出现自杀倾向。

5. 接受期的心理护理

（1）为患者提供安静、舒适、明亮的环境，减少外界干扰。

（2）不要强迫与患者交谈，尊重其选择。

（3）尊重患者的信仰，帮助其实现未完成的愿望。

三、临终患者家属的护理

（一）临终患者家属的心理变化

患者的临终心理变化过程也是其家属的心理变化过程，临终患者家属同样会经历否认、愤怒、协议、忧郁和接受5个心理反应阶段，并承受着更大的生理、心理、社会压力。他们在感情上难以接受即将失去亲人的现实，在行动上四处求医期待奇迹出现，以期延长亲人的生命。当看到亲人的死亡无法逆转时，他们的心情十分沉重、苦恼、烦躁不安。临终患者家属一般可出现以下改变：

1. 个人需求的推迟或放弃

临终患者的离世可能会引起家庭经济条件的改变、平静生活的失衡和精神支柱的倒塌。家庭成员在考虑整个家庭的状况后，会对自我角色与正在着手的事进行调整，如升学、就业、婚姻的推迟或放弃等。

2. 家庭中角色与职责的调整和再适应

患者即将离去，家庭要重新调整有关成员的角色来保持家庭的稳定，如慈母兼严父、长姐如母、长兄如父等。

3. 压力增加，社会性互动减少

照料临终患者期间，家属因精神、体力、财力的消耗会感到心力交瘁，可能会对患者产生欲其生又欲其死的矛盾心理，这也会引起家属的内疚与罪恶感。同时，长期照料患者会使家属减少与亲人、同事、亲友的社会互动，导致内心压力无处发泄。此外，家属常对患者隐瞒病情，避免患者知晓后加速病情的发展，家属既要压抑自我的哀伤，又要不断地隐瞒病情，会导致身心压力进一步加重。

（二）临终患者家属的护理措施

临终患者家属的同样经历着痛苦的感情折磨，给予其心理安慰，鼓励他们战胜心理危机，促进其心理健康发展，同样是护士的重要职责。

1. 满足家属照顾患者的需要

（1）安排家属同患者的主管医生会谈，使他们了解患者的病情进展。

（2）同家属共同讨论患者的身心状况变化并制订相应的护理计划，积极争取家属对护理活动的支持与参与。

（3）指导家属参与患者的照料活动，指导、示范相关的护理技术，让家属了解简单的护理知识，使其在照料亲人的过程中获得心理上的安慰，同时也减轻患者的孤独情绪。

2. 鼓励家属表达感情

护士要与家属建立良好的关系，积极进行沟通。与家属交谈时，应提供安静、隐私的环境，鼓励家属说出内心的感受和遇到的困难，向家属积极解释临终患者生理、心理变化的原因和治疗护理情况，减少家属的疑虑。

3. 协助维持家庭的完整性

护士可协助家属安排日常的家庭活动，如共进晚餐等，以增进患者的心理调适，保持家庭的完整性。

4. 对家属提供生活关怀

对家属多关心体贴，帮助其安排陪伴期间的生活，尽量解决其实际困难。

第三讲　死亡后的护理

死亡后的护理包括死亡者的尸体护理和丧亲者的护理。死亡后护理不仅是对死者人格的尊重，也是对死者家属心灵的慰藉，同时也是人道主义精神和护理职业道德的体现。

一、尸体护理

尸体护理是对临终患者实施整体护理的最后步骤，也是临终关怀的重要内容之一。尸体护理应在确认患者死亡且医生开具死亡诊断书后尽快进行，这样既可防止尸体僵硬，也可避免对其他患者造成不良影响。护士应以唯物主义死亡观和严肃认真的态度尽心尽责地做好尸体护理工作，尊重患者的遗愿、信仰和民族习惯，满足家属的合理要求。

【操作目的】

（1）维持良好的尸体外观，易于辨认。

（2）安慰家属，减轻哀痛。

【操作前准备】

（1）评估并解释：① 接到医生开出的死亡通知后，进行再次核实；② 评估患者的诊断、治疗、抢救过程、死亡原因与时间；③ 评估尸体清洁程度，有无伤口、引流管等；④ 评估死者家属对死亡的态度和合作程度；⑤ 通知死者家属并向丧亲者解释尸体护理的目的、方法、注意事项和配合要点。

（2）护士准备：着装整洁，修剪指甲，洗手，戴口罩，戴手套。

（3）用物准备：衣裤、尸单（或尸袋）、止血钳、不脱脂棉球、剪刀、别针、尸体识别卡（见图15-1）3张、梳子、松节油、胶布、四头带、绷带、污衣袋、擦洗用具（如盆、毛巾、肥皂等）、手消毒液等，有伤口者备换药敷料，必要时备隔离衣。

（4）环境准备：维持安静、肃穆的环境，安排单独房间或用隔离帘、屏风遮挡。

姓名_____住院号_____年龄_____性别_____

病室_____床号_____籍贯_____死亡诊断_____

住址_____

死亡时间_____年_____月_____日_____时_____分

护士签名_____

_____医院

图 15-1　尸体识别卡

【操作步骤】

尸体护理的操作步骤如表 15-1 所示。

表 15-1　尸体护理的操作步骤

操作步骤	注意事项
1. 备齐用物 （1）填写尸体识别卡。 （2）备齐用物携至患者床旁	● 注意维护死者隐私，减少对同室其他患者情绪的影响。 ● 若死者为传染病患者，护士必须穿隔离衣、戴手套，按隔离原则进行尸体护理
2. 劝慰家属 　劝慰家属节哀保重，请其暂离病房；家属不在时，应尽快通知家属前来	● 与家属沟通时注意语言的方式和技巧，体现对家属的关心
3. 撤去治疗用物 　撤去一切治疗用物，如输液管、氧气管、导尿管、监护仪、呼吸机等	
4. 安置体位 　将床放平，使尸体仰卧，置枕头于头下，脱去其衣裤，使其手臂放于身体两侧，留一大单遮盖尸体	● 注意头下垫枕，防止面部淤血变色
5. 清洁面部，整理遗容 　洗净面颈部，有义齿者代为装上，协助闭合口、眼。眼睑不能闭合者，可用毛巾湿敷或于上眼睑下垫少许棉花，使上眼睑下垂闭合；嘴不能闭合者，可轻揉下颌或用四头带托起下颌	

操作步骤	注意事项
6. 填塞孔道 　用止血钳将棉花分别填塞于口、鼻、耳、肛门、阴道等孔道	● 防止体液外溢，严禁棉花外露。 ● 若死者为传染病患者，应用浸有5 000 mg/L 含氯消毒剂或过氧乙酸溶液的棉花填塞孔道
7. 清洁全身 　依次擦净全身，用松节油擦净胶布痕迹；有伤口者更换敷料；有引流管者在拔管后缝合伤口或用胶布封闭	● 传染病患者的尸体应用上述消毒剂清洁
8. 包裹尸体 　（1）为尸体穿上衣裤，梳理头发，将第 1 张尸体识别卡系在尸体右手腕部，撤去大单。 　（2）将尸单斜放在平车上，移尸体于平车尸单上，用尸单上、下两角遮盖头部和脚，用左、右两角将尸体包严。 　（3）在胸、腰、膝、踝部用绷带固定，将第 2 张尸体识别卡放在尸体腰部的尸单上	● 传染病患者的尸体应用浸泡过上述消毒液的布单严密包裹，装入不透水的袋中，并做传染标识
9. 运送尸体 　（1）盖上大单，将尸体送往太平间。 　（2）置尸体于停尸屉内，将第 3 张尸体识别卡放于停尸屉外面。 　（3）做好与殡仪服务中心或殡仪馆的交接	
10. 操作后处理 　（1）处理床单位，清洁、消毒死者用过的一切物品。 　（2）整理病历，完成各项记录，按出院办理相关手续。 　（3）整理死者遗物交给家属。若家属不在，应由两人清点后列出清单，并交护士长妥善保管	● 非传染病患者按一般出院患者的方法处理，传染病患者按传染病患者终末消毒的要求进行处理。 ● 体温单上记录死亡时间，注销各种执行单

【注意事项】
　（1）必须先由医生开出死亡通知，得到家属许可后，护士方可进行尸体护理。
　（2）在向家属解释的过程中，护士的语言要体现出对死者的尊重和对死者家属的关心、体贴，配合使用体态语言会取得良好的效果。

二、丧亲者的护理

　　丧亲者通常指死者家属，主要指失去父母、配偶、子女者（直系家属）。失去亲人，是非常重大的生活事件，更是一次非常痛苦、深刻的经历，可直接影响丧亲者的身心健康。

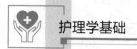

因此，做好丧亲者的护理至关重要。

（一）丧亲者的心理反应

悲伤是丧亲者心理的必然反应，丧亲者因社会背景、宗教信仰、对丧亲事件的承受和适应能力不同会产生不同的悲伤反应。悲伤是一个进行性的适应过程，通常分为以下几个阶段。

1. 震惊与怀疑

此阶段起始于患者死亡时，通常会持续到丧事后的几周。丧亲者会有不真实感，表现出安然地接受患者死亡，但丧事办理后，丧亲者的麻木和不真实感会转变为痛苦和分离感，还可能会出现一些身体症状，如无力、出汗、厌食等。此外，丧亲者还会出现寻找行为，如梦到死者生还或看到死者等。通常在这个阶段，丧亲者会拒绝安慰。

2. 怀念与不满

在此阶段，丧亲者处于怀念和拒绝的情感中，会对医务人员不能使他们的亲人"起死回生"等感到愤怒，甚至可能会对依然可以与亲人在一起的人产生嫉妒。在这个阶段，让丧亲者与他人分享感情和思想是十分困难的。

3. 迷茫与混乱

在此阶段，丧亲者麻木和不满的情绪逐渐消退，开始承认现实。丧亲者此时会感到迷茫、孤独、压抑、失去自信，可出现暂时性的记忆力下降和注意力不集中。同时，亲人的离世使丧亲者产生生命脆弱的意识，可能会表现出对自己受伤害的恐惧或对其他家庭成员的担心，也有可能会发生一些有害健康的行为，如吸烟、酗酒等。

4. 效仿

在此阶段，丧亲者会效仿已故亲人的一些行为，有些人还会出现离世亲人最后一次患病的某些症状。医务人员必须正确识别这些症状是与疾病有关，还是与丧亲有关。与丧亲相关的症状可随悲伤缓解而减轻。

5. 恢复

此阶段一般发生在丧亲后的 6 个月至几年内，丧亲者的悲伤逐渐消退，重新对生活产生兴趣，开始新的生活。不过，失去亲人的痛楚可能伴随丧亲者终身，在与已故者相关的、可强烈唤起回忆的情景下，如在已故者的生日、祭日等时，悲伤可重新发生。

（二）丧亲者的护理措施

1. 做好尸体护理

护士要以严肃、认真的态度做好尸体护理，这不仅体现对死者的尊重，也是对丧亲者心理的极大抚慰。

2. 鼓励丧亲者宣泄情绪

死亡对患者来说是痛苦的解脱，但会给家属带来无限的悲哀，长期陷于悲伤必将影响其身心健康和生活质量。护士应认真倾听丧亲者诉说，鼓励其宣泄情绪，但应避免其在病房内宣泄，以减少死亡给其他患者带来的压力。

3. 提供心理疏导和精神支持

安慰丧亲者要面对现实，使其意识到安排好未来的工作和生活是对亲人最好的悼念，帮助其树立生活的勇气和信心。对于丧亲者的合理要求，护士应尽量满足，无法做到的需善言相劝，耐心解释，以取得其谅解。

4．加强支持系统

调动丧亲者的重要社会关系和亲朋好友，指导他们给予丧亲者有效的帮助；鼓励丧亲者与有共同兴趣和目标的社会团体等建立联系，多参与社会活动，从而淡化个人的情绪。

项目学习效果测试

一、单项选择题

1．现代医学已开始主张死亡的依据是（　　）。

  A．心跳停止   B．呼吸停止

  C．脑死亡   D．心电图平直

  E．瞳孔散大

2．死亡的三个阶段是（　　）。

  A．心跳停止、呼吸停止、对光反射消失

  B．昏迷、呼吸停止、心跳停止

  C．濒死期、临床死亡期、生物学死亡期

  D．肌力消退、肌张力减退、反射消失

  E．尸斑、尸冷、尸僵

3．尸斑出现在死亡后（　　）。

  A．2～4 h   B．2～6 h

  C．4～6 h   D．6～8 h

  E．2～3 h

4．临终患者经历的心理反应第三期是（　　）。

  A．忧郁期   B．愤怒期

  C．否认期   D．接受期

  E．协议期

5．临终患者最后消失的感觉是（　　）。

  A．视觉   B．听觉   C．触觉   D．嗅觉

  E．味觉

6．进行尸体护理时，下列做法中错误的是（　　）。

  A．撤去一切治疗用物，放低头部

  B．洗脸，闭合眼睑

  C．装上义齿

  D．依次擦净躯体，必要时填塞孔道

  E．穿上衣裤，用尸单包裹

7. 患者，男，70岁，脑出血。目前处于昏迷状态，心跳减慢，血压降低，反应迟钝，肌张力丧失，呼吸微弱。此患者属于（　　）。

A. 濒死期

B. 脑死亡

C. 临床死亡期

D. 接受期

E. 生物学死亡期

二、案例分析题

1. 患者，男，69岁，肺癌晚期。其入院了解病情后，情绪异常激动，经常说"为什么是我？这不公平！"之类的话，且经常抱怨家人不关心、医务人员不尽力，在治疗和护理工作中配合度低。

请分析：

（1）患者的心理属于哪个阶段？

（2）针对患者的特殊心理反应，护士应该如何对其进行护理？

2. 患者，男，30岁，于9:50因不明原因突然昏迷入院。入院查体示体温37 ℃、脉搏90次/min、呼吸14次/min、血压80/50 mmHg，瞳孔散大、对光反射消失，眼睑不能闭合，喉部有痰鸣音，大、小便失禁。经抢救治疗无效，于当日14:05死亡。

请分析：

（1）如果你是该患者的责任护士，应何时开始尸体护理？

（2）面对悲痛的丧亲者，应如何对其护理？

项目综合实践

背景

临终患者面临巨大的痛苦，其亲属也承受着巨大的心理压力。如何做好临终护理，让临终患者舒适、有尊严地走完人生的最后阶段，如何让临终患者家属排解心理压力，缓解悲伤情绪，是全社会共同关注的话题。

任务

（1）以3～5人为一小组，分别饰演临终患者、临终患者家属和护士，进行情景模拟。

（2）模拟内容包括临终患者的护理、临终患者家属的护理、尸体护理和丧亲者的护理。

（3）其他小组认真观看，并对情景模拟内容进行评价。

项目学习成果评价

考核内容	评价标准	分值	评价得分		
			自评	互评	师评
知识考核	熟悉临终与死亡的定义	5			
	明确脑死亡的诊断标准	5			
	掌握死亡过程的分期	5			
	明确临终关怀的概念	5			
	熟悉临终关怀的内容和理念	5			
	掌握临终患者的生理和心理变化特点	10			
	熟悉临终患者家属的心理变化特点	5			
	熟悉丧亲者的心理反应	5			
技能考核	能为临终患者提供合理的护理措施	15			
	能为临终患者提供相应的护理措施	10			
	能为丧亲者提供相应的护理措施	10			
	能按正确的操作规程进行尸体护理	10			
素质考核	关心、体贴患者及其家属，尊重患者及其家属的人格和尊严	5			
	以认真、严肃的态度对待尸体护理	5			
总评	自评×20%+互评×20%+师评×60%				
自我评价					
教师评价					

项目十六

医疗与护理文件的书写和管理

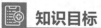 知识目标

丗 了解医疗与护理文件记录的意义、医疗与护理文件的管理要求。
丗 熟悉病历的排列顺序。
丗 掌握医疗与护理文件书写的原则，体温单、出入液量记录单、特别护理记录单、病室交班报告和护理病历的书写方法，医嘱单的处理方法。

技能目标

丗 能对住院期间病历和出院病历正确排序。
丗 能正确书写和处理各项医疗与护理文件。

素质目标

丗 培养严谨、认真的学习与工作态度。
丗 强化法律意识和证据意识。

项目导入

患者，女，46岁，因风湿性心脏病入院。主诉心悸、头晕、胸闷、四肢乏力，护士为患者体检时发现其脉搏不规则、强弱不等，听诊心率快慢不一，心率完全不规则，心音强弱不等。

请思考：

如果你是该患者的责任护士，你将书写关于患者的哪些医疗与护理文件？这些文件应如何书写？

医疗与护理文件包括病历（包括门诊病历和住院病历）、医嘱单、体温单、护理记录单、病区交班报告、特别护理记录单等，记录了患者疾病发生、诊断、治疗、护理、发展和转归的全过程，由医生和护士共同完成。医疗与护理文件不仅可以为教学和科研提供重要的基础资料，而且是结算收费的依据和处理医疗纠纷的法律证据，因此必须规范书写，妥善保管。

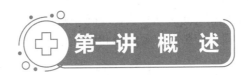

一、医疗与护理文件的意义

（一）提供信息

医疗与护理文件客观、全面、及时、动态、系统地记录了患者患病全过程，是医务人员进行正确诊疗、护理的依据，同时也是各级医务人员交流与合作的纽带。护理记录内容，如体温、脉搏、呼吸、血压、出入量、危重患者病情观察记录等，常是医生了解患者病情进展、明确诊断并制订和调整治疗方案的重要依据。

（二）提供教学与科研资料

标准、完整的医疗与护理文件体现出理论在实践中的具体应用，是临床教学的最好资料。一些特殊病例还可以作为个案教学分析与讨论的良好素材。同时医疗与护理文件也是开展科研工作的重要资料，尤其是在流行病学研究、回顾性研究、传染病管理、防病调查等方面具有重要的参考价值。

（三）提供评价依据

医疗与护理文件在一定程度上反映出医院的管理水平、医疗水平和护理质量，是对医院进行评审、对医务人员进行考核的参考资料，也是医院医疗护理业务活动数量和质量统计的可靠依据。

（四）提供法律依据

医疗与护理文件是具有法律效力的文件，可作为医疗纠纷、人身伤害、保险索赔、刑事案件和遗嘱查验的证明。因此，对患者住院期间的病情、治疗和护理做好及时、完整、规范、准确的记录，不仅可有效维护医务人员自身的合法权益，也可为患者及其家属提供相关的法律证据。

二、医疗与护理文件书写的原则

及时、准确、完整、简要、规范是各项医疗与护理文件记录的基本原则，同时也是评价医疗与护理文件质量的重要依据。

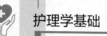
（一）及时

医疗与护理文件记录必须及时，不得拖延或提早，以保证记录的时效性。一般来说，对患者进行评估或给予治疗、护理措施后，应立刻记录。当因抢救急、危、重症患者而未能及时记录时，应在抢救结束后 6 h 内据实补记，并注明抢救完成时间和补记时间。

（二）准确

医疗与护理文件记录的内容和时间必须真实、准确，尤其对患者的主诉和行为，应进行原始、真实、客观的描述，而不应带有主观解释和偏见。

（三）完整

① 各页眉栏、页码必须填写完整；② 各项记录按要求逐项填写，避免遗漏；③ 逐行记录，不留空行或空白；④ 每项记录由处理者签全名。

（四）简要

记录内容应重点突出、简洁、流畅，避免含糊不清或过多修辞，以方便医务人员快速获取所需信息。

（五）规范

① 按要求使用相应颜色的笔进行书写，一般白班用蓝（黑）色笔记录，夜班用红色笔；② 字迹清楚，字体端正，不使用简化字或自造字；③ 表述准确，语句通顺，标点正确；④ 使用医学术语，公认的中英文缩写、符号和计量单位；⑤ 书写错误时，应在错字上面画双线表示删除，并在上面签全名，不得采用刮、粘、涂等方法去除错误。若为电子记录，则按照统一要求打印后由相关医务人员手写签名。

第二讲　医疗与护理文件的书写

一、体温单

体温单主要用于记录患者的生命体征及其他情况，具体包括体温、脉搏、呼吸、血压，入院、手术、分娩、转科、出院或死亡时间，大便次数、出入液量、身高、体重等。在患者住院期间，应将体温单排在病历的最前面，以便于查阅。

体温单

（一）眉栏的填写

（1）用蓝（黑）色笔在眉头处填写患者的姓名、年龄、性别、科别、床号、入院日期和住院病历号等项目。

（2）填写"日期"栏时，用蓝（黑）色笔填写，每页的第 1 天应填写年、月、日，中间以短线或点连接，如"2023-1-20"或"2023.1.20"，其余 6 d 只写日。若在 6 d 中遇到新的年度或月份开始，则应填写年、月、日或月、日。

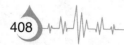

（3）填写"住院日数"栏时，用蓝（黑）色笔填写阿拉伯数字，从患者入院当天开始填写，直至出院。

（4）填写"手术（分娩）后日数"栏时，用红色笔填写阿拉伯数字，以手术（分娩）的次日为第 1 天，连续填写至第 14 天。若在 14 d 内进行了第 2 次手术，则将第 1 次手术日数作为分母，第 2 次手术日数作为分子填写，连续写至末次手术的第 14 天。例如，第一次手术 3 d 后又做第二次手术，则填写"1/4、2/5、3/6……"。

（二）42～40 ℃横线之间的填写

根据患者具体情况，用红色笔在体温栏 42～40 ℃之间的相应时间格内纵向填写患者入院、转入、手术、分娩、出院、死亡等的时间。除手术不写具体时间外，其余均采用 24 h 制，用中文数字书写，精确到分钟，如"入院于十时二十一分"。如果时间与体温单上的整点时间不相等，则填写至靠近侧时间栏内。

（三）体温曲线的绘制

（1）体温单纵坐标表示体温的数值，每小格代表 0.2 ℃；横坐标代表时间。口温以蓝色"●"表示，腋温以蓝色"×"表示，肛温以蓝色"○"表示。将实际测量的数值，用蓝笔绘制于体温单 35～42 ℃之间的相应时间格内，相邻两次体温用蓝线相连。

（2）物理或药物降温 30 min 后需重新测量体温，测量的体温以红色"○"表示，画在物理降温前温度的同一纵格内，并用红色虚线与降温前的温度相连。下次测得的体温仍用蓝线与降温前温度相连。

（3）体温低于 35 ℃（含 35 ℃）时，为体温不升，应在 35 ℃横线下相应的时间纵格内写上"不升"两字，不与相邻的两次体温相连。

（4）若患者体温与上次体温差异较大，或与病情不符，则需重新测量，确认无误后在体温符号上方用蓝（黑）色笔写一小写英文字母"v"（verified，核实）。

（5）若患者拒绝测量体温，或因外出诊疗未能测量体温，应在体温单 40～42 ℃横线之间相应的时间纵格内填写"拒测""外出""请假"等，且前后两次相邻体温不相连。

（6）需密切观察体温的患者，如医嘱为"每 1 h 测体温 1 次"者，按体温单上的时间测得的体温填写在体温单上，其他时间测得的记录在护理记录单上。

（四）脉搏、心率曲线的绘制

（1）体温单纵坐标也可表示脉率（心率）的数值，每小格代表 4 次/min。脉率以红色"●"表示，心率以红色"○"表示。将实际测量的数值用红笔绘制于体温单相应时间格内，相邻脉率或心率以红线相连。

（2）当脉率与体温重叠时，体温符号先画在内，符号不变，脉率符号变为红色"○"画在体温符号外，即"⊗"。如系肛温，则先以蓝圈表示体温，其内以红点表示脉率。

（3）短搏细脉时，相邻脉率或心率用红线相连，并在心率和脉搏两曲线之间用红色斜线填满。

（4）若患者因故未测量或需多次测量，处理方法同体温。

（五）呼吸的记录

（1）呼吸用蓝（黑）色笔记录，以阿拉伯数字表示，相邻的两次呼吸数上下错开填写在"呼吸"栏的相应时间纵格内。每页首次呼吸记录在方格上方。

（2）使用呼吸机患者的呼吸以"®"表示，在相应时间纵格内上下错开标记。

（六）疼痛的记录

（1）入院或转入时，责任护士当班完成对患者的疼痛评估，以红色"▲"表示疼痛评估结果，相邻结果用直线相连。当评估患者无疼痛感觉时，在"疼痛评分"栏内记录"0"，之后可不再进行疼痛常规评估。

（2）住院期间，根据患者的疼痛程度和对疼痛的反应、所接受的镇痛方式及病情，确定疼痛评估频次，并在评估后记录于体温单上。

（3）实施疼痛干预后，根据所用药物或治疗方式峰值效果的时间，进行疼痛复评。复评分值以红色"△"表示，记录在处理前疼痛分值的纵列内，并用红色虚线与处理前疼痛分值相连。

（七）底栏的填写

底栏的内容包括血压、入量、尿量、大便次数、体重、身高及其他需要记录的内容。数据以阿拉伯数字表示，免写计量单位，用蓝（黑）色笔填写在相应栏内。

1．血压的记录

（1）以 mmHg 为单位，记录方式为收缩压/舒张压。新入院患者当天应测量并记录血压；住院期间，根据患者病情及医嘱测量并记录，应每周至少测量 1 次；如为下肢血压，应当标注"下"，如"140/80（下）"。

（2）一日内连续测量血压时，上午的血压记录在前半格内，下午的血压记录在后半格内；若每日测量次数大于 2 次，应记录在护理记录单上；术前血压记录在前半格内，术后血压记录在后半格内。

2．入量的记录

以 mL 为单位，在相应的日期栏内记录前一日 24 h 的总入量，每日记录 1 次。也有的体温单将入量和出量合在一栏，此时则将前一日 24 h 的总出量作为分子，总入量作为分母。

3．出量的记录

（1）以 mL 为单位，在相应的日期栏内记录前一日 24 h 的总出量，每日记录 1 次。

（2）导尿以"C"表示，尿失禁以"※"表示，如"1 500/C"表示导尿患者排尿 1 500 mL。

4．大便的记录

（1）记录患者前一日的大便次数，每 24 h 记录 1 次，不可空格，如未解大便则记为"0"。

（2）大便失禁以"*"表示，人工肛门以"☆"表示。

（3）灌肠以"E"表示，灌肠后排便以"E"作为分母，排便次数作为分子。例如，"1/E"表示灌肠后排便一次；"1 ¹/E"表示自行排便一次，灌肠后又排便一次。

5．体重的记录

（1）以 kg 为单位记录。新入院患者应当日测量并记录体重；住院期间，根据患者病

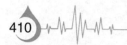

情及医嘱测量并记录，每周至少测量并记录 1 次。

（2）病情危重或卧床不能测量的患者，用"平车""轮椅"或"卧床"表示。

6. 身高的记录

身高以 cm 为单位记录，一般于患者入院当日测量并记录。

7. 其他

其他栏作为机动栏，根据患者病情需要填写，如记录特殊用药、腹围、药物过敏情况等。

（八）页码的填写

用蓝（黑）色笔逐页填写。

> **护理智库**
>
> ### 电子体温单
>
> 随着现代科学技术的飞速发展和医院信息化的普及，医院已经陆续开始使用电子体温单。护士可登录临床信息系统中的护士工作站系统，建立患者的电子体温单。
>
> 电子体温单操作简便，符号标志同手工绘制法，只要键入的信息准确无误，系统会自动生成清晰、准确的绘制结果，避免了手绘体温单画图不准确、字迹潦草、填错、漏填等问题。此外，电子体温单还具有预警系统，能协助护士更好地观察、记录患者的情况。医生和护士可以随时登录系统查阅患者的体温单，也可以根据需要进行打印。

二、医嘱单

医嘱是指医生在医疗活动中下达的医学指令，是根据患者病情的需要而拟订的各种检查、治疗和护理的书面嘱咐，由医生和护士共同执行。医嘱单是记录医嘱的书面文件，是护士执行医嘱及核查医疗行为的重要依据。

（一）医嘱的内容

医嘱的内容包括日期、起始和停止时间、床号、姓名、护理常规、护理级别、饮食、体位、药物（包括名称、剂量、用法、时间等）、各种检查及治疗、术前准备，以及医生和护士的签名。医嘱由医生亲自填写，护士负责执行。

（二）医嘱的种类

1. 长期医嘱

长期医嘱是指自医生开写医嘱起至医嘱停止，有效时间在 24 h 以上的医嘱。主要包括护理常规、护理级别、病危或病重、隔离种类、饮食种类、体位、给药（包括药品名称、剂量和用法）等，如一级护理、病重、低盐饮食等。

2. 临时医嘱

临时医嘱是指自医生开写医嘱起，有效时间在 24 h 以内，要求在短时间内执行或立即执行的医嘱，一般只执行一次。常见的种类有以下几种：

（1）立即执行：如阿托品 0.5 mg H st。

（2）需在限定时间内执行：如会诊、手术、X 线摄片及其他各项特殊检查等。另外，出院、转科、死亡等也列入临时医嘱。

（3）一天内连续应用数次：如测血压 q2h×4。

3. 备用医嘱

备用医嘱是指根据患者病情需要执行的医嘱，分为长期备用医嘱（prn）和临时备用医嘱（sos）两种。

（1）长期备用医嘱

长期备用医嘱是指有效时间在 24 h 以上，病情需要时执行，医生注明停止日期后方失效的医嘱。例如，哌替啶 50 mg im q6h prn，氧气吸入 2 L/min prn。

（2）临时备用医嘱

临时备用医嘱是指仅在医生开写医嘱起 12 h 内有效，病情需要时执行，且只执行一次，过期尚未执行则自动失效的医嘱，如安定 5 mg po sos。

（三）医嘱的处理原则

1. 先急后缓

处理多项医嘱时，应首先判断医嘱的轻重缓急，及时、合理地安排执行顺序。

2. 先临时后长期

先执行临时医嘱，再执行长期医嘱。

（四）医嘱的处理方法

1. 长期医嘱的处理

医生开写长期医嘱于长期医嘱单上，注明日期和时间，并在"医生"栏内签上全名。护士将长期医嘱单上的医嘱分别转抄至各种执行单（如服药单、注射单、治疗单、输液单、饮食单）上，注明具体执行时间，然后在长期医嘱单"护士"栏内签上全名。定期执行的长期医嘱应在执行单上将执行时间具体化。例如，"普乃洛尔 5 mg po tid"，在服药单上则应注明"普乃洛尔 5 mg po 8 am、12 n、4 pm"。

长期医嘱单
和临时医嘱单

2. 临时医嘱的处理

医生开写临时医嘱于临时医嘱单上，注明日期和时间，并在"医生签名"栏内签上全名。护士将临时医嘱转抄至各种临时治疗执行单上，与执行护士（责任护士）一起核对后交给其执行。执行护士执行后，在医嘱单"执行护士签名"栏内签上全名，并注明执行时间。指定执行时间的临时医嘱暂不能执行时，护士应及时转抄至临时治疗本或交班记录本上。

3. 备用医嘱的处理

（1）长期备用医嘱的处理

医生开写长期备用医嘱于长期医嘱单上。长期备用医嘱按长期医嘱处理，但在执行单上需注明"prn"字样，无须注明执行的具体时间。护士每次执行后，在临时医嘱单内记录 1 次，注明执行时间并签全名，以供下一班参考。

（2）临时备用医嘱的处理

医生开写临时备用医嘱于临时医嘱单上。若患者有使用指征，处理同临时医嘱。过时未执行，则由护士用红色笔在该项医嘱上写"未用"二字，并签全名。凡需下一班执行的临时医嘱应交班。

4. 停止医嘱

医生在长期医嘱单上相应医嘱后的"停止"栏内写上日期、时间并签上全名。护士先在相应执行单上注销有关项目，然后在长期医嘱单该项医嘱的"停止"栏处签上全名。

5. 重整医嘱

当医嘱调整项目较多或长期医嘱超过 3 页时，需重整医嘱。重整医嘱时，在原医嘱最后一行下面画一红线，在红线正下方用红色笔写"重整医嘱"，再将原来有效的长期医嘱，按原日期、时间顺序填抄于医嘱单红线下面。抄录完毕后，由两人核对，核对无误后重整者签上全名。

6. 手术、分娩、转科医嘱的处理

护士在医嘱（包括临时医嘱和长期医嘱）最后一项下面，用红色笔画一横线，表示此前医嘱全部自动停止，并在红线下用红色笔分别写上"术后医嘱""分娩后医嘱""转入医嘱"等，同时停止相应的执行单，然后由医生在医嘱单上开具术后医嘱、分娩后医嘱或转入医嘱。

临床信息系统
医嘱处理方法

7. 出院、转院医嘱的处理

医生在临时医嘱单上开具医嘱，护士按停止医嘱方法处理相应执行单。

（五）医嘱处理的注意事项

（1）医嘱必须经医生签名后方为有效。一般情况下，护士不执行医生的口头医嘱。当在抢救或手术过程中，医生下口头医嘱时，执行护士应将医嘱先复诵一遍，双方确认无误后方可执行。执行中的用物保留，经两人核对无误方可丢弃。抢救或手术结束后，医生应立即补写和签署所有执行过的医嘱。

（2）对有疑问的医嘱，护士必须核对清楚后才可执行。

（3）医嘱内容应准确、清楚，每项医嘱应只包含一个内容。医嘱不得贴盖、涂改，如需取消，应由医生在该项医嘱栏内用红色笔写"取消"字样，并在医嘱后用蓝（黑）色笔签全名。

（4）凡需下一班执行的临时医嘱和临时备用医嘱，应在护士交班记录上注明并交班。

（5）医嘱须每班、每日查对，每周总查对，查对后由查对者签全名并记录查对时间。

三、出入液量记录单

正常人每天的液体摄入量与排出量保持着动态平衡。当患者患有心脏病、肾脏病、肝硬化腹水等疾病或大面积烧伤、休克、大手术后等，可能发生体液失衡时，常需记录患者每日的出入液量，作为了解病情、协助诊断、确定治疗方案的重要依据。

（一）记录内容与要求

出入液量记录单包括每日摄入量和排出量，其记录内容和记录要求如表 16-1 所示。

表 16-1　出入液量记录单的记录内容与记录要求

类别	记录内容	记录要求
每日摄入量	每日的饮水量、食物中的含水量、输液量、输血量等	（1）患者饮水或进食时，应使用量杯或固定使用已测量过容积的容器，以便准确记录。 （2）固体食物应记录单位数量或重量，并根据常用食物含水量表换算其含水量
每日排出量	每日的尿量、粪便量及其他排出量（包括呕吐量、咯血量、痰量、胃肠减压抽出液量、胸腹腔抽出液量、各种引流量及伤口渗出量等）等	（1）除大便记录次数外，液体均应以 mL 为单位进行记录。 （2）对于昏迷、尿失禁或需密切观察尿量的患者，最好留置导尿管，以保证计量准确。 （3）婴幼儿测量尿量，可先测量干尿布的重量，再测量湿尿布的重量，两者之差即为尿量。 （4）对于不易收集的排出量，可依据定量液体浸润棉织物的情况进行估算

（二）记录方法

（1）用蓝（黑）色笔填写出入液量记录单的眉栏项目（如床号、姓名、科别、住院号、日期等）和页码。

（2）记录的数字以 mL 为单位，填写时免写计量单位。

（3）晨 7 时至晚 7 时用蓝（黑）色笔记录，晚 7 时至次晨 7 时用红色笔记录。

常用食物含水量表

（4）同一时间的摄入量和排出量应记录在同一行内；不同时间的摄入量和排出量，应各自另起一行记录。

（5）对于出入液量总结，一般每日晚 7 时做 12 h 小结，用蓝（黑）色笔在晚 7 时记录的下面一栏上下各画一横线，将 12 h 小结的出入液量填入相应的格子内；次日晨 7 时做 24 h 总结，用红色笔在晨 7 时记录的下面一栏上下各画一横线，将 24 h 总结的出入液量填入相应的格子内，并用蓝（黑）色笔将 24 h 总出入液量填写在体温单的相应栏目内。

（6）不需继续记录出入液量后，记录单无须保存。但若出入液量是与病情变化同时记录在特别护理记录单上的部分，则应随病历存档保留。

四、特别护理记录单

特别护理记录单是指由护士根据医嘱和病情填写的危重、抢救、大手术后、特殊治疗或需严密观察病情患者住院期间护理过程的客观记录文件。其目的是及时了解和全面掌握患者情况，观察治疗或抢救的效果。

特别护理记录单

（一）书写内容

（1）眉栏内容

眉栏内容包括姓名、性别、科别、床号、住院病历号等。

（2）记录内容

记录内容包括记录日期和时间，患者的生命体征、意识、出入液量、病情动态变化、护理措施、用药情况、治疗及护理的效果等。

（二）书写方法及要求

（1）用蓝（黑）色笔填写眉栏项目和页码。记录内容一般日间（7时至19时）用蓝（黑）色笔填写，夜间（19时至次日7时）用红色笔。

（2）记录应及时、准确，记录的时间应具体到分钟。因抢救患者未能及时记录的，应在抢救结束后6 h内据实补齐所有内容。

（3）患者的生命体征一般情况下至少每4 h记录1次。其中，体温若无特殊变化，则每日至少测量4次。脉搏短绌者，应分别记录心率和脉搏；无脉搏短绌等特殊情况者，则记录心率或脉搏一项数值即可。常规时间测量的生命体征数值除绘制在体温单上外，还应记录在特别护理记录单上。

（4）记录患者24 h内的病情观察情况、治疗护理措施及效果，记录频次根据患者实际情况决定，病情变化随时记录，病情稳定后每班至少记录一次。手术患者还应记录麻醉方式、手术名称、患者返回病室的时间和状况、伤口情况、引流情况等。

（5）常规护理不作为记录内容，如换床单、晨间护理等。不宜摘抄医生的记录，书写应清晰、完整，不宜用"患者病情同前"等语句。

（6）每8 h或12 h、24 h就患者的总入量、总出量、病情、治疗等进行小结和总结。在每班或19时记录的下面一栏上下各画一横线，将小结的内容用蓝（黑）色笔填入该行相应格子内。在次日7时记录的下面一栏上下各画一横线，将总结的内容用红色笔填入该行相应格子内，最后填写在体温单的相应栏内。

（7）签全名。

五、病区交班报告

病区交班报告是由值班护士书写的有关值班期间病区情况、患者病情动态变化及需要向下一班护士交代的有关事宜的书面交班报告。通过阅读病区交班报告，接班护士可全面掌握整个病区的工作动态、患者的身心情况，明确需继续观察的问题和需进一步实施的护理措施。

病区交班报告

（一）病区交班报告的内容

1. 出院、转出、死亡患者的情况

出院者写明离开时间，转出者注明转往的医院、科别及转出时间，死亡者简要记录抢救过程及死亡时间。

2．新入院及转入患者的情况

写明患者入院或转入的原因、时间，主诉，主要症状和体征，既往重要病史、过敏史，存在的护理问题，下一班需观察及注意的事项，给予的治疗、护理措施及效果等。

3．危重、有异常情况及做特殊检查或治疗患者的情况

写明患者主诉，生命体征，神志，病情动态，特殊的抢救、治疗、护理措施和效果，生活护理情况，压力性损伤预防护理，饮食护理，下一班需重点观察和注意的事项等。

4．手术患者的情况

对于准备手术的患者，写明术前准备、术前用药情况等。对于当天手术的患者，写明麻醉种类，手术名称及过程，麻醉清醒时间，回病房后生命体征、伤口、引流、排尿及镇痛药使用情况等。

5．产妇的情况

写明产妇胎次、产式、产程、分娩时间、会阴切口或腹部切口、恶露及自行排尿时间情况，以及新生儿性别及评分等。

6．老年、小儿及生活不能自理患者的情况

写明生活护理情况，如口腔护理、压力性损伤预防与护理、饮食护理、排泄护理等情况。

此外，病区交班报告还应写明上述各类患者的心理状况和需要交接班者重点观察及完成的事项。夜间记录还应注明患者的睡眠情况。

（二）书写要求与注意事项

（1）用蓝（黑）笔填写眉栏各项，包括病区、日期、页码等。

（2）填写病区患者基本情况，包括患者总数和入院、出院、转出、转入、手术、分娩、病危、死亡患者数等。

（3）书写顺序：按床号的先后顺序，先写离开病区的患者（包括出院、转出和死亡患者），再写进入病区的患者（包括新入院和转入患者），最后写本班重点患者（包括手术、分娩、危重及有异常情况的患者）。

（4）对新入院、转入、手术、分娩的患者，在其诊断的下方分别用红笔注明"新""转入""手术""分娩"，危重患者用红笔标注"※"或"危"。

（5）书写内容应全面、真实，简明扼要，重点突出，无遗漏。填写时先写床号、姓名、诊断，再简要记录病情、治疗和护理情况。

（6）字迹清楚，不得随意涂改、粘贴。一般白班用蓝（黑）色笔书写，夜班用红色笔书写。

（7）应在经常巡视和了解患者病情的基础上于交班前 1 h 认真书写，写完后签全名。不可提前书写。

六、护理病历

在临床实施护理程序的过程中，有关患者的健康资料、护理评估、护理诊断、预期目标、护理措施、护理记录和效果评价等，均应有书面

入院护理评估单

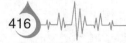

记录，这些记录构成护理病历。目前，各医院护理病历的设计不尽相同，一般包括入院护理评估单、住院护理评估表、护理计划单、护理记录单、健康教育计划和出院指导等。

（一）入院护理评估单

入院护理评估单用于对新入院患者进行初步的护理评估，并通过评估找出患者的健康问题，以确定护理诊断和制订护理措施。入院评估单的主要内容一般包括患者的一般资料、现在的健康状况、既往健康状况、心理状况、社会状况等。

（二）住院护理评估表

为及时、全面地掌握患者病情的动态变化，护士应对其分管的患者视病情每班、每天或数天一次进行评估。评估内容可根据病种、病情不同而有所不同。

（三）护理计划单

护理计划单为护士对患者实施整体护理的具体方案，主要内容包括护理诊断、护理目标、护理措施和效果评价等。

护理计划单
和护理记录单

（四）护理记录单

护理记录单的内容包括患者的护理诊断、护士所采取的护理措施和执行护理措施后的效果。

💬 **护理小贴士**

护理记录单常采用的记录格式有两种：PIO 格式和 SOAPE 格式。其中 PIO 是指 problem（问题）、intervention（措施）和 outcome（结果），SOAPE 是指 subjective data（主观资料）、objective data（客观资料）、assessment（评估）、plan（计划）和 evaluation（评价）。通过这两种格式，护士可以高效、直观地记录对患者的护理情况。

（五）健康教育计划和出院指导

健康教育计划和出院指导是为恢复和促进患者健康并保证患者出院后能获得有效的自我护理能力，而制订和实施的帮助患者掌握健康知识和护理技能的计划与指导。

1. 健康教育计划

健康教育计划的内容包括：① 所患疾病的诱发因素、发生与发展过程，心理因素对疾病的影响；② 可采取的治疗护理方案；③ 有关检查的目的和注意事项；④ 饮食与活动的注意事项；⑤ 疾病的预防和康复措施；等等。

2. 出院指导

出院指导主要包括对患者出院后的活动、饮食、服药、伤口护理、复诊等方面进行的指导。指导的方式可为讲解、示范、模拟、提供书面或视听材料等。

出院指导

第三讲　医疗与护理文件的管理

一、管理要求

（1）各种医疗与护理文件按规定放置，记录和使用后必须放回原处。

（2）必须保持医疗与护理文件的清洁、整齐、完整，防止污染、破损、拆散、丢失。

（3）严禁任何人涂改、伪造、隐匿、销毁、抢夺、窃取、复制医疗与护理文件。

（4）除涉及对患者实施医疗活动的医务人员及医疗服务质量监控人员外，其他任何机构和个人不得擅自查阅患者的医疗与护理文件。因科研、教学需要查阅时，需经患者就诊的医疗机构的有关部门同意，且阅后立即归还，不得泄露患者隐私。

（5）患者及其代理人有权要求借阅、复印或复制病历，但必须按照规定履行申请手续，批准后按医疗与护理文件复印（复制）规程办理。但患者及家属不得随意翻阅医疗与护理文件，不得擅自将医疗与护理文件带出病区，因医疗活动等需要复印、复制医疗与护理文件时，应当由病区指定专门人员负责携带和保管。

（6）医疗与护理文件应妥善保存。各种记录保存期限如下：① 住院病历（体温单、医嘱单、特别护理记录单作为病历的一部分随病历放置）自患者出院后送病案室长期保存，一般不少于 30 年；② 门（急）诊病历的保存时间不少于 15 年（自患者最后一次就诊之日起）；③ 病区交班报告本由病区保存 1 年。

（7）发生医疗事故争议时，医疗机构负责医疗服务质量监控的部门或者专（兼）职人员应当在医生、患者或者其代理人双方同时在场的情况下封存或启封病程记录、各种检查报告单、医嘱单等。封存的病历由医疗机构负责医疗服务质量监控的部门或者专（兼）职人员保管，封存的病历可以是复印件。

（8）电子病历储存于独立可靠的储存介质，由医院电子病历管理部门负责管理工作。门诊电子病历中的门（急）诊病历记录自接诊医师录入确认即归档，住院电子病历随患者出院经上级医师于患者出院审核确认后归档。归档后可读取，不得修改，操作痕迹可查询、可追溯。

二、病历的排列顺序

（一）住院期间病历的排列顺序

（1）体温单（按时间倒序排列）。

（2）医嘱单：包括长期医嘱单和临时医嘱单（均按时间倒序排列）。

（3）入院记录。

（4）病程记录：包括查房记录、病情记录等（按时间顺序排列）。

（5）手术记录：一次手术排在一起，顺序为术前讨论记录、手术同意书、麻醉同意书、麻醉术前访视记录、手术安全核查表、手术清点记录、麻醉记录、手术记录、麻醉术后访视记录、术后病程记录等。

（6）护理记录：包括特别护理记录单、输血护理记录单等。

（7）知情同意书：依次为输血治疗知情同意书、特殊检查治疗同意书。

（8）会诊记录（按时间顺序排列）。

（9）病危（病重）通知书。

（10）病理资料、辅助检查报告单、医学影像检查资料等（归类后按时间顺序排列）。

（11）门（急）诊病历。

（二）出院后病历的排列顺序

（1）住院病历首页。

（2）入院记录。

（3）病程记录（按时间顺序排列）。

（4）手术记录。

（5）出院记录或死亡记录。

（6）知情同意书。

（7）会诊记录（按时间顺序排列）。

（8）病危（病重）通知书。

（9）病理资料、辅助检查报告单、医学影像检查资料等（归类后按时间顺序排列）。

（10）医嘱单（按时间顺序排列）。

（11）体温单（按时间顺序排列）。

（12）护理记录（按时间顺序排列）。

门（急）诊病历出院时交由患者自行保管。

护理前沿

国家卫健委：正在研究建立全国统一的电子病历

2022年2月16日，国家卫生健康委员会（以下简称"国家卫健委"）在官网公布的《对十三届全国人大四次会议第10294号建议的答复》（以下简称《答复》）中提到，国家卫健委正在研究建立全国统一的电子健康档案、电子病历、药品器械、公共卫生、医疗服务、医保等信息标准体系，并逐步实现互联互通、信息共享和业务协同。

建立电子病历，如何保障患者信息安全这一问题至关重要。对此，国家卫健委在《答复》中提到，要高度重视电子病历的信息安全，逐步完善信息安全保障体系。通过数字化手段，保障患者病历信息安全，防止个人病历信息外泄和盗用。

同时，国家卫健委要求严格执行信息安全和健康医疗数据保密规定，加强关键信息基础设施、数据应用服务的信息防护，患者信息等敏感数据要求储存在境内，加强对医疗机构电子病历数据传输、共享应用的监督指导和安全监管，建立健全患者信息等敏感数据对外共享的安全评估制度，确保信息安全。

护理学基础

近年来，国家卫健委一直在统筹推进全民健康信息平台等基础设施建设，支持医疗数据共享，先后印发了《省统筹区域人口健康信息平台功能指引》《医院信息平台应用功能指引》《关于加强全民健康信息标准化体系建设的意见》等一系列文件，制定医院和基层医疗卫生机构信息化建设标准与规范。

目前，国家全面健康信息平台基本建成，7 000多家二级以上公立医院接入省统筹区域平台，2 200多家三级医院初步实现院内信息互通共享。2020年12月，国家卫健委还印发了《关于深入推进"互联网+医疗健康""五个一"服务行动的通知》，要求二级以上医院要加快实现院内医疗服务信息互联共享和业务协同，依托实体医疗机构实现数据共享和业务协同，提供线上、线下无缝衔接的连续服务，推动区域信息共享互认，推动医疗机构间电子病历、检查检验结果、医学影像资料等医疗健康信息调阅共享，逐步实现覆盖省域的信息互认。

国家卫健委还在《答复》中表示，下一步将联合财政部、工业和信息化部等部门进一步研究相关支持政策，统筹推进全民健康信息平台等基础设施建设，提升基层医疗机构网络覆盖水平，增强网络承载能力，推进全国各医疗机构医疗信息共享；深入推进"互联网+医疗健康""五个一"服务行动，整合资源，促进多码融合应用服务，助力医疗信息化建设；深化落实《数据安全法》《个人信息保护法》等法律法规要求，加强数据安全管理、隐私保护，保障患者个人健康档案信息安全。

（资料来源：http://health.people.com.cn/n1/2022/0216/c14739-32353419.html，有改动）

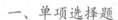 项目学习效果测试

一、单项选择题

1. 下列住院病历管理方式，不符合要求的是（　　）。
   A. 病案必须保持清洁和完整　　B. 住院病案放在病案柜中
   C. 医务人员记录使用后须放回原处　　D. 病案不能擅自带出病区
   E. 家属可借阅病案

2. 下列不属于护理文件记录原则的是（　　）。
   A. 及时准确　　B. 客观真实　　C. 生动形象　　D. 清晰规范
   E. 医学术语确切

3. 护理相关文件记录过程中如出现错字，处理方法是（　　）。
   A. 直接将写错的字画掉，再写上正确内容
   B. 用双线画在错字上，并在错字上方签全名
   C. 用修改液涂去错误之处，再写上正确内容
   D. 用刀片轻轻刮去错误之处，再写上正确内容
   E. 将整页重新抄写

4. 体温单的保存期限为（　　　）。

    A．1 年　　　　　　　　　　　　　　B．2 年

    C．5 年　　　　　　　　　　　　　　D．不少于 15 年

    E．不少于 30 年

5. 病区新入院一患者，护士在准备病历时排列在最前面的是（　　　）。

    A．门诊病历　　　　　　　　　　　　B．入院记录

    C．医嘱单　　　　　　　　　　　　　D．体温单

    E．住院病案首页

6. 护士为一患者测口腔温度为 36.8 ℃，应在体温单上绘制为（　　　）。

    A．红点　　　　　　　　　　　　　　B．红圈

    C．蓝点　　　　　　　　　　　　　　D．蓝圈

    E．蓝叉

7. 医嘱：地西泮 5 mg po sos 属于（　　　）。

    A．长期备用医嘱，必要时用，有效时间 24 h 以上

    B．长期备用医嘱，必要时用，有效时间 24 h 以内

    C．临时备用医嘱，必要时用，有效时间 12 h 以内

    D．临时备用医嘱，必要时用，有效时间 24 h 以内

    E．长期医嘱，有效时间 24 h 以上

8. 下列属于长期备用医嘱的是（　　　）。

    A．一级护理　　　　　　　　　　　　B．可待因 30 mg q8h prn

    C．普食　　　　　　　　　　　　　　D．氧气吸入 st

    E．青霉素 80 万 u im q6h

9. 下列属于临时医嘱的是（　　　）。

    A．地西泮 5 mg qd po　　　　　　　　B．半流质饮食

    C．吸氧 3 L/min prn　　　　　　　　　D．保留灌肠 hs

    E．平卧位

10. 正确的病区交班报告书写顺序是（　　　）。

    A．出院患者→入院患者→重点护理患者

    B．入院患者→重点护理患者→出院患者

    C．重点护理患者→出院患者→入院患者

    D．重点护理患者→入院患者→离开病区的患者

    E．入院患者→出院患者→重点护理患者

二、案例分析题

1. 患者，女，40 岁，因咳嗽、咳痰一个月，加重 1 周就诊。门诊 X 线胸片显示：肺纹理增粗、增多、紊乱，支气管可见囊状扩张，诊断为支气管扩张入院治疗。医嘱：血常规，0.9%氯化钠 10 mL+沐舒坦 30 mg 雾化吸入 Bid，0.9%氯化钠 100 mL+头孢曲松 2.0 g 静脉滴注 Bid。

护理学基础

请思考：

（1）以上医嘱分别属于哪类医嘱？

（2）护士应如何处理医嘱？

2．患者，男，65岁。因肝硬化腹水入院，医嘱要求准确记录患者的出入液量。

请思考：

（1）出入液量的记录内容都包括哪些？

（2）如何正确记录出入液量？

项目综合实践

背景

患者张三，男，50岁，2022年6月10日上午9时35分入住消化内科，床号为6号。入院时体温36.2 ℃，脉搏74次/min，呼吸16次/min，血压120/80 mmHg，身高175 cm，体重66 kg。患者入院后的生命体征及其他重要情况记录如表16-2所示。

表16-2　患者入院后的生命体征及其他重要情况记录

日期	时间	体温/℃	脉搏/（次·min⁻¹）	呼吸/（次·min⁻¹）	其他项目
6月10日	2 pm	36.5	74	16	血压：125/80 mmHg
	6 pm	36.4	72	17	
6月11日（手术：8:30 am）	6 am	36.3	72（心率84）	17	
	入量：1 000 mL　　出量：1 500 mL　　灌肠后未解大便				
	10 am	36.5	76（心率88）	18	血压：120/85 mmHg
	2 pm	36.6	72（心率88）	19	
	6 pm	36.4	76（心率88）	17	血压：115/80 mmHg
	10 pm	36.7	78（心率88）	18	
6月12日	6 am	38.7	80	20	
	24 h入量：1 500 mL　　24 h出量：1 300 mL　　大便一次				
	10 am	39.8	84	21	血压：111/75 mmHg
	物理降温后38.6				
	2 pm	38.4	80	22	
	6 pm	39.2	84	24	
	物理降温后38.6				
	10 pm	37.4	80	20	

续表

日期	时间	体温/℃	脉搏/（次·min⁻¹）	呼吸/（次·min⁻¹）	其他项目
6月13日 （第二次手术： 2:30 pm）	2 am	37.4	84	19	
	6 am	37.3	80	17	
	24 h 出量：1 400 mL　　大便 2 次				
	10 am	37.2	84	18	血压： 126/83 mmHg
	2 pm	37.2	80	16	
	6 pm	37.3	88	18	
	10 pm	36.9	76	16	血压： 124/79 mmHg
6月14日	2 am	不升	70	18	
	6 am	35.9	70	17	
	24 h 出量：1 600 mL　　大便 2 次				
	10 am	36.3	78	18	血压： 116/80 mmHg
	2 pm	36.3	70	17	
	6 pm	36.3	76	18	
	10 pm	36.0	74	16	
6月15日	2 am	36.4	70	18	
	6 am	36.7	70	17	
	24 h 出量：1 000 mL　　大便 2 次				
	10 am	36.5	76	16	血压： 124/85 mmHg
	2 pm	36.3	70	16	
	6 pm	36.6	76	18	
	10 pm	36.9	74	18	

任务

参照上述案例自行完成体温单的绘制，完成后在小组内互相检查和纠正错误。

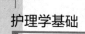

 项目学习成果评价

考核内容	评价标准	分值	评价得分		
			自评	互评	师评
知识考核	了解医疗与护理文件记录的意义	10			
	掌握医疗与护理文件书写的原则	10			
	掌握体温单、出入液量记录单、特别护理记录单、病室交班报告和护理病历的书写方法，以及医嘱单的处理方法	15			
	了解医疗与护理文件的管理要求	10			
	熟悉病历的排列顺序	10			
技能考核	能对住院期间病历和出院病历正确排序	10			
	能正确书写和处理各项医疗与护理文件	15			
素质考核	具备严谨、认真的学习与工作态度	10			
	具备一定的法律意识和证据意识	10			
总评	自评×20%+互评×20%+师评×60%				
自我评价					
教师评价					

参考文献

［1］马小琴. 护理学基础［M］. 2 版. 北京：人民卫生出版社，2016.

［2］张连辉，邓翠珍. 基础护理学［M］. 4 版. 北京：人民卫生出版社，2019.

［3］曹梅娟，王克芳. 新编护理学基础［M］. 4 版. 北京：人民卫生出版社，2022.

［4］李小寒，尚少梅. 基础护理学［M］. 北京：人民卫生出版社，2022.

［5］刘成玉. 健康评估［M］. 4 版. 北京：人民卫生出版社，2018.

［6］李晓松，章晓幸. 护理学导论［M］. 4 版. 北京：人民卫生出版社，2018.

［7］胡爱招，王明弘. 急危重症护理学［M］. 4 版. 北京：人民卫生出版社，2018.